儿童牙科诊疗行为管理

Behavior Management in Dentistry for Children

（第2版）

（美）杰拉德·Z.赖特
（Gerald Z. Wright）　主编
（以）埃里·库皮艾斯基
（Ari Kupietzky）

汪　俊　主审

贠晓非　高艳霞　主译

北方联合出版传媒（集团）股份有限公司
辽宁科学技术出版社
沈阳

图书在版编目（CIP）数据

儿童牙科诊疗行为管理(第2版)/(美)杰拉德·Z.赖特 (Gerald Z. Wright)，(以) 埃里·库皮艾斯基 (Ari Kupietzky) 主编；贠晓菲，高艳霞主译. —沈阳：辽宁科学技术出版社，2018. 7

ISBN 978-7-5591-0640-7

Ⅰ．①儿… Ⅱ．①杰… ②埃… ③贠… ④高…
Ⅲ．①小儿疾病—牙疾病—诊疗 Ⅳ．①R788

中国版本图书馆 CIP 数据核字（2018）第 045761 号

出版发行：辽宁科学技术出版社
　　　　　（地址：沈阳市和平区十一纬路 25 号　邮编：110003）
印　刷　者：辽宁星海彩色印刷有限公司
经　销　者：各地新华书店
幅面尺寸：210mm×285mm
印　　张：15.25
插　　页：4
字　　数：410 千字
出版时间：2018 年 7 月第 1 版
印刷时间：2018 年 7 月第 1 次印刷
责任编辑：陈　刚　殷　欣　苏　阳
封面设计：袁　舒
版式设计：袁　舒
责任校对：李　霞

书　　号：ISBN 978-7-5591-0640-7
定　　价：168.00 元

联系电话：024-23280336
邮购热线：024-23280336
邮　　箱：cyclonechen@126.com

译者名单

Translators

主审：汪　俊

汪俊，女，上海交通大学医学院附属第九人民医院儿童口腔科主任医师、博士生导师。第一、二届上海口腔医学会儿童口腔专业委员会主任委员，第三、四届中华口腔医学会儿童口腔专业委员会副主任委员；国际牙科学会（IADR）、国际儿童口腔医学会（IAPD）会员。

主译：贠晓非　高艳霞

译者（按照姓氏笔画排序）

王　韵	上海伊特美口腔门诊部	王　静	北京大学口腔医院
方静娴	南方医科大学口腔医院（广东省口腔医院）	全春天	南方医科大学口腔医院（广东省口腔医院）
刘　菲	美国斯坦福大学	刘　嵘	深圳友睦齿科
刘颖凤	解放军 464 医院	贠晓非	极橙儿童齿科
李　珂	香港紫荆花教育集团	李少妮	天津市儿童医院
吴永正	南京妇幼保健院	何剑亮	浙江大学医学院附属第二医院
何馨叠	福建医科大学	张　沁	极橙儿童齿科
张　媛	卓正医疗	张　群	北京大学深圳医院
林　颖	中山大学附属口腔医院	高艳霞	北京儿童医院
塔尔盖	极橙儿童齿科	彭　朋	天津市口腔医院

编者名单
Contributors

Marcio A. da Fonseca, DDS, MS
Chair and Program Director
Department of Pediatric Dentistry
University of Illinois at Chicago College of Dentistry
Chicago, Illinois, USA

Dimitris Emmanouil, DDS, MS, PhD
Lecturer
Department of Pediatric Dentistry, Dental School, University of Athens, Greece
Adjunct Assistant Professor
Washington State University, School of Pharmacy
Pullman, Washington, USA

Anna B. Fuks, DDS
Professor Emeritus
Department of Pediatric Dentistry
The Hebrew University–Hadassah School of Dental Medicine
Jerusalem, Israel

Gunilla Klingberg, DDS
Professor
Department of Pediatric Dentistry
Faculty of Odontology
Malmö University
Malmö, Sweden

Ari Kupietzky, DMD, MSc
Visiting Professor
Department of Pediatric Dentistry
Rutgers School of Dental Medicine
Rutgers, The State University of New Jersey
Newark, New Jersey, USA
Clinical Instructor
Department of Pediatric Dentistry
The Hebrew University–Hadassah School of Dental Medicine
Jerusalem, Israel

Brian D. Lee, DDS, MSD, FACD
Diplomate of the American Board of Pediatric Dentistry
Private Practice
Foster City, California, USA

Jonathon E. Lee, DDS, FACD
Diplomate of the American Board of Pediatric Dentistry
Diplomate of the American Board of Orthodontics
Private Practice
Foster City, California, USA

Travis Nelson, DDS, MSD, MPH
Acting Assistant Professor
Department of Pediatric Dentistry
University of Washington
Seattle, Washington, USA

Amanda Jo Okundaye, DDS
Clinical Assistant Professor of Endodontics
Oral and Maxillofacial Surgery and Orthodontics
The Herman Ostrow School of Dentistry of the University of Southern California.
Los Angeles, California, USA
Associate Professor in Residence
University of Nevada Las Vegas,
Las Vegas, NV, USA
Lecturer
University of California Los Angeles,
Private Practice Dental Anesthesiology Nevada and California, USA

Kenneth L. Reed, DMD
Attending Dentist in Anesthesia, Lutheran Medical Center
Brooklyn, New York, USA
Clinical Associate Professor, The Herman Ostrow School of Dentistry
of the University of Southern California Los Angeles, California, USA
Affiliate Assistant Professor, The Oregon Health Science University Portland, Oregon, USA
Clinical Instructor, University of Alberta Edmonton, Alberta, Canada
Associate Professor University of Nevada Las Vegas, School of Dental Medicine
Las Vegas, Nevada, USA

Steven Schwartz, DDS
Program Director
Pediatric Dentistry Residency Program
Staten Island University Hospital
New York, New York, USA

Barbara Sheller, DDS, MSD
Attending Pediatric Dentist and Orthodontist
Department of Dentistry, Seattle Children's Hospital
Affiliate Professor
Department of Pediatric Dentistry
Department of Orthodontics
School of Dentistry, University of Washington
Seattle, Washington, USA

Jaap S.J. Veerkamp, DDS, PhD
Paediatric Dentist
Secondary Dental Care Clinic Kindertand
Amsterdam, Netherlands

Stephen Wilson, DMD, MA, PhD
Professor of Clinical Pediatrics
Director, Division of Pediatric Dentistry
Cincinnati Children's Hospital Medical Center
Cincinnati, Ohio, USA

Eileen Wood, HBA, MA, PhD
Professor, Developmental Psychology
Department of Psychology
Wilfrid Laurier University
Waterloo, Ontario, Canada

Gerald Z. Wright, DDS, MSD, FRCD (C)
Diplomate of the American Board
of Pediatric Dentistry
Emeritus Professor
Schulich School of Medicine and Dentistry
Western University
London, Ontario, Canada

致谢
Acknowledgments

很少有书是通过一人之力完成，这本书也不例外。本书的出版要特别感谢以下这些人。第一位需要被感谢的是 Anna Fuks 教授。多年以来，我的好朋友 Anna 一直在督促我给我的第一本书《儿童牙科诊疗行为管理》写下一个版本。"督促"可能是比较委婉的描述了，但是因为种种原因，她的要求始终未被采纳。最终，她向我介绍了 Ari Kupietzky 博士。他的鸣谢在下文。

第二位我需要感谢的人是我的合作者 Kupietzky 博士，他是一个非常有说服力并很坚持的人。我们有过几次讨论，话题涉及对这类书的急迫需求，目前儿童牙科治疗中采用的不同行为管理方式，以及对于行为管理的思考和资料的整理。当他提出愿意和我共同完成这本书的时候，我同意了他的提议，于是我们启动了这个项目。从根本上来说，第 2 版是一本新书，其中包含了新的章节和作者。当计划和编写工作开始之后，我发现到他是一个非常有条理的人，对最新文献有极广泛的涉猎，对工作充满激情。与他共事，是一件愉快的事。

第三位对这本书有很大影响的人是我的太太，Nancy Wright。她知道我在启动这个项目之初的犹豫：我从牙科教学和治疗退休已经 12 年。她力劝我写这本书。Nancy 不仅给予我鼓励，而且在我撰写的多个章节上提出建议。因为她的专业领域是心理学，所以对本书的数次总结性讨论起到了重要作用。

Ari 和我招募了来自 5 个国家的 14 位作者共同参与这本书。他们每一位都提供了高水平的文稿，按时完成了任务，并且友善大方地接受了我们的编辑。所以，本书得以比预期提前完成。

本书还有许多参与者。Wiley 公司的 Rick Blanchette 支持了这个项目，并且迅速提供了一个合同。所有我们接触过的 Wiley 公司的员工都对我们的许多提问给出了反馈，并且提供了有效的建议，特别是 Melissa Wahl 和 Teri Jensen，是她们一直在指导我们的手稿编撰工作，直至稿件完成。我不擅长计算机操作，是 Jill Wright 帮助我们完成了原手稿的打字录入工作，使得我们可以快速开始写作。Sergio Weinberger 教授和他的团队在图片收集和整理方面给了我很大帮助。我还想感谢 Western 大学 A&B Taylor 图书馆的员工，他们在文献检索方面提供了巨大支持。

——*Gerald Z. Wright*

我记得在我读研究生期间，从那本有点破旧的"红宝书"上学习行为管理的时候，我对作者 G. Z. Wright 就充满了敬佩。这本书在我的职业生涯中就像圣经一样。这次与 Gerry 共事是一段充满挑战的经历。他是一个真正的儿童牙科领域的先锋。

Anna Fuks 教授，我的同事和导师，让我认识了 Gerry，才有了本书的诞生。

Milton Houpt 教授在我的职业生涯中一直都给我很多指导。他在清醒镇静领域的专长，促使我致力于儿童牙科治疗行为管理方面的研究。他一直都在我的身后提供支持、指引和建议。

最后，我感谢我的妻子和孩子。他们包容我花大量业余时间在阅读和写作上。我会一直铭记他们对我的理解、爱和支持。我对他们格外感谢。

——*Ari Kupietzky*

译者序
Preface

一个多世纪以前，已经开始有牙医关注到儿童行为对于牙科治疗的影响，自此开启了学界对于口腔医学中儿童行为管理这个领域的探索与研究。如果我们把治好牙病当成提供给儿童患者的一个重要产品，行为管理则是另外一个相伴随的重要部件，其重要性和难度往往超过了前者。脱离了行为管理，我们将很难为儿童患者实施有效的治疗。行为管理的另外一个目的，就是在生理治疗的同时考量心理健康，如本书提到的，如果因为治疗牙齿，孩子哭着离开，从此害怕看牙，那这其实是一次失败的治疗。

当我们开始专注于儿童牙科这个专业领域时，逐渐意识到行为管理不仅仅是传统意义上的"哄小孩"，是如何让孩子配合治疗，并且建立一个长期的、健康的口腔健康维护习惯的综合工程，是一门学问，也是一个巨大的体系。国内外的前辈们在这个领域做了大量的工作。随着时代的进步，行为管理的理论发展和在牙科的实践也在不断地更新，逐渐融入了许多心理学和精神学方面的研究成果，严格说来成了行为科学在儿童牙科的分支。相应的，这一部分的发展也使得临床诊疗的模式发生了改变，比如将医患的沟通前移到患者刚开始预约还未到店时、束缚和全麻下开展治疗的各种方式方法的变化。在儿童行为的临床管理上，今天的从业医师已经可以从多元化的诊疗技术中根据实际情况进行选择。

本书的两位作者在儿童牙病治疗和儿童心理方面都有多年深入的研究和丰富的临床经验。本书是介绍儿童行为管理的经典之作，特别是在第一版的基础上新版本又加入了很多案例，围绕案例进行了详细的分析讨论，不是单单介绍具体的手段和方法，而是在牙科三角模型的基础上系统地综述了在临床实践中团队如何配合及与家长、孩子如何互动，用多元化手段完成引导患儿行为取得配合的目的。这其中，儿童的性格特征、家庭养育方式、社会文化等多因素的影响也都有介绍。非药物的行为管理方式仍然是行为管理学科的基础，书中兼容并收，然而近年来镇静药物的使用越来越广泛，带来了儿童牙科疾病治疗的新变化，本书对药物性行为管理也进行了详细深入的介绍，几乎可以作为临床医师的一本工具书。如书中所说，要获得行为管理的成功，运行良好的诊所、在与孩子打交道上训练有素的员工和精心设计的诊所环境缺一不可。我个人认为在与孩子的互动过程中，创造"游戏化"的流程和场景，将软硬件结合，融入行为管理的基本要素，再加上专业人员有经验、有意识地引导，大部分孩子能很好地达成配合治疗的目的。

本书的翻译由来自国内外不同领域、具有不同学术背景的多位年轻学者与医师共同完成，译者的共同点是对儿童行为管理和社会心理学都有浓厚的兴趣。我们也很有幸邀请到了上海交通大学医学院附属第九人民医院儿童口腔科主任汪俊教授担任本书的主审，尽管如此，翻译的不足之处在所难免。在此真诚恳请各位同仁给予批评指正，深表谢意！最后，衷心希望本书能为广大口腔医师、学生以及口腔机构的经营者有所启发与帮助，大家共同努力，共创儿童口腔医学事业的美好明天！

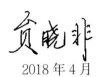

贡晓非

2018 年 4 月

目　录

Contents

第 1 章 引言
Introductory Remarks

Gerald Z. Wright, Ari Kupietzky

在一个多世纪前，有位牙医在牙科专业期刊中提到了他在诊疗中对儿童行为的关注（Raymond 1875）。他提到：儿童诊疗的一半工作是花在如何让其配合上。在此之前，在牙科领域，这一主题一直被忽略，他的文章引发了人们对此极大的关注。

大部分关注和讨论都集中于牙科诊疗中儿童行为的塑造。一些牙医根据自己的直觉本能来应对儿童患者的需求，而另一部分牙医则采用了更系统的方法——分析儿童的行为模式，从而找到和孩子们打交道最好的办法。其中比较好的方法也开始被其他医师借鉴采纳，并在医师间不断传承和完善，历经了时间的考验。这些知识和经验的累积，促进了现今"行为管理"（behavior management）领域的不断发展。

在计划写作本书第 2 版时，专业术语的变化是第一个棘手的问题。40 年前，全世界久负盛名的国家专业医学组织——美国儿牙医师学会（AAPD），使用了"行为管理"这一术语。而今天，该学会则用"行为引导"（behavior guidance）取代了行为管理的说法。我们和全球的其他医学组织进行讨论后（其中很多医学组织在 40 年前还不存在），发现"行为管理"一词仍是全球通用的表达方式。因此，虽然冒了些"政治不正确"的风险，本书仍将沿用"行为管理"这一术语。

行为管理的研究历经了变化。早期研究基本以主观推断和个案论证为主。在 20 世纪 70 年代，随着这一课题的升温，行为管理的研究也更趋于科学化。

说早期研究是"主观推断"和"个案论证"，似乎是在批评。其实恰恰相反，那些早期研究者们才是行为管理领域的先驱。他们试图厘清儿童的种种不配合表现的原因，对儿童行为模式进行分类，对诊疗过程进行精准观察。今天的诊疗标准，正是以他们当时所制订的一些行为管理准则为基准。

儿童患者的行为表现是影响治疗效果的最关键因素，该专业认知明显提升了人们对行为管理的兴趣。因此，牙科医师们开始在行为管理方面给予其他科学领域相同的尊重和客观性（Teuscher 1973）。与心理学家、精神科医师的合作，进一步拓宽了行为管理的理论基础。目前系统性的方法被称为儿童牙科行为科学研究。随着研究的深入，我们也开始用更科学的态度审视早期的一些主观推断。为了进一步加强与儿童患者之间的关系，研究人员也探索了各种不同时期的理论假说。

当然，行为管理的实践也在不断地演进变化中。儿牙医师们已提出了各种不同的诊疗技术，并针对技术特点展开了争论。诊疗技术的选择和被接受程度受到当下特定的文化和社会规范的制约。在儿童行为的临床管理上，今天的执业医师已经可以从多元化的诊疗技术中根据实际情况进行选择。

本书第 2 版的写作原因与涵盖内容

本书有两个主要目的：（1）介绍并领会有关儿童行为的基础知识；（2）描述和讨论促使儿童配合诊疗的新旧方法与技巧。

虽然临床有众多的管理办法，行为学家的研究成果越来越多，这一课题的受重视程度也不断提升，但是，牙科医师和学生们却找不到一份能全面覆盖这一领域的最新参考资料。时过境迁，从前的行为管理书籍大都已经过时。这也是我们修订本书的原因——把最新的研究与最新的临床实践结合起来。

写作本书的另一个目的，是为了平衡从业人员对儿童心理学基础知识的需要和临床操作指导的要求。牙科教师和临床医师都表示，需要一本与牙科实践紧密相关的书。因此，本书并不需要读者有心理学背景知识，而是希望本书能帮助牙医建立理解儿童在牙科环境中表现的基础。

本书开篇首先深入介绍了儿童成长过程中的心理、社会和情绪因素。对 3 岁孩子来说完全正常的行为，放在 5 岁的孩子身上可能就完全无法接受了。治疗儿童的医师们需要理解孩子们有正常的行为边限。

在编辑本书第 1 版的时候，母亲的焦虑与儿童的配合行为有显著关系，于是有一个章节专注于这个话题，但今天的家庭形态多种多样，包括单亲家庭、同性家庭、再婚重组家庭等。在第 2 版中会继续探讨如何管理多种家庭类型下的儿童行为。尽管家庭仍然是最重要的社会组成元素，可在今天，了解家庭环境及其对儿童行为的影响，要比过去复杂得多。也正因为这个原因，我们用了整整一个章节专门探讨牙科患者的家庭研究。

本书为读者提供了一系列儿童行为管理方法。在写作中，我们不拘泥于某一套特定的理论方法，而是将各种技术方法兼收并蓄。这其中既包括药物性儿童临床行为管理，也包括非药物性儿童临床行为管理。

非药物性行为管理方法经历了前辈们的传承和检验，直至今日依然是行为管理的基础。然而，镇静药物在当今诊疗实践中得到了更多使用，很明显，许多新的药物性行为管理技术也值得一提。在诊疗中镇静药物的使用带来了很多变化，包括更新的镇静药物的合理剂量、新的药物组合中镇静药物的使用、患者监护指引、急救措施的变化等。

本书中还用了整整一章讨论残障儿童患者的行为管理。过去关于这一课题的大部分研究往往侧重于技巧层面，而本书则采用更开阔的视角探讨这一问题。残障儿童会给家庭带来一些特殊问题，从而会改变整个家庭。如今我们已经更多地让特殊患者在社会中正常生活，而不是把他们关在残障特殊机构里成长，因此，在对这类患者的临床管理上需要更多的知识储备。而且，从第 1 版出版至今，出现了很多新的与儿童沟通的方式和技巧，这一章也会涉及其中的一些沟通方式。

在最后两章，本书将列举诊所管理中的一些实际案例，并探讨大量的管理策略。牙科医师虽是诊疗规划的制订者和最终负责人，但执行工作也是要依靠诊所的其他工作人员来完成的。大量证据表明，要获得行为管理的成功，运行良好的诊所、在与孩子沟通上训练有素的员工和精心设计的诊所环境缺一不可。本书的最后一章专门讨论诊所环境。孩子们如果喜欢诊所的布局设计，对他们的临床管理就会更容易。在行为管理上，吸引人的诊所环境是一个好的开端。

本书更多地着眼于对行为管理领域的整体综述，而不是针对几个行为管理课题进行深入研究。所有与儿童患者打交道的牙科团队成员，都是本书的读者。团队成员齐心协力，共同进行儿童患者的行为管理，而每个成员应各司其职。因此，对某个医疗团队成员而言，本书的某些章节可能十分有用，而其他章节也许与他 / 她的工作相关性不高。说到底，决定儿童患者是否能够配合诊疗的，是患者所接受到的整体牙科诊疗体验。每位医疗团队成员都能影响患者的诊疗体验。因此，每位成员除了充分掌握自己的岗位技能之外，也应该对牙科诊疗整体团队中其他岗位的角色和职责有所了解。

本书和上一版相比的主要不同之处，在于本版加入了病例分析，以便于更好地阐述关键要点。这些实际病例使本书更具临床借鉴意义。其中部分病例来自于 Wright、Starkey 和 Gardener 在 1983 年所著的《牙科诊所中的儿童行为管理》（*Managing Children's Behavior in the Dental Office*）一书。

儿童牙科诊疗的三角关系

从某种意义上讲，儿童牙科诊疗的三角关系（图1-1）的概念是贯穿全书的理论框架。这个三角形中的每个角色都不能孤立来看。三角形的顶点是儿童患者，也是患者家庭和牙科团队的关注焦点。

和牙科医师相邻的两条边揭示了儿童牙科诊疗与成人牙科诊疗的一个关键区别：这两条边显示，儿童牙科诊疗是一个一对二的关系，也就是说，牙医要同时面对患者和其父母。成人牙科诊疗则更多是一对一的情况，即牙医直接面对患者。对儿童牙科医疗人员而言，在患者及其父母这两个方向上同时进行沟通，是极其重要的。

三角形3条边上的箭头，表示沟通是双向的。这些箭头还表明，对儿童患者的牙科诊疗是3个角色——儿童患者、患者家庭、牙科医师之间的一种动态关系。在接下来章节的诊疗技术介绍中，这一概念的重要性会愈发显现。

值得注意的是在图1-1中，1975年和2014年的两个三角模型之间的差异。在2014年，社会期望大大影响了儿童牙科的实践。与之相对应的是，儿童牙科诊疗三角模型不再是一个孤立的环境，而是存在于周围社会之内并受其影响。因此，在2014年的图中，三角形的周围增加了一个代表"社会影响"的环形。

对儿童牙科来说，最大的社会影响可能要算是知情同意原则。为获得患者知情同意，牙医需要告知父母所使用诊疗技术的性质、风险和益处，以及其他获得专业认可或是循证的替代方案。到了20世纪80年代，知情同意原则对牙科专业人员的影响越来越大。牙医意识到，获得儿童患者父母的法律同意，要比在一对一面对成人患者时获得法律同意困难多了。

"知情同意"这一术语于1957年首次出现在美国的法院文件中。在一起民事法院诉讼中，一位患者接受了他认为是常规程序的麻醉，但醒来后发现自己自腰部以下永久瘫痪。医师并未告知他麻醉程序存在的风险。法官裁定"如果医师向患者隐瞒了某些事实，而使其无法对治疗方案理性判断并同意，那么该医师违背了告知义务，需要承担相应责任。"今天，所有的诊疗程序都必须获得知情同意。这个例子也说明了为什么在儿童牙科诊疗三角模型中必须考虑社会影响。

对知情同意权感兴趣的读者，可以阅读 Rebecca Skloot（2010）的 *The Immortal Life of Henrietta Lacks* 一书。这本书讲到了位于马里兰州巴尔的摩市的约翰·霍普金斯医院里的医师，在没有询问患者 Lacks 的情况下就取走了她的癌细胞。在当时，被分离出的癌细胞往往会相继死亡，而 Lacks 的癌细胞却没有死去。它们为研究人员提供了研究癌症的途径，并带来了一场医学变革。这些癌细胞后

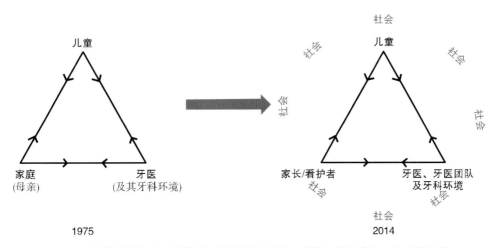

图1-1 儿童牙科诊疗三角模型，该图展示了自本书第1版以来的一些诊疗变化。

来被称为 HeLa 细胞，并创造了价值几百亿美金的新产业。Lacks 的家庭完全不知道，她的癌细胞被培育和出售，以用于医学研究。Lacks 的家庭并没有从这场医学变革和相应的几百亿美金的新产业中获取一分一厘的收益。

社会规范不仅影响着三角关系中的每一个角色，还影响了这 3 个角色之间的相互关系。随着社会变迁，父母与孩子之间的紧密关系发生了变化。而在社会影响下，牙医与儿童患者、牙医与患者父母之间的关系也在不断演化。在 1975 年，人们还普遍认为母亲的态度会影响孩子在牙科诊所里的行为，而现在随着家庭中角色的变化，整个家庭环境都需要被纳入考量，父亲带着孩子看牙已经不算罕见了。有些情况下，由于孩子的父母都需要工作，保姆才是把孩子带到牙科诊所的人。因此，新的儿童牙科诊疗三角关系也反映了在过去 40 年间发生的这些变化。本书将会强调其中的一些变化，并展示这些变化是如何影响儿童牙科实践的。

什么是行为管理？

McElroy（1895）在 21 世纪初曾经无心插柳地给出了行为管理的定义。她是这么写的："哪怕牙科操作是完美的，如果儿童患者在离开时噙着泪花，那这次诊疗依然是失败的。"这是牙科文献中首次从非技术层面对儿童牙科诊疗的成败进行考量。

在儿童牙科中经常用到"行为管理"这一词汇，或者它的同义词"儿童管理"。一般来说，它是指为了让儿童患者在牙椅上配合治疗所使用的方法。虽然这一术语被反复使用，但令人惊讶的是，在本书第 1 版出版之时，还没有对该术语进行精确定义。在第 1 版中，为了便于讨论，对行为管理这一术语定义如下：

> 行为管理是指牙科诊疗团队在为儿童患者进行有效率和有效果的治疗同时，向患者灌输口腔健康

的积极态度所使用的手段。

定义中并没有提到任何具体的行为管理的技术或方法。在数年前，牙科医师还在相互探讨中坚信，行为管理毫无疑问应是非药物性的。有学者认为，一旦运用药物治疗来缓解患者的焦虑，就不算是真正的行为管理。

药物是行为管理的辅助手段。如何使用药物手段取决于牙科医师的行医理念。医师的性格和教育背景往往会影响临床实践（Wright and McAulay 1973）。然而，只要治疗手段符合之前提出的行为管理的定义，就属于行为管理。读者可以在本书介绍的诊疗技术中根据自己的偏好进行选择，但这些技术都曾被成功运用于儿童的临床行为管理。

在行为管理定义中还隐含了一层意思：儿童患者和医师之间的合理配合。到底什么样的配合算是"合理"，不同的牙科医师有不同的答案。在第 3 章中我们将对此进行详细讨论。与此同时，之前提到的定义中还有两个关键字：有效率和有效果。在今天的医学实践中，这两个词至关重要。

有效果的治疗是指为患者提供高质量的治疗，不能擅自修改诊疗手段以致危害儿童的口腔健康。例如，姑息儿童患者的龋齿，不予治疗。这不仅是不合格的行为管理，也是不合格的牙科诊疗。

在今天的私人牙医执业中，我们也要考虑诊疗服务的效率。牙医可以在接连几次就诊中让儿童患者坐在牙椅上玩耍而不达到任何治疗目的的日子已经一去不复返了。这样的时间成本，对患者父母和牙医来说一般都是难以负担的。在考虑诊所运行效率的时候，有助理协助下的分区牙科治疗（quadrant dentistry）和半口牙科治疗（half-mouth dentistry）几乎是必需的。牙科临床实践需要最恰当的设施和手段配合，用友善温和的方式进行。

行为管理定义中的最后一部分强调了帮助儿童患者建立积极态度的重要性。这种积极的态度，有时通过一次诊疗就能实现，有时需要通过多次诊疗逐渐树立，还有的时候，需要经过好几年才

能建立。不少医师觉得，完成诊疗操作而不去顾及儿童患者的哭闹也算是行为管理。事实上，这并不是好的行为管理。

自从引入行为管理这一概念以来，AAPD 指南也指出（AAPD 参考手册，2011）：

> 行为引导的目标是建立沟通、减轻恐惧和焦虑、提供优质的牙科护理、建立牙医和儿童之间的信任关系以及提升儿童对口腔/牙齿健康和口腔保健的积极态度。

正如读者所看到的，这一系列目标与本书提出的行为管理的定义有异曲同工之处。

行为管理的重要性

如果对从前的牙科课程做一个概括，我们会发现，在这些课程中，对科学技术的学习是最主要的，而对人类行为的学习则是次要的。学术界也认识到了这一问题。今天，行为科学已经是牙科课程中的一个重要组成部分，而行为管理正是这一新兴科学领域中的一部分。教育者可以通过文献、视频、录像等多媒体工具，有效地辅助教学。

随着行为管理教学的引入，行为管理的相关研究大量涌现。包括 McDonald 在内的教育学家们也为行为管理研究添砖加瓦。McDonald（1969）写道："直至最近，即使是牙科诊疗时与儿童行为管理相关的常见问题，都找不到相关研究能提供解答。"在牙科教学和研究中对人类行为因素的强调，直接促进了 20 世纪 70 年代到 80 年代大量优秀研究的刊登发表。可惜的是，这些研究活动的热度逐渐降温（Wilson and Cody 2005）。这很可能是由于一些现实原因导致的：缺乏研究经费以及更多的注意力被转移到了儿童牙科中的其他领域。研究经费对研究进展有着极大的影响，而行为科学的研究一直以来都依靠政府拨款。

业界人员一直在试图研究一个问题："为什么人们不肯定期去看牙医？"这个问题要回答起来可一点也不简单。影响它的变量实在是太多了，

想想就会头晕：不同地域下社会舆论是否有所不同？族裔背景是否会影响人们的观点？社会经济地位对此有什么影响？喜剧演员、艺术家和作家在过去常常把牙医作为嘲笑的对象，这是否反映了大众的态度？抑或是，这影响了大众的态度？在研究个体行为时，行为诱因和结果间的因果关系中会出现一些个案例外。而当面对大众人群时，变量更多，因果关系的建立也更为复杂。然而，虽然过程极为复杂，但在分析人们产生牙科负面情绪的原因时，我们观察到某些变量反复出现——其中最主要的是经济因素和对牙科的焦虑或恐惧。

对牙科诊疗的多次调研也表明，很多儿童接受的牙科治疗不足。这些调研通过问卷方式进行，数据结果也许会受到采集方式的影响。但无论如何，这些信息已足以引起我们对这一问题的重视。

在艾奥瓦州，定期看牙医的儿童比例在 18%（新加入 Medicaid 医疗补助计划的儿童）到 58%（州立儿童保险计划覆盖的儿童）之间（Damiano et al. 2006）。McBroome 等（2005）研究了爱荷华州儿童医疗保险项目对青少年牙科诊疗的影响。他们得出了这样的结论：青少年组，每年定期做一次牙医检查的人数比例最低。其中 1/6 人没有得到所需的牙科诊疗。他们还认为，对很多青少年而言，不看牙医也出于一些非经济原因的考量。和其他医疗服务相比，牙科诊疗在未满足的诊疗需求中是排名最高的。

加利福尼亚卫生保健基金会的 "Stey by Step" 计划调研了加利福尼亚 8 个健康儿童计划的就诊情况。同样的，儿童的牙科就诊率偏低，从弗雷斯诺县的 14% 到圣克鲁斯县的 48.4% 不等。平均就诊率仅为 32.6%（Phipps and Diringer 2006）。

加拿大的阿尔伯塔（Alberta）也有类似情况（Amin 2011）。对阿尔伯塔省儿童健康福利计划中 820 名客户的电话访谈显示，在上一年只有 33.7% 的 2~4 岁的儿童接受了牙科诊疗。5~9 岁的儿童比例更高：有 83.5% 的儿童接受了一项或多项牙科诊疗服务。

需要指出的是，美国的情况正在得到好转。

一些地区的牙科就诊率有所上升。Wall 在 2012 年的牙科保险报告中比较了几年间 Medicaid 儿童牙科就诊的数据。报告显示，牙科就诊率正在逐年上升。在 Medicaid 中注册的儿童中，约有 40% 在上一年度接受了牙科诊疗服务。这比 2000 年接受牙科服务的比率 27% 增长了一半。

Isong 等（2012）指出了关于牙科诊疗覆盖率提升的更多证据。这些研究人员参考了过去对美国儿童接受牙科护理的族裔差异的研究。他们分析了 1964 年至 2010 年间 2~17 岁儿童的种族和牙科就诊数据，并且展示了在美国黑人与白人儿童之间的就诊率差距得到了显著降低。在 1964 年，两者的就诊率差距还很明显，但到了 2012 年，两者的就诊率之间就没有太大不同了。如果不考虑族裔差异，在所有儿童中，在过去 12 个月中从未看过牙医的比例从 1964 年的 52.4% 下降到了 2010 年的 21.7%。

理想情况下，每个孩子都会接受定期的常规牙科护理。然而，如前所述，这个世界并不完美，很多孩子没有得到相应的牙科护理。为什么会这样？许多人试着回答这个问题。但这答案十分复杂，没有一个单一因素可以解释所有的情况。有很多实际操作中的困难已经被提及，包括牙科医师不足、医疗报销偏低、交通困难等。牙科诊疗的成本也常被认为是人们不去定期进行牙科护理的主要原因。对一部分人来说，这可能是一个原因，但是在政府资助低收入人群的牙科医疗计划中，就诊率依然偏低，这表明经济因素并不是最主要的原因，一些简单的论点认为，一旦经济障碍得到解决，牙科需求和牙科护理标准都会得到改善。而事实很明显，大部分人不接受定期牙科护理的原因，已经远不是这样的简单论点能够解释的了。经济因素之外的其他因素也显然影响了大众对牙科的态度和就诊情况。

在评估患者的牙科焦虑对诊疗的影响时，行为管理变得愈发重要。行为管理对患者的就诊率有全部或部分的影响（Berggren and Meynert，1984；Locker，2003）。最近在法国进行的一次

牙科焦虑横断面调研中也发现，与小老板和企业管理人员相比，农民和低技能工人的焦虑更加显著。焦虑往往与避免护理和缺乏定期牙科检查有关（Nicholas et al. 2007）。

Berggren 与 Meynert（1984）和 Shoben 与 Borland（1954）提出了条件反射导致牙科焦虑的证据。这些条件反射通常是由令人生畏的诊疗经历或是家庭影响形成的。Shoben 与 Borland 还研究了成人的恐惧与牙科诊疗的关系。这一研究通过用纸和笔作答的问卷调查方式进行。研究发现，患者的家庭对待牙科的态度是影响恐惧的重要因素。这一研究结果指出了儿童牙科恐惧的起源，并被广泛引用。

虽然关于牙科焦虑及其对牙科诊疗的影响存在着大量研究，但很少有人注意到牙科焦虑的发生年龄。而发生年龄可能与牙科恐惧的起源息息相关。Locker 等（1999）通过邮件调研方式对这一因素进行了研究。在 1420 个被访者的回答中，50% 认为牙科焦虑最早出现在儿童期，而 22% 的人认为焦虑最早来自青春期。在引起儿童期焦虑的变量中，不良的诊疗经历与被访者的儿童期焦虑表现出强相关性。另外，有意思的一点是，在儿童期牙科焦虑初发的被访者中，有一半的人也提到，他们的父母或是兄弟姐妹中，有人对牙科诊疗也有焦虑心理。

牙齿焦虑或恐惧不是天生的，而是后天形成的。普遍认为它的成因发生在童年。一个合理假设是，源于患者童年的牙科恐惧也会影响其成年后对待牙科诊疗的态度。研究表明，对牙科诊疗持消极态度的成年人确实会将这一感受传达给他们的下一代。因此可以得出这样的结论：对待牙科诊疗的消极态度有自我循环延续的倾向（图 1-2）。

本书的前几章着眼于家庭和家庭环境。如果要打破这一循环模式，我们必须从家庭开始。既然牙科焦虑和恐惧是后天形成的，那么中断这一循环最合理的阶段是在童年。从还没形成牙科焦虑的患者入手，要比改变已有根深蒂固牙科焦虑

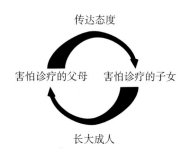

传达态度

害怕诊疗的父母　　害怕诊疗的子女

长大成人

图1-2　对待牙科诊疗的消极态度会从一代传递到另一代。该图是对这一循环模式的图形演示。

的患者要简单得多。

　　在第5章中会进一步阐述如何早在儿童出生的第1年就开始建立"牙科之家"（dental home）。在早期建立起儿童与牙医的积极关系，有助于影响儿童及其父母在未来的就诊行为。显然，要做到这个，必须在早期牙科护理中把有可能对患者造成的心理负面影响降到最低。因此，行为管理的持续改进就变得极为重要。

　　概括来说，本节主要解释行为管理的重要性。本节提供了对"为什么人们不想看牙医"这一问题的综合分析。这个问题有多个维度，相关讨论主要集中在两个因素上：经济因素和牙科焦虑或恐惧因素，两者都很重要。但是，牙科焦虑或恐惧看来与对牙科诊疗的消极态度更具相关性。

　　多年来，牙科组织花费了大量的精力来改善自身形象。如果我们要提升公众对牙科诊疗的积极态度、改善公众的牙齿健康，那么从孩子着手，将是关键。对牙科医师来说，最大的赞扬莫过于儿童患者的父母说："我虽不能理解，可我的孩子真的特别喜欢来看牙医。"这也是本书存在的另一个原因。

参考文献

[1] Amin, M.S. (2011). Utilization of dental services by children in low-income families in Alberta. *Journal of the Canadian Dental Association*, 77:b57.

[2] Berggren, U. and Meynert, G. (1984). Dental fear and avoidance. Causes, symptoms and consequences. *Journal of the American Dental Association*, 109, 247–251.

[3] Borland, L.R., and Shoben, E.J. (1954). Empirical study of the etiology of dental fears. *Journal of Clinical Psychology*, 10, 171.

[4] Damiano, P., Momany, E.T., Crall, J.J. (2006). Determining dental utilization rates for children: an analysis of data from the Iowa Medicaid and SCHIP programs. *Journal of Public Health Dentistry*, 66, 97–103.

[5] Isong, I.A., Soobader, M., Fisher-Owens, S.A., et al. (2012). Racial disparity trends in children's dental visits: US national health interview survey, 1964–2010. *Pediatrics*, 130, 306–314.

[6] Locker, D. (2003). Psychological consequences of dental fear and anxiety. *Community Dentistry and Oral Epidemiology* 31, 144–151.

[7] Locker, D., Liddell, A., Dempster, L., et al. (1999). Age of onset of dental anxiety. *Journal of Dental Research*, 78 , 790–796.

[8] McBroome, K., Damiano, P.C., Willard, J.C. (2005). Impact of the Iowa S-SCHIP program on access to dental care for adolescents. *Pediatric Dentistry*, 27, 47–53.

[9] McDonald, R.E. (1969). *Dentistry for the Child and Adolescent*. St. Louis, C. V. Mosby Co.

[10] McElroy, C.M. (1895). Dentistry for children. *California Dental Association Transactions* 85.

[11] Nicolas, E., Collado, V., Faulks, D., et al. (2007). A national cross-sectional survey of dental anxiety in the French adult population. *BMC Oral Health* 7:12–17.

[12] Phipps, K., Diringer, J., Arpawong, T.E., et al. (2008). Dental Utilization in California's Children's Health Initiatives' Healthy Kids Programs, April 2008. Center for Community Health Studies, Keck School of Medicine, University of Southern California.

[13] Raymond, E. H. (1875). Children as patients. *Dental Cosmos* 17:54.

[14] Reference Manual (2011). *Pediatric Dentistry* 32, 150.

[15] Skloot, R. (2010) The Immortal Life of Henrietta Lacks. pp.131, Broadway Paperbacks, a division of Random House, New York.

[16] Teuscher, C. W. (1973). Editorial. *Journal of Dentistry for Children*. 40, 259.

[17] Wall, T.P. Dental Medicaid 2012, *American Dental Association Health Policy Resources Centre*.

[18] Wilson, S., and Cody, W.E. (2005). An analysis of behavior management papers published in the pediatric dental literature. *Pediatric Dentistry* 27, 331–337.

[19] Wright, G.Z. and McAulay, D.J. (1973). Current premedicating trends in pedodontics. *Journal of Dentistry for Children*. 40, 185–187.

[20] Wright, G.Z., Starkey, P.E., Gardner, D.E. (1983). *Managing Children's Behavior in the Dental Office*. C.V. Mosby Co., St. Louis, Missouri, USA.

第 2 章 了解儿童发育中的关键时刻

Understanding Key Moments in Child Development

Eileen Wood

发育心理学研究生命周期内人类在生理上、认知上以及社会 / 情感上的发展变化。了解了这些变化是如何产生的，研究人员和医师就可以对不同年龄、不同能力的个体在熟悉或者陌生的场景中的反应和行动进行预判。本章将总结儿童发育中生理、认知、社会 / 情感各领域内的典型变化，从而帮助读者对儿童和青少年的行为进行预判。但在进一步阅读之前，需要提醒各位读者，本章中总结的发育次序仅仅代表儿童发育过程中的"平均情况"或大致估计。儿童发育中存在相当大的个体差异。即使是在一个儿童身上，也会存在不同领域的发育差异。举例来说，一个孩子的语言能力也许很强，但生理发育却可能落后于同龄人。因此，我们既要避免以偏概全，也不能认为所有的孩子都会遵循一个唯一"正确"的发育模式。

本章讨论的内容阐述了儿童发育的进程及主要变化发生的时间节点。儿科医师们也要注意，必须根据从业中遇到的每个儿童患者的不同情况，调整对其发育和行为的预判。本章中的大部分内容围绕幼儿期展开，这些内容过去在牙科文献中鲜少出现。然而，关于儿童早期发育及其对未来发展进程影响的课题，现在已经越来越受到重视。

早期发育的重要性

在探讨儿童发育历程之前，首先考虑这一过程的起点是很重要的。在出生前及出生后的头几年里，儿童的发育速度不但惊人，对之后的发育过程也有着深远影响。因此，了解儿童早期发育的一些信息对于评估儿童的临床问题尤为重要。除此之外，掌握这些信息后，医师可以在帮助准父母度过孕期和婴儿发育早期的过程中起到更为

重要的作用。本节既强调了先天因素（如生物 / 遗传因素），也强调了后天因素（如环境因素），因为这两者之间会相互作用，对儿童个体的发育产生影响。了解这一观点后，我们就会明白，为什么医务工作者需要在新生儿的生命之初就发挥积极作用，为他们提供一个良好的开端。

打好基础：产前和早期发展

随着技术的进步，我们现在知道，大脑的关键发育阶段比我们之前所想象的还要早得多。事实上，一个人在一生中拥有的绝大部分神经元早在孕中期结束之前就已经形成了（Kolb and Fantie 1989；Rakic 1991）。随后是孕晚期的 3 个月至 2 岁时的"脑部生长爆发期"，此时婴儿的脑重量已经超过了成人脑重量的一半（Glaser 2000）。在这一脑快速生长期，产生了更多的神经元，以帮助婴儿应对周遭的海量感官刺激和运动刺激信息（Greenough et al. 1987；2002）。当然了，没有一个婴儿能够经历每一种可能的信息刺激，因此没用到的神经元要么停止发育，要么就成了未来发展新技能或者遭遇创伤时的储备细胞。此外，彼此成功互连的神经元也会挤出那些没有互连的神经元。因此，儿童的发育进程和早期经历都对大脑发育有着至关重要的影响（Greenough et al. 1987；Johnson 1998, 2005；Thompson and Nelson 2001）。

在孕期、婴儿期和幼儿期，生理发育速度都很快。而接下来到青春期之前，生理发育速度会减慢，一到青春期就又开始加速。除了个别例外的情况，生理发育通常遵循从头到脚、从身体中心往外的模式（Kohler and Rigby 2003）。例如在孕期，胎儿头部的发育速度要比身体其他部分快

得多——在出生时，婴儿的头部已经达到了成年人头部大小的70%（Shaffer et al. 2010）。紧随头部发育的是出生后的第1年的躯干部位在快速生长，然后下肢也快速生长。到了青春期之后，躯干和双腿都继续快速发育。孕期发育也存在着从身体中心往外的模式：最先发育胸腔和主要内脏器官，然后是上臂和下肢，接下来才是双手和双脚。在青春期之前，双臂与双腿的发育速度都快于双手和双脚。青春期时，双手和双脚首先达到成人的比例，其次是双臂和双腿，最后才是躯干（Tanner 1990）。肌肉的生长发育也遵循从头到脚、从身体中心往外的原则。头颈部的肌肉发育，要比躯干和四肢的肌肉发育得早。这也可以解释为什么有些肢体动作婴儿一开始就能学会，而有些肢体动作要晚一些才能学会。例如，婴儿很早就会运动头部，但要过很久才学会准确的指尖抓握。肢体运动技能的发育顺序基本比较稳定。请参阅表2-1中列出的儿童技能发育的预期轨迹。需要指出的重要一点是，虽然发育模式在不同个体间大致相同，但技能的习得却会随着个体出现较大的差异（这由脑部生长爆发期时间的不同、爆发期生长速度的不同及环境刺激的不同导致）。只要能在正常的时间范围内习得这些技能，早学会的孩子并不一定比晚学会的孩子更有优势。

富含信息刺激的环境能够促进儿童的健康生长，但环境中的致畸物（如毒品、疾病、X线或有毒废弃物等环境危害）可能导致出生缺陷（包括颅面畸形和错殆畸形）、智力缺陷、行为异常甚至死亡（Kopp and Kaler 1989; Mattson and Riley 2000）。大部分致畸物在孕早期的危害最大，这时正是胎儿身体结构发育的关键时期。还有一些致畸物在孕晚期和婴儿早期格外有危害。为了保证儿童脑和身体的健康稳定发育，医师、父母和研究人员都需要意识到致畸物的危害并减少其出现。及早建立儿童与牙医的关系（参见第5章），其目的之一就是为准父母们提供更好的支持和指导，帮助他们实现健康的生活方式，并保护儿童免受危害侵扰，促进他们的健康成长。

准备阶段：婴儿与幼儿

随着生理发育的推进，婴儿和幼儿的行动能力也在增加，这是他们对周围事物展开探索的重要基础。例如，一旦婴儿学会了控制头部和颈部，就可以调整自己的方向，去观察和倾听有趣的事物。滚动、坐立、站立和行走（表2-1）让孩子的

表2-1   儿童肢体运动技能和沟通技能的发育阶段

肢体运动技能	习得年龄	语言技能	习得年龄
·俯卧时抬起头和胸部	2~3个月	·元音发声（aaaah）	约2个月
·滚动	3~5个月		
·不需支撑的坐立	4~8个月	·元音加辅音发声（bababa）	4~6个月
·使用支撑的站立	6~10个月		
·独自站立	7~15个月		
·使用支撑的行走	9~13个月		
·不需支撑的行走	12~16个月	·用单个词语表达意思：这些词语可能有特定的含义，只有父母/看护者才能明白（例如："牛奶"可能表示"给我牛奶""这是牛奶""牛奶在哪儿"等意思）	12~24个月
·走上台阶	17~22个月		
·跑动	24个月	·能用名词来表达物品，能用不连贯的简单句子来表达关键意思	18~24个月
		·学龄前表达：使用复杂句子	2.5~5岁

注：肢体运动技能中的习得年龄按月取整。时间区间的上下限值分别对应50%和90%的习得技能的儿童。肢体运动技能的发育阶段根据 Bayley（1993）、Shaffer 等（2010）和 WHO（2006）研究结果修订。语言技能的发育阶段根据 Shaffer 等（2010）修订。

活动范围进一步扩大，让他们的世界充满了有趣的、新鲜的或是熟悉的信息刺激。事实上，婴儿并不是我们过去认为的那样，是世界上"无助的"、依赖他人的和被动的参与者。我们现在了解到，婴儿是积极主动的学习者。他们拥有一系列令人印象深刻的自然反射和感知能力，这使得他们能够对这个世界所呈现的大量刺激做出反应。

在婴儿早期的自然反射行为中，吮吸、吞咽、咳嗽和眨眼是提供重要的求生和保护功能的反射行为。同样，其他不太为人们所熟知的反射行为，如觅食反射（rooting reflex）——即婴儿会将头转向口侧颊部受到刺激的一侧，并张口寻找乳头的反射行为——也是一种求生技能。在某些情况下，在类似吸吮这样的自然反射中出现问题时，患者可能会被转诊给牙医。例如，母亲被转诊至泌乳咨询师，而泌乳咨询师有时会要求儿童牙医参与会诊，评估舌系带切除术的必要性。因此，儿童牙医需要熟悉新生儿的身体特征和发育特点，因为他们可能在出生后不久就被转诊来检查。

新生儿也会做出一些看起来没什么用的自然反射行为。例如手掌抓握反射（Palmar grasp），把物品放在婴儿手心中，他们就会立即将其握紧。父母或其他看护者在看到婴儿"握紧"手指时往往会非常兴奋，但手掌抓握反射其实是人类进化中遗留的无用行为。这些反射在出生时存在，而在几个月之后就会消失（此时，反射行为会受到更高级神经中枢的控制）。这些早期的反射行为特征会被用来评估婴儿神经系统的发育状况。

在探索世界所需的感官能力方面，婴儿的 5 种感官在出生时虽未发育完全，但已具备功能。新生儿甚至会对某些气息、味道、声音和视觉形象表现出偏好。例如，婴儿喜欢甜味，而且能够区分咸味、苦味和酸味的液体。他们还会把头朝着声音的方向转动，而且大部分婴儿喜欢女性的声音。早期的实验中比较了婴儿在母亲的声音／面孔和陌生女性的声音／面孔间的偏好。结果显示，刚出生几天之后，婴儿就已经更喜欢熟悉的面孔和声音（DeCasper and Fifer 1980；Field et al. 1984）。虽然视觉是感知能力中发育最慢的（婴儿的视力大概相当于 600 度以上的近视），但新生儿仍然可以看到成人能看到的几乎所有颜色（Brown 1990；Franklin et al. 2005）。新生儿还对触觉和痛觉敏感。

认知发展：学习、思维和记忆

认知能力的发展在早期就已经开始，并随着儿童接触到丰富的学习环境刺激而迅速发展。陌生的物品和熟悉的物品都可以为幼儿提供有趣的学习环境。陌生的物品和书籍可以让儿童拓展经历、学习新的技能，并在新环境下应用已习得的技能。孩子们熟悉的物品，特别是那些多功能的物品（例如容器和积木既可以堆叠，也可以用于搭建其他形状，或者做工具、做乐器，甚至用作装载其他玩具的运输工具等）也给他们创造了尝试新游戏、演化新游戏的机会。孩子们熟读喜爱的书籍可以帮助他们提升理解能力、识字能力及其他阅读技能。因此，认知能力的发展在很大程度上受到儿童的体验、他们所接收的信息以及他们探索新信息的方式影响。

认知发展到底是如何进行的？皮亚杰（Jean Piaget）理论认为，儿童是积极的学习参与者，对身边的世界和自己的经历都充满了学习的好奇心（Piaget 1971；Piaget and Inhelder 1969）。他将儿童的智力发展分为 4 个恒定阶段，每一阶段中儿童的推理能力都会出现本质提升。我们将儿童知觉和理解物品、事件和信息的底层认知结构称为"图式"。婴儿的认知图式非常基本，而当儿童学会更多技能之后，图式得到提升、变得更复杂。图式可以被同化（assimilation）和顺化（accommodation）这两个基本过程改变，而这两者本身也是互补的。当我们遇到新的物品、事件、经历和信息时，我们首先会套用已有的图式进行解释。如果这些新情况没办法被解释（即不能被同化），那么原有的图式就会被修正，或者形成新的图式来顺化这些新情况。比如，当孩子第一次看到马的时候，他可能会试着根据家里的宠物狗来理解，认为"这是只非常大的狗"。但当他认识到狗与马之间有很大不同之后，最初的认知理念就会改变，会开始把狗和马区别对待。Piaget认为，每个认知阶段都意味着儿童获取了新的、重要的认知理解。一旦这些认知模式达成之后，儿童就会进入到下一个认知阶段。

今天当我们再次进行Piaget试验的时候，依然可以看到婴儿跟儿童的反应与Piaget当年在每个阶段中观察到的并无二致。例如，Piaget认为婴儿是通过感官和肢体运动体验当下世界的。这也就是认知发展的第一阶段——感知运动阶段，从出生起到18~24个月止。一旦物品不再出现在婴儿的视野内，婴儿就会认为它们不存在了——这也就是字面意义上的"眼不见""心不想"。

婴儿认知发展的一个关键阶段是他们能够不仅仅通过视觉、触觉等对物体和人进行认知，还能够从思维上进行认知。也就是说，儿童必须能意识到，即使不能看见或不能触摸物体，物体依旧存在。这种对物体恒存（object permanence）的理解，标志着Piaget的儿童认知发展第二阶段：前运算阶段（preoperational stage）。这一阶段大约在儿童2岁时开始。

处于前运算阶段的儿童（2~7岁）会经历语言技能的快速发展，并能用抽象的语言符号系统来表达物品和行动。到了这一阶段，儿童会用词语和图像来描述物品与事件。而随着表达能力的提升，儿童在游戏中也会加入更多的想象和符号因素。例如他们会开始扮作其他人、生物或物品，或用富有创造性和有趣的方式来使用物品。但在这个阶段，儿童学到的技能还存在局限性。例如，儿童认知模式的局限性让他们无法解答一些逻辑性问题。也就是说，儿童的智力思维还不具备解决某些问题所需的能力（因此这一阶段被称为前运算阶段）。

例如，儿童不能理解守恒问题。先向孩子们展示一个形状矮胖的玻璃杯，里面装满液体。然后，当着孩子的面，把杯子里的液体倒入一个细长的玻璃杯里，再问他们，杯里的水比之前的是多了还是少了？大部分儿童都会回答：细长玻璃杯里

面的水更多。孩子们的思维似乎受到了细长玻璃杯水面高度更高的影响，而无法理解两个杯子中水的体积恒定。在重量和数字守恒方面，儿童也会出现同样的错误。他们有集中化倾向，即考虑问题只将注意力集中在事物的一个方面（特别是感知突出的方面），而忽略了其他重要变量。这导致他们无法理解守恒概念。这也是这一认知阶段的一个主要缺陷。儿童难以理解可逆性的概念。在之前提到的体积守恒问题中，只要孩子们把水倒回原来的杯子，就能够看到两个杯子装的水是一样多的，但他们却不能做出倒水动作的逆向操作。单点集中与无法逆向思考是导致儿童难以解决问题的两种错误思维。

这一阶段的儿童还会有自我中心思想。通常当我们讲到自我中心的时候，都是贬义的，但在这里，自我中心指儿童只通过自己的眼睛和自己的经验看世界。例如，一个孩子想给你看一张他在书里发现的有趣的图片，可当他把书拿给你的时候，还是把书朝着自己，你看到的就是一张颠倒的图片。这是因为孩子不明白图片倒过来的时候，你是没法好好看的。自我中心思想也会表现在儿童对问题的回答中。比如，当父母问小孩"你在哪里"的时候，得到的回答往往是"这里"。孩子并不是固执，也不是要有意给出一个模糊的答案，这只是因为当他环顾四周时，很明显感受到他就是在"这里"。了解这些2~7岁儿童的认知特征，对牙科诊疗的儿童患者的沟通具有很大的意义。

Piaget的第三认知阶段：具体运算阶段（concrete operations）通常涵盖7~12岁的儿童，他们能够完成在前运算阶段还完成不了的问题。他们能克服思维的集中化，同时关注信息刺激的多个维度。他们能理解可逆性和守恒的概念（但对守恒的理解是循序渐进的过程，他们往往先理解质量守恒，再理解体积守恒）。他们能在脑海中完成排序分析（在脑海中按某种度量标准对物品进行排序，例如按照高矮排序），自我中心思想相应减弱。这个阶段儿童认知局限的核心是什么？用一个词就可以概括——"具体"。儿童只能对具体问题进行逻辑分析。对他们来说，抽象的、假设性的分析还是太难

(a)

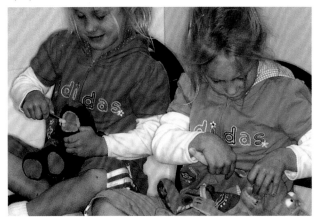

(b)

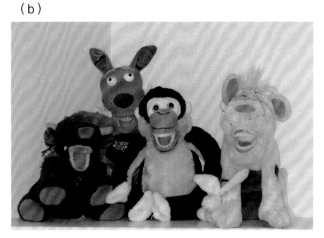

图 2-1　让儿童患者给自己最喜欢的玩具上课，能让他们对牙科知识记得更牢（a）。用于演示的玩偶（b）。（Courtesy of Dr. Ari Kupietzky）

了。这类分析要等他们到了最后一个认知阶段——形式运算阶段（formal operations）——才能够完成。

形式运算阶段（11~12 岁及以上）意味着儿童具备了多种逻辑思维能力。他们能够进行归纳和演绎推理，能够提出假设并对其进行验证，对具体问题和抽象问题都能够进行分析。但是，并不是所有的儿童（甚至成人）都能够达到这一阶段的思维程度（Kuhn 1984；Siegler 2005）。

Piaget 认知发展论的现代应用

Piaget 理论的反对者们不赞同把认知过程切分成恒定的 4 个阶段，而主张儿童的认知发展是一个持续演进的过程，某些认知领域可能比其他的领域要发展得更快（Bjorklund 2005；Siegler 2000）。他们认为，很多 Piaget 传统试验中的任务都太难了，往往需要同时运用多种认知能力才能够解决（例如，需要同时具备较强的语言表达能力和感知能力）。因此，反对者认为 Piaget 低估了婴儿和幼儿的认知能力。然而，我们在这里仍沿用 Piaget 的观点，认为婴儿和幼儿都是充满好奇心的积极的学习参与者。他们为了解释周围的世界，会形成自己的想法，然后对这些想法进行检验和修正。这个过程就是他们学习知识的过程。这意味着，我们应该为儿童提供鼓励他们不断试错的学习环境，让他们从试错中学习。哪怕是一点点的改变也能够让这样的学习环境成为可

能。例如，有的牙医为了让幼儿患者熟悉诊疗环境，会让幼儿观察诊疗设备，甚至让他们爬在牙椅上骑着玩。如果我们把这种适应过程再拓展一下，进一步鼓励儿童观察和测试牙椅的各种功能，及其他诊疗设备是如何工作的。这样一来，儿童不仅熟悉了诊疗环境，还会对其着迷。我们还可以给儿童一个口镜，让他看到口镜是怎么帮助牙医从各个角度看清牙齿的。

鼓励儿童对诊疗流程进行独立思考，而不直接给出答案，可以让儿童成为整个过程的参与者。这样做还能建立起以兴趣为基础的沟通关系，鼓励儿童持续参与其中。儿童间"过家家"式的角色扮演游戏通常会在学龄前和学龄期前几年出现，这表明角色扮演游戏可以作为一种与儿童沟通的方式，能够用他们感兴趣的方式传递重要的技能和知识。比方说，我们可以让儿童扮成牙医，让他们给自己最喜欢的玩具或木偶上课，从而帮助他们学习并养成良好的卫生习惯，并且这样学到的知识往往记得更牢。我们也可以用玩偶来进行演示（图 2-1）。无论儿童的年龄多大，有效教学都应该包括具体的、可观察的指示和示范，从而让儿童学得更多更好。

认知发展领域的近期观点

认知发展领域的很多近期观点往往都借鉴了维高斯基（Vygotsky）的研究或信息处理模型。

Vygotsky（1978）认为儿童的认知发展与社会文化因素高度相关。孩子不是在脱离实际的环境中进行学习；相反，他们成长过程中所获取的知识受到身边环境如信仰、价值观和工具的影响。这种文化背景不仅影响他们的所见所闻，还影响他们的思维方式。Piaget 更多地将儿童认知能力的获取归因于儿童本身的内生机制，而 Vygotsky 则认为儿童的探索发现和知识获取都是通过与阅识丰富的"他人"互动而实现。这里的"他人"可以是父母、同伴、老师、牙医，或任何参与并协助儿童知识提升的个人。阅识丰富的"他人"能够帮助儿童学习，因为他们能让儿童从现有知识水平和能力水平，在少量帮助和指导下过渡到新知识水平。"近侧发展区间（zone of proximal development）"这一术语就是指学习者现时和实际可达到的发展之间的差距。如果距离太大太难，超出了儿童的近侧发展区间，那么儿童就没办法消化理解这些信息，从而也就丧失了学习的机会。使用 Vygotsky 的理论指导医师与患者间的互动，需要注意几个关键因素。首先，医师需要了解就诊儿童的家庭背景和文化背景。与父母的沟通能够帮助医师了解儿童可能存在的对于牙科诊疗的固有想法。第 3 章和第 6 章也强调了了解儿童患者的重要性。

这一沟通过程也可以使用学习"工具"。比如今天的很多孩子已经习惯使用科技设备来进行信息汲取、游戏和社交。医师可以考虑使用儿童熟悉的设备协助诊疗（例如下载相关的诊疗视频教程）。运用这些工具可以让儿童学习起来更容易（参见第 17 章）。同样，在这里医师也成了阅识丰富的"他人"。要当好这个角色，医师必须明确孩子目前的理解能力和技能的掌握情况。此外还有一点，一旦孩子获得了相应的知识或技能，必须要寻找机会进行练习，才能确保其完全掌握。

只有当孩子掌握技能之后，才可能内化技能并在未来使用。例如，教会孩子独立刷牙需要让他们知道怎么握紧牙刷、用多大力气、刷牙方向、刷牙次数、漱口等步骤。通过分解任务并检查孩子们的掌握情况，医师可以进一步为孩子们提供指导，让他们独立练习，这样他们就能学到新的知识和技能了。

教授了儿童口腔清洁技巧之后会怎样呢？通常，儿童到了 6 岁就可以自己刷牙，到了 9 岁就能有效地使用牙线。如果能把正确刷牙和使用牙线这两个需要手部才能完成的技能算作儿童发育的重要阶段的话，那么 6 岁和 9 岁就是儿童完成此技能的平均年龄。如果考虑到"合理年龄范围"，那么儿童通常在 6 岁（±1 年）学会独立刷牙，9 岁（±1 年半）学会独立使用牙线。儿童技能发展的一个基本原则是，年龄越大，习得某项技能的正常年龄范围往往就会越广。在教授儿童口腔清洁技能时，我们也要记住这一原则。

信息处理模型被用于解释注意力、记忆力和高阶技能是如何提升和发挥作用的。在注意力方面，我们都知道，幼儿比年龄大的儿童能集中注意力的时间更短。这就是为什么许多牙医主张缩短幼儿患者每次诊疗的时间。这是由于幼儿注意力不足导致。具体来说，幼儿的注意力更不集中，更容易被环境中的很多有趣的东西分散，而且更容易受到侵入性思维或行为的影响。因此，用录像或电视来对幼儿的注意力分散进行诱导是个行之有效的办法（Hinotsume et al. 1993）。儿童很容易被有趣新鲜的刺激引起注意力分散，当我们不希望儿童注意到某些事情的时候，注意力分散可以被用作一种工具。而当我们需要儿童专心的时候，就要解决他们注意力分散的问题。儿童，特别是幼儿，需要时时被提醒，把注意力集中到当前任务上来，而且当前任务需要比环境中的其他事情要更明显、更突出。

虽然儿童在学习新信息时比较困难，但是许多儿童，哪怕是幼儿，都有他们的专长。比如说，你有没有试着跟幼儿园的小朋友谈论恐龙，结果你发现你并不知道所有恐龙的分类，也不知道恐龙到底是食肉动物、食草动物，还是杂食动物。这种情况并不少见。它提醒我们，儿童在某些领域是可以有专长的，他们并不是总比成年人幼稚。例如，在一个经典的试验中，年仅 10 岁的国际象棋儿童专业选手对棋子摆放位置的记忆力比成年人强多了（Chi 1978, 2006）。

儿童的"专长"可以成为医师的有效工具。首先，对孩子所熟知的知识进行认可，讨论他们的专业领域，有助建立起融洽的关系。其次，当医师承认对儿童具有专门知识的领域缺乏了解时，医师可以创造机会让儿童来"教"医师，儿童就会觉得医师并不是全知全能的。关于儿童谈话技巧的研究显示，当儿童意识到一个成年人，特别是一个权威人士，并非"无所不知"的时候，他们就更愿意回答问题。最后，如果能把你想让孩子学会的知识和他们之前的专门知识联系在一起，那么新知识就更容易被整合，也更容易被记住（Woloshyn, Wood and Willoughby，1995）。

社交／情感发展：认识社会与认识自我

我们每个人出生的社会中都存在着一套规则、期望、态度和价值观。我们在发展过程中的使命就是了解自我，了解自己如何感知、如何行动，了解所处的社会认为什么是合理、什么是恰当。这种社会化学习的过程（学习社会可接受的行为、态度和价值观的过程）在很大程度上受到父母、其他儿童看护者、身边其他人以及媒体等外部因素的影响。

情感

情感发展包括对两组不同情绪的掌握：基本情绪和复杂情绪。基本情绪包括喜悦、惊讶、愤怒、悲伤和恐惧。之所以称之为基本情绪，是因为从生理发育上来看，几乎所有婴儿都会在同一时间段开始出现这些情绪（2~7 个月），且不同文化下对这些情绪的表达方式基本一致。复杂情绪（自豪、尴尬、耻辱、内疚和嫉妒）要在更晚一点，大约儿童 2 岁之后，同时具备认知技能和社交技能时才会出现。例如，在复杂情绪需要儿童具备认知技能，能够对自身行为和自我标准或社会期望进行比对。在前面认知发展的章节中提到，对儿童而言，完全理解他人的观点是一件很难的事。此外，儿童需要具备一定的社交经验，才能了解社会的期望。因此，正如预期的那样，复杂情绪的发展

在很大程度上被儿童从成人那里接收到的信息所影响（Alessandri and Lewis 1996）。所以，当孩子行为良好时给予其奖励非常重要，这样做可以对良好的行为进行强化。对婴儿和学龄前儿童而言，复杂情绪的表达往往局限于成年人或他人在场的情况。成年人可能会鼓励儿童进行自我评价，而这些自我评价是表达复杂情绪所必需的（Stipek et al. 1992）。要一直到小学三年级至六年级，儿童才能够把这些复杂情绪内化，不论外人是否在场都能表达出复杂情绪。

情感发展的元素之一是感受情绪，另一个元素是表达情绪。文化和社会规则的教育都在帮助孩子"正确"地表达情绪（Eisenberg et al. 2003）。为了能遵循这些规则，孩子们必须学会调节自己的情绪。例如，在北美，孩子们知道，在收到家庭成员的礼物时要表现出喜悦。可如果礼物让人失望的话怎么办？为了遵守社会规则，即必须对礼物表示喜悦之情，孩子们必须禁止自己表露失望的情绪，而表达出积极的情绪。这件事情哪怕是对一些成人来说都很有挑战性。到大约 3 岁的时候，孩子们已经开始尝试着遵守这些情绪表达规则。然而，通常要到 7~9 岁，他们才能做到掩饰真实情感并表达其他的情感。

婴儿和儿童在生活中体验到的最重要的情绪之一，可能就是与父母或看护者之间的情感依恋。虽然父母常常立刻就能感受到与孩子之间的一种强烈的情感纽带，但对婴儿来说，建立与父母或看护之间的情感联系需要时间。

要是经常与婴儿打交道的话，你可能知道，在一开始的时候，婴儿跟谁在一起都挺高兴的。事实上，父母甚至可以把哭闹的婴儿交到其他人手里，而那个人也可以让婴儿平静下来、逗婴儿开心。可到了 7~9 个月的时候，这种模式就变了。一旦婴儿要离开某个关键人物（他们情绪依恋的对象），就会开始抗议，有时甚至是相当激烈的抗议。因此，在婴儿 1 岁时的牙科检查中，建议采用膝对膝位进行检查（参见第 5 章）。这个年龄段的婴儿已经会爬了，而且会自己爬到关键依

恋对象的身边。为了接近依恋对象，他们会扭动，试图摆脱他人的控制——哪怕这个人是他们熟悉的人。在膝对膝位检查中，婴儿可以看见父母的脸，也就不会觉得自己离开了依恋对象。

情绪依恋存在着不同的特点。大约 2/3 的婴儿会形成安全型依恋，而剩下的 1/3 则会形成不安全型依恋，其分为 3 种类型（Ainsworth et al. 1978；Main and Solomon 1990）。要确定婴儿情绪依恋的类型，可以对 2 岁以下的婴儿进行"陌生场景法（Strange Situation）"测试（Ainsworth et al. 1978）。这种方法一共包括 8 个场景，在这些场景中，看护者和儿童会有机会研究新鲜刺激的玩具、遇见陌生人、彼此短暂分开，并可能重聚。看护者和儿童间的互动会被观察记录。随着情绪依恋类型不同，在这些场景下儿童与看护者之间的表现也不同。在安全型依恋关系中，儿童会自由地研究新玩具，有时会回头看，把依恋对象作为参照系或"安全基地"，向外探索。这些儿童在与依恋对象分开时会有明显的不安，并会在重聚时热烈地迎接依恋对象——通常会寻求拥抱、触摸等身体接触，然后又回到玩耍中去。当依恋对象在场时，儿童会在与陌生人交往时相对外向。和其他依恋类型相比，具有安全型依恋的婴儿通常被认为是最响应、最听话、最满足的儿童。

不安全型依恋中最常见的一种是回避型依恋（Avoidant Attachment）。大概 20% 的北美婴儿属于这种类型。这类婴儿通常对依恋对象的在场没有什么反应，在与依恋对象分离时也没有感到不安。另外，10% 的北美婴儿属于阻抗型依恋（Resistant Attachment）。这类婴儿在与依恋对象分离之前就寻求和依恋对象的亲密接触，甚至不愿意离开依恋对象去玩有趣的玩具。

最后，大约 5% 的北美婴儿属于无规律型依恋（Disorganized/Disoriented Attachment）。他们在与依恋对象分离之后，会表现出多种行为的组合。例如，婴儿有时可能会表现出阻抗型或是回避型依恋的行为；又或者表现出困惑和混乱，同时出现和回避型依恋的行为。总体而言，这类婴儿在陌生场景下最为焦虑，也被认为是最不安全的依恋类型（NICHD 早期儿童护理研究网络，2001）。

虽然任何人都可能成为依恋对象，但大部分研究还是围绕着母亲进行。安全型依恋的婴儿母亲通常更敏锐、更亲切、更积极，也对自己的孩子有更多响应（Isabella et al. 1989；DeWolff and Van IJzendoorn 1997）。她们为自己和婴儿创造了更多的互动机会，会对孩子的兴趣和痛苦迅速做出反应。阻抗型依恋的婴儿母亲则在对孩子的响应中缺乏一致性。比如，她们可能在一次互动中表现出关注、积极和支持的态度，但在下一个互动中就无动于衷。回避型依恋的婴儿母亲通常有两种互动类型：有些母亲对孩子不怎么喜爱，往往对他们的哭闹和要求不做响应，还有些母亲不论婴儿的信号和需求是什么都表现出过度关注和过度响应。这些以母亲为对象做出的研究结果，在父亲与孩子的依恋关系中也得到了体现。父亲也能成为主要的依恋对象，能提供和妈妈同样的响应与有效互动（Roberts and Moseley 1996）。

在"陌生场景法"下对婴儿的研究结果，也得到了大龄儿童中替代方法研究的证实。也就是说，在婴儿中观察到的依恋类型，在年龄较大的儿童中同样存在，而且这些依恋类型对社会和认知行为的影响也得到了证实。

长期来看，具有安全型依恋的婴儿在很多领域都会有积极表现。在童年早期，安全型依恋的儿童具有更好的社交技能，会更多地表达积极情绪而不是消极情绪，通常是其他儿童更喜欢的玩伴（Fagot 1997；Kochannska 2001）。即使到了11~16 岁，他们在社交中的积极表现依然明显。安全型依恋的儿童也会表现出认知能力的优势，能够获得学业成功。

前面的总结是针对北美地区的儿童。在不同的文化背景下，不同依恋类型的儿童比例会有变化。情绪依恋领域最重要的理论家之一 John Bowlby（1951）指出了依恋情绪中的关键一点。他认为，为了保障婴儿和幼儿的精神与情绪健康，他们应该与依恋对象之间"拥有温暖、亲密和持续的关系"，这种关系对双方来说都是愉悦和满意的。医疗服务的提供者可以通过制订适合儿童及其看护者需求的诊疗程序，在诊疗中为这样的积极关系提供延伸和支持。

你可能会好奇，为什么孩子们会有依恋情绪。最早的观点认为，婴儿依恋情绪的产生是因为看护者提供了其生存所必需的食物。但一系列有意思的研究也表明，虽然生存必需品是至关重要的，但亲密接触带来的舒适感是健康依恋关系的一个基本需求（Harlow 1962）。Harlow（1962）的幼猴实验清楚展示了这一结论。在实验中，幼猴可以自由选择想要的支持种类（营养性支持或舒适性支持）。实验里有 2 个圆柱形的人造猴子"妈妈"，一个用金属网做成，另一个则用软绒布包裹。每一个猴"妈妈"都配有一个婴儿奶瓶，可提供奶水。通过一系列实验可以明显观察到，不论食物是由哪个妈妈提供的，"幼猴对绒布妈妈形成了很强的依恋情绪，但对金属网妈妈则几乎没什么依恋情绪"（Harlow and Harlow 1962）。换句话说，肢体接触所产生的舒适性是幼猴产生情绪依恋的基础。人类的婴儿也需要通过舒适性接触来促进各方面的最优发展。针对孤儿院儿童的研究反复表明，想要让儿童完成健康的社会性成长，所需要的绝不仅仅是基本的营养和医疗支持（O'Connor and Rutter 2000；Rutter and O'Connor 2004）。儿童需要一个温暖而亲切的看护者为他们提供舒适和关注（Montagu 1962；Van IJzendoorn and Juffer 2006）。医师可以展示有响应的、温暖的关怀互动方式，为父母和婴儿患者提供支持和示范。

通过教养方式引导孩子遵守规范

在儿童的社会认知发展过程中，关键目标之一是让儿童遵循社会规范。虽然这种规范的遵循一开始是外加给儿童的，但目标是希望儿童在获得了足够的知识、技能和学习机会之后，能够把这些规范内化，从而能做到自主遵循社会准则。父母管教孩子的方法可以分为 3 种教养方式（Baumrind 1971, 1991）：权威型、专制型和放任型。Maccoby 和 Martin（1983）把 Baumrind 的分类做了进一步修正，将"放任型"更名为"溺爱型"，同时增加了第四种教养方式，即忽视型（参见第 4 章中关于教养模式在牙科诊疗背景下的进一步讨论和应用）。

了解父母教养模式很重要，因为很多孩子认为不同场景下教养模式应该是一致的，包括在学校和在牙科诊所里。很多专业人士想用和家里不一样的教养模式来"控制"儿童，结果反而会使孩子困惑不解，甚至有可能招致来自父母和孩子的反对。想要帮助父母与孩子沟通，确保应用有效的方式来呈现重要信息与规则，给父母演示理想的权威型教养模式是一种有效的方式。

我是谁？

此外，还有一个要点，就是要明白儿童是如何理解自己在实际生活中作为独特个体存在，以及他们的自我认知如何影响到他人对待他们的方式。要理解自己是谁，第一步是要先明白自己是一个独立存在的个体。儿童要到 18~24 个月才开始意识到自己是一个独立的、可被识别的个体（Lewis and Brooks-Gunn 1979）。实现了这一步之后（如可以从照片和镜子中识别自己），他们会开始描述自己是谁。如果你让一个处于幼儿期的儿童介绍自己，他多半会关注于性别、年龄等外部特征。比如说，我儿子就会把自己描述成"我的大男孩"。他们也有可能会用诸如"好""不错"这种有社交属性的类别来进行描述。3~5 岁的学龄期儿童已经可以把描述的内容拓展到他们拥有的物品（"我有蜘蛛侠"）或者他们可以进行的活动。学龄前儿童能够阐述他们认为符合自己的稳定的社交和心理特征。但要在询问中提及这些特征，他们才能做出回答。也就是说，当问他们是喜欢自己玩还是喜欢跟别人玩的时候，他们都能准确地识别自己的相关特征，而且这样的特征往往长期不变（Eder 1990）。

儿童成长到接近青春期时，就会对自己的内在和外在有更多自发的抽象理解。这个阶段的儿童能够理解自己身上持久性的特征，包括性格、价值观、理念等（Shaffer et al. 2010）。到了青春期，稳定的自我认知得到进一步发展，孩子们已经可以对自己进行连贯的整体描述了。自尊也伴随着自我认知的成长而出现。自尊，也就是自我认同，对儿童和青少年的健康成长有很显著的影响。成熟发育、生理因素、认知因素、社交因素等都会影响自尊的形成。"镜中自我"被用来形容我们对自己的概念有时是透过他人的眼睛来产生的。如果有人说"你真大方"，我们一开始可能会觉得惊讶，但接着就会意识到这是一个真实的描述。于是，这一认知被整合进我们的自我认知中。由于这是一个正面评价，它会提升我们的自我价值。对年龄再大一点的儿童而言，他们的自尊会进一步受到他们对不同性格特征的判断的影响。如果他们觉得大方是个好的特点，但并不是那么重要的特点，那当他们再听到别人表扬自己大方的时候，就不如听到别人表扬自己更看重的其他性格特征时更有助自尊心的成长。父母、老师、医务工作者和同伴要去发现儿童身上的长处，然后肯定他们的优点，帮助他们培养更积极的自我认同。

青春期的显著变化

青春期从性发育开始。除了性发育带来的生理和心理变化之外，青春期儿童在思维和行动方式上也会有明显的变化。其中一个独特的发展变化，是青春期儿童会形成不一样的自我中心思想，这种思想不同于Piaget在幼儿身上观察到的自我中心思想。青春期的自我中心思想有两种形式：假想观众（imaginary audience）和个人神话（personal fable）（Elkind 1967，1985）。

假想观众的自我中心主义可以简单表达如下："在年轻孩子的脑海里，他/她总是站在舞台上"（Buis and Thompson 1989）。青春期儿童认为自己时时刻刻都在被关注，每个人都在对他们进行评价。这些评价可能是正面的赞扬，也可能是负面的批评。

由于觉得自己总是在被关注，青春期儿童会去想象别人对自己的评价。例如，他们会想象自己进入教室或是牙科诊所时别人的反应，想去知道别人对自己的评价如何。他们也可能想象自己与他人该怎么互动、怎么说话，以及这样的互动会带来怎样的评价。与"假想观众"相伴随的，是"个人神话"，那是一种青少年觉得自己极为独特和坚不可摧的夸张错觉。

很多青春期儿童觉得自己在世上的感受是独一无二的。在有这样的想法之后，即使是最简单的社交都可能变得困难，或者需要大量的时间准备。不管哪种情况，青春期儿童都会感受到巨大的压力。身边的人需要理解他们在这方面的敏感，同时为他们提供支持，来帮助他们减少自我中心带来的压力。

总结

本章介绍的发育阶段理论总结了儿童在发育过程中生理方面、认知方面、情感方面和社交方面的一些重要变化。本章的目的不仅在于强调这些变化本身，更在于指出这些变化会怎样影响儿童和青少年对身边世界的认知，以及对牙科诊疗环境和牙医的反应。在本章结尾，要强调4个要点。这4点是我们在与儿童和青少年打交道时需要牢记的。

1. 所有的儿童都是独一无二的。就像成年人彼此不同一样，孩子们也都是独特的。他们在性格、认知能力、社交技能和经验上都存在着差异性。本章概括了儿童发展中的整体变化，但这些是对儿童群体的总结，而不是对儿童个体的总结。没有两个孩子的发育过程是完全一样或是在同一时间发生的。但是，了解了在经典情况下会发生什么之后，我们就有了和儿童互动沟通的起点。这是建立与孩子关系的关键第一步。

2. 儿童不是孤立存在的。他们有家庭、有学校、有托儿所、有朋友，这些经验都会影响和塑造他们。要了解孩子就要考虑他们的文化和社会背景。与父母的谈话极为重要。了解了父母对孩子的影响，就能帮助我们了解孩子希望医师如何与他们互动。而且，更多地了解孩子的社会环境也对于诊疗过程的设计和医疗信息的分享极为重要。最后，不论有意还是无意，医师都会在诊疗中为儿童提供一种社交环境。为了帮助儿童患者健康发育，请确保您的牙科诊所为他们提供了积极的、支持性的环境。

3. 孩子可能真的不懂。虽然对医师来说，不能过度低估儿童，或者过度简化与他们的互动，但是同样重要的是，医师也不能想当然地认为儿童已经知道了某方面的知识。在每次诊疗中，确保有足够时间和儿童进行轻松随意的交谈，了解他们现有的认知程度。这样，你才能找到最佳的方式教会孩子知识和技能。用他们听得懂的语言、举一些具体的例子、给孩子实践的机会，都能加强儿童对信息的吸收。

4. 花费时间建立与儿童患者的关系是非常值得的。儿童是个非常有趣的群体。他们对知识着迷，特别渴望学习，也渴求来自成年权威人士的关注和肯定。在向儿童做自我介绍，以及介绍诊疗过程和步骤的时候，要给他们足够的关注，同时也要对他们保持足够的敏感度。这样能让儿童建立起对牙医的信任，了解相关的知识，并且对诊疗过程有一定的掌握。肯定儿童的优点，把他们作为有价值的个体对待，就能为维持医师与儿童患者之间长期健康的关系打下良好基础。

参考文献

[1] Ainsworth, M.D.S. et al. (1978). *Patterns of attachment.* Hillsdale, NJ: Erlbaum.

[2] Alessandri, S.M. and Lewis, M. (1996). Differences in pride and shame in maltreated and nonmaltreated toddlers. *Child Development*, 67, 1857–69.

[3] Baumrind, D. (1971). Current patterns of parental authority. *Developmental Psychology Monographs*, 4 (1, Pt. 2), 1–103.

[4] Baumrind, D. (1991). Effective parenting during the early adolescent transition. In P.A. Cowan and M. Hetherington (Eds.), *Family transitions.* Hillsdale, NJ: Erlbaum.

[5] Bayley, N. (1993). Bayley Scales of Infant Development (2nd edition). New York, Psychological Corporation.

[6] Bjorklund, D.F. (2005). *Children's thinking: Cognitive development and individual differences* (4th ed.). Belmont, CA: Wadsworth.

[7] Bowlby, J. (1951) Maternal care and mental health. Geneva: World Health Organization, 13.

[8] Brown, A.M. (1990). Development of visual sensitivity to light and color vision in human infants: A critical review. *Vision Research*, 30, 1159–88.

[9] Buis, J. and Thompson, D. (1989). Imaginary audience and personal fable: A brief review. *Adolescence*, 24, 773–781.

[10] Chi, M.H.T. (1978). Knowledge structures and memory development. In R.S. Siegler (Ed.), *Children's thinking: What develops?* Hillsdale, NJ: Erlbaum.

[11] Chi, M (2006). Two approaches to the study of experts' characteristics. *The Cambridge Handbook of Expertise and Expert Performance*, Cambridge, Cambridge University Press.

[12] Eder, R.A. (1990). Uncovering young children's psychological selves: Individual and developmental differences. *Child Development*, 61, 849–63.

[13] Eisenberg, N. et al. (2003). The relations of parenting, effortful control, and ego control to children's emotional expressivity. *Child Development*, 74, 875–95.

[14] Elkind, D. (1967). Egocentrism in Adolescence, *Child Development*, 38(4),1025–1034.

[15] Elkind, D. (1985) Egocentrism Redux, *Developmental Review* 5(3), 218–226.

[16] Elkind, D. (2001). Authority of the brain. *Pediatrics*, 107, 964–66.

[17] Fagot, B.I. (1997). Attachment, parenting, and peer interactions of toddler children. *Developmental Psychology*, 33, 489–99.

[18] Field, T. et al. (1984). Mother-stranger face discrimination by the newborn. *Infant Behavior and Development*, 7, 19–25.

[19] Franklin, A., Pilling, M., and Davies, I. (2005). The nature of infant color categorization: Evidence from eye movements on a target detection task. *Journal of Experimental Child Psychology*, 91, 227–248.

[20] Glaser, D. (2000). Child abuse and neglect and the brain: A review. *Journal of Child Psychology and Psychiatry and Allied Disciplines*, 41, 97–117.

[21] Greenough, W.T., Black, J.E., and Wallace, C.S. (1987). Experience and brain development. *Child Development*, 58, 539–59.

[22] Greenough, W.T., Black, J.E., and Wallace, C.S. (2002). Experience and brain development. In M.[AP1] H. Johnson, Y. Munakata and R. Gilmore (Eds.), *Brain development and cognition: A reader* (2nd ed.). Oxford: Blackwell Press. 186–216.

[23] Harlow, H.F. (1962). Affectional systems of monkeys, involving relations between mothers and young. *International Symposium on Comparative Medicine Proceedings*. New York: Eaton Laboratories, 6–10.

[24] Harlow, H.F. and Harlow, M.K. (1962). Social deprivation in monkeys. *Scientific American*, 207, 137–146.

[25] Hinotsume, S. et al. (1993). The influence of video films on child patient behavior during dental treatment. *The Japanese Journal of Pediatric Dentistry* (in Japanese, English abstract), 31 , 850–858.

[26] Huttenlocher, P.R. (1994). Synaptogenesis, synapse elimination, and neural plasticity in the human cerebral cortex. In C.A. Nelson (Ed.), *Threats to optimal development: Integrating biological, psychological, and social risk factors: Minnesota symposia on child psychology*, 27. Hillsdale, NJ: Erlbaum.

[27] Isabella, R., Belsky, J., and von Eye, A. (1989). Origins of infant-mother attachment : An examination of interactional synchrony during the infants' first year. *Developmental Psychology*, 25, 12–21.

[28] Izard, C.E. et al. (1995). The ontogeny and significance of infants' facial expressions in the first 9 months of life. *Developmental Psychology*, 31, 997–1013.

[29] Janowsky, J.S. and Finlay, B.L. (1986). The outcome of perinatal brain damage: The role of normal neuron loss and axon retraction. *Developmental Medicine and Child Neurology*, 28, 375–89.

[30] Johnson, H., Munakata, Y., and Gilmore, R. (Eds.) (2008). *Brain development and cognition: A reader* (2nd ed.). Oxford: Blackwell Publishing.

[31] Johnson, M.H. (1998). The neural basis of cognitive development. In W. Damon (Series Ed.) and D. Kuhn and

R.S. Siegler (Vol Eds.), *Handbook of child psychology: Vol. 2. Cognition, perception, and language* (5th ed.). New York: Wiley.

[32] Johnson, M. H. (2005). *Developmental Cognitive Neuroscience: An Introduction*. Cambridge, MA: Blackwell.

[33] Kochannska, G. (2001). Emotional development in children with different attachment histories: The first three years. *Child Development*, 72, 474–490.

[34] Kohler, L., and Rigby, M. (2003). Indicators of children's development: Considerations when constructing a set of national Child Health Indicators for the European Union. *Child Care, Health and Development*, 29, 551–58.

[35] Kolb, B. and Fantie, B. (1989). Development of the child's brain and behavior. In C.R. Reynolds and E. Fletcher-Janzen (Eds.), *Handbook of clinical child neuropsychology*. New York: Plenum Press. 17–41.

[36] Kopp, C.B. and Kaler, S.R. (1989). Risk in infancy. *American Psychologist*, 44, 224–30.

[37] Kuhn, D (1984). Cognitive Development. In M.H. Bernsteing and M.E. Lamb (eds.) *Developmental Psychology*. Hillsdale, NJ:Erlbaum.

[38] LaVelli, M. and Fogel, A. (2005). Developmental changes in mother–infant face-to-face communication: Birth to 3 months. *Developmental Psychology*, 38, 288–305.

[39] Lewis, M. and Brooks-Gunn, J. (1979). *Social cognition and the acquisition of self*. New York: Plenum.

[40] Maccoby, E.E. and Martin, J.A. (1983). Socialization in the context of the family: Parent-child interaction. In Mussen, P., Hetheringon, E.M. (Eds). *Handbook of Child Psychology, Volume IV: Socialization, personality, and social development* (4th ed.). New York: Wiley. 1–101.

[41] Main, M. and Solomon, J. (1990). Procedures for identifying infants as disorganized/disoriented during the Ainsworth Strange Situation. In M.T. Greenberg, D. Cicchetti, and E.M. Cummings (Eds.), *Attachment in the preschool years: Theory, research, and intervention*. Chicago: University of Chicago Press.

[42] Mattson, S. and Riley, E. (2000). Parent ratings of behavior in children with heavy prenatal alcohol exposure and IQ matched controls. *Alcoholism: Clinical and Experimental Research*, 24, 226–231.

[43] Miller, P.H. (2000). How best to utilize a deficiency. *Child Development*, 71, 1013–17.

[44] Miller, P.H. and Weiss, M.G. (1981). Children's attention allocation, understanding of attention, and performance on the incidental learning task. *Child Development*, 52, 1183–90.

[45] Montagu, A. (1962). *The humanization of man*. Cleveland, OH: World.

[46] NICHD Early Child Care Research Network (2001). Child care and children's peer interaction at 24 and 36 months: The NICHD study of early child care. *Child Development*, 72, 1478–1500.

[47] O'Connor, T.G., Rutter, M. (2000). Attachment disorder behavior following early severe deprivation: extension and longitudinal follow-up. English and Romanian Adoptees Study Team. *Journal of the American Academy of Child and Adolescent Psychiatry*, 39, 703–712.

[48] Piaget, J. (1971). *Science of education and the psychology of the child*. New York: Viking Press.

[49] Piaget, J. and Inhelder, B. (1969). *The psychology of the child*. New York: Basic Books.

[50] Porter, F.L., Porges, S.W., and Marshall, R.E. (1988). Newborn pain cries and vagal tone: Parallel changes in response to circumcision. *Child Development*, 59, 495–505.

[51] Rakic, P. (1991). Plasticity of cortical development. In S.E. Brauth, W.S. Hall, and R.J. Dooling (Eds.), *Plasticity of development*. Cambridge, MA: Bradford/MIT Press.

[52] Roberts, P. and Moseley, B. (1996). Father's time, *Psychology Today*, 29, 48–55.

[53] Rutter, M. and O'Connor, T.G. (2004), Are there biological programming effects for psychological development? Findings from a study of Romanian adoptees. *Developmental Psychology*, 40, 81–94.

[54] Shaffer, D. et al.(2010). *Developmental Psychology: Childhood and Adolescence*. (3rd Canadian Edition). Toronto, Nelson.

[55] Siegler, R.S. (2000). The rebirth of learning. *Child Development*, 71, 26–35.

[56] Siegler, R.S. and Alibali, M.W. (2005). *Children's Thinking* (4th ed.). Upper Saddle River, NJ: Prentice Hall.

[57] Stipek, D.J., Recchia, S., and McClintic, S. (1992). Self-evaluation in young children. *Monographs of the Society for Research in Child Development*, 57, 1.226.

[58] Tanner, J.M. (1990). *Foetus into man: Physical growth from conception to maturity* (2nd ed.). Cambridge, MA: Harvard University Press.

[59] Thompson, R. and Nelson, C. (2001). Developmental science and the media. *American Psychologist*, 56 (1), 5–15.

[60] Van IJzendoorn, M.H. and Juffer, F. (2006). The Emanuel Miller Memorial Lecture 2006: Adoption as intervention. Meta-analytic evidence for massive catch-up and plasticity in physical, socio-emotional, and cognitive development. *Journal of Child Psychology and Psychiatry*, 47, 1228–1245.

[61] Vygotsky, L.S. (1978). *Mind in society: The development of higher psychological processes*. Cambridge, MA: Harvard University Press.

[62] De Wolff, M.S. and van IJzendoorn, M.H. (1997). Sensitivity and attachment: A meta-analysis on parental antecedents of infant attachment. *Child Development*, 68, 571–91.

[63] WHO Multicentre growth Reference Study Group (2006). WHO motor development study Windows of achievement for six gross motor development milestones. *Acta Paediatrica, Suppl.* 450, 86–95.

[64] Woloshyn, V., Wood, E. and Willoughby, T. (1995). *Cognitive Strategy Instruction for Middle and High Schools*, Cambridge MA: Brookline.

第 3 章　牙科诊室内的儿童行为

Children's Behavior in the Dental Office

Jaap S.J. Veerkamp, Gerald Z. Wright

本章讨论儿童对牙科操作的反应。目的在于帮助牙科工作人员建立儿童行为的概念。希望借此让牙科工作人员进一步了解影响儿童诊室行为的潜在因素，从而选择合适的行为管理方法，有助于患儿成功地配合诊疗。有关强化积极反应和处理消极反应的临床建议，不是本章主旨，将在第 6 章详细提及。

早期谈及牙科诊室内儿童行为这一主题主要围绕以下两点。第一，建议就诊时使用各种"控制"儿童的技巧。第二，意识到儿童治疗需要了解心理学知识及其应用。

在 20 世纪 30 年代，专业人士开始评估和了解牙科中儿童的行为反应。这些文献立刻引起了大家的兴趣，而且逐渐被越来越多人关注。这些文献有两个形式。早期的描述很大程度上是基于临床观察和个人主张。总的来说，在理论指导方面，这些文献信息量很大，也很实用。在 20 世纪 60 年代，文献中出现了追求数据的对比研究，因为观点的不同和试验设计的原因，这些研究中的信息有时候令人混淆，甚至是互相矛盾的。尽管如此，也仍是很有意义的。

目前的指导意见基于学术研究。关注在循证临床试验（Roberts et al. 2010），也就是随机临床试验（RCT）。因为在过去几十年缺乏这一类的儿童牙科研究，证据往往来自心理学或临床医学（Klingberg 2008; Gustafsson et al. 2010）。

描述诊室内儿童行为的文章主要聚焦在 3 个方面。包括：（1）儿童行为分类；（2）描述不同形式的行为，标记其中的消极行为；（3）详细说明牙科诊疗时行为的影响因素。因此，本章节以此为架构进行阐述。

儿童行为分类

在牙科，有很多儿童行为分类系统。这些系统的知识不仅仅引起学术人士的兴趣，对临床医师也有所帮助，这体现在两个方面：它可以帮助评估目前研究的有效性，以及为记录患者行为提供系统性的方法。有趣的是，现在大多数临床中使用的系统分类方法源于学术研究。

当临床医师诊疗儿童时，首要的关注点就是儿童的行为。临床医师需要将儿童的行为分类（至少牢记在脑子里）以帮助选择管理的方法。不同分类系统有很大差异。Wilson 分类法（1933）是最早的分类方法之一，它将儿童行为分为 4 类：正常或胆大的、害羞或胆小的、情绪异常激动的以及叛逆的。同年，Sands 将儿童分为 5 类：高度敏感或警觉的、紧张的、害怕的、生理上不适应的以及固执的。这些分类系统定义了主要限制诊疗成功的行为。现在的分类系统往往基于心理调查问卷的原则。儿童日常的、非诊疗环境下的行为可能可以根据儿童性格来分类（Klaassen 2002）。这有助于了解非诊疗环境下对儿童的态度。

最广泛使用的分类系统是由 Frankl 等于 1962 年提出的，即 Frankl 行为评定量表。这个量表将观察到的行为分为 4 类，从完全积极到完全消极，详见表 3-1。

如表 3-1 所示，Frankl 分类方法往往被认为是临床评定量表的黄金标准，主要因为它被广泛应用于儿童牙科并被大家接受。而它经常作为研究工具的原因是由于以下 3 点：第一，它很实用，通过重复的应用已被证实；第二，它可以量化，因为它有 4 个类别，可以用数字来描述观察到的行为；第三，它很可靠，观察到的结果高度一致。

事实上，许多使用 Frankl 分类方法进行的研究显示其一致性高达 85%，甚至更高——这是一个在同类研究中非常可以接受的水平，而这些标准是进行成功调查所必需的测量工具。

其他类似于 Frankl 行为评定量表的分类系统也不断涌现。最引人注目的是 Likert 式量表，它把反应分为 5 个层次（Rud and Kisling 1973）。Venham 等（1977）的研究使用 5 分制量表来测量焦虑程度和行为（自我评定和他人评定）。重复实验可以发现两个量表高度一致，以至于使用一个量表似乎就够了（Veerkamp 1995）。其他类似系统量表，如 Houpt 临床评定量表（Houpt 1993）或自我报告型面部表情量表（Wong and Baker 1988），也可应用于临床和研究。

表 3-1　Frankl 行为评定量表：4 分评分制，两个是积极行为，两个是消极行为

行为的分类

1 分：完全消极
拒绝诊疗，大声哭闹，害怕，或其他明显的极端消极的迹象

2 分：消极
不愿接受诊疗，不配合，有消极态度的迹象但是不明显（比如郁闷、回避）

3 分：积极
接受诊疗，有时小心翼翼，愿意配合牙医，有时有所保留但是可以配合地听从牙医指示

4 分：完全积极
与医师互动良好，对牙科诊疗操作感兴趣，开心并享受诊疗过程

在研究疼痛和 / 或焦虑时，自我报告法是首选。然而，8 岁以下的儿童认知能力有限：自我报告的可信度有限（ten Berge 2001）。为了改善年幼儿童自我报告评定量表收集信息的准确性，一些研究人员使用与牙科相关的小图标或笑脸 - 哭脸作为临床结束的记录（Venham et al. 1979；Wong and Baker 1988；Chapman and Kirby-Turner 2002）。图 3-1 就是这种量表的举例说明。通常，视觉模拟评分（VAS）在年幼儿童中最有效，以"非常配合"和"不配合"作为临床结束时的记录。

在 Aartman（1998）的文献综述中，她声称选择两种测量方式：自我报告和独立的观察者，并且结合两项报告来获得结论。然而，这种方法对于一些研究人员和临床工作人员来说并不实用。

分类程序有重要的临床应用价值。临床上很多全科医师有 2000 多名患者。如果 1/5 是儿童，那么也有 400 名患儿。医师不可能回忆起上一次诊疗时每个儿童的反应。对于儿童牙医，临床上面对 2000 多名患儿，要记住他们的行为更难。因为儿童行为是诊疗计划的重要因素，记录他们的反应有很大的意义。养成系统性地在临床病历中记录患者行为的习惯不费多少气力，但是回报巨大。

在一系列预约就诊过程中或历经数年，牙医对儿童行为逐步了解，对其行为管理很有帮助，可为制订治疗计划打下基础。要获得这些信息，应该在病历表格中预留一栏来记录儿童行为。图

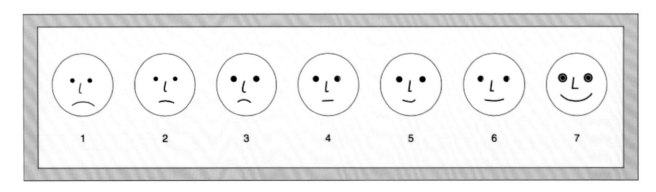

图 3-1　视觉模拟评分法，以悲喜表情作为最终记录。［Chapman，H.R.，Kirby-Turner，N.（2002）. Visual/verbal analogue scales：examples of brief assessment methods to aid management of child and adult patients in clinical practice. *British Dental Journal* 193，447‑450.］

（a）

操作	麻醉	行为
拍牙片	–	T.S.D.（告知 – 演示 – 操作） – → +
近中银汞 充填	1.8mL　2% 利多卡因	T.S.D.（告知 – 演示 – 操作） +
近中银汞 充填	1.8mL　2% 利多卡因	++

（b）

初次检查，全景片+2张殆翼片，行为 - → TSD（告知–演示–操作）→ +

1.8mL含1:100000肾上腺素的利多卡因，行为 -→ VC（语音控制）→ +

1.8mL含1:100000肾上腺素的利多卡因，行为 ++

图3-2　患者的部分表格记录几次预约中儿童的行为（a）。表格中的单独一栏留以记录此项。电子病历表格也应该记录行为（b）。（Courtesy of Elaine Schroit）

3-2用Frankl评定量表记录了几次预约中儿童的行为。注意量表适合使用速记的方式。表现出积极配合行为的儿童记为（+）或（++）。相反的，不配合的行为则记为（-）或（--）。这样看一眼就能清楚儿童的行为表现。使用合适的软件，在电子病历表格中也可以记录此行为。

评定量表，比如Frankl量表，有两个明显的缺点。第一，对于不配合的儿童并不能提供足够的临床信息。如果一个儿童被评为（-），量表并不能提示是哪种消极行为。因此，使用这种分类系统的牙医需要在分类的同时也加以形容。举个例子：（-）害羞的。如果在一次诊疗时行为从消极转变为积极，可以简单标记为（->+）。也可以同时记录使用的管理方法。TSD表示可以通过T（Tell，告知），S（Show，演示），D（Do，操作）来引导儿童行为（Addelston 1959）。也可以使用个性化英文缩写来描述不同场景，比如（-）INJ，这提示工作人员在注射时患儿出现不配合行为，或者VC代表使用了语音控制。第二，行为评定量表代表了儿童真实诊疗时的行为，它不具备判断预后的价值。即使如此，它还是能帮助临床医师根据儿童过去的行为为未来做准备，并且可以在诊疗时引导儿童的行为而不只是简单的互动。

简单、直接的评分量表在观察者自己和观察者之间具有很高的可靠性（Rud and Kisling 1973）。研究表明，连续诊疗过程之间和单次诊疗不同阶段内部的观察结果都存在显著关联（Veerkamp 1995b）。因此，牙医学会并使用其中一种儿童行

为分类系统会受益匪浅。比起详细描述儿童行为的长篇大段，几个符号简单得多。

最后，需要强调临床医师对行为的认知并不完全一致。这导致一些牙医不得不基于自己对儿童诊疗的理解发明自己的分类方法。此外，临床医师不仅仅对儿童行为的认知不一致，他们对儿童行为的容忍度也不同（Alwin et al. 1995）。

Wright（1975）在他最初的行为管理书籍中引入了临床医师"容忍度"这个有趣的概念。想想那些行为介于配合与不配合之间的儿童，Jones医师可以接受，而Smith医师可能完全不能接受。一些行为可能极大地刺激某个牙医，但是对其他牙医来说可能没什么。牙医的容忍度不一样，他们承受压力的程度也会不同，这会影响他们对儿童行为的分类以及管理技巧的选择。容忍度是一个重要的概念，但是很少被提及。它有助于解释众多描述型分类的区别。此外，对此概念的理解，提醒培训者需要因材施教。

对行为的描述

关于儿童行为的描述，文献的兴趣点或重点主要在以下行为：牙医觉得很难应对的行为，或者某种程度上来说不恰当的行为。然而，其他的行为有时也很重要，牙医也需要考虑到。第6章中提到的问卷可以用于研究儿童行为，儿童如何应对不同的情景，以及在讨厌的情景出现之前和期间他们如何表现自己的恐惧。儿童玩耍的方式

和口腔习惯都是行为的体现形式。机敏的前台人员会观察儿童在等候区如何玩耍，常常为临床医师提供重要的信息。

当牙医检查患儿时，往往会评估患儿配合诊疗的程度，因为进行诊疗的关键就是儿童的配合能力。大多数临床医师，有意识或无意识地，将儿童行为分为以下3类（Wright 1975）：

1. 配合的
2. 缺乏配合能力的
3. 有配合潜力的

了解这些不同儿童行为的临床方面对行为管理和诊疗计划非常重要。

配合的行为

牙科诊室看到的大多数儿童都是配合的。可以通过牙科诊室的经历证实这一点，行为科学研究的间接数据也支持这一点（ten Berge 2001）。配合的儿童是适当放松的，他们很少会不安，甚至可能很热情。针对儿童行为的进一步描述参见Frankl的积极行为分类（表3-1）。

对待配合儿童，可以采用直接的行为塑造或告知－演示－操作的方式（第6章）。当他们的行为准则已建立，他们的行为就会处于一定的框架内。这些儿童表现出"适当程度"的配合，这让牙医能高质高效地工作且很少需要药物来辅助完成诊疗。

缺乏配合能力的行为

与配合的儿童相反的便是缺乏配合能力的儿童，包括还未建立沟通能力的低龄儿童（3岁以下）。我们不能期望他们能理解。如果他们需要紧急的治疗，他们往往会出现严重的行为问题。治疗可能需要药物辅助。MacDonald（1969）将这些儿童看作前合作阶段。对于这些儿童，时间通常能解决问题。他们长大后会发展为配合型患者，可以通过行为塑造配合治疗。

另一类缺乏配合能力的是患有行为受限疾病或残障的儿童。不良的身体状况使他们无法配合

常规的治疗方式。了解他们智力发育的情况可以给牙医提供有价值的信息，从而预判他们的配合程度。有时候会使用特殊的行为管理方法来控制身体行为，比如保护性固定措施或清醒意识下的镇静镇痛。完成这类治疗后，不要期待他们能有明显积极的行为转变。

在大多数西方社会，是由社区推动智力障碍群体相关的服务，由于服务智力障碍群体的大型机构逐渐退出，现在越来越多的特殊儿童是在牙科诊室接受诊疗。而且越来越多的此类儿童及成人以个人或集体形式生活在居民社区。很多牙学院认识到了这种社会变化，建立了本科生和研究生的相关项目来满足这个未来的需求。更多关于残障患者的描述见第7章。

有配合潜力的行为

直到最近才使用"行为问题"这一术语形容有配合潜力的儿童。这类儿童可能是健康的，也可能是残障的。然而，有配合潜力的儿童和缺乏配合能力的儿童是有区别的。有配合潜力的儿童有能力好好表现，这是很重要的一个区别。如果被认为是潜在配合者，就相当于判定该儿童的行为是可以改变的：儿童具备与年龄相符的认知能力，可以学会如何应对牙医，并变得配合。

也许对于临床医师来说最大的挑战是预估初诊患者会有什么行为。有些孩子一到牙科诊所就大哭或者尖叫。他们的行为很明显。相反的，也有些儿童很安静、害羞或者内向。这些儿童的心思很难懂。他们可能很难应对，也可能不难。牙科及相关领域的行为科学家已努力在儿童到达诊所前预测他们的行为。自从20世纪90年代，儿童恐惧调查量表－牙科量表（Children's Fear Survey Scale-Dental Subscale，CFSS-DS）获得了广泛关注。CFSS-DS最初由Cuthbert及Melamed（1982）发表，已在全球范围内使用。实际上，它已被翻译成多种语言并已在各个文化和民族背景下完成测试，比如芬兰、荷兰、波斯尼亚、印度和日本（ten Berge et al. 1998；Bajric, 2011；

你的孩子对以下各项的害怕程度………

	完全不害怕	有一点点害怕	有些害怕	相当害怕	非常害怕
	1	2	3	4	5
1. 牙医	O	O	O	O	O
2. 医师	O	O	O	O	O
3. 注射（打针）	O	O	O	O	O
4. 进行口腔检查	O	O	O	O	O
5. 被要求张开嘴	O	O	O	O	O
6. 被陌生人接触	O	O	O	O	O
7. 被他人注视	O	O	O	O	O
8. 牙医在钻牙	O	O	O	O	O
9. 看到牙医钻牙	O	O	O	O	O
10. 牙医钻牙的声音	O	O	O	O	O
11. 他人将器械放入口腔	O	O	O	O	O
12. 呛咳	O	O	O	O	O
13. 被迫去医院	O	O	O	O	O
14. 穿着白大褂的人	O	O	O	O	O
15. 助理洁牙	O	O	O	O	O

图 3-3　儿童恐惧调查量表 – 牙科量表（CFSS–DS）。由 Krikken 等（2012）及 Milgrom 等（1995）提供。

Singh，2010）。在评定恐惧 / 焦虑时，所有地区都有类似的阳性结果。

CFSS-DS 量表已用于 4~14 岁大样本患儿，其在群体研究中效果较好，而其作为个体诊断工具也被评估过。在一项对比各种自我报告工具性能的报告中，CFSS-DS 被评为首选，因为它有更好的心理测量特性，更准确地测量牙科恐惧（Aartman 1998）。进一步分析心理测量特性，发现它适用于 4~14 岁的儿童（ten Berge 2001）。这个测试包括图 3-3 展示的 15 个项目。每一项有 5 个不同分数，从 1 分（完全不害怕）到 5 分（非常害怕）。因此，总分从 15 分到 75 分。低于 31 分提示没有牙科焦虑，或者焦虑程度很低，而 31~39 分提示有出现牙科焦虑的风险。高于 39 分提示牙科焦虑必须引起重视。如果某一组别的儿童焦虑程度非常高，明显表明其有不止一次糟糕体验或者存在年龄相关的恐惧。总的来说，这一组儿童需要特殊的关注，需要特定的诊疗时间以及应对机制，很可能需要药物治疗辅助。现在这个测试主要有两个版本，一个是由儿童（8 岁及以上）阅读并回答的版本，另一个是监护人（父母）使用的版本。

CFSS-DS 的监护人版本使用最多，尤其适用于不能阅读的儿童。父母报告的准确性有多高呢？为了回答这个问题，Krikken 等（2013）最近评估了使用监护人版本的报告中关于儿童恐惧程度的准确性。这个试验在 326 名儿童中进行，年龄为 7~11 岁。

儿童完成牙科量表的儿童版本，父母完成儿童恐惧程度的调查问卷。将两组回答进行对比，结果显示绝大多数父母能够正确评估他们的孩子对牙科诊疗的恐惧程度。如果说有什么差别，那就是相对于儿童得到的恐惧程度分值，父母往往打分更高。

在荷兰，约有 14% 的儿童害怕牙科操作（ten Berge et al. 2002）。因此，阿姆斯特丹牙科学术中心对牙科操作中恐惧和焦虑的主题有很大的兴趣和很多的研究，CFSS-DS 被公认为是评估恐惧程度的一个维度。它可以帮助临床医师预估儿童的行为。在荷兰，总分分值介于 31~39 之间的儿童被归类为具有配合潜力的一类。知道他们很紧张——而不仅仅是内向或者害羞——是重要的事情，以便制订策略来预防有配合潜力的儿童发展出严重的行为问题。

牙科文献中充满有配合潜力的患者的趣闻 / 个案描述。此外，使用具体的标记或标签描述他们的消极反应，尽量使用短小精悍的文字，以便可以更好地向牙医传递临床问题的要点。以下是部分常见的描述有配合潜力行为的分类。大家认为几乎所有的消极行为都是由对牙科诊疗中的某种紧张或抗拒引起的，而以下描述仅针对观察到的行为。

不受控制的行为

有配合潜力的儿童出现不受控制的行为，一般是在 3~6 岁第一次拜访牙医时。这种反应是发脾气的一种方式，它可能出现在接待区，甚至出现在儿童进入诊室外部区域之前。可根据患儿外在表现来识别——眼泪、大声哭闹、人身攻击以及拳打脚踢。这些都提示患儿处于焦虑状态，及其为外向型人格类型。这种反应强烈的状态往往见于学龄前儿童，但是急性应激可以使一个五六岁的儿童行为退化，表现得像低龄儿童。

由于大多数牙科诊所的环境中有各种器械与工具，当儿童表现出不受控制的行为时必须迅速反应，以防止人身伤害。要想进行成功诊疗，就必须先跟患者建立良好的沟通。在大多数案例中，暂时休息能有所帮助。如果没有进行行为控制，就无法向患者解释诊疗过程。有些诊疗开始之前，可能需要某些保护性固定措施或者镇静。然而大多数儿童可以理解目前的状况，他们的行为是可以控制的。因此，有配合潜力的儿童可以转变成配合型患者。

案例 3.1

一对 8 岁的同卵双胞胎姐妹被转诊到儿童牙科。其中一位女孩被认为有"行为问题"。Jane 第一个就诊，检查过程中她的行为表现良好。她的双胞胎姐妹 Judy 在接待区表现出不受控制的行为。而一旦离开她的父母，她的配合度就提高。工作人员稍后就两个孩子的不同反应进行近一步询问。看起来 Jane 更像领导者——在学校、在运动方面都表现得更好，在家也会帮忙。她被当作 Judy 的榜样。根据这次讨论，在第一次牙科预约时，她们的预约顺序是相反的。Judy 是榜样，表现很好。

案例 3.1，讨论：学龄儿童倾向于学习成人或哥哥姐姐的行为。低龄儿童出现的不受控制或不成熟的行为与他们的自我认知并不一致。如果年龄大一点的儿童出现不受控制的行为，可能有更深层的原因。试图了解行为背后的原因，通常会发现异常的情况，而这可以引导找寻解决方法。

在这个案例中，不受控制的行为发生在 8 岁的女孩身上，牙医意识到这并不正常，并花时间去试图了解状况。为什么 Judy 会这样表现？她是真的害怕吗？她是叛逆吗？其中一个原因或许是她讨厌当老二。另一个原因可能是她在满足家人的期望。不管原因是什么，牙医通过修订这个家庭的期望准则解决了这个问题。如果没有看诊后牙医与父母的谈话，这个问题将无法解决。

抗拒或反抗行为

虽然任何年龄段的儿童都可能出现抗拒行为，但这在学龄儿童更常出现。抗拒或反抗行为是一些儿童应对讨厌场合的一种方式。在一定程度上，抗拒行为是可控行为。通过呼喊"我不想"或者"我不要"可以识别出。这个应对方式对牙科诊疗没有助益。

出现这种行为的儿童在家里也会有类似的表现。父母对于他们的行为并没有提出严格的规定。当父母违背他们的意愿将他们带到牙科诊室，他们就会像在家中那样反抗。表现出这种行为方式的儿童称之为"固执的"（Lampshire 1970）。虽然大家认为家庭环境和诊室的行为相关，但是将两者关联起来可能是错误的。使用 Eyberg 儿童行为量表（ECBI），Dunegan 等（1994）发现儿童在家中捣乱或者不捣乱的行为并不能可靠地预测牙科诊疗中的行为。

抗拒或反抗行为的儿童通常有很强的自尊。他们有强大的意志，外向到足以表达他们的不同意见。问问父母，孩子在家中对于剪指甲、洗头发或者第一次去学校的表现，这常常能描绘出他们无所畏惧的形象。然而，儿童可能被一次侵入性治疗吓到过，导致出现固态焦虑（情境相关的）（Spielberger 1973）。一个直接的、强有力的方法经常能戏剧性地改变他们的行为。当他们开始配合时，他们的行为会以结果为导向。已经有明确的指导方法应对他们的行为。叛逆的儿童通过反抗医师，一个成人的权威，来展示出他们的勇气。通过巧妙的技巧，可以利用这种勇气来影响相互的行为。一旦变得配合，这些儿童有潜力变得高度配合，并成为一些牙医最好的患者。

胆怯的行为

如果错误地管理胆怯的儿童，他们的行为可能转变为不受控制的行为。这种情况可能发生在牙医没有察觉出儿童的胆怯时。这些儿童可能高度焦虑，很难应对。牙医必须慢慢来，获得儿童的信任。如果牙医着急开始，可能会破坏整个诊疗的合作，而这对后续诊疗很重要。与前面讨论过的行为方式相比，胆怯是一种比较内向的行为。一些儿童可能躲在父母身后，将他们分开时也常常不会有大的反抗。给他们指令时他们可能会拖延。他们往往不会听从或者理解指示。因此，牙科工作人员应该知道，由于这些儿童的情绪状态，需要经常重复给他们的指示。

有很多原因导致胆怯的反应。目前，主要认为这是儿童性格的一方面。另一种假设认为儿童的行为反映了父母的行为。一类儿童可能来自过度保护的家庭。另一类儿童可能与陌生人几乎不接触。还有些儿童可能害怕陌生环境。诊室调查问卷获得的信息可能有助于指导这些儿童早期的牙科诊疗（详见第 6 章）。

紧张但配合行为

一些紧张但配合的儿童的行为可能介于积极和消极之间。通常，这些儿童会接受诊疗。他们不会表现出乱打乱踢等不当行为，他们也不适合归为胆怯一类。然而，他们是极其紧张的。牙医应该意识到这些患者很可能非常害怕牙科操作。绝大多数情况，牙医一句友好的语气、积极的夸赞以及牙科工作人员的鼓励可以大幅度减少他们的紧张。

"紧张但配合"这个词是由 Lampshire（1970）创造，特指这类行为。当儿童紧张但配合时，可以理解为积极的信号。他们可能不是最好的沟通者，不擅长以言辞表达紧张，但是他们无声地尽力控制情绪。从肢体语言中时常能够发现他们的紧张，一些患者的眼睛可能密切注意牙医及其助理的活动。这些儿童被归为内向但紧张的一类。

考虑到第 1 章引导提及的行为管理定义的后半部分，即对牙科持有积极态度的重要性时，医师可意识到这类儿童容易被不当管理。因为儿童正在接受诊疗，医师和助理无暇顾及其他事，所以他们看不出儿童出现了什么问题。这可能出现两种结果：（1）儿童突然表现出痛苦的行为；（2）儿童对未来的口腔医疗持不利态度。婴儿期、幼儿期及学龄前儿童往往以这种方式对待他们第一次的修复治疗，在第二次看诊时医师突然发现他们有重大的行为问题。大一点儿的孩子或许可以在成长过程中接受牙科治疗，但是会夸大其个人体验的不满程度。

哭闹及抱怨

在牙科诊疗中，哭闹被认为是紧张的表现。有些儿童哭出眼泪，有些没有。看看下面这个例子。

> **案例 3.2**
>
> 在局部麻醉时，8 岁的 Michelle 没有流泪地大声哭闹，按压牙医助理的手。在诊疗开始前或操作期间，她并没有表现出紧张。但是，当实施局部麻醉时她开始哭闹。牙医从填写的调查问卷得知，她 4 岁时养成了哭闹的习惯，从那时起一直持续到现在。
>
> 注射麻醉后，牙医问她是否可以不哭。他解释道，大声的哭声使他耳朵难受。他也指出，这会打扰到等候区的其他人。更糟糕的是，这会使其他一些孩子紧张。Michelle 陷入思考。最后，她承认，"你知道的，我只是喜欢尖叫，这使我感觉良好。但是，OK，我已经长大了，所以下次我会帮助你，试着不哭吧。"

案例 3.2，讨论：一些人把哭闹视为配合行为——一种积极的信号。当要求不要哭闹时，一些儿童可能会说"他们做不到"。幸运的是，案例 3.2 并非如此，看起来有点好笑。但是事实上它发生了。也许儿童哭闹是为了引起关注，或者释放她的紧张情绪原因不得而知。重要的是当牙医向 Michelle 指出问题时，她以成熟的方式响应，并且愿意帮助牙医。在很多案例中，如果孩子得到一个明确的、有逻辑的解释，他们会改变自己的行为。

儿童牙科很少研究哭闹。然而，Zadik 和 Peretz（2000）进行了一个有趣的调查，询问父母对于儿童在牙科诊疗时哭闹的态度。Zadik 和 Peretz 让104位陪伴儿童做牙科诊疗的父母完成一份问卷，评估儿童要哭闹的倾向以及父母在这种情况下是如何理解自己在其中的角色。这份调查发现53%的父母认为他们的孩子有哭闹的倾向，73%的父母希望工作人员停止诊疗去安抚哭闹的儿童。他们认为，成功地让哭闹的儿童完成诊疗需要牙医和父母合作。如果父母这样认为，那么牙医告知父母他们即将使用的方法并且获得他们的同意是很重要的。

在过去，一些孩子被称为爱哭鬼。当孩子哭闹时，我们认为孩子接受诊疗，但同时表达出严重的不适。因为哭闹在他们的表现中是突出的一部分，所以这种行为被拿出来单独描述。

仅通过听觉是很难描述一个儿童的行为的。然而哭闹的孩子是可以辨别的。这些孩子的表达并不是特别大声——它是有所控制的，声音是持续的。应对哭闹的儿童需要极大的耐心。虽然他们让牙医继续操作，但是即使得到鼓励，在大部分的操作过程中他们还是在哭。因为频繁抱怨疼痛，医师会重复实施局部麻醉。可以推测他们的恐惧使得疼痛阈值降低。治疗中他们这种持续的反应是导致医师沮丧和烦躁的主要原因。接受孩子的哭闹行为是体现牙医专业态度的一部分。虽然这可能很难，但是它最终结果尚佳。医师若采用太严厉的方式，则可能因为命令性和否定性过强，而失去原本建立的那一丝脆弱的医患关系。

消极抵抗

消极抵抗是一种完全不同的类型，常见于青少年。想象一下青少年严肃地一屁股坐在牙椅上，不声不响。当牙医试图让他们参与诊疗时，会出现沟通失败。当要进行一个口内操作时，他可能通过紧咬牙关来反抗。这种行为可以通过身体语言观察到：比如紧紧抓着牙椅直至关节泛白，比如常常逃避眼神接触。

这种应对方式为行为异常的征兆，可能由很多原因导致。可能是因为紧张、感到不喜欢，或者没有兴趣。在家里如果孩子不能选择自己喜欢的衣服，不让其和朋友一起去看电影，他们也会有类似的表现。当他们不情不愿地来到诊所时，实际上他们的自由就已被侵犯了，他们受迫进入这种情境，还要再被当作小孩子对待，内心觉得自我形象备受打击，自然而然就会反抗。改变他们的行为不仅仅对牙医是一个挑战，对于涉及的每个成年人都是如此（详见第 2 章及第 4 章）。假以时日，当青少年对口腔健康护理感兴趣时，他们的行为会改善。如果药物辅助能帮助患者放松，且患者也接受这种方式，那么这种方式值得采用。要尝试所有方法来鼓励儿童接受牙科团队的帮助。

牙科诊疗中有配合潜力的行为的列表可以一直列下去。概括的描述缺乏特异性，而儿童是独立的个体。他们的行为高度多样化，很难准确描述。然而前面提到的是最常见的描述消极行为的类型，足以用来理解后续章节提及的临床情况。

影响儿童配合的潜在因素

在儿童第一次看牙医时，牙医需要评估儿童诊疗时的行为。行为是诊疗的关键。一些儿童很坚强，能容忍有压力的环境，不太会表现出不配合的行为。一些儿童比较脆弱，需要更多的关注和时间来帮助他们放松并配合诊疗。问题在于，哪些儿童比较脆弱？有什么潜在因素影响他们在诊疗中的表现？

大家都知道一个紧张的、本来就预感体验不会好的儿童更容易出现不好的体验，而一个不怎么恐惧或焦虑的儿童更可能有愉快的看诊体验。但是，什么是焦虑？什么是恐惧？不同的心理学派都同意焦虑是人格特征，可以根据儿童行为来评估（Achenbach and Rescorla 2001）。焦虑描述了人类个性的一种情绪状态，是一种由想法和概念组成的抽象构架。问题之一在于焦虑具有很多含义，因不同的研究人员或临床医师采用的操作标准不同而有所差异（Ruebush 1963）。因此，社会科学家曾使用过很多不同的定义解释焦虑。

定义焦虑问题的关键在于它与恐惧类似。理论上它们有所不同，但是实际使用时，两者很难区分（Levitt 1967）。它们都是社会科学家的构想，并不是确切的实质性存在。焦虑和恐惧通常是用文字来定义。而当它作为一个可实际操作的、可临床应用的定义，它应该以行动来定义。然而这些没有可操作性定义的术语被频繁应用在牙科及其他领域的行为科学研究。如果情况是这样，那么任何测量这个构想的方法都值得商榷。

在牙科诊疗中，除非在极端情况下，恐惧和焦虑很难区分。如果儿童在没有深度麻醉的情况下经历过几次拔牙，那么未来任何不可控的行为都可以理所当然地归咎于恐惧。这是一个极端的例子。相反的例子是一个有点担心但是配合的孩子，要接受第一次牙科诊疗，这种担心可以归于焦虑。这是两种极其不同的场景，但在这两个区域之间的灰色地带，即恐惧和焦虑难以区分。

另一个区分恐惧和焦虑的方法是区分源头或者刺激因素。想想第一次来看牙医的 4 岁儿童表现出了不可控的行为，这种不可控的行为是因为恐惧还是焦虑？因为这个儿童之前从未看过牙医，根据定义，这种行为归咎于焦虑。另一方面，学校或家里的一些人可能讲过一些牙医的故事来欺吓孩子。这是否会造成可怕的消极影响？我们不得而知。再次重申，事实是恐惧和焦虑难以区分。

现在谈回脆弱的儿童，他的行为可能源自内在因素，是长期的恐惧和焦虑导致的。心理学家将个体人格中天生的、而不是后天习得的那些方面称之为性格。自从 20 世纪 50 年代，很多研究证实性格影响儿童的健康与发育。认识到很多行为倾向是天生的——而不是因为不良教育导致的——是父母（及牙医）学到的有关于性格的最重要的观点之一。有时候像恐惧和焦虑这样的内在因素很难弄

清楚，但是由此产生的行为特征可能需要特别的关注，包括身体的反应，比如当孩子紧张时会作呕或呕吐；异常活跃或攻击性的行为（Anrup et al. 2002）；激烈的行为比如不配合牙科操作。

另一方面，脆弱儿童的行为问题可能出于儿童对牙科诊所的感知，或者可能因为之前的就诊体验。这些称之为外在因素。第一次诊疗或者带患者进入诊所时，医师通过提出正确的问题，可以从儿童的既往史中发现重要的外在因素（问题详见第 6 章）。

在 1970 年到 1985 年间，儿童牙科领域对行为科学研究有很大的兴趣。很多研究都关注评估这些外在因素中有哪些会影响儿童行为。很遗憾，这类研究今时今日已不再流行，而大部分的资料来自早期的研究。然而，识别出各种各样的影响因素仍旧是有益的。一些影响因素见以下内容。

既往就诊经历

既往就诊的质量很重要。如果曾经有过不愉快的经历，可能会影响儿童以后牙科就诊的态度。患者常声称之前诊疗中有过疼痛，即使这可能并不准确，但是这一点是出现消极行为的主要原因之一。关于病史的其他因素，比如就诊频次甚至住院经历，并未发现一致的相关性（Wright 1975; Bailey et al. 1973）。

母亲的焦虑

在过去，用焦虑量表来评估母亲的焦虑时发现，一个焦虑的母亲很可能有个不配合牙科诊疗的孩子。20 世纪 70 年代深入研究过此变量，之后也有研究多次证实它是重要的因素（Wright et al. 1973）。但是，随着单亲家庭、组合家庭以及同性婚姻的增多，家庭环境已发生改变。并不总是由母亲陪着孩子去看牙医，有时候是父亲、双亲或者其他监护人带孩子去看牙医。这个变量值得未来进一步详细研究。

对诊疗的需求

如果儿童自己意识到有口腔问题，那么焦虑

程度很可能会增强（Wright and Alpern 1971）。目前 Yang 等（2011）在关注这个变量。他们研究了 195 名 3~7 岁的儿童，发现儿童患龋齿和行为不配合显著相关。牙科之家的概念（见第 5 章）的其中一个优势就是，儿童不是等到需要诊疗时才去看牙医。

有很多人已经尝试研究其他牙医提出的有可能影响儿童行为的外在因素。虽然一些因素并无显著相关性或试验重复无效，但是这些因素不可完全低估。要谨记，研究是建立于大量人口样本的相关性，而牙医治疗的是个体。

在解读调查问卷的回应时，临床人员应该保持谨慎。把外在因素和儿童行为的相关关系当作因果关系，会产生误导。毫无疑问各因素之间会互相影响，但是相对重要的因素间是否存在相关性并未达成明确的观点。关于这些关系的研究信息很少。

一旦知道可以影响儿童行为的潜在因素，就可制订诊疗计划。一些患儿可能需要额外的时间来应对将要发生的事情，尤其是那些长期恐惧和焦虑的儿童。行为激烈的患者可能需要详细的解释，并且整个诊疗过程需要高度结构化的引导方法。了解儿童在诊疗中的需求也许会增加成功的可能性。

总结

临床实践通过在既有知识上逐步积累得以进步。这在本章体现得尤为明显，因为它阐述了临床观察如何导向客观研究，这最终会对牙科实践应用产生影响。本章节强调了牙科领域儿童行为的三大主题：（1）分类方法；（2）行为的表现形式；（3）了解到潜在因素影响儿童配合行为的重要性。

一些牙医很敏锐，和儿童"相处"很好。每个牙医都可以想到这样一些同事，他们没学过儿童行为理论却和患者相处极好。但不是每个牙医都那么幸运。有些人需要这些知识来提升一个级别。不管个人与儿童相处是否成功，所有的临床工作人员都需要努力去给患儿带来最大的积极影响。有很多办法可以达成这一目标，学习儿童行为学是其中的方法之一。

参考文献

[1] AAPD (American Academy of Paediatric Dentistry). (2008). Clinical Affairs Committee, Guideline on behavior Guidance for the paediatric dental patient. *Pediatric Dentistry*, 29, 115–124.

[2] Aartman, I.H.A. va et al. (1998). Self-report measurements of dental anxiety and fear in children: a critical assessment. *ASDC Journal of Dentistry for Children*, 65, 252–258.

[3] Achenbach, T.M. and Rescorla, L. A. (2001). Manual for the ASEBA School-Age Forms and Profiles. Burlington, VT: University of Vermont, Research Center for Children, Youth, and Families.

[4] Addelston, H.K. (1959). Child patient training. *Fortnight Review. Chicago Dental Society*, 38, 7–9, 27–29.

[5] Alwin, N., Murray, J.J., and Niven, N. (1994) The effect of children's dental anxiety on the behaviour of a dentist. *International Journal of Paediatric Dentistry*, 4, 19–24.

[6] Arnrup, K. et al. (2002). Lack of cooperation in pediatric dentistry—the role of child personality characteristics. *Pediatric Dentistry*, 24, 119–128.

[7] Bailey, P.M., Talbot, M., and Taylor, P.P. (1973). A comparison of maternal anxiety with anxiety levels manifested in the child patient. *ASDC Journal of Dentistry for Children*, 40, 253–258.

[8] Bajric, E., Sedin, K., and Juric, H. (2011). Reliability and validity of the Dental Subscale of the Children's Fear Survey Schedule (CFSS-DS) in children in Bosnia and Herzegovina. *Bosnian Journal of Basic Medical Science*, 11, 214–218.

[9] Chapman H.R and Kirby-Turner, N. (2002). Visual/verbal analogue scales: examples of brief assessment methods to aid management of child and adult patients in clinical practice. *British Dental Journal*, 193, 447–450.

[10] Cuthbert, M.I. and Melamed, B.G. (1982). A screening device: children at risk for dental fears and management problems. *ASDC Journal of Dentistry for Children*, 49, 432–436.

[11] Dunegan, K.M. et al. (1994). Evaluation of the Eyberg Child Behavior Inventory as a predictor of disruptive behaviour during an initial pediatric dental examination. *Journal of Clinical Pediatric Dentistry*, 18, 173–179.

[12] Frankl, S.N., Shiere, F.R., and Fogels, H.R. (1962). Should the parent remain with the child in the dental operatory? *ASDC Journal of Dentistry for Children*, 29, 150–155.

[13] Gustafsson, A. et al. (2010). Dental behaviour management problems: the role of child personal characteristics. *International Journal of Paediatric Dentistry*, 20, 242–253.

[14] Houpt, M. Project USAP the use of sedative agents in pediatric dentistry (1993). 1991 update. *Pediatric Dentistry*, 15, 36–40.

[15] Klaassen, M.A. et al. (2002). Stressful situations for toddlers: indications for dental anxiety? *ASDC Journal of Dentistry for Children*, 69, 297–305.

[16] Klingberg, G. (2008). Dental anxiety and behaviour management problems in paediatric dentistry: a review of background factors and diagnostics. *European Archives of Paediatric Dentistry*, 9, 11–15.

[17] Krikken, J.B. et al. (2013). Measuring dental fear using the CFSS-DS. Do parents and children agree? *International Journal of Paediatric Dentistry*, 23, 94–99.

[18] Lampshire, E.L. (1970). Control of pain and discomfort. In: Goldman, H. et al. (eds.): *Current Therapy in Dentistry*. Vol. IV, 489–525. C.V. Mosby Co., St. Louis.

[19] Levitt, E.E. (1967). *The Psychology of Anxiety*. Bobbs-Merrill Co.

Inc., Indianapolis.

[20] McDonald, R.E. (1969). *Dentistry for the Child and Adolescent.* C. V. Mosby Co, St. Louis.

[21] Milgrom, P. et al. (1995). Origins of childhood dental fear. *Behaviour Research and Therapy,* 33,313-319.

[22] Nakai, Y. et al. (2005). The Children's Fear Survey Schedule—Dental Subscale in Japan. *Community Dentistry and Oral Epidemiology,* 33, 196–204.

[23] Roberts, J.F. et al. (2010). Review: Behaviour Management Techniques in Paediatric Dentistry. *European Archives of Paediatric Dentistry,* 11, 166–174.

[24] Rud, B. and Kisling, E. (1973) The influence of mental development on children's acceptance of dental treatment. *Scandinavian Journal of Dental Research,* 81, 343–352.

[25] Ruebush, B.K. (1963) Anxiety. In: Stevenson, H.W., Kagan, J., and Spikes, C. (eds.). *Child Psychology.* The 62nd Year Book of the National Society for the Study of Education. University of Chicago Press, Chicago.

[26] Sands, R.A. (1933). The mental aspect of pedodontics. *Dental Items of Interest,* 5, 927–929.

[27] Singh, P. et al. (2010). Reliability and factor analysis of children's fear survey schedule—dental subscale in Indian subjects. *Journal of the Indian Society of Pedodontics and Preventive Dentistry,* 28, 151–155.

[28] Spielberger, C.D. (1973). Manual for the State–Trait Anxiety Inventory for Children. *Consulting Psychologists Press.* Palo Alto, CA.

[29] ten Berge, M. (2001). Dental fear in children: prevalence, aetiology and risk factors. PhD Thesis, *University of Amsterdam, The Netherlands.*

[30] ten Berge, M., Veerkamp, J.S., Hoogstraten, J. et al. (2002). Childhood dental fear in the Netherlands: prevalence and normative data. *Community Dentistry and Oral Epidemiology,* 30, 101–107.

[31] Veerkamp, J.S.J. et al. (1995). Dentists rating of child patient dental anxiety. *Community Dentistry and Oral Epidemiology,* 23, 356–359.

[32] Veerkamp, J.S.J. et al. (1995b). Anxiety reduction using nitrous oxide: a permanent solution? *ASDC Journal of Dentistry for Children,* 62, 44–48.

[33] Venham, L., Bengston, D., and Cipes, M. (1977). Children's response to sequential dental visits. *Journal of Dental Research,* 56, 454–459.

[34] Venham, L.L. and Gaulin-Kremer, E. (1979) A self-report measure of situational anxiety for young children. *Pediatric Dentistry,* 1, 91–96.

[35] Wong, D.L. and Baker, C.M. (1988). Pain in children: comparison of assessment scales. Pediatric Nursing, 14, 9–17.

[36] Wilson, C.W. (1933). Child Management. *Journal of the American Dental Association,* 20, 890–892.

[37] Wright, G.Z. and Alpern, G.D. (1971). Variables influencing children's cooperative behavior at the first dental visit. *ASDC Journal of Dentistry for Children,* 38, 126–131.

[38] Wright, G.Z., Alpern, G.D. and Leake, J.L. (1973). A cross-validation of the variables affecting children's cooperative behavior. Journal of the Canadian Dental Association, 39, 268–273.

[39] Wright, G.Z. (1975). *Behavior Management in Dentistry for Children,* Chapter Three, W.B. Saunders Co., Philadelphia.

[40] Yang, C., Zou, H., and Zou, J. (2011). Analysis of dental cooperative behaviors of the first-visit in children's clinic. *Hua Xi Kon Qiang Xue Za Zhi,* 5, 501–504.

[41] Zadik, D. and Peretz, B. (2000). Management of the crying child during dental treatment. *ASDC Journal of Dentistry for Children,* 67, 55–58.

第 4 章　家庭的影响

Influence of the Family

Barbara Sheller

引言

家庭对孩子的培育和发展至关重要。孩子的自我价值感来自被呵护、被关爱和被重视。在满足基本的生理需求外，家庭为孩子提供情感支持、社交活动、处事方法和其他生活技能。本章旨在从各角度评述儿童与其家庭间的关系，因亲子关系可能影响他们对牙科治疗的配合。本章还阐述了牙科团队可调控的家庭因素，概述了辨识和塑造核心家庭因素的策略，以提高儿童配合程度。为向临床医师提供最有价值的信息，每节末总结了需要学习的重要概念，并将理论研究应用到临床儿童牙科治疗中。牙科之外的其他一些学科也对如何提高儿童配合诊疗的能力或是父母及家庭如何影响儿童诊疗行为有相关研究。因此本章也从儿科医学、发展心理学和神经科学中筛选研究，以补充口腔医学循证研究。

日常生活中每个家庭的饮食和口腔卫生习惯都会影响孩子的口腔健康。家长们决定孩子何时看牙医，为其选择诊所和牙医并预约，家长们通常也会陪伴孩子就诊。踏入牙科诊所之前，家长已深深影响了孩子的牙科诊疗体验质量。

家庭结构

每个家庭是一张关系网。过去几十年里，社会和文化的变迁拓展了家庭组成的概念。各国牙科诊所的服务对象已衍变为具有各类家庭结构的多文化人群。家庭多样性包括但不限于父母状况（结婚、离婚、分居、单亲、继父母、生父母、收养、寄养），伴随不同种族、民族、语言、信仰、宗教、性别、社会和代系间的各方面。由于有先

进的生育治疗和代孕技术，父母的年龄跨度很大，产妇可从少女至中老年，而做父亲的年龄则没有明确上限。家庭规模和组成可能小而简单，仅一对父母亲和一个孩子；也可能大而复杂，如多代、多亲、多子女，而子女之间和亲子之间又伴随着不同的关系。存在于这些不同家庭结构中的重要差异包括：教养方式、育儿行为和方法、沟通模式、家庭成员的角色、家庭成员如何共度时间、对单个家庭成员的承诺、育儿风格和质量、与社区的关系、经济和社会资源以及应对生活挑战的方法（美国儿科学会家庭工作组，2003）。

孩子的幸福与其身体、情感和社交健康、社会环境、父母行为紧密相连。家境殷实、社会资源充足能创造安全感，提供支持型的育儿环境，同时父母又充满爱心、关系和谐，这种环境下孩子成长得最好。Conger 等（2000）利用其提出的家庭压力模型发现，受经济困难、健康问题、夫妻矛盾、疲劳乏力、就业困难、缺乏社会支持以及其他生活重创影响，父母易情绪崩溃。父母的这些情绪困扰易引起家庭矛盾，破坏家庭稳定，影响育儿质量。

通常，幼年时期精神压力过重和 / 或长期承受虐待，会对儿童产生负面影响。然而，没有哪种家庭结构能完全规避负面影响（美国儿科学会，2003）。这些家庭风险因素如单亲家庭、父母亲身体有恙或财务困难等，都可能对父母的态度和行为产生不良影响，并削弱在牙科治疗中与孩子交流，支持和引导孩子的主观能动性。有学者比较了 230 位 8~19 岁因行为管理问题转诊至儿童口腔科的儿童和青少年与 248 位无行为管理问题儿童的家庭特点，结果发现二者间存在显著差异。不愿配合的孩子往往来自社会经济地位低下、父

母分居、闲暇活动匮乏、社会交往障碍，以及接受过个人支持和社会机构干预的家庭。"繁重不堪的生活和家庭情况"被认为是患儿不愿配合的原因之一（Gustafsson et al. 2007）。

牙科实践中的应用

牙医对孩子的家庭状况无法控制，但了解家庭状况有助于制订最佳的临床决策。牙医和父母和/或其他监护人之间的建设性伙伴关系，为孩子此后与牙医建立积极和满意的关系奠定了基础。

牙医应知晓谁是孩子的主要看护者，以及主要看护人对口腔健康的态度和喜好的交流方式。应考虑的信息还包括：家庭成员的身份、监护权的分担、育儿环境和主要看护者、家庭破裂如婚姻关系紧张或离婚、家庭成员的重大疾病史、搬家、难民身份、军事部署、社会支持、父母的就业状况和财产安全。

了解这些信息能指导牙医与儿童父母和/或其他主要家庭成员的沟通。而他们的理解和接受程度对促进孩子的健康饮食、保持口腔卫生和引导孩子配合牙科治疗并产生积极态度至关重要。对于正经历困难的家庭（比如，离婚、失业、搬到新城市，或家庭成员的死亡），家长仍坚持带孩子过来就诊，牙医可对此表示赞赏。牙医也应该理解，在家庭情况改善之前，他们可能难以去执行关于饮食或口腔卫生的建议。

依恋

婴儿与父母或其他看护者间的亲密关系是婴儿期发展的关键任务之一（见第2章依恋理论）。由于每天有大量时间相处和互动，婴儿对看护者产生了依赖或依恋。他们给身边人划分等级，有首选的，有第二喜欢的。婴儿在应对依恋方面能力有限，曾有报道显示，被多人抚养的婴儿为重度无规律型依恋。而那些在公共机构长大或是遭受过虐待的，可能对任何人都不产生依恋（Zeanah and Fox 2004）。婴儿在6~9个月建立认知后，如

果新的看护者与婴儿有着大量互动，也可能形成稳固的依恋关系。从抚养机构出来的幼儿可能对新的看护者产生依恋，但有些时候这种依恋的质量会大打折扣（O'Connor et al. 2000）。

通过观察安全型依恋和非安全型依恋的孩子们，研究人员发现，安全型依恋的儿童更容易与环境发生积极互动。理论上，成功建立依恋的婴儿，就已意识到外界环境值得信任，并且信任成年人。安全型的亲子依恋，似乎也为孩子接受世界、与外界社会合作做好了准备（Kochanska 1995）。相反，若是婴儿的情感需求没有得到长期或充分的满足，世界则是捉摸不透的，成人也是无法依靠的。缺少依恋的儿童，对于纪律采取排斥和对抗，也会对常规的儿童行为规范和约束产生过度强烈的负面情绪及行为。他们易患慢性焦虑或对事物缺乏信任，不太能应对生活中的挑战和困难，而且更容易出现不良行为（Bowlby 1982）。可以理解的是，非安全型依恋的孩子，相较于安全型依恋的孩子更易在新环境或压力下感受到威胁（McKernon et al. 2001）。

大部分依恋的相关研究都集中在母子关系，而最近的研究指出父子关系的重要性。"双重不安全感"（与父母双方都无安全依恋）的6~8岁的孩子，在学校更容易成为问题学生，这一点得到老师和孩子自身的印证。仅与父亲或母亲一方有安全依恋感，可抵消表现欠佳的风险，但同时与双亲有安全依恋也没有再产生额外优势（Kochanska and Kim 2013）。

临床牙科实践中的应用

牙医需要评估儿童父母的社会经历，尤其是与破坏依恋相关的风险因素，比如婴儿或幼儿期长期住院的经历，童年在多人照顾的孤儿院度过，曾经被寄养，特别是转换过多个地方，度过婴儿期后被收养，身体曾受虐待或被忽视，或是父母有毒瘾或有精神健康问题。在牙科环境里，非安全型依恋的孩子可能表现出极度害怕和不情愿（对不安全和难以预料的世界产生退缩），或者抗拒

不配合（与不安和难以预料的世界进行抵抗）。不论是哪一种反应，牙医和团队都应给予同情、理解和耐心。在与缺乏安全感孩子的合作时，应更多花费一些时间，多一份坚持和耐心，积极努力地与患儿建立关系，赢取患儿的信任。牙医遇到重度无规律型依恋的孩子时，最重要的是来日方长。儿童和青少年身上无安全型依恋，并不一定导致不良社会心理后果，而应把依恋质量视为儿童生活经历中的风险或保护因子。安全型依恋产生的好处和心理保护机制，能提高孩子倾听、关联、响应牙医和配合治疗的能力。在最信赖的人陪同下初次来到牙科，小孩的表现是最棒的。

遗传对亲子互动的影响

"行为表现是天生的还是后天的？"这一问题的答案是，两者都有。基因，基因与环境间的相互影响共同决定了行为表现。大脑结构和功能的形成在婴儿和儿童早期，受社会交际的影响很大。虽然大多关于社会化的研究是通过行为观察法进行的，但是社会科学和认知神经科学领域已有办法来研究大脑内部的神经回路。本章写成于2013年，当时可行的一种假说是：反复、主动且长期地参与一系列行为事件（培养项目任务）可以塑造和改造大脑回路。随着经验的增加，尤其是重复参与某种练习，大脑不同区域的连接和功能都会发生改变。

人类基因图谱的诞生，使基因与环境互动机制的研究成为可能。这些技术也被应用到父母养育和儿童行为的研究中。例如，已经发现具有某种血清素转运体基因单倍型的孩子，对支持型和非支持型的两种教养方式都有更强的反应（Sulik et al. 2012）。如果父母传递的信息清晰而富有建设性（高质量），血清素转运体基因变异体能为儿童在社交中提供优势，相反，如果父母的社交信息模糊（低质量），则产生劣势。

随着研究工具日益完善和增加，此类研究数量大幅度提高，我们可以期待进一步阐明遗传学和表观遗传学对儿童发展和人类行为的贡献；也可期待孩子家庭生活各个方面与发展中的大脑之间相互作用的机制将得以厘清。例如，携带血清素转运体基因单倍型的儿童，有易出现行为问题的基因风险，当在婴儿期对母亲形成不安全型依恋时，自制力也较低。这项研究表明，婴儿期的安全依恋可能赋予有基因风险的孩子更高的自制力，从而避免行为问题（Kochanksa et al. 2009）。

临床牙科实践中的应用

有关遗传、行为和两者间互相影响（基因影响人类行为，人类行为影响基因表达）的研究正迅速增多。父母和孩子行为所体现的基因影响还不完善，但通过研究会越来越清晰。在不久的将来，患者的基因研究与牙科实践会比目前更紧密，对这个领域逐步深入的了解也将影响部分诊断和治疗方案。

家庭对儿童行为的影响

家庭是孩子通往世界的桥梁，为孩子远离家庭生活做好准备。社会化正是个人学习和接受某个群体或社会现存规则的过程，也被视作"性格的培养"。这个过程里，家庭向孩子传递价值观、期望和行为规范。家庭被视为社交能力发展的主要训练场。虽然社会化和再社会化贯穿整个人生，但童年作为可塑性超强的时期，社交技能、个性特点和价值观都容易形成。

教养方式

教养方式可反映出家长对孩子的态度或教育理念，也决定了父母社交行为的情绪氛围和环境。教养方式的分类考虑了以下两者间的平衡：（1）父母给予的温暖和慈爱；（2）父母对孩子行为的约束。第 1 版广泛使用的教养方式类型是由 Baumrind 于 1973 年提出的。综合考虑父母的响应程度（慈爱和对孩子需求的注意）和约束程度（为发展符合社会道德准则，合适而负责的行为），可将教养方式分为权威型、专制型和放任型。

Maccoby 和 Martin（1983）修正了 Baumrind 的分类，将放任型改为溺爱型，并增加了忽视型。这章选取的大多研究，在提到教养方式和儿童行为时都采用了 Baumrind、Maccoby 与 Martin 的分类。4 种教养方式及其特点为：权威型（高响应＋高行为约束），专制型（低响应＋高行为约束），溺爱型（高响应＋低行为约束）和忽视型（低响应＋低行为约束）。

权威型父母建立充满合作的家庭环境，民主、灵活、支持孩子，同时用规则让孩子学会自制。这样的父母很温暖、很投入，同时坚定贯彻那些规则。他们并不墨守成规，而是根据孩子年龄设置规矩。

专制型父母显然独揽大权，可能更爱施加命令，严苛，并且必要时会施加惩罚来增强组织性，期望孩子的服从。父母根据一套标准规则来塑造和控制孩子。这些规则不是在商讨、争论或交流中达成，而是强制施加在孩子身上，不征求儿童或是青少年的意见。独裁式父母不鼓励亲子间的语言交流。

权威型父母和专制型父母的共同点是，都对孩子的自制力有较高要求。

溺爱型父母对孩子的愿望和要求无限纵容，让孩子处于权力上层，没有清晰规则指导，采用平和、不下达命令、仁慈的相处模式。溺爱型教养方式对孩子的社交影响弊大于利，而且常常会跟孩子的攻击性、冲动性、缺乏责任感联系在一起。

忽视型父母较其他 3 种父母，较少参与孩子的生活。忽视型父母被动、缺乏情感、松弛或冷漠的态度，使得孩子与世界交流时缺乏章法、帮助、规则或指导。冷漠的父母通常对孩子或青少年的需求表现冷淡和漠不关心，似乎想和孩子保持距离。他们尽量减少与孩子共处的时间及交流。这类父母被描述成非投入性的，也就是说对父母这一角色做出的承诺很有限。这类父母对孩子的忽视同样会引起风险。

溺爱型父母和忽视型父母的共同点是，都对孩子的自制力要求较低。

教养行为

教养方式通过行为或"育儿实践"来体现。教养行为是一种机制，父母亲以此直接帮助孩子获取有社会价值的成果，比如正义感与合作精神的培养，对社会规则的服从和学术成功。教养行为既包括明确目标导向的行为（暂停，体罚，羞辱），也包括非目标导向的行为（手势，语调，表情）（Darling and Steinberg 1993）。孩子们逐渐习惯于自己父母的教养方式和行为，也形成解读父母内在状态的能力。通常一个小孩可以通过解读父母的语调和肢体语言，来准确迅速地判断父母高兴还是不高兴，轻松还是不安，镇定还是忧虑。

文化对教养方式的影响

文化不仅对家庭生活，也对父母和孩子间的交往方式有深入的影响。教养方式和行为可传递心理和文化意义，在不同文化背景下也不同。比如，在强调行为规范和对孩子行为有较高期望的文化背景下，父母的严苛（带有敌意的行为及体罚）传递的信息是一种关切。但如果是在不那么严格、对儿童行为也没有很高要求的社会文化里，它则被看作冷漠无情的批评（Ho et al.2008）。起初人们认为权威型教养方式在所有种族文化社群中都会产生积极的社会心理影响。然而一些研究发现，专制型教养方式产生的效果更好，具体要看家庭环境和文化（Deater-Deckard et al. 1996；Ho et al.2008）。而不管是哪种文化下，对于任何年龄段的儿童，都没有研究表明溺爱型或忽视型教养方式具有持续的积极社会影响。这可能是由于缺乏限制儿童行为的规范，而这些规范表明了儿童哪些行为是被期待的，哪些是不被接受的。

不同文化盛行不同的教养方式。社会学家和教育家注意到，在许多国家，包括美国，溺爱型教养方式在增加（Long 2004）。在传统的教养方式里（专制型，权威型），成年人来为儿童确定、传递、阐释和施行规则。在溺爱型教养家庭里，儿童质疑大人的权威并且用"应当让孩子感觉良好"渗透进家庭生活和父母决定。溺爱型父母通常出于好心，采取柔和的养育模式，并且希望孩子快乐地做自己想做的事情。有些情况是，溺爱型父母试图成为孩子的朋友，废除了传统父母的社会角色。

流行词汇里出现了"直升机父母"这一术语，用以描述十分关切孩子、在周边盘旋观察、随时能救孩子于困境或错误决定的父母（Cline and Fay 1990）。即使孩子不在身边，如今手机的普及使得父母与孩子保持联系变得经济而方便。有些理论认为，这种亲密关系时间较过去的延长，可能延长孩子和年轻人对父母及家庭资源的依赖时间。

东西方文化里对什么才是合适的育儿方式有着迥然不同的观点，这也在 Chua 的书《虎妈战歌》里得到生动描绘。她在书中描述了为提高女儿们的学习成绩和乐器水平所采用的一套严格方法。她对孩子的行为管制包括：限制卫生间的使用时间，规定每天花很多时间做作业和练习乐器，禁止看电视，并且在情绪处理上应用嘲笑和羞辱的策略。这一育儿方式引发了支持和批评的激烈论战。拥护西方主流哲学的人认为，孩子是脆弱的，需要保护和呵护自尊心，认为 Chua 虎妈的严苛方法残忍，有虐待性。相反，拥护东方文化的人所持观点是，小孩子有自己的主见，家长要做的是凌驾于孩子自己的喜好，因为"为了享受一件事，先得擅长，为了擅长要拼命练习，而小孩子自己不可能主动练习"（Chua 2011）。

文化与亲子行为的互动非常复杂，很难彻底描述和研究清楚。现存的研究多是片面的，几乎只聚焦在母亲这一方，并且严重依赖主观数据，比如父母在行为实践上的报告，而非对父母行为的观察（Paulussen-Hoogeboom et al. 2007）。儿童所处的发育阶段不同，社会背景不同，衍生出的育儿行为也显著不同。以过马路为例，孩子很小时，父母要抱或者牵手（高度行为控制），但是对学龄期已经掌握过马路技巧的孩子，父母不再需要牵手（低度行为控制）。

不存在适合所有孩子的一种最佳教养风格。人们认为，孩子内在的恐惧、觉醒和焦虑是感知社会学习的必需品。当父母的育儿风格跟孩子脾气适应时，产生的结果才是最好的。人们已经发现，温柔、弱规则的教养产生适宜的紧张度，最适合天性胆小的孩子。而消极、惩罚性和其他强权力的育儿方式，会给天性胆小容易焦虑的孩子带来伤害。相反，对于比较无惧无畏的孩子，温柔的育儿无法捕捉孩子注意力。对于这些孩子，父母的高压引起孩子愤怒，并无视父母的指令。初步调查显示，面对无所畏惧孩子，积极的交互式亲子关系，他们的社会学习更加有效（Kochanska et al. 2007）。

牙科实践中的应用

牙医应当事先了解父母与孩子交流的方式。对于有经验的医师，通过短暂观察，就能判断是哪种教养方式。不那么经验丰富的牙医可能需要问些问题，以了解父母教养孩子的哲学和方式。表 4-1 罗列了部分示例问题。

多数回答集中在左边栏时，表明教养方式属于高度行为控制。多数回答集中在右边栏则表明教养方式属于低度行为控制。

权威型和专制型父母期许并要求孩子展示出恰当负责任的行为。孩子理解，牙医和团队人员建立了规则并且会引导他们完成看牙"旅程"。这些孩子已学会听从成年人。同时，大多数权威型和专制型父母会强化和支持牙医给孩子制订的规则、步骤和行为指示。

溺爱型父母的小孩已经习惯用更平等的态度看待成人。他们可能期待牙医和团队人员提供与家庭环境差不多程度的选择和控制。由于牙医治疗不是儿童能够主宰的场合，儿童可能因为权力减少变得不安定、失望、沮丧，并且消极应对。溺爱型父母可能对牙医和牙医团队下达的坚定、清晰的指示感到冒犯，并且支持孩子按照自己的意愿去适应。本章后面一部分"在牙医诊疗环境下父母对孩子配合的影响"将介绍近期关于育儿方式对牙科治疗中孩子配合情况影响的研究。

应对社会化

"应对社会化"的定义是关于可能影响儿童

应对行为的父母和家庭因素。从幼儿到儿童，到青少年再到成年，成长中愈加成熟，社交能力提升。典型的成长中蹒跚学步的幼儿，很容易沮丧，情绪不稳定，并且缺乏把注意力从压力源转至积极想法的能力。具备社交能力的青少年已经形成内在支撑力和策略，来应对外界生活的需求。在儿童发育、心理学和医学文献里，"应对"被用来描述个体用以管理和响应环境或内在压力及需求的想法和行为。配合牙医治疗也是一种"应对行为"。应对行为使得孩童能听从牙医指示，配合治疗。

家庭内部的情感表达

通常家庭是孩子经历和学习应对消极情绪的第一个场所。家庭的氛围部分源自父母亲表达情绪的方式。情绪表达包括语言和非语言两种，Valiente 等（2004）将其分类为以下几种：积极（赞美和表达欣赏）、消极主导（表达愤怒并威胁）或者消极服从（生闷气和哭闹）。很多研究发现，父母情绪积极的孩子也更加快乐，社交能力更强，相比父母情绪消极的孩子，出现行为问题的比例更低。父母易怒的，不论发火对象是不是孩子，都与以下情况相连：儿童游戏探索的时间和质量都减少和降低；儿童躲避父母；孩童消极情绪时间增加（比如悲伤，害怕，愤怒）；儿童行为的恶化（Teti and Cole 2011）。

父母情绪的表达方式强烈地影响儿童（Thompson

1994）。情绪表达的方式和强度成为儿童的模仿对象。人们发现，如果父母的表达方式是建设性的、乐观的，又同时给予孩子支持，这对孩子建设性地应对日常压力有积极影响。相反，消极表达占主导的母亲，她们的孩子建设性地应对的能力更低。目睹或成为敌对负面情绪的目标，对任何年龄的人都充满压力，孩子们生活阅历有限，去承受、处理和应对压力的能力也有限。儿童的积极应对与父母的支持性行为呈正相关，这已得到越来越多的证据支持。使用积极方式表达情感的父母，可能更会坚持让孩子使用社会接受的恰当方法管控情绪，并且教授孩子建设性应对的方法（Valiente et al. 2004）。

父母针对孩子情绪做出的反应，影响并教授了孩子自控的方法。有效的父母行为把重点放在问题和情绪上，并表示鼓励。不恰当的父母行为包括贬低、惩罚和对孩子情绪造成创伤。人们还发现，家庭混乱不堪也使父母有效应对水平降低（Valiente et al. 2007）。

"情绪感染"和"情绪调节"用来形容一个人的情绪强烈受周围人情绪影响，并且存在一种个人情绪向环境趋同的倾向。情绪以多种方式传达出去，可隐约可明显，可口头也可非口头。通过使用功能磁共振成像，研究发现，在观察另一个人的情绪和面部表情时，大脑的某些区域也被激活——情绪表达和指挥面部肌肉运动和模仿（Morrison et al. 2004）。一个简单的例子是，当有人朝我们微笑，我们本能地回报以微笑。由于人

表4-1　教养方式问题

1. 哪项描述最符合您家庭做决定的方式？		
父母做主	民主共商	孩子做主
2. 最好是给孩子选择，而不是直接告诉他们该做什么。		
不同意	中立	同意
3. 只要是怀着爱，为孩子做什么都可以。		
不同意	中立	同意
4. 我的孩子老是打断我的话。		
不同意	中立	同意
5. 通常我需要说不止一遍才能让孩子去做什么事情。		
不同意	中立	同意

类大脑偏向检测潜在威胁，比起因别人的喜悦满足而感到快乐轻松，人们更容易受别人的消极情绪影响，而感到不安痛心。情绪感染理论解释了双方的情绪状态如何影响亲子互动。积极情绪的孩子更易遵从母亲的要求（Lay et al. 1989）。愠怒的母亲，哪怕生气原因与孩子无关，也更倾向认为与孩子的交流不会愉快，并且需要严厉对待（Dix 1991）。

儿童对父母的影响

儿童不是成人影响的被动接受者。父母与子女的关系是双向的，互相影响对方的思维、感受和行为。家长和孩子长久互动，互相获取了一组关于对方行为的预期，并建立了对方反应的解读方法。亲子关系的独特性在于：双方在知识、权力、控制和体力上完全不对称，而权力的平衡随孩子成长发生变化。阻断性行为对幼儿造成的后果与风险要小于青少年，对父母的威胁也更小。父母对孩子行为的影响，在幼儿期最为强烈（Slagt et al. 2012），而问题青少年行为反过来强烈影响父母教养方式（Reitz et al. 2006）。父母成就感的定义是，父母感受到自己有能力积极影响孩子的行为和发展（Coleman and Karraker 1998）。

社会关系理论视孩子为其与家长互动中的活性剂，并认为分歧、冲突和变化频繁发生。成长中的孩子抵制父母部分的社会要求也很正常（Goh and Kuczynski 2009）。家长的教养（方式）理念和行为（育儿实践），将决定他们对孩子本能抵抗的适应和屈从程度。据观察，在独生子女家庭中孩子的地位和权力较高。中国在 1979 年推出独生子女政策，造成了没有兄弟姐妹或表亲的一代人。这些独生孩子通常是 6 个成人的焦点：一对父母和 4 位祖父母（Goh and Kuczynski 2009）。中国家长和老师使用"小皇帝"来形容骄纵膨胀的孩子，这些孩子视自己最为重要，权力最高。教师和雇主们发现，许多独生子女政策下的孩子从未学过如何应对失望沮丧，这本来能帮助他们更好地适应社会（Cameron et al. 2013）。

临床牙科实践中的应用

牙医和工作人员要不断监视诊室环境的情绪氛围，并在父母表达消极情绪时迅速干预。父母若是口头或非口头抱怨糟糕的一天，不但在情绪上无法为孩子提供帮助，甚至也可能会无意中破坏孩子的治疗。牙医或工作人员可对父母真诚尊重地劝解，如果引导仍不成功，可建议改约，等情绪稳定再来就诊。

兄弟姐妹的影响

在一生中，兄弟姐妹的关系可能是团结合作的、矛盾的，甚至是敌对的。孩子在动态变化的家庭环境中成长发育起来。多项研究证实，家庭在对孩子资源分配上并不平等，这些资源包括家长的时间、注意力、金钱、培养和爱。家长往往把资源集中在某些孩子上。研究者们基于出生顺序、孩子性别、兄弟姐妹性别、出生间隔和生育意愿（计划还是意外），研究了兄弟姐妹家庭资源不公平的现象。已经证实，意外怀孕出生的儿童比计划内生育的兄弟姐妹获得的家庭资源更少（Barber and East 2009）。计划外的孩子更容易被批评、惩罚、辱骂和/或疏忽教养（Barber et al. 1999）。父母的不公对待，给被冷落的孩子在自我调适和自尊上造成长期严重的负面影响（McGuire et al.1995；Volling and Elins 1998）。

兄弟姐妹关系是孩子社会化的重要部分，而其中的复杂关系还未完全了解。对许多孩子来说，兄弟姐妹的出生或收养是一起普通生活事件。弗洛伊德和其他人提出，新生儿（或新领养的孩子）会带来家庭环境、家庭构成、家庭功能和父母注意力的一系列变化，这给许多孩子带来危机感。有些孩子极端嫉妒，出现行为退化，或大发脾气，或做出阻断性行为；有些孩子无明显行为变化。回顾长子对后出生弟妹反应的研究，可发现儿童发育水平会对这一过渡时期的心理调适产生影响。相对于已建立好的日常习惯，弟弟妹妹出生前几周、几个月新学会的技能（例如，如厕训练，断奶改为瓶喂）更容易退化丢失（Volling 2012）。

同一个家庭的孩子所处的环境并不平等。常见的差异有父母关系，父母与子女的性格相投或性格不合，家庭的社会和经济状况以及亲子互动方式。兄弟姐妹的竞争从小就开始。12个月大的婴幼儿对父母将注意力转移到新生儿、兄弟姐妹或不熟悉的同龄人身上非常敏感（Volling et al. 2002）。人们发现，新生儿的出生会对母亲与大孩子的关系有负面影响，因为母亲给年长孩子的注意力、爱抚和安全感都减少了，母亲和大孩子之间常起冲突。据推测，年长孩子行为问题的增加是母子关系的变化导致的，尤其是当母亲使用了体罚（Volling 2005）。

牙科实践中的应用

牙医尤其应当注意新出生弟妹给孩子带来的伤害和压力，并且意识到，所谓"大哥哥或大姐姐"的角色转换其实以父母对其注意力减少为代价。儿童患者可能表现出对新角色的压力，并故意用不良表现去赢取父母的注意力。这时牙科团队的目标是把注意力和关心集中在儿童患者上，而不是新家庭成员或父母上。可以邀请儿童患者来给牙医团队介绍他的新弟妹。以患儿为中心时可以这么说："很高兴见到你的小妹妹，但是今天，你是最特别的！"和"能有你做大哥哥，这个小宝宝可真幸福啊！"

当牙医在照料家庭资源分配不均的孩子时，牙科团队可以多照顾不太受宠的孩子。牙科团队的注意和呵护应该完全导向儿童患者。比如可以说"有多个小孩的父母，总是得在孩子们之间不断转移注意力。现在，我希望我们都来关注（孩子名字），一起来商量怎么表扬孩子，怎么表达我们的担心，怎么分配好资源"，这将促使家长把注意力转向被忽视的孩子。当牙医成功地将家长的关注主动地转向习惯性被忽视的孩子身上时，儿童患者也不需要在就诊期间表现出格行为来获取和维持父母的注意力了。

家庭功能模型

对待孩子，了解家庭环境非常重要。家庭系统的研究人员欣然承认，在描述、量化和评估家庭关系网络中存在诸多限制。许多研究人员对家庭功能模型进行了研究，而随着时间的推移，家庭功能模型不断被改进。一个常用的家庭功能的模型从3个方面对家庭的情感和关系质量进行分类。该家庭功能类型和儿童安全结果由 Davies 等总结如下：

- 凝聚型家庭。温暖、亲密、和谐的家庭关系。家庭成员间的关系存在离散而灵活的边界。家庭成员的自主性得到尊重。
- 纠缠型或混乱型家庭。冲突和敌意程度高。内部和整个家庭关系不和谐和 / 或边界较弱。纠缠型家庭处理成人问题时会牵扯到孩子。
- 分离型或分散型家庭。情感冷漠，强敌意，低支持。家长之间和亲子之间的界限僵硬。

许多研究者在家庭功能背景下研究了儿童安全和心理功能。凝聚型家庭的孩子表现出高安全感，建设性应对和心理调节，并且被认为出现心理调适问题的风险较低。针对幼儿园孩子和他们家庭为期一年的研究发现，与凝聚型家庭儿童相比，纠缠型和分离型家庭的儿童安全感更低，心理问题和失调的风险更高（Davies et al. 2004）。

临床牙科实践中的应用

牙医应该认识到，失调家庭的孩子在家里不太可能接受积极的行为模式，因此不太可能学会并采用建设性的应对方法。这些孩子出现牙科焦虑症和牙科治疗不配合的风险更高。积极、热情、支持性的牙科环境对每个孩子都有好处，但对失调家庭孩子的帮助没有期望中那么好。

父母对儿童在医疗环境中应对与配合行为的影响

儿科医学有很多亲子研究值得牙医学习。在

儿科医学，把护理重心放在病患和家庭上，是基于以下理解：家庭是孩子最重要的支持来源，家人的观点和信息在临床决策中非常重要。从静脉穿刺到麻醉，到心肺复苏，家庭因素纳入已是儿科医疗实践的标准（美国儿科学会政策声明，2012）。

近几十年来，探究社会环境因素对经历疼痛性治疗患儿影响的研究包括：父母陪伴或不陪伴的影响，与患儿交流紧张治疗中他希望得到的帮助，还有评估成人行为对儿童应对或烦恼反应的影响。其中部分结果可以应用于牙科。对多数父母而言，在孩子经受痛苦的医疗过程时让他们离场往往难以接受，大多数儿童也表示希望父母陪伴（Gonzalez et al. 1989）。治疗中，家长的陪伴使自己和孩子的焦虑都得到降低。当父母准备充分了，他们不会导致治疗时间延长，也不会给医师添加焦虑（Blesch and Fisher 1996；Wolfram and Turner，1996；Powers and Rubenstein，1999；Dingeman et al. 2007）。在 Piira 等（2005）的系统评价中，多项研究证实，当孩子经受有创治疗操作时，有父母陪伴，其对治疗的态度会更积极。Blount 和多位合作者已经制订、修订并建立了一个简化的儿童成人治疗流程交互量表（CAMPIS）（Blount et al.1989；Blount et al. 1991；Blount et al. 2001）。该 CAMPIS 量表包括儿童和成人的行为类别，并对每个参与者单独打分。CAMPIS 评估孩子的焦虑和应对方式，以及各种影响孩子焦虑的成人行为。提高儿童应对与配合的行为和言论被称作"促进应对"，负面影响的行为和评价则被称为"促进焦虑"。

使用 CAMPIS，CAMPIS-R（修订版）以及 CAMPIS-SF（缩略版）的研究得出结论，家长促进焦虑的行为超过促进应对的行为，很多家长的常见行为在帮助儿童接受并配合疼痛治疗上起了反作用。促进焦虑的行为举例：

- 无效安抚言论："我不会让他们伤害你的。""别担心。"

- 有效安抚言论："就快好了。""还有两分钟。"

- 把控制权交给孩子："你想戴上这个面罩吗？""我们现在可以开始了吗？"

- 批评："你今天表现不好。""你怎么不像姐姐那样？"

- 道歉："对不起，弄了这么久。""我希望他们没有弄疼你。"

- 同情："我知道这很疼。""你肯定累了。"

- 建议或要求医疗工作人员："如果／当他知道接下来做什么，会表现得更好。""她不安时，如果你暂停一下，她会平静下来的。"

- 恐吓："我要打你了。""你这是在害自己。"

- 不适当或迷惑性言论："你只要别动怎样都可以。""他会尽量不弄疼你。"

多项研究发现，父母表现出多项促进焦虑行为的，孩子也更加焦虑、恐惧，感受到更强烈的疼痛，并且不易接近、不易配合，更难帮助（Blount et al. 2007；Chorney et al. 2009；Mahoney et al. 2010；Pedro et al. 2010）。

治疗中父母采取安慰非常普遍，家长可能以为能安抚孩子，但实际上没有益处。孩子们可能以为他们的父母自己也很害怕。面部表情、声音语调和言语内容很有影响，但孩子不能完全理解。安慰可能传递给孩子的是情况让人忧虑，还可能把孩子的注意力引到治疗中不太愉快的感受方面（Chorney et al. 2009；McMurtry et al. 2010）。4 项采取不同方法进行的独立、随机对照试验已经证实，孩子正在经历某些疼痛刺激，比如注射、冷加压、腹痛时，许多成人采取安抚情绪的行为反而增加了孩子的不适，这些行为包括安慰、同情和抚摸（Chambers et al. 2002；Walker et al. 2006）。

表现出高度配合行为的儿童没有那么焦虑害怕，疼痛感更少，更易接近，易配合，也更容易接受帮助。儿童应对与配合行为与家长的促进应对行为呈正相关，尽管这种相关性比父母促进焦虑的行为与儿童缺乏应对的行为之间的关系要弱得多。父母展现促进应对的行为和言语举例如下：

- 与治疗内容无关的聊天，将孩子的注意力转移到愉快的事物上：宠物、玩具、食物、电影、电视、朋友们等；孩子的计划或愿望；熟悉和喜爱的故事。

· 提示或命令孩子使用一种应对策略："现在深呼吸，""使最大劲捏我的手。"

· 用幽默调动孩子的心情：讲笑话，比如"什么是灰色的，重达两吨，并且给人催眠？Hypnopotamus（童话故事里的人物）！"任何新奇的想法或者幽默的言论，但不能让孩子不舒服。（见第6章，在牙科环境进一步使用幽默。）

· 重新定义和解释场景、设备和治疗：把治疗和设备呈现得有趣、积极、可控、易理解。比如可以在演示氧气面罩时说"让我们玩宇航员的游戏吧"。

一项研究显示，孩子会对父母的高兴表情和上扬声调积极解读（McMurtry et al. 2010）。对家长进行培训有利于他们正确地帮助孩子应对（Blount et al. 1994）。培训家长是目前被公认"行之有效的治疗"——认知行为疗法（CBT）的一部分，用以管理儿童和青少年治疗中有关的疼痛。

综上所述，在痛苦的治疗过程中，父母和医疗服务提供者的行为都会影响孩子的焦虑程度和应对水平。医疗人员也许能通过对孩子进行理想的"促进应对"交互行为，直接影响父母表现。把孩子注意力导向自己情绪的成人行为，会导致焦虑和消极应对；转移孩子注意力至其他地方的成人行为，产生相反的结果。孩子的焦虑受父母行为的影响较受医疗工作人员影响更大，孩子的应对受医疗工作者的影响比受父母行为的影响大（Cohen et al. 2002；Chorney et al. 2009；Mahoney et al. 2010）。经受痛苦的治疗时，家长和医疗人员都采用"促进应对"策略，是对患儿最好的支持。

牙科实践中的应用

医疗环境的具体策略，并不是都能复制到牙科环境。例如，补牙时，由于橡皮障的阻隔，孩子不能自由地与父母或牙医交谈。知识表4-1概述了父母需要了解的有关如何促进孩子看牙时的应对与配合的信息。

父母对儿童在牙科环境中配合行为的影响

针对父母、家庭因素与孩子在牙科环境中配合行为间相关性的研究包含以下主题：父母的牙科焦虑，治疗时父母在场还是回避，养育方式对儿童牙科焦虑与配合行为的影响，诊疗时父母的行为表现，父母满意度。可是这些研究几乎都不符合最高科学证据标准，也就是研究对象随机、要有对照组、父母同时纳入、采用标准而有效的测量工具、通过双盲法多个时间点测定结果。

父母的牙科恐惧

牙科恐惧很常见，11%~20%的成年人有严重的牙科焦虑。1954年到2000年间，与人群整体焦虑程度呈上升相反，成年人牙科恐惧的比例基本保持稳定（Smith and Heaton 2003）。儿童牙科焦虑症与父母自身的焦虑有关。社会学习理论认为，兄弟姐妹和其他家庭成员可以明显直白或潜移默化的方式让患儿产生牙科焦虑或使其焦虑感增强。有报道显示，家人对牙齿保健的消极态度是产生牙科恐惧的常见原因。一些有牙科恐惧的成年人说，他们的焦虑始于儿童期，有些人的情况是早在第一次看牙医之前就出现焦虑（Berggren and Meynert 1984；Locker et al. 1991）。

理论上，有牙科焦虑的父母是可以避免给孩子灌输牙科恐惧的。家长可以做到有备而来，先对现代牙科的安全性和舒适性有所了解，并接受简单培训，做到有意识地、持续地、小心地管理好自己有关牙科的情感表达和言论。在第6章的诊疗前行为矫正部分介绍了培训家长的方法。理想情况下，父母的牙科焦虑可以被其他没有牙科恐惧的家庭成员改善。

牙科治疗时父母在场还是回避

家庭参与在儿科学已成为标准程序。有关治疗期间父母在场还是回避的牙科调查反映出在儿童牙科有文化差异（Adair et al. 2004）。美国、印度、爱尔兰、以色列和沙特阿拉伯的研究者发现，

知识表 4-1　我如何做才能最好地帮助孩子?

给患儿家长的建议

感受影响我们的行动。孩子对一次牙科治疗的感受取决于您。这里给出的建议是基于超过 25 年的研究结果,有关父母怎样做能最好地帮助孩子配合医师和牙科治疗。部分提议可能让您有些惊讶。感谢您为创造孩子愉快牙科体验所做出的帮助与支持。

父母帮助孩子配合的行动和言论:
1. 镇定、放松和愉快的态度与肢体语言。快乐的面部表情。
2. 用积极的故事或言论,讲述自己的牙科经历。
3. 非常自信地表现出孩子会享受这次牙科就诊,并让您为他骄傲。
4. 当牙医和工作人员跟孩子讲话时,父母保持安静,并且让孩子自己回答牙医和工作人员的问题。
5. 带上孩子喜欢的小物件陪同就诊(可以抱着的毛绒玩具、音乐和耳机)。
6. 诊疗前后进行谈话,把孩子的注意力导向愉快事物(聊聊宠物、玩具、故事、食物、电影、电视、朋友、孩子的计划或者愿望)。
7. 准备一个笑话或者谜语,去讲给牙医听(笑可以让每个人放松)。
8. 在孩子成功就诊后,为孩子准备一个小奖励。
9. 就诊后给孩子拍张微笑的照片,发送给祖父母。

父母让孩子不安、影响孩子配合的行动和言论:
1. 有压力的、匆忙和焦急的态度或者肢体语言。
2. 用消极或者可怕的故事和言论,讲述牙科治疗或经历。
3. 非信息性安慰言语。("别担心。")
4. 信息性安慰言语。("马上就好了。")
5. 批评。("你怎么不像你姐姐那样?")
6. 道歉。("对不起要弄这么久。")
7. 同情。("你肯定累了。")
8. 给牙医提建议。("他知道接下来弄什么时,会表现得好一点。")
9. 威胁。("你这样会伤害你自己。")
10. 不合适或迷惑性言论。("他不会弄疼你的。")

大多数家长,66%~97%,喜欢在牙科治疗中陪伴孩子(Kamp 1992; Peretz and Zadik 1998; Arathi and Ashwani 1999; Crowely et al. 2005)。沙特阿拉伯的一项大型研究发现,当孩子在看牙前已表达过害怕,他们家长的陪伴愿望最为强烈(Abushal and Adenubi 2009)。

已有报道表明:家长留在诊室对孩子、家长和牙医都有好处。家长在身边显然提高了孩子的安全感和支持。父母表现出更高的满意度,更加放心,因为他们保护并支持着孩子,能听到牙医等人员给孩子的牙科健康信息也是一大好处。牙医可能受益于更好的合作,因为儿童情感得到更好的支持,并且更利于与孩子看护者建立信任关系(Venham et al. 1978; Wright et al. 1983; Pinkham, 1991; Marcum et al. 1995; Feigal, 2001; 美国儿童牙科学会, 2012)。

父母留在诊室的缺点也有报道。大多数问题的出现都是来自注意力分散。孩子的注意力被父母和牙医分散,而且他们可能不知道该听谁的。没有调查表明,父母对牙医指令的重复能促进孩子的配合。当父母意见与牙医不同时,孩子就会疑惑。Wright(1983)观察到,在诊室活跃且多话的父母,会扰乱孩子和牙医之间的互动,会增加不配合的可能性。牙医可能因父母过于健谈分心或者恼怒,在治疗时不得不一边照顾孩子,一边照顾家长的担忧。如果家长具有较高的牙科焦虑,待在诊室可能会放大自己的不良情绪，然后再传递给孩子。有牙科恐惧的家长可能直接干扰到孩子的牙科治疗，比如直接打断治疗，质疑牙医的技术，或联想到自己的负面经历。Klingberg 等（2009）观察到，焦虑的家长给孩子提供了一个实实在在强有力的牙科焦虑负面榜样。儿童父母在场时有些牙医可能不愿使用那些公认的行为管理方法（Wright et al.1983；Marcum et al.1995；美国儿童牙科学会，2012）。

荷兰的一个儿童牙科诊所进行了一项随机对照试验，研究了家长在诊室中的陪伴、患者年龄和患者牙科焦虑对其牙科行为的影响。共有 90 例 4~8 岁的患者，先进行了牙科常规检查，后择期进行治疗。牙医发现，进行常规检查时，父母不在场的孩子表现明显更好。家长和牙医一致认为，治疗过程中，父母不在场时，牙科焦虑的孩子配合得更好。牙医在研究中报告了牙科焦虑儿童的父母在场存有的弊端。家长在场或回避，都不能显著影响孩子对治疗的感知（Cox et al. 2011）。

如果父母选择留在诊室中，需要注意的是不要去破坏孩子和牙医之间的互动，也不能分散牙医注意力。美国的一项调查对父母的行为进行了评估：当 4~9 岁的孩子接受牙齿修复时，父母是否在治疗室遵守指令保持沉默。39 位的父母被随机分为两组：一组只有书面指令，另一组既有书面也有口头指令。多数家长（82%）保持沉默，指令形式与家长遵守情况间并无显著联系；少数家长（10%）多次打断治疗。调查里所有孩子有牙齿修复的既往史（Jain et al. 2013）。

《美国儿童牙科学会的临床指南：儿童患者的行为引导》在介绍建立牙医与儿童有效沟通的方法时，包括了父母在场与回避两种情况。共有 239 位家长在孩子看牙开始和结束时接受了调查，儿童年龄为 1~15 岁，牙科项目包括预防、修复、口腔手术或正畸。不管是选择陪伴还是回避，那些坚持己见的父母比摇摆不定的父母，在实际体验上对治疗的满意度和积极性更高。患者年龄越小，父母越偏向陪在孩子身边（Kim et al. 2012）。

Kupietzky 等（2013）提出并验证了一套家长合作框架（PCS），对家长行为分类，并评估家长能力，评估家长在孩子牙科治疗期间是否产生建设性、支持性的影响。该 PCS 与评估儿童行为的 Frankl 框架相似，有以下 4 组父母行为：

- PCS 1. 绝对消极（拒绝治疗计划，怀疑牙医，过度保护孩子）；
- PCS 2. 消极（有些消极态度，需要看到 X 线片上有龋坏，自己作为患者和牙医之间的联络）；
- PCS 3. 积极（接受治疗计划，偶尔表现出谨慎，不太情愿让孩子与牙医独处）；
- PCS 4. 绝对积极（充满信任，表达对牙医的信心，允许患儿与牙科工作人员独处）。

一项针对 244 组家长与孩子的研究发现，父母 PCS 分数与和孩子的 Frankl 分数有显著联系。行为消极的家长，孩子的牙科表现更加消极；行为积极的家长，孩子通常也表现出更好的配合能力。

总之，哪怕是出于好心，消极的、缺乏信任的或不断插手治疗的父母都给牙科操作带来阻断性的影响。孩子对父母消极情绪状态的接收，削弱了他们积极地倾听、关注和响应牙医的能力。面对不同的父母孩子，应对父母陪伴治疗的利弊给予充分考虑，并做出积极决策，然后尊重地解释给家长听。

教养方式的影响

儿牙医师在 2001 年的调查中，发现 20 世纪 90 年代美国父母教养方式的变化。许多家庭不再是家长主导的等级制，而是变得更加宽容民主。在溺爱型教养家庭，孩子的不当行为不一定导致负面后果。牙医同时发现单亲家庭、移民家庭以及双收入家庭的增加。绝大多数牙医认为，这些家庭变化在一定程度上或大大影响了儿童在牙科治疗中的配合。同时，伴随儿童患者的不配合，家长对孩子牙科表现的期望（例如，不哭闹）却在上升，这很难实现（Casamasimo and Wilson 2002）。

一个测试儿童牙科配合相关变量的调查发现，3~12 岁儿童父母报道的不配合行为频率，并不能预测儿童在牙科治疗环境下的不配合表现。儿童的年龄是预测不配合行为表现的最好预测工具。

牙科治疗的不配合行为也与家长不设规则、管教宽松、过于支持孩子相关（Allen et al. 2003）。

Aminabadi 与 Farahani（2007）进行了一项研究，研究父母教养方式、父母在牙科的行为表现、儿童对牙科治疗的配合及牙医采用的行为管理技术之间的关系。对 72 名 4~6 岁儿童和他们的父母进行录像，记录孩子接受下颌神经阻滞麻醉和下颌磨牙银汞修复的表现。父母教养方式采取 Baumrind 的分类方法，也借鉴了 Maccoby 和 Martin 的，这已在本章前部分详细介绍。

权威型父母（温暖和严格的行为控制）在治疗中多是观察（69%），还会采取奖励、口头鼓励和解释。大多数孩子（81%）在治疗过程中没有表现出不适，其他儿童（19%）呈轻度不适。

溺爱型父母（温暖和低行为控制）表现出截然不同的行为：74% 的人与孩子有身体接触，70% 的家长至少打断过一次治疗，50% 的家长质疑局部麻醉的功效，而只有 7% 的家长只是观察不插手。所有的孩子都对治疗感到不适，有 44% 呈中度不适，56% 呈重度不适。

极少的父母是专制型（低温暖和高行为控制），这部分家长 100% 对孩子采取身体控制，"强硬不舒服"。所有专制型父母的孩子表现出不适，38% 呈中度不适，62% 呈严重不适。

这项研究没有选取忽视型教养方式（冷淡和低行为控制）。

该研究支持了以下观点，那些分散儿童对牙医的注意力的，或者削弱牙医权威的家长行为，对牙医和儿童之间的关系很具破坏性。该研究进一步支持了父母在孩子进行牙科治疗时应扮演"沉默的观察者"这一理念。

对 100 位 4~12 岁、由于不配合转诊至荷兰一所专业儿童牙科诊所的儿童进行研究，分析了儿童牙科焦虑、治疗的配合程度及父母教养方式间的关系。父母的教养方式不同，在治疗前对牙医儿童行为管理的能力期望也显著不同。专制型父母更期望牙医能有效管理好孩子的行为；溺爱型和忽视型的父母对牙医缺乏信心。在这项研究中，

父母在治疗期间均不在儿童身边陪伴。研究未发现教养方式与治疗前儿童牙科焦虑，或治疗过程中儿童配合行为之间有联系。高度紧张的孩子相比不太紧张的孩子更具破坏性。家长们在孩子完成牙科治疗后对儿童与牙医的关系更有信心，并表示不大需要陪孩子进行牙科治疗（Krikken and Verrkamp 2008）。

一项研究调查了 4~12 岁儿童的家长，来探寻儿童牙科焦虑与父母教养方式之间的关联。该研究对 331 位由于不配合转诊至专业儿童牙科诊所的儿童的父母及 120 位未转诊儿童的父母的教养方式进行分类，同时对儿童年龄和牙科焦虑进行分析。结果发现：教养方式与孩子是否被转诊不相关，即无法证明儿童牙科焦虑和父母采取的教养方式之间有关联。同时，被转诊的不配合儿童比配合儿童年幼得多，更多年幼孩子有牙科焦虑（Krikken et al. 2012）。

父母对儿童配合的预估

家长能预测孩子对牙科治疗的配合度，研究者对此产生了兴趣。一组针对 273 位 3 岁儿童的研究发现，通过介绍牙科诊疗时孩子的表现，如坐在牙椅上并允许探针触碰指甲和牙齿，父母预测孩子的负面表现非常准确。孩子遇见陌生人的焦虑程度也可预测其配合程度（Holst et al. 1993）。

牙科实践中的应用

多数牙医会通过家长了解孩子，但很少问及他们的孩子在治疗配合上表现如何。如果牙医私下跟家长进行体贴尊重的沟通，家长会十分乐意地分享自身对牙科治疗的态度、育儿方式，以及在孩子治疗过程中希望陪伴在侧还是回避。

牙医与父母的沟通

过去几十年间，医疗卫生服务的性质已经从家长式作风的"医师即权威"的模式转变为更平

等的模式,患者和家属也希望参与治疗决策和健康服务。对家长和牙医来说,首要核心都是儿童的健康和幸福。牙医的角色是为家长讲解方案的利与弊,以助其做出明智决定,同时纠正家长原有的错误认知。家长的作用是接收和分析医师告知的方案,并为儿童做出选择。尽管有的选择牙医并不赞成,但只要不危及孩子的健康,牙医也应当理解并接受(Diekema 2005)。

牙医应认真倾听儿童家长的想法,认识到他们可能使用与自己不同的评判标准。一位牙医不可能与所有孩子和家庭完美搭配。当产生不信任或治疗理念存在显著差异时,可介绍儿童和家长寻求其他牙医和/或诊所。

Wright 与 Stigers(2011)建议引入"功能性问诊",把儿童行为加入患者的初诊记录中。问题包括:儿童过去的就医配合情况,儿童对口腔健康或牙科问题的想法,家长自身的牙科焦虑,父母对孩子配合情况的预估。这些问题将辅助牙医理解儿童和儿童家长,从而更准确地预测儿童配合牙科治疗的能力。第6章将对功能性问诊进一步详细讨论。

在儿童就诊期间,牙医和家长通过与儿童的交流很自然地互相建立印象。因此,要让家长懂得,给予孩子支持时要注意保护孩子与牙医的关系,哪怕是简短的沟通,都可能大有益处。诊所网站和诊所内都宜放置教育资料,向儿童家长和家庭成员解释不同类型的应对方案,并配以简短案例。表4-1 为家长提供了有益建议。

总结

早在抵达牙科诊所前,家庭成员之间以及与外界的互动方式便已建立。社会环境和家庭行为模式,使孩子更易也可能更难配合牙科治疗。牙医在确定引导儿童完成诊疗的最佳方案前,应该仔细评估初诊患儿和父母或看护者之间的动态关系。提早关注患儿的家庭状况、交流方式和喜好,会帮助牙医获取父母的信任,并赢得与孩子建立长期积极合作关系的机会。

致谢

作者在此向 Bryan J. Williams 博士致以诚挚感谢,他的建议大大帮助了牙科理论研究到临床实践的转化。

参考文献

[1] Abushal, M. and Adenubi, J.O. (2009). Attitudes of Saudi parents toward separation from their children during dental treatment. *Saudi Dental Journal*, 21, 63–67.

[2] Adair, S.M. et al. (2004). A survey of members of the American Academy of Pediatric Dentistry on their use of behavior management techniques. *Pediatric Dentistry*, 26, 159–166.

[3] Allen, K.D., Hutfless, S., Larzelere, R. (2003). Evaluation of two predictors of child disruptive behavior during restorative dental treatment. *Journal of Dentistry for Children*, 70, 221–225.

[4] American Academy of Pediatric Dentistry. (2012). Clinical Guidelines. Guideline on behavior guidance for the pediatric dental patient. *Pediatric Dentistry*, 34, 170–182.

[5] American Academy of Pediatrics. (2003) Family Pediatrics: Report of the Task Force on the Family. *Pediatrics*, 111, 1541–1571.

[6] American Academy of Pediatrics. (2012) Policy Statement. Patient- and Family-Centered Care and the Pediatrician's Role. *Pediatrics*, 129, 394–404.

[7] Aminabadi, N.A., Farahani, R.M. (2008). Correlation of parenting style and pediatric behavior guidance strategies in the dental setting: preliminary findings. *Acta Odontologica Scandinavica*, 66, 99–104.

[8] Arathi, R., Ashwani, R. (1999) Parental presence in the dental operatory—Parent's point of view. *Journal of Indian Society of Pedodontics and Preventive Dentistry*, 17, 150–155.

[9] Barber, J.S., Axinn, W.G., Thornton, A. (1999). Unwanted childbearing, health, and mother-child relationships. *Journal of Health and Social Behavior*, 40, 231–257.

[10] Barber, J.S., East, P.L. (2009). Home and parenting resources available to siblings depending on their birth intention status. *Child Development*, 80, 921–939.

[11] Baumrind, D. (1973). The development of instrumental competence through socialization. In A.D. Pick (Ed) *Minnesota Symposium on Child Psychology* (Vol. 7, 3–46). Minneapolis: University of Minnesota Press.

[12] Berggren, U., Meynert, G. (1984). Dental fear and avoidance: causes, symptoms, and consequences. *Journal of the American Dental Association*, 109, 247–251.

[13] Blesch, P., Fisher, M.L. (1996) The impact of parental presence on parental anxiety and satisfaction. *Association of Operating Room Nurses. AORN Journal*, 63, 761–768.

[14] Blount, R.L. et al. (2001) The Child-adult medical procedure interaction scale-short form (CAMPIS-SF): Validation of a rating scale for children's and adults' behaviors during painful medical procedures. *Journal of Pain and Symptom Management*, 22, 591–599.

[15] Blount, R.L. et al. (1989). The relationship between adults' behavior and child coping and distress during BMA/LP procedures: A sequential analysis. *Behavior Therapy*, 20, 585–601.

[16] Blount, R.L. et al. (1991). Differences between high and low coping children and between parent and staff behaviors during painful medical procedures. *Journal of Pediatric Psychology*, 16, 795–809.

［17］ Blount, R.L. et al. (2007). Evidence-based assessment of coping and stress in pediatric psychology. *Journal of Pediatric Psychology*, 33, 1021–1045.

［18］ Bowlby, J. (1982). Attachment and loss: retrospect and prospect. *American Journal of Orthopsychiatry*. 52, 664–678.

［19］ Cameron, L. (2013). Little emperors: behavioral impacts of China's One-Child Policy. *Science*, 339, 953–957.

［20］ Casamasimo, P.S. and Wilson, S. (2002). Effects of changing US parenting styles on dental practice: perception of diplomates of the American Board of Pediatric Dentistry. *Pediatric Dentistry*, 24, 18–22.

［21］ Chambers, C.T., Craig, K.D., Bennett, S.M. (2002). The impact of maternal behavior on children's pain experiences: an experimental analysis. *Journal of Pediatric Psychology*, 27, 293–301.

［22］ Chorney, J.M. et al. (2009). Healthcare provider and parent behavior and children's coping and distress at anesthesia induction. *Anesthesiology*, 111, 1290–1296.

［23］ Chua, A. (2011). Battle Hymn of the Tiger Mother. Penguin.

［24］ Cline, F.W. and Fay, J. (1990). Parenting with Love and Logic: Teaching Children Responsibility. Pinon Press. 23–25.

［25］ Cohen, L.L. et al. (2002). A child-focused intervention for coping with procedural pain: Are parent and nurse coaches necessary? *Journal of Pediatric Psychology*, 27, 747–757.

［26］ Coleman, P.K. and Karraker, K.H. (1998). Self-efficacy and parenting quality: findings and future applications. *Developmental Review*, 18, 47–85.

［27］ Conger, K.J., Rueter, M.A., Conger, R.D. (2000). The role of economic pressure in the lives of parents and their adolescents: the family stress model. In: Crockett L.,J., Silberesisen, R.J., eds. *Negotiating Adolescence in Times of Social Change*. Cambridge, England: Cambridge University Press, 201–233.

［28］ Cox, I.C.J., Krikken, J.B., Veerkamp, J.S.J. (2011). Influence of parental presence on the child's perception of, and behaviour, during dental treatment. *European Archives of Paediatric Dentistry*. 12, 200–204.

［29］ Crowley, E. et al. (2005). Parents' preference as to whether they would like to accompany their child when receiving dental treatment—results from a national survey. *Journal of the Irish Dental Association*, 51, 23–24.

［30］ Darling, N. and Steinberg, L. (1993). Parenting style as context: An integrative model. *Psychological Bulletin*, 113, 487–496.

［31］ Davies, P.T., Cummings, E.M., Winter, M.A. (2004). Pathways between profiles of family functioning, child security in the interparental subsystem, and child psychological problems. *Development and Psychopathology*, 16, 525–550.

［32］ Deater-Deckard et al. (1996). Physical discipline among African American and European American mothers: Links to children's externalizing behaviors. *Developmental Psychology*, 32, 1065–1072.

［33］ Diekema, D.S. (2005). Responding to parental refusals of immunization of children. *Pediatrics*, 115, 1428–1431.

［34］ Dingeman, R.S. et al. (2007). Parent presence during complex invasive procedures and cardiopulmonary resuscitation: a systematic review of the literature. *Pediatrics*, 120, 842–854.

［35］ Dix, T. (1991). The affective organization of parenting: Adaptive and maladaptive processes. *Psychological Bulletin*, 110, 3–25.

［36］ Feigal, R.J. (2001). Guiding and managing the child dental patient: a fresh look at old pedagogy. *Journal of Dental Education*, 65, 1369–1376.

［37］ Gilliom, M. et al. (2002). Anger regulation and in disadvantaged preschool boys: Strategies, antecedents, and the development of self-control. *Developmental Psychology*, 38, 222–235.

［38］ Goh, E.C.L. and Kuczynski, L. (2009). Agency and power of single children in multi-generational families in urban Xiamen, China. *Culture & Psychology*, 15, 506–534.

［39］ Gonzalez, J.C., Routh, D.K., Armstrong, F.D. (1993). Effects of

［40］ Gonzalez, J.C., Routh, D.K., Armstrong, F.D. (1993). Effects of maternal distraction versus reassurance on children's reactions to injection. *Journal of Pediatric Psychology*, 18, 593–604.

［41］ Gustafsson, A. et al. (2007). Psychosocial concomitants to dental fear and behavioural management problems. *International Journal of Paediatric Dentistry*. 17, 449–459.

［42］ Ho, D., Bluestein, D.N., Jenkins, J.M. (2008). Cultural differences in the relationship between parenting and children's behavior. *Developmental Psychology*, 44, 507–522.

［43］ Holst, A. et al. (1993). Prediction of behavior-management problems in 3 year old children. *Scandinavian Journal of Dental Research*, 101, 110–114.

［44］ Jain, D. et al. (2013). Parental compliance with instructions to remain silent in the dental operatory. *Pediatric Dentistry*, 35, 47–51.

［45］ Kamp, A.A. (1992). Parent child separation during dental care: a survey of parent's preference. *Pediatric Dentistry*, 14, 231–235.

［46］ Kim, J.S., Boynton, J.R., Inglehart, M.R. (2012). Parents' presence in the operatory during their child's dental visit: a person-environmental fit analysis of parents' responses. *Pediatric Dentistry*, 34, 407–413.

［47］ Kitayama, S., Park, J. (2010). Cultural neuroscience of the self: understanding the social grounding of the brain. *Social Cognitive and Affective Neuroscience*, 5, 111–129.

［48］ Kliewer, W., Fearnow, M.D., Miller, P.A. (1996). Coping socialization in middle childhood: Tests of maternal and paternal influences. *Child Development*, 67, 233–2357.

［49］ Klingberg, G. and Berggren, R. (1992). Dental problem behaviors in children of parents with severe dental fear. *Swedish Dental Journal*, 16, 27–32, 39.

［50］ Klingberg, G., Raadal, M., Arnup, K. (2009). Dental fear and behavior management problems. In: *Pediatric Dentistry: A Clinical Approach*, 2nd Ed. Koch, G., Poulsen, S. Eds. Blackwell Publishing Ltd. 32–43.

［51］ Kochanska, G. (1995). Children's temperament, mothers' discipline, and security of attachment: Multiple pathways to emerging internalization. *Child Development*, 66, 597–615.

［52］ Kochanska, G., Aksan, N., Joy, M.E. (2007). Children's fearfulness as a moderator of parenting in early socialization: two longitudinal studies. *Developmental Psychology*, 43, 222–237.

［53］ Kochanska, G., Kim, S. (2013). Early attachment organization with both parents and future behavior problems: from infancy to middle childhood. *Child Development*, 84, 283–296.

［54］ Kochanska, G., Philibert, R.A., Barry, R.A. (2009). Interplay of genes and early mother-child relationship in the development of self-regulation from toddler to preschool age. *Journal of Child Psychology and Psychiatry*, 5, 1331–1338.

［55］ Krikken, J.B. et al. (2012). Child dental anxiety, parental rearing style and referral status of children. *Community Dental Health*. 29, 89–92.

［56］ Krikken, J.B., Veerkamp, J.S.J. (2008). Child rearing styles, dental anxiety, and disruptive behavior; an exploratory study. *European Archives of Paediatric Dentistry*. 9 supplement 1, 23–28.

［57］ Kupietzky, A., Tal, E., Vargas, K.G. (2013). Parental cooperation scale in the pediatric dentistry setting: reliability and criteria. *Journal of Clinical Pediatric Dentistry*, 37, 157–161.

［58］ Lay, K., Waters, E., Park, K.A. (1989). Maternal responsiveness and child compliance: The role of mood as a mediator. *Child Development*, 60, 1405–1411.

［59］ Locker D., Liddell, A.M. (1991). Correlates of dental anxiety among older adults. *Journal of Dental Research*, 70, 198–203.

［60］ Long, N. (2004). The changing nature of parenting in America. Pediatric Dentistry, 26, 121–124.

［61］ Maccoby E.E. (1991). The role of parents in the socialization of children: An historical overview. *Developmental Psychology*,

28, 1006–1017.

[62] Maccoby, E.E., Martin, J.A. (1983). Socialization in the context of the family: Parent-child interaction. In Mussen, P., Hetheringon, E.M. (Eds). *Handbook of Child Psychology, Volume IV: Socialization, personality, and social development.* 1–101. New York: Wiley, 4th Ed.

[63] Mahoney, L., Ayers, S., Seddon, P. (2010). The association between parent's and healthcare professional's behavior and children's coping and distress during venipuncture. *Journal of Pediatric Psychology,* 35, 989–995.

[64] Marcum, B.K., Turner, C., Courts, F.J. (1995). Pediatric dentists' attitudes regarding parental presence during dental procedures. *Pediatric Dentistry*, 17, 432–436.

[65] Martin, S.R. et al. (2011). Changing healthcare provider's behavior during pediatric inductions with an empirically based intervention. *Anesthesiology*, 115, 18–27.

[66] McGuire, S., Dunn, J., Polmin, R. (1995). Maternal differential treatment of siblings and children's behavioral problems: a longitudinal study. *Development and Psychopathology*, 7, 515–528.

[67] McKernon, W.L. et al. (2001). Longitudinal study of observed and perceived family influences on problem-focused coping behaviors of preadolescents with spina bifida. *Journal of Pediatric Psychology*, 26, 41–54.

[68] McMurtry, C.M. et al. (2010). When "don't worry" communicates fear: children's perceptions of parental reassurance and distraction during a painful medical procedure. *Pain*, 150, 52–58.

[69] Morrison, I. et al. (2004). Vicarious responses to pain in anterior cingulate cortex: is empathy a multisensory issue? *Cognitive & Affective Behavioral Neuroscience*, 4, 270–278.

[70] O'Connor, T.G., Rutter, M., and the English and Romanian Adoptees Study Team. (2000). Attachment disorder behavior following early severe deprivation: Extension and longitudinal follow-up. *Journal of the American Academy of Child and Adolescent Psychiatry*, 39, 703–712.

[71] Paulussen-Hoogeboom, M.C. et al. (2007). Child negative emotionality and parenting from infancy to preschool: A meta-analytic review. *Developmental Psychology*, 43, 438–453.

[72] Pedro, H., Barros, L., Moleiro, C. (2010). Brief report: Parents and nurses' behaviors associated with child distress during routine immunization in a Portuguese population. *Journal of Pediatric Psychology*, 35, 602–610.

[73] Peretz, B. and Zadik, D. (1998). Attitudes of parents toward their presence in the operatory during dental treatments to their children. *Journal of Clinical Pediatric Dentistry.* 23, 27–30.

[74] Piira, T. et al. (2005). The role of parental presence in the context of children's medical procedures: A systematic review. *Child: Care, Health, and Development*, 31, 233–243.

[75] Pinkham, J. (1991). An analysis of the phenomenon of increased parental participation during the child's dental experience. *Journal of Dentistry for Children*, 58, 458–63.

[76] Powers, K.S. and Rubenstein, J.S. (1999). Family presence during invasive procedures in the pediatric intensive care unit. *Archives of Pediatrics and Adolescent Medicine*, 153, 955–958.

[77] Powers, S.W. (1999). Empirically supported treatments in pediatric psychology: procedure-related pain. *Journal of Pediatric Psychology*, 24, 131–145

[78] Reitz, E. et al. (2006). Longitudinal relations among parenting, best friends, and early adolescents problem behavior. *Journal of Early Adolescence*, 26, 272–295.

[79] Repetti, R. L., Taylor, S. E., Saxbe, D. (2007). The influence of early socialization experiences on the development of biological systems. In: Grusec, J. and Hastings, P., editors. *Handbook of Socialization.* New York, NY: Guilford. 124–152.

[80] Rodriguez, D.M. et al. (2012). Multimethod assessment of children's distress during noninvasive outpatient medical procedures: Child and parent attitudes and factors. *Journal of Pediatric Psychology*, 37, 557–566.

[81] Roustit, C., Chaix, B., Chauvin, P. (2007). Family breakup and adolescents' psychosocial maladjustment: Public health implications of family disruptions. *Pediatrics*, 120, e984-e991.

[82] Slagt, M. et al. (2012). Longitudinal associations between mothers' and fathers' sense of competence and children's externalizing problem: the mediating role of parenting. *Developmental Psychology*, 48, 1554–1562.

[83] Smith, T.A. and Heaton, L.J. (2003). Fear of dental care. Are we making any progress? *Journal of the American Dental Association*, 134, 1101–1108.

[84] Sulik, M.J. et al. (2012). Interactions between serotonin transport gene haplotypes and quality of mothers' parenting predict the development of children's noncompliance. *Developmental Psychology*, 48, 740–754.

[85] Teti, D.M. and Cole, P.M. (2011). Parenting at risk: new perspectives, new approaches. *Journal of Family Psychology*, 25, 625–634.

[86] Thompson, R.A. (1994). Emotion regulation: a theme in search of definition. *Monographs of the Society for Research in Child Development*, 59, 25–52.

[87] Uman, L.S. et al. (2008). A systematic review of randomized controlled trials examining psychological interventions for needle-related procedural pain and distress in children and adolescents: An abbreviated Cochrane Review. *Journal of Pediatric Psychology*, 33, 842–854.

[88] Valiente C. et al. (2004). The relations of parental expressivity and support to children's coping with daily stress. *Journal of Family Psychology*, 18, 97–106.

[89] Valiente, C., Lemery-Chalfant, K., Reiser, M. (2007). Pathways to problem behaviors: Chaotic homes, parent and child effortful control, and parenting. *Social Development*, 16, 249–267.

[90] van der Gaad, C., Minderaa, R.B., Keysers, C. (2007). Facial expressions: What the mirror neuron system can and cannot tell us. *Social Neuroscience*, 2, 179–222.

[91] Venham, L., Bengstron, D., Cipes, M. (1978). Parent's presence and the child's response to dental stress. *Journal of Dentistry for Children*, 45, 213–217.

[92] Versloot, J. and Craig, K.D. (2009). The communication of pain in paediatric dentistry. *European Archives of Paediatric Dentistry*, 10, 61–66.

[93] Volling, B.L. (2005). The transition to siblinghood: a developmental ecological systems perspective and directions for future research. *Journal of Family Psychology*, 19, 542–549.

[94] Volling, B.L. (2012). Family transitions following the birth of a sibling: An empirical review of changes in the firstborn's adjustment. *Psychological Bulletin* 138, 497–528.

[95] Volling, B.L. and Elins, J.L. (1998). Family relationships and children's emotional adjustment as correlates of maternal and paternal differential treatment: a replication with toddler and preschool siblings. *Child Development*, 69, 1640–1656.

[96] Volling, B.L., McElwain, N.L., Miller, A.L. (2002). Emotion regulation in context: the jealousy complex between young siblings and its relations with child and family characteristics. *Child Development*, 73, 581–600.

[97] Walker, L. et al. (2006). Parent attention versus distraction: impact on symptom complaints by children with and without chronic functional abdominal pain. *Pain*, 122, 43–52.

[98] Wolfram, R.W., Turner, E.D. (1996). Effects of parental presence during children's venipuncture. *Academic Emergency Medicine*, 3, 58–64.

［99］ Wright, G.Z. (1983). Parent-child separation. In: *Managing Children's Behavior in the Dental Office*. Wright, G.Z., Starkey, P.E., Gardner, D.E. Eds. CV Mosby Co. 57–74.

［100］ Wright, G.Z. and Stigers, J.I. (2011). Nonpharmacologic management of children's behaviors. In: *Dentistry for the Child and Adolescent*, 9th *Ed.* Dean, J.A., Avery, D.R., McDonald, R.E. Eds. Mosby. 27–40.

［101］ Zeanah, C.H., Fox, N.A. (2004). Temperament and attachment disorders. *Journal of Clinical Child and Adolescent Psychology*, 33, 32–41.

延伸阅读

［102］ Arnup, K. et al. (2002). Attitudes to dental care among parents of uncooperative vs. cooperative child dental patients. *European Journal of Oral Science*, 110, 75–82.

［103］ Bowlby, J. (1969). Attachment and loss. Volume 1: Attachment. Basic books.

［104］ Bowlby, J. (1972). Attachment and loss. Volume 2: Separation. Basic books.

［105］ Eisenberg, N., Smith, C.L., Spinrad, T.L. (2011). Effortful control. Relations with emotion regulation, adjustment, and socialization in childhood. In: *Handbook of self-regulation: research, theory, and applications*. 2nd *Ed.* Vohs, K.D., Baumeister, R.F. Eds. The Guildford Press. 263–283.

［106］ Ganiban, J.M. et al. (2011). Understanding child-based effects on parenting: Temperament as a moderator of genetic and environmental contributions to parenting. *Developmental Psychology*, 47, 676–692.

［107］ Rothbart, M.K. and Bates, J.E. (2006). Temperament. In: *Handbook of child psychology: Vol. 3. Social, emotional, and personality development 6th Ed.* Eisenberg, N., Damon, W. Eds. Wiley. 99–166.

第 5 章　建立牙科之家
Establishing a Dental Home

Anna B. Fuks, Ari Kupietzky

低龄儿童龋（ECC）的诊断与治疗一直是牙科医师关注的重要问题。事实上，在 20 世纪开始时就有关于针对婴幼儿牙科治疗的报道。调查表明：从 2 岁至 5 岁，儿童乳牙患龋率在增加。为了改善低龄儿童龋的形势，在 20 世纪 80 年代时，儿牙医师就开始建议儿童口腔检查应该在 1 岁或更早时间开始。

口腔健康宣教，一直是解决 ECC 问题低成本的重要举措。其中一个最早提供口腔健康宣教课程的机构是"婴幼儿诊所"（早期干预中心），它于 1986 年建立于巴西隆德里纳州立大学。目的是对家长进行口腔健康宣教，保持良好的口腔健康状况，让家长和儿童对于牙科有个正面的认识。给准父母们在产前准备的口腔健康宣教课程应很早就开始，并且还包括口腔疾病的预防讲座。美国也出现了类似的模式，称之为"牙科之家"。这个相对较新的概念蕴含了口腔预防的理念，已被列入美国儿童牙科学会指南（2010）。新项目的报告表明业界对这种新方法的接受与认可，而事实上，最近出版了一本关于婴幼儿牙科的书（Berg and Slayton 2009）。

本章节从不同的视角来介绍牙科之家——患者自我管理的角度。牙科之家如何影响儿童以后的牙科就诊行为以及儿牙医师和家长之间的关系？本章还介绍了如何让 1 岁儿童配合口腔检查及治疗，1 岁是建立牙科之家的推荐年龄。对于临床医师来说，治疗一个 1 岁的儿童相较于大龄儿童是完全不同的。1 岁和 2 岁的儿童虽只有一年的年龄差距，但在认知、生理和牙科就诊行为间存在很大差异（见第 2 章）。

之前和后面章节中讨论的所有患者行为管理技术都需进行有效沟通。这就可以得出结论：需要建立适宜的人际关系。合理的患者行为管理和治疗可以在友善、亲切的环境中实现。这种理念被我们儿科同仁们称为"医疗之家"。医疗之家的概念是美国儿科学会在 1967 年引进的。在当时它被认为是一个可以获得儿童所有医学信息的主要来源。它主要关注那些有特殊需求和低收入的家庭，为贫困儿童寻求医院急诊室的基本医疗救助。在 1992 年，医疗之家概念扩大，被定义为一个以家庭为中心，为所有婴儿和儿童提供全面、持续、协调的健康护理组织。在 2002 年，组织机构进一步扩展并践行了该定义，要求训练有素的私人医师与患者建立持久关系，在给每位患者提供第一次医疗服务之后，继续为病患提供持续、全面的医疗服务。医疗之家现在适用于所有的儿童，确保每个家庭都有一位自己熟悉的医疗服务提供者。医疗之家的理念力求在各类第三方支付系统、政府资助、人才市场繁复变化的当今保持持续和稳定。这种策略是有效的：研究表明公共卫生医疗家庭模式使得合理的保健服务更多是在初级保健中心，而非急诊室。此外，它能提供更好的预防保健、更高水平的疾病管理、低成本资源利用（Devries et al. 2012, Hearld and Alexander 2012）。

婴幼儿口腔护理指南被美国儿童牙科学会（AAPD）在 2001 年正式通过。在 2010 年，AAPD 重申了"牙科之家政策"，包括从患者、患者的父母与牙科、非牙科从业者的互动影响到口腔健康状况的各个方面。也是在 2010 年，美国儿童牙科学会（AAPD）重申它的定义，称之为"牙医与患者之间持续的关系，包括口腔健康护理的各个方面，是以一种全面、持续、协调并以家庭为中心的方式进行的。开始建立牙科之家的年龄应始于 12 个月，且包括在适当的时候转诊给专科医师"（AAPD 参考手册，2012）。这个理念打造了一个让所有家庭都能享受定期、全面医疗护理的场所，并让每位成员深刻感受到理解和尊重。经验表明与儿童患者保持长期友好的关系有很大的价值，他们因此更能接受和配合一些较为困难的治疗。然而，这只能以家庭与牙科之家关系和睦为前提。目前，还有一种医疗体系是突发和急诊治疗（Feigal 2001）。

在熟悉和令人愉悦的外界环境中，可以有效缓解儿童治疗的压力。牙科之家可以促使家长建立早期和定期护理的依从性。这是预防牙科的基石，很大程度上会使孩子更好地接受牙科治疗。

牙科之家的一个主要目标是预防 ECC。虽然尚未被研究证实，但是研究人员和临床医师认

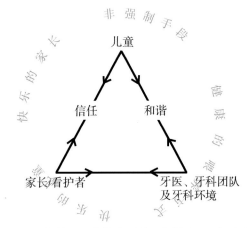

图 5-1 理想情况下的儿童牙科三角模型：1 岁时建立牙科之家的概念。

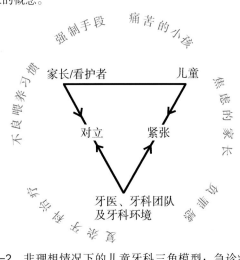

图 5-2 非理想情况下的儿童牙科三角模型：急诊状况下的首次就医。

为牙科之家的益处是在于把重点放在了疾病预防和护理方面，以及更好地满足个人需求的针对性保健，以获得更好的健康结果（Nowak and Casamassimo 2008）。牙科之家的好处还包括早期牙科干预和预防服务，不仅可降低后期治疗费用，还能减少创伤大、难度高的牙科治疗（Doykos 1997；Savage et al. 2004）。未经及时治疗的口腔疾病可能导致孩子住院，并让孩子暴露于镇静和麻醉的健康风险中（Newacheck et al. 2000）。然而，牙科之家对牙科护理的潜在优势在于，在生长发育早期建立牙科之家，可降低孩子对看牙的焦虑或恐惧。这就是本章包含在一本专门针对患者管理的书中的原因。再次强调，重点是疾病的预防。

综上，我们可以得出这样的结论：建立牙科之家是打造健康、平衡、稳定、和谐的儿童牙科三角模型的早期基础（图 5-1）。1 岁时的就诊为建立牙医与家长、孩子之间的良好关系提供了理想的条件。这样孩子没有疼痛，陪伴的父母也没有压力和焦虑。在该健康三角形中，牙医和家长位于三角形底部，孩子位于三角形顶点。牙科团队和家长是团队成员，在三角形同一侧支撑孩子完成牙科治疗。相反的，如果一个 2 岁的有 ECC 的孩子第一次在牙医面前进行治疗肯定是充满恐惧、饱受疼痛的，这是非常不理想的儿童牙科三角模型（图 5-2）。当孩子被诊断为低龄儿童龋时，许多父母会感到内疚，并伴随焦虑和压力，当牙医解释病因和讨论治疗方案时，许多家长扮演着保护者的角色，牙科团队就处于三角形的一侧，成了孩子和家长的对立面。力量失衡使三角形处于不稳定和脆弱的状态，牙科团队处于劣势，而牙医之家的早期建立则会避免这种不愉快的开始。

案例 5.1

G. 太太致电儿牙医师的诊所，为她 13 个月大的女儿预约首次就诊。前台从母亲的声音中感受到了诸多的犹豫。"我的朋友告诉我应该带 Kayla 就诊，但我咨询我的牙医何时开始带我的女儿就诊，他告诉我四五岁！我想知道牙医会如何让 Kayla 张口，因为我给她洗澡和

刷牙的时候都有困难。" 前台一再保证 Ann 医师和全体工作人员很会与小朋友互动，即使是比 Kayla 更小的孩子方面都有着丰富的经验，并告诉 G. 太太，儿牙医师和儿科医师一样，在就诊过程中是有能力帮助到 G. 太太和 Kayla 的。于是 G. 确定了预约。

案例 5.1，讨论：前台是牙科诊室的首位接触者。在这个案例中前台需要让母亲安心，确认带孩子在 1 岁时就诊是正确的事情。很明显建立牙科之家对 Kayla 来说是多么重要。她妈妈在电话里提到 Kayla 在家没有得到合适的口腔护理，因此她需要得到正确的喂养习惯、氟化物的使用、如何给小孩子刷牙等方面的指导。她对就诊的困惑和疑虑非常典型，尤其 Kayla 是她第一个小孩。学界对首次就诊的时机普遍有不同看法。而由儿科医师或家庭医师推荐的话就提供了更多的可信性。许多全科牙医或因为无知，或因为他们不能很好地管理小孩子，因此不能理解早期进行牙科就诊的有效性，从而给家长提供了错误的信息。网络上很多关于这些的解释能帮助缓解家长的早期焦虑。

尽管牙科之家的概念已提出超过 10 年，2011 年一项针对父母的调查显示大多数父母仍不知道这一概念（Kagihara et al. 2011）。大多数调查对象（84.8%）不知道在孩子 12 个月时为其建立牙科之家的建议。他们的答复及解释如下：

- "我上个星期才知道 1 岁时该去牙科就诊这个说法，我应该早做这事。"
- "一些家庭需要科普，另外一些家庭则告诉我们他们在孩子 1 岁时就去牙医那儿进行口腔健康检查，但被拒绝，因为牙医不遵循这个标准。"
- "许多人认为他们可以等到孩子上学或者换牙。"
- "不，我们经常听到的是 3 岁再去检查。"
- "是的，但如果孩子长期患病，其他健康问题常会摆在首位，不能吃饭了才随后带去看牙医。"

- "一点儿都不关心。口腔卫生保健跟其他疾病比，不会是优先考虑的，因为大多数家庭认为乳牙不重要。"

尽管 AAPD 建议孩子在萌出第一颗牙齿时看牙医或不晚于 12 个月，业界的进展一直很缓慢。1997 年，被调查的 AAPD 成员中约 73% 认同这项政策，但只有 47% 的人对 12 个月左右大的孩子做了检查（Erickson and Thomas 1997）。很多儿牙医师不接受 AAPD 的牙科之家政策，在这项政策颁布 10 年后，也未对婴儿的口腔进行检查。

过去 10 年，AAPD 成员的态度和做法有显著改善。最近对 APPD 成员关于婴幼儿口腔保健观念的一项调查显示 91% 的人认同这项政策，90% 有对婴幼儿口腔状况进行评估（Bubna et al. 2012）。但是有关牙科之家和早期护理的价值好像仍然存留疑问。当换种方式提问 AAPD 成员时，发现医师们对政策的理解和认同存在着巨大的差异。当问到没有症状的孩子什么年龄适合去首次看诊，只有 47% 的人会回答 12 个月大的时候。当问到为什么不对婴儿口腔状况进行评估，医师们会有各种理由。最普遍的理由是他们认为"家长没有意识到婴儿口腔状况评估的重要性"，第二个常见原因是"目前没有明确规定评估的时机"。

因此，似乎不能实施早期预防的最大原因是没有得到儿牙医师的支持。大多数孩子的看护者不知道正确的婴儿口腔护理方法和会引起牙齿疾病的各种因素。很多家长没有意识到奶瓶的不合理使用会有害于孩子的牙列发育，那么如何对家长进行早期的指导呢？一项来自 APPD 成员的建议是让儿科医师和初级保健医师知道早期牙齿检查的重要性。美国儿科学会（AAP）有项政策，建议儿科医师从孩子 6 个月开始进行口腔健康风险评估，有患龋风险的患者进入到"在 6~12 个月时由牙医提供积极的先期指导和干预计划"中（Hale 2003）。

另外一个 AAPD 成员提出的同样重要的建议是对全科牙医、牙科学生、临床医师进行关于婴儿的口腔卫生保健和建立牙科之家的教育与训练。艾奥瓦州和俄亥俄州的调查显示，不到 15% 的牙医相信并对婴幼儿进行口腔检查（Wolfe et al. 2006；Siegal and Marx 2002），很少有全科牙医会检查3岁以下孩子的口腔（Seale and Casamassimo 2003）。目前，本科教育对婴幼儿牙科的教育是缺乏的。McWorter等关于美国牙科学校关于婴幼儿口腔健康教育课程的报告（2001）发现，婴幼儿口腔健康的教育时长是2小时20分。超过一半的牙学院课程没有提供婴幼儿口腔检查的实践操作项目。因为全科牙医数目远多于儿牙医师，且大多数的孩子是由全科牙医来检查，因而这些建议极为重要。

案例 5.2

Sue医师带着18个月的Joey和他妈妈进入诊室，进行孩子的第一次牙齿检查。她让母亲坐在牙椅上，孩子躺在她身上。Sue医师用口镜检查孩子的口腔和牙齿，助理调整灯光。Joey拒绝张嘴，当牙医强制让其张嘴时，Joey开始大哭，母亲觉得不安并中断了检查。她指责Sue不够耐心，不懂如何和她孩子互动。"如果你跟Joey解释了他需要检查牙齿，他就不会哭。我们都是在跟他解释并经过他同意才做的。"

案例5.2，讨论：孩子处于"妈妈抱"的体位（看护者躺在牙椅上，胳膊包绕着婴幼儿）。全科医师常用这个姿势检查孩子，但不建议用于检查幼儿。母亲躺在"妈妈抱"的位置可能会感到不安和不受控制，她不能看到牙医对她的孩子在做什么。相反，"膝对膝"体位，孩子可以看到母亲的脸，母亲也可以控制孩子的活动，这可以让孩子和母亲都安心。前一种体位孩子只能看到牙医及助理和头顶的亮灯。

牙医在开始前并没有先询问、引导及帮助母亲对18个月小孩的检查建立合理期望（表5-1幼儿期发育时间表）。理解牙科检查的重要性是超过18个月孩子的能力范围的，首次就诊的父母可能有不合理的期望。

幼儿理想的就诊时间是早上，避开睡觉（休息）时间。随身携带孩子喜欢的玩具或毯子。如果可能，

通过书面信件或电子邮件告知父母不要将自己的恐惧感传递给孩子，可以让孩子了解看牙时通常会发生的事情。

有各种各样的体位来辅助婴幼儿进行口腔检查。例如，通过提高和调整牙椅，使其类似于内科医师的检查床。婴幼儿平躺于牙椅的末端，其下铺好干净的毛巾或床单。这个位置可以让牙医直视患儿的口腔内部。

对患者、父母、牙医最有效和舒适的位置，是"膝对膝"位。让幼儿坐在成年监护者的大腿上（图5-3~图5-6），和监护者进行亲切温和的交流。牙医坐在家长的对面，与家长膝盖相互接触。让孩子面向牙医，触摸孩子的手，碰触手臂。温柔地说话，并保持微笑。在这段"热身"时间里，进行简短的咨询。让父母把孩子180°转身，使孩子面向家长。幼儿被放在父母的腿上，面向父母，孩子的双腿环裹住父母的腰。父母握着患儿的手，孩子往后躺下，将头枕在牙医的大腿上。这个位置可以让孩子在最低限度的约束下接受牙医检查，同时能看到和感觉到父母。这个位置也可以同时为父母和牙医提供较好的口腔检查视野。

除了膝对膝检查，另一个选择是使用一个缓冲垫装置（图5-7）。一个有围挡的缓冲垫装置可以随着孩子弯曲，使向后靠的感觉更安全。比起让婴幼儿直接躺在牙医的膝盖上，有些家长可能更喜欢这种方式。但使用一个新的装置，也可能让检查显得太过正式和有威胁性，这可能会吓到孩子。

当接触非常年幼的患者时（或任何其他患者），应从触诊开始。因为年幼的孩子常常不能理解检查过程，临床医师慢慢地从口外检查开始，轻轻地触摸孩子的脸，平静地说话。语音对所有的孩子都很重要，它可能是牙医最重要的行为管理方法之一，尤其是在对待低龄儿童的时候。即使孩子不能理解语言，平稳舒缓的声音也有助于孩子放松。在进行口内检查前，牙医要向父母解释检查过程不会伤害到孩子。许多年幼的孩子即使一开始表现比较配合，在口内检查时也可能开

表 5-1　幼儿期发育时间表——12~18 个月 *

认知发育	语言发育	社会 / 情感发育	运动技能
· 在照片中识别家庭成员 · 认识因果关系 · 能够在明显的替代物之间做出选择 · 开始解决问题 · 记忆力加强	· 具备 4~10 个词汇量（13~15 个月） · 具备 10~20 个词汇量（18 个月） · 可以听懂和应答简单的指令	· 当探索环境时，要求看护者在可见范围内 · 要求个人关注 · 表现出顽固 · 不会分享 · 响应简单的要求	· 用手指和拇指捡起小物体 · 能堆高方块 · 能抛球 · 很好地走路 · 会翻书页 · 可以持物行走

* 基于 ACT：儿童护理与教育专业职业发展，人力资源部，http://www.acetonline.org/child_dev_milestone.pdf.

始哭闹。在口腔检查期间，大部分家长都很重视医师的术前沟通。同时为了避免其他患儿不安，做好解释工作也是很有必要的。从父母抱着孩子那刻起，牙医就应该尝试和父母、患儿同时保持沟通。患儿不知道接下来会发生什么，因此想让他们不说话是不现实的。通过食指在牙齿和面颊部或牙龈和面颊部之间滑动，然后轻轻按压下颌支部，是很容易将口腔打开的。然而，另一个可以达到同样目的的较温和的方法，是由牙医助理帮忙抚摸孩子的肚子。这样可以让很多婴幼儿放松下来，同时，他们的嘴巴也会自主地张开来。一旦张口，就要尽量在离开口腔之前努力完成口腔检查。

　　总之，在给婴幼儿检查口腔时，有几点是非常重要的：

1. 开始时，不使用器械，仅做触诊检查，因为在患儿口腔里使用器械很不方便，而且如果患儿突然做出不可预测的动作，可能对患儿造成伤害。
2. 如果可能，尽量避免使用灯光，如果需要使用，要避免照射患儿眼部。
3. 在器械进入、离开口腔时，或者在牙齿间进行操作时，应将一根手指放置在检查探针的附近。
4. 如果患儿不肯张口，可使用开口器。小型 Molt 开口器非常实用。小型 Molt 开口器是一种温和的器械，可以事先准备，由 4 个或 5 个胶带包裹的舌片构成，也可以购买成品（图 5-8）。

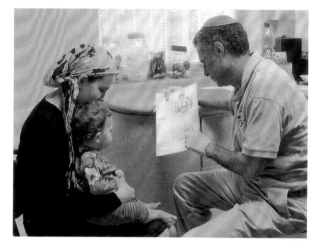

图 5-3　婴幼儿检查：初步询问和预先引导。即使孩子不能理解语言，平稳舒缓的声音也有助于孩子放松。

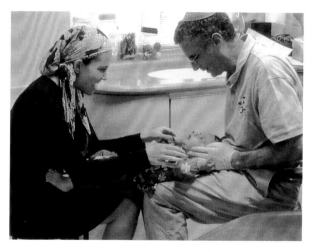

图 5-4　婴幼儿检查：在膝对膝位置，孩子能看到妈妈的脸，同时妈妈能控制孩子的动作。妈妈能够对孩子和牙医进行观察和交流。

（a）

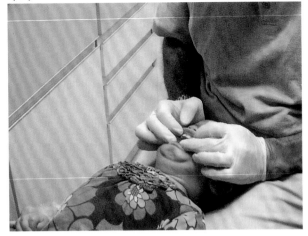

（b）

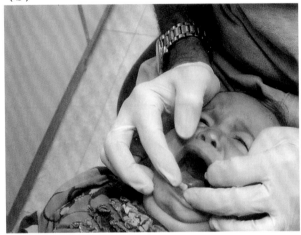

图5-5 婴幼儿检查：从触诊开始，不使用器械（a）。哭闹会便于检查，因为当孩子哭闹时，嘴巴处于张开状态（b）。

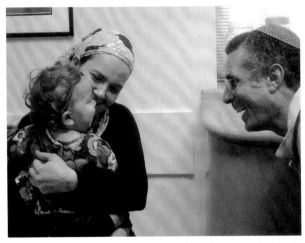

图5-6 当他们坐起来并得到父母的一个拥抱，大多数孩子会立即恢复平静。

（a）

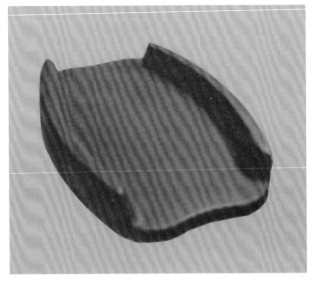

（b）

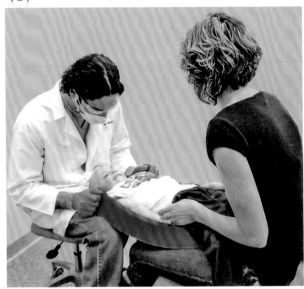

图5-7 一个有围挡的缓冲垫装置可以随着孩子弯曲，后靠时感觉更安全（a）。比起让婴幼儿直接躺在牙医的膝盖上，有些家长可能更喜欢这种方式（b）。但另一方面，使用一个新的设备，让检查显得太过正式和有威胁感，这可能会吓到孩子。（Courtesy of Specialized Care Co,Inc. Hampton, NH.）

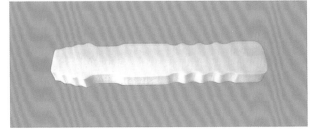

图5-8 开口器。（Courtesy of Specialized Care Co,Inc. Hampton, NH.）

案例 5.3

2 个 4 岁的小朋友，因在学校发生头部碰撞而来到儿牙诊所就诊。2 个孩子都有父母陪同，来时嘴部已经出血，Sue 2 岁时就开始做口腔检查，并且近年来一直做体检。Jack 从未做过口腔检查，这次是他和妈妈第一次来到口腔诊室。Jack 哭闹不止且情绪不安，母亲也烦躁紧张。相反，Sue 虽然有一点点紧张，但是她对医院、医师和工作人员都很熟悉，她期望能得到会给她的奖品。医师曾经告诉 Sue 妈妈，这样的意外是很可能发生的，所以真正发生时 Sue 妈妈也不会太紧张。"孩子就是孩子，这也是为什么说孩子会和自己的牙齿同时成长"。但另一边，在听到牙医告知孩子的牙齿没有因为相撞断裂只是嘴唇受伤撕裂，但是牙齿龋坏相当严重时，Jack 的妈妈非常的焦躁。为了让孩子镇静，妈妈给他一瓶苹果汁，当听牙医说因为表现出 ECC 的进展症状，不光前牙而且磨牙也需要做进一步口腔治疗时，Jack 妈妈非常震惊。

Sue 经过 X 线片检查后离开，但是 Jack 拒绝 X 线片检查，转而在全身麻醉下做修复性治疗，这也是家长的意向。

案例 5.3，讨论：显然，Jack 妈妈处于很不利的境况之中，她第一次见牙医是在紧急情况之下的不得已而为之。如果她有机会在早前建立牙科之家，这种情况是完全可以避免的。牙科之家的概念不仅对孩子的口腔健康和缓解牙科焦虑有益，而且对缓解父母的牙科焦虑也有益处。这可不是一个不重要的问题。

第 1 章描述了牙科恐惧的循环。学者们对父母焦虑及其对孩子口腔健康、焦虑和行为的影响已进行了深入研究（图 5-9）。这种焦虑会影响孩子的口腔健康，长此以往也会对孩子将来的恒牙带来潜在的不利影响（Shearer et al. 2011）。尽管父母对学龄前儿童的口腔健康负有责任感，但其焦虑可能会对孩子的口腔保健的态度和习惯带来不良影响。患有重度牙科焦虑症的母亲可能不愿意他们的孩子接受到内心以为的"非常可怕"的牙科经历。尽管有明确和常见的 ECC 病源途径（包括细菌、饮食），但这些途径仍有可能由于其他因素的介入而改变，包括社会经济学、文化、种族背景，还有父母的牙科焦虑（Seow et al. 2009）。因此，研究建议应该对孩子的口腔健康预防予以

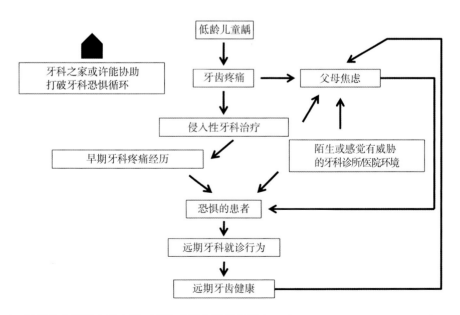

图 5-9 早期建立牙科之家有助于破除或避免牙科恐惧症。（Courtesy of Dr. Ari Kupietzky）

更多关注，不仅是从孩子的性格考虑，还应包括父母亲的焦虑相关行为（Goettems et al. 2012）。

牙医提醒 Sue 的母亲，关于幼儿在寻求独立和学习走路的 2~4 岁的阶段可能会出现的意外创伤，并告知创伤性事件中可能会具体发生什么情况，以及应当采取何种措施。牙医的前期指导不应仅限于解释龋齿的发生机制，还应包括紧急情况的相关知识。其他的宣教话题还包括口腔发育牙齿萌出的方式、氟化物的使用、家庭口腔卫生、母乳喂养、使用安抚奶嘴与吸吮拇指对幼儿的影响，以及营养和饮食。

总结

本章介绍了一些牙科之家的背景知识，这是一个相对比较新的概念。本书将牙科之家的内容收纳在内是因为在牙科之家的儿童一般都很少有严重的牙齿问题，更重要的是，他们和他们的父母有更好的口腔保健的态度。以上的案例也证实了这些观点。本章节也为缺乏婴幼儿口腔检查经验的医师详细介绍了一些技巧。

参考文献

［1］ American Academy of Pediatric Dentistry Policy on the Dental Home. (2012). *Pediatric Dentistry*, 34, 24–25.

［2］ Berg, J. and Slayton, R. (2009). *Early Childhood Oral Health*, Wiley-Blackwell, Ames, Iowa.

［3］ Bubna, S. et al. (2012). Infant oral health care: beliefs and practices of American Academy of Pediatric Dentistry members. *Pediatric Dentistry*, 34, 203–209.

［4］ Casamassimo, P. (2001). Maternal oral health. *Dental Clinics of North America*, 45, 469–478.

［5］ Cunha, R.F. et al. (2000). "Dentistry for babies: A preventive protocol". *ASDC Journal of Dentistry for Children*, 67, 89–92.

［6］ Cunha, R.F., Matos, J.X., Marfinati, S.M. (2004). "Dentistry for babies: Why do parents seek dental care?" *Journal of Clinical Pediatric Dentistry*, 28, 19–34.

［7］ Devries, A. et al. (2012). Impact of medical homes on quality, healthcare utilization, and costs. *The American Journal of Managed Care*, 18, 534–544.

［8］ Doykos J.D. III. (1997). Comparative cost and time analysis over a two-year period for children whose initial dental experience occurred between ages 4 and 8 years. *Pediatric Dentistry*, 19, 61–62.

［9］ Dye, B.A. et al. (2007). Trends in oral health status: United States, 1988–1994 and 1999–2004. National Center for Health Statistics. *Vital and Health Statistics*, 11, 1–92.

［10］ Erickson, P.R. and Thomas, H.F. (1997). A survey of the American Academy of Pediatric Dentistry membership: Infant oral healthcare. *Pediatric Dentistry*, 19, 17–21.

［11］ Feigal, R.J. (2001). Guiding and managing the child dental patient: a fresh look at old pedagogy. *Journal of Dental Education*, 65, 1369–1377.

［12］ Goettems, M.L. et al. (2012). Influence of maternal dental anxiety on the child's dental caries experience. *Caries Research*, 46, 3–8.

［13］ Hale, K.J. (2003). Oral health risk assessment timing and establishment of the dental home. American Academy of Pediatrics Section on Pediatric Dentistry. *Pediatrics*, 111, 1113–1116.

［14］ Hearld, L.R. and Alexander, J.A. (2012). Patient-centered care and emergency department utilization: a path analysis of the mediating effects of care coordination and delays in care. *Medical Care Research and Review*, 69, 560–580.

［15］ Kagihara, L.E. et al. (2011). Parents' perspectives on a dental home for children with special health care needs. *Special Care Dentistry*, 31, 170–177.

［16］ McWhorter, A.G., Seale, N.S., King, S.A. (2001). Infant oral health education in U.S. dental school curricula. *Pediatric Dentistry*, 23, 407–409.

［17］ Newacheck, P.W. et al. (2000). Access to health care for children with special health care needs. *Pediatrics*, 105, 760–766.

［18］ Nowak, A.J. and Casamassimo, P.S. (2009). *The Dental Home in Early Childhood Oral Health* (eds J. Berg and R. Slayton), 154–169. Wiley-Blackwell, Ames, Iowa.

［19］ Savage, M.F. et al. (2004). Early preventive dental visits: effects on subsequent utilization and costs. *Pediatrics* 114, 418–23.

［20］ Seow, W.K. et al. (2009). Case-control study of early childhood caries in Australia. *Caries Research*, 43, 25–35.

［21］ Seale, N.S. and Casamassimo, P.S. (2003). Access to dental care for children in the United States: A survey of general practitioners. *Journal of the American Dental Association*, 134, 1630–1640.

［22］ Shearer, D.M. et al. (2011). Does maternal oral health predict child oral health-related quality of life in adulthood? *Health and Quality of Life Outcomes*. Jul 7;9:50.

［23］ Siegal, M. and Marx, M. (2002). Ohio dental care providers' treatment of young children. *Journal of the American Dental Association*, 136, 1583–1591.

［24］ Wolfe, J.D. et al. (2006). Survey of Iowa general dentists regarding the age 1 dental visit. *Pediatric Dentistry*, 28, 325–331.

第 6 章 非药物性行为管理方法
Non-Pharmacologic Approaches in Behavior Management

Gerald Z. Wright, Ari Kupietzky

本书前述章节着眼于患儿及家庭，后面的章节将专门介绍儿童牙科实践中的行为管理方法及策略。

本章节致力于非药物性行为管理方法，也是当今牙医最为常用的方法。这些方法大多数由从业牙医一代又一代积累演化而来。因此，虽然一些参考资料似乎年份久远了，但在今天仍然有效。本章节的方法非常重要，因为给行为管理奠定了基础。如果无法管理孩子的行为，那么治疗将会非常困难，孩子有可能会拒绝任何牙科治疗。行为管理因此成为儿童牙科学的基石之一（Roberts et al. 2010）。

本章提到的大多数心理学术语来源于学习理论。学习理论是一门包含大量心理学研究的学科，描述了人们如何因为个人经验或行为榜样的经验来修正自己的行为模式。在学习理论中，学习是建立在刺激与反应之间的联结，也就是通常所称的 S-R 理论。

在这本书的上一版中此章节包含学习理论的介绍。但是过去的 40 多年中这个领域几乎没有任何变化，所以这一版对此进行了删除。取而代之，本章将牙科学和心理学相结合，这样更具有相关性和实用性。

行为管理的重要性及其与心理学的关系在文献中多有报道。一些是轶事篇章，一些是基于心理学原则，一些是对照研究，一些是调查专业实践。这些组合在一起，提供了丰富的信息。为了以恰当合理的方式编排和向读者呈现本章的内容，并且涵盖相关的非药物性行为管理的文献，本章文分为 5 个部分：了解你的患者、就诊前的行为矫正、有效沟通、非药物临床策略以及再训练。

1. 了解你的患者

这部分讨论了了解初诊患者的各个方面。所有工作流程，都是出于以下目的：（1）了解患儿及家长的关注点；（2）收集相关信息，以帮助我们评估孩子的配合度。

尽可能多地去了解初诊患者，以便医师以恰当的方式完成接诊。患者的资料从第一次交谈开始收集。假如父母致电牙科诊室为孩子预约，那么前台就应该建立病历档案，将重要的个人信息记录到卡片或计算机中。甚至，有经验的前台还将决定谁来接诊患儿，明确父母带孩子选择本诊所的原因，这次会诊是不是孩子的初诊等。这些问题的反馈将非常有帮助。

一旦患者直接来到诊室，牙科团队可以用两种方式问诊：（1）由父母或看护者使用纸笔问卷形式完成；（2）直接对孩子和父母问诊。有些诊所用一种方式，有些诊所以二者结合来完成。

纸笔问卷调查
问卷调查是获得信息很重要的途径，因为调查问题可以展示孩子家庭的教养方式，孩子在学校经历，或孩子的发育情况。比起其他冗长的问题列表，表 6-1 中的这些项目在临床状况更有用处，这些精心设计的问题有助于我们了解孩子更多的背景信息。

第一个问题关于孩子的智商，如果学习缓慢被勾选，则有可能需要同父母一起进一步探讨。其他 4 个问题指向临床。孩子的就诊经历相关问题来源于 Martin 等（1977）的调查，与孩子内科检查的病史相关。很多文献报道过去的就诊经历和孩子在牙科诊室的配合行为有关联。具影响力的特性是医疗接触的质量。也就是说如果一个孩子能和内科医师积极配合行为良好，那么对牙医来说很可能也会配合得比较好。

第二个对于医学问题的回答，还有另一个值得考虑的因素。对很多很小的孩子而言，"医师"这个名词意味着内科医师，在诊室检查，是内科医师还是牙科医师，都是一样的。孩子会对过往经历自己做一个概括。如果这个概括的基础是一个语词标签，这个称之为"医学概括"。孩子到了上学的年纪，有标签意味的词汇会成为自我概括的基础，因此词汇的选择显得尤为重要。

第三个问题让父母评估他们自己的焦虑水平。20 世纪 70 年代至少有 5 项研究表明母亲焦虑和她们孩子在牙科诊室的配合行为具有显著相关性。那个时候主要是由母亲陪同孩子去牙科诊室，现在是很多父亲或父母双方带孩子就诊。由于对父亲角色的理解有限，所以临床医师只能推测父亲的反应会与母亲的反应相类似。

第四个问题是问孩子是否认为自己牙齿有问题。肯定的答复表明孩子自己确认有问题，焦虑很可能会更严重（Wright and Alpern 1971）。

最后一个问题强调了父母作为儿牙治疗三角模型中成员的角色，他们可以很准确地预判孩子的配合程度。Martin 等（1977）和 Johnson 与 Baldwin（1968）的研究表明这个问题具有重大意义。

综合问卷后，临床医师最担心的是孩子会有可能不配合。Forehand 与 Long（1999）把一些不配合的孩子归到意志坚强类，这些孩子通常是独立的、坚持的、自信的。虽然这些品质具有相当积极的意义，但大多数意志坚强的孩子同时也会顽固、好辩、反抗，导致不顺从。我们可以从基于 Forehand 与 Long 研究所建立的问卷调查中（表 6-2）可以更好地了解这些孩子。

上述很多问题来自超过 40 年历史的行为科学研究。这些年来鲜有研究指导儿童牙科，所以几乎没有什么新内容。然而，医师应该认真考虑将这些问题纳入行为或健康问卷。列表的问题还会有很多，但全部列入是不切实际的。这里列举的问题经证实是非常有价值的。仔细分析问题的答案可以让细心的医师发现潜在的行为问题。

功能性问诊

在医学中，所谓的功能性问诊指的是问诊中

表 6-1　以下为可用于病史记录表的临床相关问题

您认为您孩子的学习能力怎么样？	□学习优异 □正常 □学东西比较缓慢
孩子之前看病时表现如何？	□非常好 □比较好 □不太好 □非常不好
您如何对自己此刻的焦虑（紧张，害怕）进行评估？	□很高 □比较高 □比较低
您的孩子是否觉得自己的牙齿有问题，比如崩坏、龋齿、牙龈肿？	□是 □否
您预期孩子在牙椅上的表现如何？	□非常好 □比较好 □不太好 □非常不好

表 6-2　不配合儿童可能表现出问题的生活场景（引自 Forehand, R. and Long, N. Pediatr Dent 1999: 21, 463‑468.）

意志比较强的孩子常出现问题的生活场景：

· 上床睡觉
· 早上起床
· 吃饭时
· 洗澡时
· 当您在打电话时
· 您家中有客人时
· 当您拜访其他人时
· 开车时
· 去购物时
· 去餐厅就餐时

在以上的场景中：

· 孩子有没有表现出任何问题？
· 多久出现一次？
· 您会怎么处理？
· 孩子会怎么做？

提出一系列与症状相关的问题，发现新的信息并获取当前问题背后的更多细节。在儿童牙科，主要是用来了解口腔问题，探查初诊患儿的行为表现，了解父母的态度，以及评估患儿及家长潜在的依从性。纸质问卷调查是一个起点。它提供了基本信息和线索，并引导功能性问诊。开始的第一个问题是有关学习效率的。如果家长提到孩子"学习较慢"，则需要家长提供更多真实信息。首先得问一问"您的孩子是不是在特殊班级或是在上特殊学校？"了解孩子接受的是否是特殊班级或学校教育可以提供关于患儿功能水平的信息。如果孩子在学校成绩落后或在上特殊课程，那么学习缓慢则成为患者资料中非常重要的部分。孩子必须由牙医用清晰的、具体的、不断重复的解释以及视觉教具慢慢引导。相反的，一个父母如果描述孩子学东西很快，可能孩子有学习的天赋。处理聪明孩子的重要一点就是给他们足够详细的解释说明，满足他们的好奇心。

对于很多年幼的患者，有两个有趣的问题"您的孩子几点上床睡觉？"以及"训练您孩子上厕所了吗？"如果一个孩子上床睡觉时间固定，比如晚 7 点或晚 8 点，并且在 24~36 个月时开始如厕训练，那么就说明在家时育儿练习已经形成。另一方面，3~4 岁的孩子不能按时间表上床睡觉或是未能训练按点上厕所，提示医师家庭环境存在问题。父母是否过度放纵孩子？孩子的行为是否常常不顺从？通过表 6-2 的问卷，可以获得更多信息。

功能性问诊没有止境，但是如果有成效，问题应该尽可能全面。问卷中所列信息非常有帮助。其他探究的方面还包括在家里的奖赏和强化行为。这可能提供一些线索了解父母可接受的行为管理方法。提前了解到父母不接受体罚可以避免未来使用不当方法引发的冲突。

复诊患者

目前为止，我们的讨论都是针对初诊患者。但是，我们来看看以下复诊患者的案例。

案例 6.1

Susan，11 岁，和父亲一起来诊室复查。几分钟后，Susan 被卫生士召唤进手术室。Susan 丝毫没有犹豫就跟着卫生士进去了。复查后牙医告诉父亲，Susan 的牙齿状况非常好，她是非常棒的患者。Susan 的父亲说道："我很惊讶，她几乎整夜不睡一直在担心这次看病。""是吗！"医师说："我都不知道她有这情况！"

案例 6.1，讨论：这个病例指明一点，功能性问诊不只限于初诊患者。当孩子已成为患者很长一段时间后，情况会有所变化，所以需要定期询问病史。按照她父亲的描述，孩子特别焦虑。如果牙医提前知道 Susan 的情绪状态，或许可以以不同的方式来对待她，或是跟她聊聊她情绪的问题。那么医师如何能知道上述信息呢？

复诊患者的问诊不如初诊患者的问诊细致。一般信息来源于纸质问卷提供的治疗与既往史更新信息。但是还有如表 6-3 所示的其他问题需要补充。第一个问题是询问口腔卫生状况。如果家长认为家庭口腔护理是足够的，而检查发现孩子的口腔卫生被忽视了，那就有问题。很可能是父母的期望值与牙医有差距。在这样的病例中，口腔卫生宣教很必要，需要重建卫生目标。也可能孩子的确很注意口腔卫生，但需要更多的指导。

第二个问题是一个行为问题。如果一个孩子带着恐惧来到诊室，在未来的时间里，医师团队就必须做出各种努力来降低将来的恐惧。开始诊疗的一个好办法是问患者"今天来到这里紧张不紧张？"孩子往往是很诚实的，会明确回答是或不是。"告诉我为什么。"有时回答是很简单的，"我不喜欢那东西的味道（氟凝胶）。"很多医师在诊所会准备几种氟化物口味，然后回答"我们这里有好几种口味，今天你来挑一个吧。我们找一个你喜欢的。"关键点是——如 Susan 的病例中——遗漏重要信息或根本没有发现问题。儿童治疗三角模型总是在发生变化。有经验的医师会持续更

表6-3 下列问题的答案在更新病史时会有所帮助。这可以向医师团队警告潜在的问题

您认为你的孩子维护他/她的口腔卫生做得怎么样？

□好　　　　　□还不错
□不太好　　　□不好

您的孩子是否对此次就诊表示出紧张？

□不紧张　　　□有一点儿紧张
□紧张

新患者的信息。

2. 就诊前的行为矫正

心理学家研发出了很多应用学习理论矫正患者行为的方法。行为矫正，有时被称为行为治疗，可被定义为用一种有益的方法并遵循学习理论（Eysenck 1964）法则来试图改变人的行为和情感。这套法则认为奖励性行为会越来越多地出现，而非奖励或者惩罚性行为会越来越少，甚至消失。行为治疗专家用各种情景训练方法去影响行为的改变。在本节中所说的就诊前行为矫正列举了多种能积极影响就诊前孩子行为的语言和做法。近年来使用的方法包括就诊前的邮件交流、视频示范、患者示范。

为什么要进行就诊前行为矫正？牙科焦虑症是指个体的焦虑及对预期悲观的心理状态（Klingberg 2008）。这在我们的社会中很普遍。在最近的一项调查中，583名9~12岁的孩子，仅64%表示喜欢他们上一次的看牙经历，11%不喜欢，12%惧怕看牙医（AlSarheed 2011）。这样的数据很明显说明牙科焦虑是个普遍问题。在幼儿期和青春期发展更明显（Locker et al. 2001）。参考以下案例，思考可以做些什么来预防此类情况。

案例 6.2

Sally，4岁，之前没有看过任何牙医。这是她第一次看牙医。当她和父母走进诊所时，就能听到她的哭声。越来越靠近诊室的时候Sally的哭声也渐渐加强，这似乎提示整个牙医团队来了一个很焦虑的初诊患者。进入诊所，父母说"安静！""我告诉过你今天不打针。"

案例6.2，讨论：Sally的行为有很多可能的原因。她的恐惧可能源于家庭。可能由以下几点造成：（1）行为传染；（2）威胁孩子将看牙医当作一种惩罚；（3）好意但错误的准备；（4）在孩子听得到的地方讨论牙齿问题；（5）家庭成员的态度。问题是怎样做才能缓解孩子开始牙科治疗时的焦虑情绪？

就诊前的接触

很多家长和孩子的担忧可以缓和。就诊前的接触可以为家长提供带孩子第一次看牙医的一些指导，因而增加首次就医成功的可能性，也可以减少父母的焦虑。很多诊所的流程通常是：（1）家长电话预约；（2）预约就诊时间；（3）就诊前一天电话提醒父母。几年前Tuma（1954）建议就诊前寄信给家长，解释首次就医时将会做什么。他认为这样可以修正一些孩子的行为。除了可以起到提醒就诊的目的，也建立了良好的互动。他解释道，儿童牙科管理是基于心理学的原则，他建议对良好行为进行奖赏或者作为一种喜爱之情的象征，而不能作为贿赂。他指出奖赏坏行为只会加强并建立坏习惯。所以，Tuma用心理学的语言把基本的儿童牙科管理方法解释给父母听。

Wright等（1973）做的一项随机对照试验对Tuma的这项建议做了进一步分析，结果证实就诊前的信件的确存在有益的影响。他们给预约第一次看牙的3~6岁孩子的母亲们寄去邮件。对比另一组没有收到邮件的对照组，结果显示试验组母亲做了更好的准备，孩子看牙时配合度更好。对3~4岁孩子来说，效果更为显著。

一封简单的信可以使母亲更放松，并帮助她们为孩子看牙做准备。在Wright等（1973）的研究中，母亲对牙医的周到体贴表示感谢。她们对诊所关心孩子的举动非常欢迎。研究证实的效果对临床医师非常重要。邮件降低了母亲的焦虑并且对患儿在诊所的行为起到了正面影响。知识表6.1是一封信的模板。

知识表 6.1 就诊前的信

您孩子的第一次看牙医

亲爱的（名字），

　　给您写信是因为很高兴看到您关注孩子的牙齿健康，并预约牙齿检查。孩子若在很小的时候就开始看牙医，会对他一生的牙科保健都很有意义。

　　在第一次看牙时，我们会检查您孩子的牙齿和牙龈，必要时拍摄 X 线片。对于大部分孩子来说，这是次有趣，甚至是欢乐的经历。我们诊所所有的人都喜爱孩子并且知道如何同他们相处。

　　在帮助孩子培养正确的牙齿保健意识上，孩子的爸爸妈妈起着非常重要的作用。所以我们非常感谢您的配合。如果您告诉孩子看牙时要完全自然放松，这会很有用。这种方法会让孩子把看牙当成是结识一些爱牙小伙伴的一次机会。

　　好身体很大程度上依赖好习惯的形成，比如合理饮食、按时睡觉、锻炼、娱乐等。牙齿的健康同样依赖好习惯，包括仔细刷牙、定期看牙医、避免吃过多的甜食等。在您孩子看牙时我们会更详细和您讨论这些内容。

　　祝您好运，期待见到您。
　　真诚的，
　　（名字）

（Wright，G.Z.，Alpern，G.D. 与 Leake，J.L. J Dent Child 1973：40，273）

当今，父母的焦虑也需要被考虑，并且新技术为诊前的联系提供了不同的途径。许多儿牙医师把就诊前的邮件放在自己的网页上。许多患者会提供他们的电子邮件地址给牙科办公室，信件可以直接发送给他们。有些例如 TeleVox®(®TeleVox Software Inc.) 软件可以发送提醒和就诊指导，以确保家长牢记并做好准备。软件还可以发送不同语言的信息。

Bailey 等（1973）的工作也支持就诊前的联系。通过比较母亲和儿童的焦虑水平，他们观察到小孩如果感受到父母对看牙持积极态度，小孩自己的态度也会更积极。父母提前和孩子讨论来适当准备，孩子的配合行为更好。看来，如果父母的准备工作能把看牙中的意外和未知元素排除掉，孩子会更容易配合治疗。

有很多类型的就诊前邮件。信件从最简单的欢迎信到大量五花八门的各种邮件。这包括治疗前问卷调查、牙科协会信息传单、宣传册、复杂的诊所制度，甚至是牙科漫画书。邮件太多会让第一次就诊负担过重。过度的准备工作反而会让父母混乱或者引起紧张，这会适得其反。简简单单地欢迎患者的到来，讲清楚基本的初诊流程，避免使用牙科专业术语，传递口腔健康护理的理念，这就足够了。

视频示范

这种方法可在来诊所前和就诊时应用。Bandura（1977）提出的社会学习理论可能是目前最有影响力的学习和发展理论。虽然植根于学习理论的许多基本概念，但 Bandura 认为直接强化不适用于所有的学习类型。他的理论增加了社会因素，认为人们可以观察他人来学习新信息和行为。这些包括示范榜样和患儿在内的各种因素在通过观察学习（示范）进而取得成功的过程中扮演重要的角色。孩子必须集中注意力，记住要观察什么，复制行为，还要有动机地去实施行动。没有这些因素，观察学习则变得无效。

孩子必须集中注意力，任何转移注意力的事都将会对观察学习产生消极影响。如果在诊所实施示教，工作人员应该把孩子的关注点引向视频中的示范榜样。

信息储备的能力也是学习过程中很重要的部分。记忆会受到很多因素的影响，所以如果工作人员指出的视频中的关键点会很有帮助。另外，工作人员可以向孩子提问以加强记忆。之后对知识的复习和实践对孩子至关重要。一旦孩子开始集中注意力并且从观察中有所收获，这时应该引导其与父母进入诊室。诊室中的操作步骤应该尽可能地与孩子看到的视频中的示范一致，这样孩子可以真正复制观察到的行为。

最后，观察学习要想成功，必须激发孩子模仿示范中的行为。强化在激发行为中起着重要作用。例如，如果一个孩子看到患者结束治疗后因其良好的表现而被表扬，并给予奖励，这样便会激励新患者。

在 20 世纪 70 年代就至少有 8 项有关录像示教优点的调查。大多数研究使用了不同的操作步骤。例如，有些孩子旁边会有助理，有些只有孩子。用来示教的视频内容也各不相同。因此，这些研究的结果不一。有一项支持性研究是 Malemed 等（1975）的研究。他们将 5~11 岁的孩子分为两组。一组观看不相关视频，另一组观看示范视频。他们的研究结果总结在图6-1中，结果证明示范模型的效果。

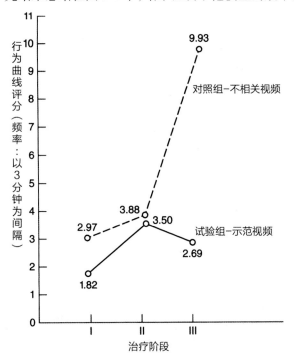

图6-1 该图显示的行为平均差异值。行为曲线分值越高表示越不配合。注意两组曲线的最大差异值。（Adapted Melamed，B.G. et al. J Dent Res 1975：54，797.）

Greenbaum 与 Melamed（1988）认为，对示范作用的研究表明，这种技术为牙医减少各年龄段儿童患者的恐惧提供了新的选择。他们推荐给以

前没有接触过牙科治疗的孩子使用这一技术。他们的研究还进一步表明，医师可以让患者候诊期间观看预先录制好的示范视频。这样既帮助患者对治疗有所准备，也帮助医师减少在行为管理上花费的时间。

视频示教有几个优点。因为这是一个"录制"好的内容，不会有可能对孩子产生负面影响的内容。然而，视频展示有两个明显的缺点：（1）高额费用，因为它需要专用设备和空间；（2）除非是由牙医自己制作的视频，否则比较生硬。由于这些原因，有些医师喜欢真人示范。

真人示范

一般全科诊所会有 3 种类型的真人示范：兄弟姐妹，其他孩子和父母。Ghose 等（1969）的研究评估了兄弟姐妹做榜样的好处。主要研究兄弟姐妹的示范对无看牙经历的 3~5 岁孩子的作用。两个孩子一起进入诊室，先检查年长的孩子。接着检查年幼的孩子，同时年长的孩子观察。类似的，预防和 X 线检查也采用此方法。在第二次复诊时，完成局部麻醉和充填治疗。另一对孩子作为对照组分别检查和治疗。这项研究得出的结论是，在第一次诊疗时年长孩子的在场对年幼孩子的行为产生有利的影响（图 6-2）。有一个大哥哥或姐姐作为示范似乎在随后诊疗中可以保持甚至改善年幼孩子的行为表现。复诊是给孩子提供真人示范的好机会（类似于父母的复诊）。

用陌生的孩子作为示范也一样有用。White 等（1974）的调查研究中让一个 8 岁孩子为 4~8 岁

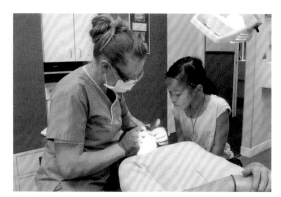

图6-2 姐姐为小妹妹示范。在牙医解释时两个孩子都能学习。

的孩子做榜样。调查这种方法，他们将试验对象分成 3 组，比较榜样示范或者脱敏方法的效用，另有对照组。他们观察到两个试验组中逃避行为出现得更少，同时发现有小榜样那组的孩子很少要求家长陪伴。在 Adelson 和 Godfried（1970）描述的临床场景中发现了类似的结果。他们强调，在旁观孩子在场时，要对小榜样的良好行为给予高度表扬和奖励。

心理学家普遍认可使用视频示范或真人示范的优点。优点归纳如下：（1）刺激新的积极的行为；（2）在一个合适的时间促进行为；（3）减少恐惧相关的不恰当的行为；（4）消除恐惧。这些方法为临床医师提供了一些有趣的方式，在儿童坐上牙椅之前就来矫正其行为。不幸的是，自 20 世纪 70 年代以后，这个方面的行为科学研究非常匮乏。希望在不久的将来这方面能引起研究人员的关注。

3. 有效沟通

尽管可以有不同的方法进行医患沟通，但是大多数非药物性行为管理主要依赖于语言交流。良好的语言交流涉及多个方面。

建立交流

众所周知，对幼儿成功管理的第一个目标就是建立交流。让一个孩子参与谈话，牙医不仅了解了患者，也让其放松。发起语言交流有很多方法。

案例 6.3

A 医师：你上学了吗？

Jimmy：上了。

A 医师：你喜欢上学吗？

Jimmy：喜欢。

A 医师：好的，我们来看看你的牙齿吧。

案例 6.3，讨论：Jimmy 回答了 A 医师的问题但是却不够积极。A 医师急于"检查口腔"。Welbury 等（2005）把这一类型交流称为初阶聊天。

他们建议一开始聊一些跟牙齿无关的话题。很多小孩子非常得意他们的新衣服，也很愿意别人会问及。大点儿的孩子通常穿着球衣，戴学校校徽或穿制服（如幼女童子军、幼童军、童子军），他们很乐于有人问他们的活动。不管怎么开始聊天，都应该设计好问题，避免孩子用简单的"是"或"否"回答。接着，可以问开放式的问题，比如"这些徽章是做什么的？"这就能建立交流。导引孩子与周围其他人进行交流及停止交流的过程称之为外化。如果家庭中其他孩子以前曾就诊，应该提前准备兄弟姐妹的名字、宠物、学校或爱好信息。这可以让最初的问话更私人化。

孩子做陌生的事和面对陌生人时通常会害羞和不情愿。当他们在陌生环境中找到自信、感觉舒适的时候，他们通常会放松自在地聊天。在第一次看牙的时候，他们可能更乐意去和牙医助理说话。牙医可以倾听并且评估孩子的理解力和心理成熟度。

信息明确

儿童牙科相关文献中贯穿的一个共同的主题是，有效沟通是与儿童患者建立信任关系至关重要的一点。这是儿童牙科医师获得孩子配合的先决条件（Nash 2006）。为了提高效率，传递的信息必须明确，确保清晰，确定孩子已经达到适当的理解水平。这点很容易被忽略。来看看接下来的例子。

案例 6.4

B 医师准备充填治疗。入口操作非常困难。孩子的头必须保持不动。然而孩子不断动腿，使整个身子有轻微移动，于是 B 医师用很平和的语调说道："Jenny，你必须保持不动，只要一分钟，明白吗？"Jenny 肯定地点点头，但是又开始动腿导致头也跟着动。

B 医师又以肯定的语气重复了一遍。Jenny 停了有 20 秒。B 医师做了一半，她又开始动了。这次 B 医师不高兴地重新强调一遍，"Jenny，坐好，不要动。"于是没再遇到困难，B 医师完成了窝洞预备，而且表扬了 Jenny 的表现。

案例 6.4，讨论：这个案例有两方面值得注意。第一，患者是一个 4 岁的孩子，可能不理解指令。牙医有时做不到有效沟通（Chambers 1976）。这个案例就出现了这个问题。如果我们对孩子说"张嘴"或"爬上椅位"，孩子是听得懂指令的。但是牙医说"好好坐着不动，只花 1 分钟。"也许 B 医师认为给 Jenny 的指令是很明确的，已经建立了良好的沟通，但这个认定是错误的。可能是孩子没有真正理解"坐着不动"是什么意思，可能她对 1 分钟没有什么概念，因为 20 秒后她又开始动了。第二，在前两次交代指令时，医师语气平和。第三，严厉不悦的语气似乎取得了结果，孩子做到了保持不动。这就是所谓的语音控制。

还有别的办法来处理这种情况。B 医师可以更明确地向孩子解释问题。"Jenny，我要补得这颗牙在后边，"医师边说边指向患牙。"我需要你帮助我。这很重要。如果你的脑袋在动，就算只有一点点，你的牙齿也会跟着动。如果你的腿在动，就会使脑袋、牙齿跟着动。我在补牙时你要保证你的脑袋，手臂或腿都别动，我开始数数，数完了我就做完了。"通过强调重要性，孩子对情境的理解就得到了强化。让她帮忙，成为团队的一员。

只有在信息发送者和接收者都理解时，信息才是明确的。医师想要传递的信息和患者理解的信息必须"一致"。因为孩子词汇有限，通常需要更多言语沟通细节，有时需要其他辅助形式。设想在家庭场景中，3 岁孩子靠近热炉子。她母亲说"走开，很烫。"如果孩子不明白烫的意思，她可能还会去碰。反之，如果母亲明确语言指令并抱起孩子，抓着他的手靠近热炉子解释说"烫伤会疼"，信息就更清楚了。类似的，在儿童牙科医师为 3 岁孩子用探针检查时，他举起手捂嘴。此时说"把手放下去"的指令，孩子很可能对此不在意，实际上这是责骂孩子。给孩子展示尖锐的器械，告诉孩子为了不受伤手不要拿上来是更高效的沟通。

为了向小患者传达更清晰的指令，儿童牙科医师和他们诊室人员有时不得不用委婉的词句。这些

词句更温和。对于很多儿童牙科医师来说委婉语词像是第二语言。表 6-4 展示常见的牙科设备、材料及工具的替代词，可以用来向孩子解释操作步骤。

表 6-4　牙科术语词汇替代表

牙科术语	替代词汇
气枪	风
藻酸盐材料	布丁
小毛刷	牙刷
强吸	真空吸尘器
探针	牙齿触角 / 计数器
橡皮障	橡皮雨衣
不锈钢冠	牙齿的帽子
研究模型	牙齿的雕像
X 线片	牙齿的相片
X 线设备	牙齿的相机
窝沟封闭	牙齿（指甲）抛光

多感官交流

语言不是沟通的唯一方式，诸如轻拍手这种非言语交流的方式也可以传达温暖的感觉。一位牙医助理的笑容可传递认可和接纳。同样的，这些感觉可以透过眼神传递。因为沟通是一个相互的过程，孩子避开眼神交流说明他们还未完全准备好配合。因此，高效交流是通过多感官的方式实现的。

无论何时沟通，都有一个信息发送者、一个媒介、一个接收者。牙医或牙科治疗团队是信息输出者，口腔诊室环境是一系列媒介，孩子是接收者。人们普遍认同良好的行为管理中这 3 个要素都具有典型的特征（Moss 1972）。

在孩子就诊时信息发送者可以是团队中的一个人或是所有成员。但是需要明确一个基本准则：在语言传递时，无论何时都只能来自一个方向。孩子不能同时在两个成人间分散注意力或分心（图 6-3）。一旦牙医同孩子开始进入谈话，助理必须克制不发表意见。通常情况下，两个成年人在同一时间对孩子说话的错误是在有压力时发生的。如果孩子抗拒注射，牙医可能试图控制她，通常

善意的牙医助理会插话帮腔。之后交谈就变成了双向的，信息就变得不明确了。

信息发送者的态度通常通过声音传达。音调、语调及其变化可以表达认同感和坚定的态度。通常不是说什么而是怎么说产生了影响。幼小的孩子并不总能听懂或理解单词和句子，所以重复是必需的，信息传递必须一致。友好的模式可以给孩子安全感，促进儿童行为管理。

因为交流是多感官的，所以整个团队的位置、姿势、动作都是重要的非语言交流信号。通常来说，动作应当缓慢、流畅，传达一种积极态度，给患者以安全感。简单轻柔地使用器械同样也传达医师的态度。当和孩子说话时，建议与诊椅上的孩子高度接近，而不是远远高于他们。

媒介在医患沟通体系中是很复杂的。媒介显然包括诊室全体人员在内，但同样也包含诊所环境、诊所的设计、诊所里的挂画和背景音乐，这些都是交流媒介，也都在传达信息，因此也应该被考虑在内。当我们处理学龄期儿童时，最新的音乐天团的歌往往是孩子中意的。然而安静的背景音乐有可能适合比较年幼的孩子，以便让他们更放松安定。有关诊室环境的重要性在第 16 章有更详细的讨论。

在多感官交流中，需要常常考虑视觉这个感官。有些在牙医看来很自然的东西却会令患者不安。以下是一位作者引述的典型案例。

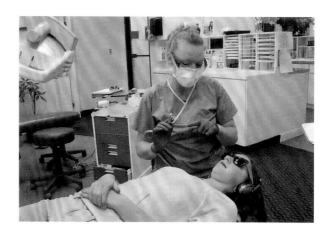

图 6-3　牙医向患儿解释流程。注意：孩子戴着耳机。有效沟通在同一时间只能有一个来源。沟通交流时避免耳机及外界的其他干扰。

案例 6.5，讨论：在患儿和父母进入前台候诊区时（见 16 章）一个友好的气氛会影响情绪。前台人员欢迎的笑容、诊室的装修和舒适的气氛在建立沟通的过程中都起着很重要的作用。全科诊所里接诊儿童患者的牙医必须认真考虑孩子对诊室环境会有什么反应。

孩子作为接收者，具备一些特质，牙科团队需要了解这些特质以实行有效的行为管理。他们的注意力很有限且不可分割。交流的信息必须连贯以集中他们的注意力。如果牙医必须离开诊室，其他人应接手作为信息发送者，否则接收者将产生担忧情绪。这一疏忽通常发生于牙医离开诊室时，助理却专注于杂事（诸如清洁器械），和孩子没有交流。让孩子独处，就会产生恐惧。

其他感官也可以被利用。在学校里，孩子常常被鼓励去触摸。让他们碰触橡皮障、抛光杯、棉卷和其他无害的物体。同时也应该允许孩子用嗅觉，这样使得他们感觉舒服。患者在牙椅上的位置很重要，灯的位置也是。灯直接照射孩子的眼睛可能会令他生气。大部分孩子都是很好的接收者。用于交流的信息须使孩子可以放松，不必害怕。

以往的研究表明在与孩子非语言交流时，个体的评估能力与其观察能力密切相关。Brockhouse 和 Pinkham（1980）通过录像研究了 141 名参与者的观察能力，发现模式有了重大的演变。一个模

案例 6.5

有一周，C 医师接到转诊来的两个不配合儿童。交谈过后 C 医师不明白为什么这两个孩子都被认为有行为问题。C 医师询问是什么让他们在之前的牙科就诊经历中感到恐惧，试图理解他们不配合的原因。这两个孩子（来自同一个诊所）都说到牙科诊所里令人厌恶的海报。经 C 医师核实，了解到那家诊所诊室墙面上挂着新图，这张图是门诊为介绍牙周病而制作的。那是家全科诊所，不过主要服务成人患者。

式是儿牙医师在预测患者行为能力方面比其他经验更准确。牙医助理比其他人包括学生团体的准确度要差一些。这一发现多少让人意外，因为许多助理比任何人花在椅旁陪孩子的时间都多。另一种模式显示新入学牙学院学生的预测能力比其他学生或者医师都差。他们缺乏临床和沟通经验。调查人员得出的结论是，经验积累是提高非语言沟通评估能力的最好方式，但是正规的教育也很重要，也许是因为沟通过程的复杂性。

自信交流

跟孩子自信地交流有助于促成配合行为。以前很多的牙学院学生都读过以下这个案例。

> **案例 6.6**
> N 女士，大四牙科学生，尝试为 7 岁的 Tyler 备洞。每次她开始备牙时，孩子就表现出烦躁。这就妨碍了 N 女士，她有点儿不确定麻醉深度是否不够，于是找来了上级指导医师。指导医师先问候了孩子，然后在牙齿上方启动钻头。当 Tyler 又开始躁动时，指导医师停下来，解释噪声来源，请求孩子配合，之后的治疗就是完全配合了。

案例 6.6，讨论：Wurster 等（1979）有关交流模式的一项研究，支持在和儿童患者交流时自信很重要这一观点。他们通过随机选取 16 位高年级牙科学生和他们的儿童患者来调查交流模式，把常规就诊期间的互动拍摄下来。结果表明孩子的行为与牙医行为间可能存在相关性。临床医师采用的行为模式可塑造部分孩子的某些行为类型。如果交流模式恰当的话，很可能可以得到我们预期的行为。该研究还分析了医师自信的影响因素，结果显示缺乏自信的操作者与 95% 的强制性行为、86% 的被动行为以及 87% 的不配合行为有关。

语音控制

获得孩子的注意力是语音控制的最终目的。没有获得孩子的注意力，就无法沟通，没有沟通，

孩子永远学不会怎样成为一个很好的牙科患者。患儿会错过提示，缺乏动力，响应不当，错过家长及牙医的赞许和奖励。同时作为一种交流方法，语音控制被看作是一种行为管理技巧，因此，在这个章节会同其他非强制方法一起进行详细描述。

主动倾听

倾听在所有孩子的治疗中都是很重要的。主动倾听（Wepman and Sonnenberg 1979）或反馈倾听（Nash 2006）在安抚孩子时都有积极的效应，他们正在经历的是一个正常的人类经验的一部分。认可孩子情感的方式包括：（1）安静地倾听；（2）用类似"我知道了"一类的词语告知已收到的感受；（3）赋予感受一个名称："今天来我这里你是否真的紧张？"对待年长的孩子，倾听对方说的话比较重要；而对年幼点的孩子，关注非语言行为更关键。以下是一个很好的倾听例子。

> **案例 6.7**
> S 医师正准备给 9 岁的 Mary 上橡皮障。
> 她说："我不想要这个东西安在我牙齿上。"
> S 医师说："你不喜欢牙齿的雨衣？"
> Mary 说："对，安上这个以后我没法呼吸了。"

案例 6.7，讨论：通过倾听，S 医师知道了困扰 Mary 的是什么。之后牙医知道了她的担心，然后告诉她在雨衣上会剪出个洞以便她更舒服。S 医师并没有加入新的信息，她仅仅是倾听。通过与孩子交流，牙医可关心到她的感受并且意识到问题所在。

责任归属

如果一个医师治疗一位成人患者，新充填体边缘嵴出现断裂，错误主要在于医师。同样，如果孩子表现不好，问题也在于医师。通常医师会

尝试解决这类问题，包括给孩子指令，如"不准再哭了！"和"你必须坐好"。这些信息告诉孩子无论他们感觉如何，自己都没有控制权。这种情况很普遍。

> **案例 6.8**
>
> F 医师在给 5 岁的 Harry 上颌第二乳磨牙安放成型片，唾液让成型片很滑。这个嘴巴比较小的孩子在诊椅上抽泣烦躁。F 医师害怕成型片掉入 Harry 口中，于是说道："坐好别动，别再哭了！"

案例 6.8，讨论：很多人（包括孩子）并不喜欢别人告诉他们该做什么，这种方法通常会增加他们的抗拒心理。有很多"你"的信息，如"你已经足够大了不能那样做"或"你应该知道得更多"，这些都是负面的信息，会破坏孩子与医师建立的关系。

相反的，应传递"我"的概念。"我"的概念聚焦责任属，让交流更有效，不是负面地评价孩子，而是找出问题以及责任归属。比如，"如果你的嘴没法张得足够大，我没法补牙"和"如果你不肯张大嘴就会耗费很长时间来补牙"。"我"的陈述不仅仅是"你"陈述的措辞改变，"你"的陈述有评价孩子的意思——而"我"的陈述表达的是医师的感受。它们描述了目前某种需要被改变的情况，这是牙医解决问题所需要的。

Wepman 与 Sonnenberg（1979）讨论了一组很适合用于医患之间增加信息流通的方法。承担责任和主动倾听是最开始的两个步骤，这两个步骤都鼓励真诚的交流，鼓励患者表达感受，医师也要如此——这是交流中必要的过程。如果孩子的表现导致医师有情绪，医师可以并且应该在理智范围内，不仅表达情绪，还表达情绪的强度。对待抱怨的孩子考虑一下这个直接的方法："请不要哭了，这令我感觉很糟。我并不喜欢这样，我喜欢感觉良好！同样你也是。所以，你为什么还一直哭呢？"这样把问题摊出来，然后医师准备去倾听孩子的反馈。

4. 非药物临床策略

行为管理方法应该作为患者综合治疗的一部分（Forehand and Long 1999）。他们认为这不是在多个方法中做选择，而是将最好的方法整合到计划之中。行为管理流程或计划如图 6-4 所示。流程图开始于了解孩子的生长发育状况、孩子的行为以及家庭环境。这本书之前的章节有相关主题。了解关于家庭和孩子的信息对行为管理来说很重要，这相当于牙医在做牙体修复前先学习牙科材料学。

了解患者是流程的下一个阶段，本章前部分已有所讨论，从父母那里问到的信息和反馈可以指导未来的行为管理方法。

文献回顾显示不配合行为的原因有很多，然而多数这些行为可以归因于焦虑的表现。因此本章前部分讨论的就诊前行为矫正就是行为管理计划中的重要部分。

在第一次就诊时，随着医师（或卫生士）和患儿的互动，治疗计划应在强度上逐步升级。通常这涉及口腔检查，必要时拍摄 X 线片，也可能还包括牙科预防和口腔卫生宣教。此时，如果孩子需要治疗，牙医应当确定使用什么行为管理技术。紧接着和父母讨论检查结果，治疗方案以及讨论行为管理策略。

美国儿童牙科学会（2011）在指南中列出了大量行为管理方法。其中一些是父母所容易接受的。在过去的 20 年里有多个研究探究家长对各种方法的接受程度。研究中试验人员把治疗时的行为管理方法录制下来给家长看。家长使用视觉模拟评分（VAS）量表对各种方法的接受度进行评级。研究结果如表 6-5 所示，从中可以发现：虽然一种方法可能比另一种方法评价更高或更容易接受，但其 VAS 差异很小。

Eaton 等（2005）的研究表明：除了用手捂口（HOM）的方法外，其他行为管理方法都在父母

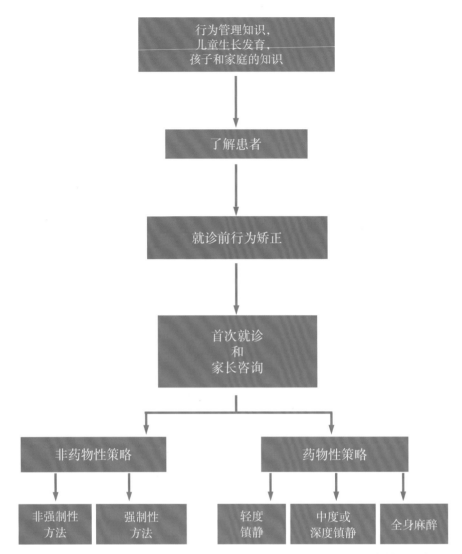

图6-4 这个行为管理计划或流程图说明儿童治疗是相当复杂的。这包含了对儿童生长发育情况、家庭环境的了解，以及与各种备选策略结合的行为管理方法。

可接受范围内。有趣的是，这些方法的标准差变化很大，表明父母的态度差异很大。表6-5所示的3个研究显示：在过去20年，父母的态度发生了改变。虽然"告知－演示－操作"在所有研究中一致被评为最可接受的技术，但大家对全身麻醉的接受度在过去20年中却越来越高。所有研究中少数人能接受被动束缚（儿童束缚板），手捂口（HOM）接受度逐年下降，在最新的调查中成为接受度最低的方法。

这些研究数据可以帮助临床医师选择行为管理方法，但是这些数据也有局限性。父母的态度会随时间改变，因此了解调查和研究的最新情况是至关重要的。孩子既往牙科就诊经历对研究结果的影响没有涉及。作者建议研究应该涵盖更多来自私人诊所的患者及其父母。社会和文化背景会影响父母的态度。不过，在选择任何管理方法之前，牙医应该了解到当地对这种方法的接受度。

非药物性行为管理有多种分类的方法。有一些是Roberts等（2010）称之为普遍可接受的非强制治疗方法。另外，有些方法限制患儿的活动，应用于不配合的孩子。这一类方法广受争议，并不是被普遍接受的。另一种分类方法是分为"非强制性"或"强制性"。

本章后半部分将描述儿牙医师常用的非药物性行为管理方法。那些非强制方法包括：告知－演示－操作、行为塑造、正强化、操作性条件反射、示范作用、语音控制、脱敏治疗、视觉想象、幽默的运用、转移注意力和权变转移、父母在场或回避。强制性方法包括手捂口（HOM）和身体限制。

告知－演示－操作（TSD）

该方法由 Addelston（1959）正式提出并发展为一项训练技巧。告知－演示－操作步骤如下。第一步，牙医用孩子能理解的语言来解释接下来要做什么，放慢语速，并且必要时尽可能多地重复，直到孩子了解全过程。将漫长复杂的程序分解为多个步骤便于交流。医护人员需要了解不同年龄语言发展的特点，把操作内容转换成与孩子语言水平相应的语句，"告知"孩子。第二步，牙医向孩子演示要用的工具及其如何工作（比如高速手机），具体怎么来用，向孩子展示非工作状态下的工具，确保孩子已完全理解。第三步，医师在不中断解释或演示的情况下，进行已经告知过的操作动作。

表 6-5　3 个研究中父母对行为管理方法接受度的对比

Murphy et al. 1984	Lawrence et al. 1991	Eaton et al. 2005
1. TSD	1. TSD	1. TSD
2. 正强化	2. N₂O	2. N₂O
3. 语音控制	3. 语音控制	3. 全身麻醉
4. 身体束缚	4. 主动束缚	4. 主动束缚
5. 手捂口（HOM）	5. 镇静	5. 口服镇静
6. 镇静	6. 束缚板	6. 语音控制
7. 全身麻醉	7. 口服用药	7. 被动束缚
8. 束缚板	8. 全身麻醉	8. 手捂口（HOM）

表格引自 Eaton 等（2005）。3 个研究中部分方法略有改动。Eaton 的研究在 2003 年进行，但在 2005 年发表。

在告知孩子前，团队所有成员必须了解自己的角色。避免突然的动作或意外的噪声，因为突发的变化会破坏默契。比如 X 线设备，体积庞大也可能令人恐惧。在告知完成并由你自己或助理（断电情况下）亲身演示后，慢慢把 X 线球管带到孩子面前。介绍有噪声的工具时，应当保持距离，避免吓到他们。演示和检查时，渐渐地将工具移动过去。用牙科手机时先不能接触孩子，或者先让孩子感受不磨牙齿时手机的震动，让孩子了解噪声和震动与疼痛和不当行为没有联系。这是一

个降低敏感度的方法，或者有时被称为"逐步接近法"。

且告知－演示－操作方法可以用于第一次就诊且没有接受相关牙科介绍的低龄儿童。它也可用于之前看牙有疼痛经历而恐惧的孩子，或是受家长或同龄孩子影响而焦虑的患者。该方法让孩子学习"刺激－反应"的关系。这种方法使得牙医可以合理完成操作程序，让双方都有令人满意的经历。第一次看牙的孩子要一步一步地了解看牙的过程。牙医或诊所团队人员要一步一步地引导孩子。

没有什么比未知更能引起害怕或焦虑了。在告知－演示－操作方法中，要尽力解除这种未知。然而，一个非常重要的工具经常被忽略：镜子（图6-5）。如果没有镜子，孩子如何看到放在牙齿上的橡皮障？尽管有时镜子会干扰工作区域，但考虑到最终效果这只是个很小的缺点。

告知－演示－操作可避免因未知造成的恐惧而起作用，但另一个使之有效的因素是这种方法不会伤害到孩子。过去几年，在局麻操作前，并不采用告知－演示－操作（TSD）方法。一些临床医师认为向孩子展示针和注射器往往会破坏医患密切关系。因为局部麻醉在日常儿童牙科实践中起着很重要的作用，这两种观点都应考虑。

恰当地使用表面麻醉可为医师提供无痛注射或最大限度减小因注射带来的不适。在注射前在注射点表面麻醉至少要 1 分钟。此外，可以转移孩子的注意力。这个时候很多医师停止交谈，这可能是压力造成的疏忽。交谈可以分散注意力，有人认为孩子看见针可能会害怕，建议如果注射针正确地送到孩子嘴边，孩子不必看到注射器。

然而，Addelston（1959）在局部麻醉时使用告知－演示－操作法取得了巨大的成功，他提倡让孩子用镜子观察注射过程。因为这是在告知－演示－操作中唯一遗漏的部分，他认为忽略此步骤会让孩子害怕。他认为很多临床医师不允许孩子观察注射过程是由于个人担心和恐惧。所以现在对于用告知－演示－操作法和注射技术有两种截然相反的态度。再者，临床医师自行决定哪种

方法对他们及患者是最好的。

行为塑造

根据定义，行为塑造法是一种通过慢慢强化正向举动直至达到最终理想行为的方法。因此，通过这种简单的方法，我们在牙科诊疗过程中可以引导孩子循序渐进地做到我们所期望他做到的要求，在这个过程中同时也消除了孩子的恐惧感。行为塑造可以被看作是行为矫正的一种形式，因为它同样是根据既定的准则来矫正行为。这种方法可运用在那些已对沟通交流充分配合的孩子身上，而对于那些仍有消极行为的孩子而言，首先应建立起一定程度的合作基础。

但不管是采取行为塑造法还是告知－演示－操作法，当我们的牙科团队向孩子们介绍新程序、新设备时都应该遵循一套既定的指引法则，也就是：

1. 一开始就提出目标。例如，我们在一开始可以对孩子们说：“今天，我们来看看你的牙齿吧。”
2. 分步解释。例如，我们可以将检查过程分解成简单的几步：“首先，我们来数数你有几颗牙牙，先数数上面的，再数数下面的。接下来，我们来触碰你的牙齿，看看它们够不够强壮。看，这是我的牙齿触碰器，让我来示范给你看看它是怎么用的吧！（一边把探针放在孩子的指甲盖上）”
3. 使用恰当的用语。运用该年龄段的孩子能够理解的语言。对于幼童而言，则使用更委婉的语言。

在这个过程中，行为塑造法其实运用了学习模型的原理。众所周知，越贴近学习理论模型的方法越有效，而越偏离模型的方法则越难以奏效，这是因为效率的降低直接与模型的偏离值相关。因此，医师们通过增进对心理学原理的理解以及改变熟知的方法以更好地适应模型，将会在行为管理实践中获得很好的效果。

最后，尽管告知－演示－操作法与行为塑造法非常相似，但它们仍然有些许的不同：

1. 行为塑造法要求在整个过程中都贯穿着积极的行为。告知－演示－操作法则无提及行为反馈这方面的内容。
2. 行为塑造法允许在整个过程中有回溯和重复。例如，你已经将整个过程告知给孩子，但是当你向他展示器械时他却到处张望，那么你可以返回到告知阶段，重新把整个过程讲解给孩子听。为了得到孩子的注意，有必要专注地对着孩子说话。
3. 行为塑造法包括在整个过程中的正强化。而告知－演示－操作法则无提及强化这方面的内容。

正强化

行为塑造中必不可少的一个环节就是正强化。想要使患者愉快地配合，给予恰当的反馈是非常必要的（美国儿童牙科学会指南，2011）。正强化是一个鼓励好习惯并使其得以重复的行之有效的方法。

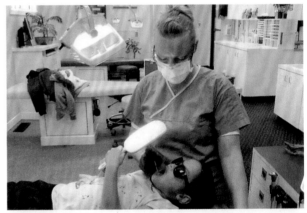

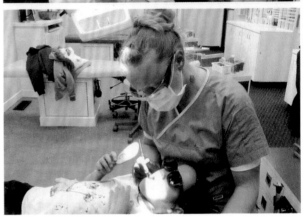

图6-5　治疗时孩子举着镜子。如果孩子没法看到发生了什么，告知－演示－操作并非真正做到。注意太大的镜子会阻挡光线（上图）。建议使用更小的镜子以便光线不会被遮住（下图）。

强化是学习理论中重要的内容之一。如果一个响应最终能达成我们的目标，那么这个响应一定是被鼓励或强化的。例如，牙疼就是孩子去诊所就医的动机，而就医是对疼痛的一种响应，消除疼痛则是目标。一个愉快的就诊过程应达到舒缓牙疼的目标，从而奖励或强化孩子就诊的行为。相似的，如果牙医能告诉一个害怕打针的孩子说打针是不痛的，并进行无痛注射，那么孩子们接受打针的这个行为就会被进一步强化。

强化的形式有很多种。假设一个孩子正在接受治疗的相关说明。在整个对话或在随后的解释与例证中，如果孩子们给予了积极的响应，那么我们就要用微笑或一系列的赞许来强化孩子们的响应，例如"对""太棒了""非常好"。日常生活中的大多数强化本质上具有社交性。微笑可以强化行为，因为比起一个不笑的人，当一个人在微笑时更有可能接受随后的强化（Ferster 1964）。甚至小孩子都已经知道这个事实。以下这个场景假设一个孩子正在接受修复治疗。

案例 6.9

A 医师："我们差不多要搞定啦，你真是一个好帮手！"

过了一会儿。

A 医师："你能把嘴张大一点吗？噢你真是一个好帮手！"

过了一会儿。

A 医师："Jimmy，你能再把嘴张大一点点吗？你真是一个好帮手！"

案例 6.9，讨论：在这个案例中，医师 3 次表扬了 Jimmy，说他是一个好帮手。当然这样说并没有什么错，但却不是一次有效的强化。"你是一个好帮手！"是一种笼统的描述。如果想让表扬真正达到效果，那么就必须细化强化的内容。当孩子们被具体地表扬时，例如"你能把嘴巴张得这么大真是帮了我好大一个忙！"那么不出意外的，

这种强化的内容将会让孩子们的嘴巴张得更大。

心理学的临床研究已经证实，即刻强化比延迟强化在行为塑造和改变中更加有效。Skinner（1953）阐述了时间梯度的存在。相应的，被即刻强化的反应会比那些延迟强化的反应学得更好。即刻强化对反应跟得越紧密，那么提示（好行为）与响应（口头赞许）之间的联系也会越紧密。那么期望的行为会更容易被学习。

当然，即刻奖励的价值不应该被夸大。即刻奖励我们想强化的孩子行为某一部分，应当是诊所对话中不可缺少的部分。表扬应该关注孩子们的努力与成果，而不是他的个人属性。即刻奖励听起来应该是这样的："哇，你今天真的帮了很大一个忙，我不知道你能张嘴张得这么大。"或者"你是我们今天表现最好的一个患者。"这些评价不仅应该来自牙医，还应该来自所有员工。这些强化，当然，只能用在可接受的行为上。

赞赏不需要理由。如果一个孩子在啜泣或者坐立不安，试着去忽视它。把它当作一个小的不恰当的行为。当患者停歇了一会儿，那么是奖励这个正确行为的好时机。"现在你做得很棒。你坐得真直，我希望你能一直保持。"如果不好的行为继续发生并没有被强化，那么反应的强度会逐渐衰减并最终消失。参考下面场景中对 5 岁的 Ralph 使用的策略。他被安排进行一个 1 小时的修复治疗。15 分钟以后，这个对话发生了。

案例 6.10

Ralph："我什么时候可以回家？"

牙医："你马上就可以回家了，Ralph。"

5 分钟之后。

Ralph："我什么时候可以回家？"

牙医："还要等一会儿。"

案例 6.10，讨论：在这个案例中，Ralph 连续问了相似的问题，延缓了治疗的进展，惹恼了治疗团队。我们可以注意到，牙医并没有给 Ralph

确切的估计时间。假设 45 分钟对他来说不是什么大问题。然而，这并不是问题所在。通过回答 Ralph 的问题，牙医获得了 Ralph 想要的关注，由此强化了这种不愉快的关注。一种更好地解决这个问题的方法是先不回答第一个问题，而是回答 Ralph 的第二个问题，说道："会稍微久一点。如果你这样问我，我不得不停下来回答你的问题，这样就会更慢了。"当一个响应出现但不被强化，那么最终它会被消除的。这就是响应消失的一个例子。然而，当一些不合适的行为，如举手、拉扯操作者的手臂或把头从头架上移开，打断了治疗过程时，通过语音控制来表现不满能有效抑制孩子的反应。这在诱导孩子的正强化行为时尤为有效。医师可以用大声、坚定的语调说："不，别这样做。"然后再用温暖、友好的音调说："这样好很多。"那么孩子会通过尽量表现好自己来获得奖励。

公开地表示喜爱，比如拥抱或者亲吻这个孩子，也是一种即刻的社会强化，对保持行为模式很有用。然而，如果这个牙医不能很自然地表现出喜爱，那么可能会有点尴尬，而且牙医和小孩都会觉得不舒服。所以最好是自然些。可以摸摸小孩，或者握住他的手，或者用手臂环住他的肩膀都是可以的。然而这些表示喜欢的动作有其局限性。9 岁或 10 岁的孩子已经到达了一个更加独立的阶段，有时表现会比较冷淡。他们对这类非常亲密的举动感到不适，对他们表现出喜爱时可能反而会冒犯他们。家长也可能会反对这种类型的强化，尤其孩子比较大的时候。

最后，强化或者奖赏可以是物质层面的或精神层面的。口头赞许属于精神层面的奖励。奖励或奖品是实实在在的，对部分患者相当有效。然而，在一些诊所，就诊结束后会通通发放礼物。如果不是作为一种奖励，而是一种常规行为，意义就很小了。

操作性条件反射（Operant conditioning）

操作性条件反射是行为矫正中一种能有效改变孩子行为的方法，它包括言语的强化以及实物奖励的强化。孩子将会因他们的行为受到肯定而得到口头上的表扬。有象征意义的东西可以作为实物强化的道具，可以是星星、点数、扑克筹码、表格里的对勾或者贴纸。当孩子集齐足够的象征物，可以用来交换能进一步强化行为的物品，例如玩具、徽章、一个喜爱的活动或者食物（在家长的同意下）。最初的象征物也许并不能引起孩子太多的响应，但是后备的强化物品往往具备重要的行为强化特性。操作性条件反射经常出现在就诊中。因此，除非一个孩子处于一个漫长的诊疗过程中，例如正畸治疗，否则操作性条件反射法并非是最佳的策略。

我们清楚地知道，正强化是"告知－演示－操作"，行为塑造以及操作性条件反射的重要组成部分。它的意义远不止对孩子简单地说一句"你帮了很大的忙"。Rosenberg（1974）指出，"牙医必须首先学习然后去练习有效地赞美。"学到的东西无法总是保持强劲，因此应该尽可能强化它。S-R 理论认为，保持一致性在强化行为或者否定行为中很重要。否则，学习的过程就不会发生。

示范作用（Modeling）

在本章的前面我们已经对示范作用和诊前行为矫正的相关内容进行了介绍。然而示范作用还可以作为一种管理方法进行使用。它具有多方面的功能，在处理青少年恐针症的问题上尤其有效。正如临床中的儿牙医师所知，这些孩子代表了牙科诊疗中最具挑战性的管理难题之一。Wright 等（1983）介绍了一个协同使用心理学上的有效原则来处理这些案例的方法，部分内容涉及了笑气麻醉的使用。然而单一使用笑气镇静在这些疑难病例中往往不起作用。Wright 建议在整个治疗过程中加入示范与强化。示范作用可以通过视频或者真人示范实现。真人示范的优势在于示范者可以回答问题，并向那些恐针症的患者解释说他们也曾经害怕打针。如果这个示范榜样与患者同性别并且年龄相仿，那么会更有优势。这个过程就是行为学家们强烈建议的扩大行为管理技巧运用场景的例证（Kuhn and Allen1994）。

语音控制（Voice control）

语音控制作为一项沟通技巧，已经在本书的有效沟通部分简要介绍过。其实，语音控制同时也是一项行为管理方法，这两者的不同之处很好区分：医患沟通的目标是为了促进孩子理解，而行为管理的目标是为了促进其更好地配合。

当语音控制法用于行为管理时，我们会使用短促而坚定的指令去获得孩子的注意或者让其停止正在做的事情。一旦牙医获得孩子的注意，应该开始使用更安静平和的语气与孩子进行沟通。平静的、抚慰人心的对话应该起到像轻音乐一样的作用，调节心情。

Chambers（1976）认为，当语音控制法与其他的交流方式（如轻拍孩子的胸膛或大声鼓掌）协同运用时是最有效的。在这些案例中，孩子们能接收到什么信息才是最重要的，因为牙医尝试去快速影响孩子们的行为而不是让孩子通过理解去改变自己的行为。一个短促的指令如"不要哭了，听我说"可以作为一个必要的预先措施，为后续的沟通做准备。把相同的信息用外语吼出来在制止孩子们的阻断性行为时有相同的效果。

Turner 等（1988）做了试验来证明语音控制的有效性。试验对象是 3~7 岁被认定为具有存在行为管理问题的孩子，他们被随机分成试验组（语音控制组）和对照组（无语音控制组），并对这些孩子进行牙体修复治疗，在治疗过程进行录像。对于试验组的孩子来说，当孩子们的行为干扰了治疗的进行时，牙医会使用坚定的语气去制止他们的行为。而对于对照组的孩子来说，当孩子表现不佳时，牙医们使用一个正常沟通的语气去制止他们的行为。调查者发现，语音控制组的孩子们相对于对照组，在感受到医师的态度十分坚定时会立即减少阻断性行为。这是关于这项方法能提供经验数据的少数实验之一。

美国儿童牙科学会（2012）对语音控制的指南进行了简要的阐述：首先，获得患者的关注与顺从；其次，避免消极的或回避性行为；最后，建立成人－儿童的角色。后者旨在处理一些不配合、注意力不集中但能进行沟通的儿童时建立权威。然而，牙医必须意识到这种方法并不是对所有家长来说都是能接受的。在 Eaton（2005）的调查中发现，语音控制的接受度并不是很高，因此，如果家长在场的话，关于这种方法的使用必须提前告知家长。

脱敏治疗

行为矫正在牙科治疗中运用的另一个方法就是脱敏治疗。系统性脱敏治疗，或 Wolpe（1969）所描述的相互抑制法，是首先引入一个能造成微小反应的刺激，当这个刺激不再导致患者的焦虑情绪时，再引入渐强的刺激，直到患者面对能引起最强焦虑感的刺激时能完全控制自己的情绪，最终达到消除焦虑反应的效果。脱敏治疗的过程需要帮助患者训练肌肉放松。当患者肌肉放松时，刺激与焦虑之间的联系会越来越弱。由于焦虑和深度的肌肉放松是不可相容的，所以焦虑就不会再出现。

除非医师非常热衷于使用这个方法，否则脱敏治疗法在牙科中并不那么实用。它很耗时，且需要对医师进行专门培训才能有效果。但我们仍然把这种方法放入文中，希望医师们能理解这种方法，并意识到一些心理学家能够通过此法帮助牙科患者。

转移注意力和权变转移

把孩子的注意力从一个困难或造成疼痛的诊治过程中分散出来，是儿童牙科中一种行之有效的方法（Allen et al. 1990；Ingersoll et al. 1984；Venham et al. 1981）。许多种类的视听干扰在儿童牙科中被有意或无意地使用，部分内容在第 6 章已经进行阐述。语言干扰在地方诊所使用也同样有效。

总体来讲，权变研究结果不一。尽管如此，它们还是提供了一些有趣的解决行为管理问题的方法，并且可能成为未来管理的模式。这些方法也非常实用，因为医师们不必花钱参加专业训练或购买特殊的器材。这两项广受行为学家关注的技巧分别是"权变转移"和"权变中止"（Kuhn and Allen 1994）。这两项方法都是为那些在牙科治疗中不配合的孩子而设计的。

Ingersoll 等（1984）的研究表明孩子的阻断性行为可以被转移注意力的事物——比如一个录音带——而减少，这个录音带是否播放取决于孩子们是否配合，而不是任意播放，这个便是"权变转移"。在试验组，3~9 岁的孩子被告知只要他们配合就可以用耳机听录音材料。但如果他们开始有阻断性行为并且不配合医师，那么牙医会立即终止录音的播放并且不会再继续，直到孩子展示出配合行为。那些在试验组的孩子明显降低了阻断性行为，而对照组孩子的行为没有行为上的改变。

权变中止利用孩子强大的想要"逃离"的动机去促进更多的配合行为。它是通过让孩子"抬起手"的方法来中止治疗，通过非言语性的行为管理方法允许孩子能够控制牙科诊疗的过程。权变中止理论认为，让孩子从正在进行的牙科治疗中短暂地"逃离"一段时间能够促进孩子的配合行为。当孩子不举手而仅是保持不动或保持安静就能获得表扬，医师可短暂地中止牙科治疗。孩子的任何阻断性行为都会延迟治疗中止的发生，直到孩子配合。

权变中止是基于建立良好的学习原则上的，不仅仅设计用于消除不良行为，还可以促进好的行为（Kuhn and Allen 1994）。没有跟特定行为挂钩的延迟后果将无法教授孩子如何好好表现。权变中止提供即刻的反馈，教会孩子更具适应性的应对行为。

视觉想象

本书的第 1 版里曾有一章关于催眠的内容，但因催眠耗时长，还需要进行特殊的训练，现在已很少有医师使用这个技术了，因此我们删除了这方面的内容。但以催眠为基础的视觉想象却是特定情境下一种非常有效的方法。由于孩子们本身具有丰富的想象力，因此视觉想象可以运用在孩子身上。这种方法可以有效消除孩子们的厌烦行为，而无须花时间去引导他们如何放松。

Ayer（1973）阐述了视觉想象的过程：让孩子们想象在与他们的狗玩耍，狗叫得越来越大声。然后让孩子们张开他们的嘴巴，并尽可能地坐直。医师在整个过程中不断地说话，使孩子们在想象场景中分散注意力。

Ayer 报道了成功治疗 3 个 10 岁的被认为恐针的孩子。所有的孩子都非常配合，在注射过程中只表现出轻微的紧张。每个孩子都就诊 3 次，其中完成了拔牙治疗。在随后与 3 个孩子家长的接触中，以及孩子们自己的评价中，他们已经不再害怕打针，并已成为模范患者。

Ayer 强调了影响行为改变的一个重要因素，提到成功应用行为管理方法的一个必要、却很少被提及的因素——时间。行为改变同时需要医师的时间和耐心。Ayer 认为时间因素是视觉想象在牙科诊所推行得如此缓慢的主要原因之一。

Ayer 的文章似乎在历史文献中缺失了。对使用视觉想象感兴趣的人会觉得阅读 Ayer 的原创文章是非常值得的。这种方法已经运用在牙科诊所——尤其是恐针的青少年中。如果 Ayer 的技巧能和笑气麻醉配合使用，那么在解决恐针症的案例中将会相当有效（Wright 1979）。

幽默的运用

幽默在医疗及牙科诊治中的运用是相对比较新的概念。近年来，幽默在建立与维护关系、情绪健康及认知功能方面的作用被普遍认同。本章将讨论幽默的发展以及如何运用幽默来改善传统的行为管理方法。通过对幽默发展的认识，儿牙医师将会对儿童成长发育每个阶段独特的幽默类型有所预见，从而在临床诊治中制订个性化的幽默策略（Dowling 2002）。

在本文中我们无法对幽默的理论进行全面的阐述，但仍然有必要了解一些基本的定义。从心理学角度来看，幽默包括认知、情感、行为、身心和社交方面（Mora-Ripoll 2010）。一般来讲，"幽默"一词指的是一种刺激（如一个视频），这种刺激可以产生一个幽默性反应（对搞笑的乖讹现象的心理认知过程）或响应（如大笑、感到兴奋）。幽默和笑声通常伴随着愉悦的情绪状态。为了便于讨论，我们将幽默定义为让人们笑以及感到快乐的一种刺激。笑是幽默的一个心理生理反应，涉及独特的生理反应和积极的心理变化过程。幽默感是一种心理特征，存在着很大的差别，也允许一个人对不同类型的幽默刺激做出反应。

目前主要有两个理论对幽默的功能进行了阐述，即宽慰论和乖讹论。宽慰论着重于缓解人们的紧张情绪，根据宽慰论的观点，人们之所以能够体会到幽默并且放声大笑，是因为他们觉得这样做之后能够缓解压力（Kuiper et al. 1993）。乖讹论则侧重于捕捉人们心理预期与以往经验之间的矛盾。乖讹论指出，人们会因那些能够给他们带来惊喜或者与既定模式不同的事情而笑。这些事情往往与常态接近到不足以造成威胁，但又不同到足以引人注目。因此，乖讹论强调的是认知在其中的作用（Wilkins and Eisenbraun 2009）。

McGhee（2002）通过使用幽默的认知方法，创立了一套阐述不同阶段儿童幽默感发展变化特点及幽默喜好的理论，从而形成了该领域研究的框架。这个理论包含了 6 个阶段，每个阶段都是根据孩子能够识别幽默、产生乖讹认知的能力划分的（Cunningham 2005），详见表 6-6。儿童发展的前两个阶段（阶段 0、阶段 1）十分有趣，但是阶段 2（12~15 个月到 3~5 岁）及更后面的阶段其实与临床更相关。如果有牙医对幽默在牙科中的运用感兴趣，那么理解这些发展阶段将会对他们的临床实践大有裨益。

把某物件当成是别的东西

在阶段 2，孩子们开始会通过乖讹的动作产生一些非言语性的笑话，例如把碗放在他们的头上当作帽子，或者假装和他们的鞋子说话。这些笑话都是关于物件的乖讹动作。另外一种经典的幽默是对事物的误称。例如，孩子可能会问："刷耳朵吗？"在这些案例中，如果是妈妈、爸爸或者兄弟姐妹先做出一样的动作，也同样会让孩子觉得有趣（McGhee 2010）。这个阶段很重要，因为首次出现自创幽默的阶段，并且与最初 McGhee 幽默发展体系中所阐述的"对物件做出的乖讹动作"观点相一致。

在阶段 3，2~4 岁的孩子会开始误称一些物件或行为。一旦孩子的词汇量增加，孩子们可以把

表 6-6　McGhee 所描述的儿童幽默发展的阶段（经过 Paul McGhee 同意进行加工）

阶段	示例	牙科应用
阶段 0：前 6 个月 无幽默式笑（前幽默阶段）	挠痒痒	微笑；发出搞笑的声响
阶段 1：6 个月到 12~15 个月 对依恋对象的笑	躲猫猫	数手指；继续挠痒痒
阶段 2：12~15 个月到 3~5 岁 把某物件当成是别的东西	把碗当作帽子	把手指当作牙刷
阶段 3：2~4 岁 对物件或行动误称	把猫叫作狗	把颜色叫错，例如把镜子说成蓝色，把椅子说成红色
阶段 4：3~5 岁 文字游戏	梨子，李子，栗子 （Daddy，Faddy，Paddy）	当使用鼻罩时，告诉患者用他们的"鼻子（nose）"而不是用他们的"脚趾（toes）"呼吸
阶段 5：6~7 岁到 10~11 岁 歌谣和笑话	- 为什么一个人经过药柜时要蹑手蹑脚？ - 因为他不想吵醒安眠药（the sleeping pills）。	- 什么花是亲嘴花（the rissing flowers）？ - 郁金香（Tulips）。 - 为什么树（the tree）要看牙医？ - 因为做根管治疗（to get a root canal）。

乖讹幽默拓展到误称物件或行为：把猫叫成狗，把鞋子叫成袜子等。在阶段 2 之后，孩子们往往会要求他们的父母告诉他们人或事的名字。幼儿期儿童发现每样事物都有一个名字时会非常兴奋，并且会开始玩这些名字。许多家长第一次认识到这类形式的幽默是在 "让我看看你的鼻子在哪" 的游戏中。即使父母一直在玩这个游戏，孩子每次还会淘气地故意指着自己的耳朵。这个过程中孩子可能会笑也可能不会笑，但毫无疑问的是，这对他们来说是相当好玩的过程。

在阶段 4，3~5 岁的小孩开始玩字词的谐音。随着孩子语言能力的增长，他们变得不太依赖物件作为幽默的来源。学龄前儿童可能会尝试押韵词，自编傻话和其他诙谐的情况，且不与他们看到的具象物直接相关。许多孩子尤其喜欢在故事和诗歌中出现的一些幽默的言语表达，例如 Seuss 博士的 "小帽帽里的小猫猫"。这种幽默包括玩弄字词的发音——而不是它们的意思——改变有趣的单词或者创造无意义的词汇。孩子们变得习惯于字词听起来的样子，并开始自己把玩它们的发音。他们会经常一遍一遍地重复一个熟悉单词的变体，例如："梨子，李子，栗子" 或者 "苹果，水果，奇异果"（McGhee 2002）。在这个阶段的后期，孩子们的概念思维开始发展，所以幽默的形式会发生巨大的变化，这个阶段也就是前面说到的 "概念上的乖讹"（Louizi 2006）。例如，一张卡通图片中有一辆轮子是四方形的自行车，或者有一只大象坐在树枝上（Dowling 2002）。

在阶段 5，6~7 岁到 10~11 岁的年纪，孩子的幽默形式总体上开始向谜语和笑话转变。虽然在年幼一点的孩子身上常见的天真仍然存在，但是依赖肢体动作展现幽默感的行为会逐渐地下降。这个阶段的决定性特征是，孩子的认知能力开始达到一个全新的水平，意识到何谓 "一语双关"——也就是理解谜语的关键。例如，为什么树要看牙医？因为它要做根管治疗。孩子 7 岁时幽默感的变化比其他任何年龄都要显著（McGhee 2002）。大多数 7 岁的孩子发现一个词有两种不同的意思时会非常兴奋，并且可以利用这个发现去开别人的玩笑。随着他们长大，他们开始理解幽默的意义——即笑话必须从消化某样东西再转化到某样东西时才有意义。牙科医师应该考虑孩子不同阶段的幽默发展变化，从而设计并正确运用符合孩子年龄段的幽默形式。

近年来，尽管幽默在医疗中的作用已经受到了重视，但是关于幽默作为与孩子交流的工具的著作却很少（D'Antonio 1989），尤其是在牙科领域（Nevo and Shapira 1986）。由于幽默能够拉近人们之间的情感距离，因此它不仅在改善与孩子的交流上具有较大的潜力，在与家长的交流中也有帮助（Bennett 1996）。幽默通过缓解焦虑和疼痛、建立与新儿童患者的直接沟通路径，从而在各个方面协助儿牙医师的临床工作。

> **案例 6.11**
>
> Sue，4 岁，和她 7 岁的姐姐 Ann 及妈妈一起来到诊室。Patty 医师来到候诊室见她的患者。她问 Sue 叫什么名字，但是 Sue 不理她。她问 Sue 几岁了，Sue 也同样拒绝回答。Patty 医师又试了一次，她夸赞 Sue 的鞋子并问她在哪里买的。Sue 躲到了她妈妈身后并拒绝和医师说话。Sue 的妈妈表现出了焦虑的神情。

案例 6.11，讨论：问候患者是牙科诊治的第一步，它往往会为整个过程奠定基调。对于牙医来讲，在患者的首次就诊中最艰难的挑战之一就是与孩子们建立一个直接的沟通渠道，有效地避开父母，直接与孩子对话。我们熟知的一些建立沟通的方法有表扬孩子们的着装，或者询问他们的名字或年龄。Patty 医师 3 种方式都尝试过了，但是 Sue 仍然拒绝与她沟通。

在这样的案例中，可以从几个方面运用幽默的方法去获得有效沟通。询问孩子们的年龄，往往会得到孩子非言语性的响应，即用手指比画出他们的年龄。这个时候牙医可以用幽默的方式去破冰，如孩子只有四五岁，那么可以故意算错或夸大孩子的年龄，"噢，你已经 8 岁啦！"来达到效果。又例如在本案例中兄弟姐妹在场，且其中一个孩子明显比另一个要高且大，那么可以这样开始对话，"你们谁更大一些？"然后对明显比较小的孩子说，"你比你妹妹要大吧？我觉得你应该比她大，只不过没她高而已。"或者，在这个案例中，如果姐姐 Ann 回答说她自己是姐姐，那么医师可以对较小的那个说："你的名字是不是也叫 Ann？"大多数孩子会立即笑着回答说自己的名字不是 Ann。父母也会在后面笑，然后孩子就会兴奋地回答说她的名字是 Sue。一旦孩子回答了牙医的问题，那么沟通的渠道就被打开了。我们可以这样继续对话，"我很高兴认识你，对了，我的名字是 Patty 医师，你的名字是什么呀？我忘啦！"大多数孩子会回答出自己的名字。更重要的是，幽默效应被累积了，孩子们也放松了，同时孩子也会期待着更多有趣的事情发生。幽默也同样感染了父母，会传导一种放松的感觉给自己的孩子。

幽默可以继续运用在接下来的接诊中。Bennett（2003）建议可以故意说错一些孩子们认识的卡通形象。"维尼熊是一只马，对吧？"当叩诊牙齿时，牙医可以发出一些奇怪的响声，或者叩鼻子。数牙齿的时候故意数错。在使用笑气的时候，教孩子"用你的鼻子而不是你的脚趾呼吸，穿了鞋子的脚趾可是很难呼吸的喔！"问孩子，"你是喜欢泡菜、白菜还是西洋菜？"

不论你做什么，对于牙医来说重要的是采取一种舒服且自然的方式。不断累积的幽默效应会创造一种舒适的感觉，使父母和孩子笑着期待他们的下一次来访。

父母在场或回避

关于在牙科治疗中父母在场的利弊，在儿牙医师中存在着争议（图 6-6）。

因为"父母要在场还是回避"的问题在第 4 章已经总体讨论过了，因此我们把它作为一种合法的非药物性行为管理方法纳入本章节中。只要孩子们表现良好，大部分牙医还是欢迎家长们待

在诊室里的。当家长们配合时，牙医们可以向家长们展示他们的专业技术。然而，当牙医们必须面对一个不配合的、抵抗的孩子时，问题就出现了。处理这种孩子越来越常见的方法是使用药物性行为管理法。然而，这可能没有必要并且还可能对孩子的健康有害。

父母在场或回避不是一定的，但是有时候可以利用这一点来管理好患者。思考下面的临床场景，想想如何运用分离的方法管理孩子的行为。

案例 6.12

Bobby，5 岁，初诊。通过病史采集我们了解到 Bobby 之前去过两家诊所，但是都失败了，连检查都没有做完。他的母亲告诉前台，之前的医师都没办法让 Bobby 张口进行检查。

现在 Bobby 正坐在牙椅上。当 Steve 医师让他张开他的嘴巴时，他拒绝了。他同样也拒绝回答诸如"你叫什么名字？"的问题。Bobby 一边无视医师的提问，一边朝他妈妈做鬼脸。这个时候他的妈妈介入了对话，替 Bobby 回答说："他的名字叫 Bobby。"

Steve 医师继续问道："你几岁了呀？"可是 Bobby 再一次无视了医师，此时医师露出了严厉且失望的表情。Bobby 的妈妈看见医师的反应，于是再次向 Bobby 保证说："医师不会伤害你的！他不会对你做什么的！我会一直陪着你的！"说着把椅子朝 Bobby 的方向挪了一下并且捧住了他的头。

Steve 医师告诉 Bobby 说他必须张开他的嘴以便检查，但是 Bobby 再次不理他。当医师再次要求 Bobby 的时候，Bobby 开始号叫了。Steve 医师让 Bobby 不要叫了，这样会听不到他说话的。Bobby 看了一眼母亲，继续无视医师，并且用手捂住耳朵继续号叫。Steve 医师决绝而冷静地说："Bobby，把你的手放在大腿上。你在这里必须听话。"

医师试图轻轻地把 Bobby 的手从他的耳朵移开。然而孩子的母亲迅速地阻止了医师并且

严肃地告诉医师不要碰她的孩子。她表现出明显的不满："Steve 医师,如果你不对 Bobby 生气,不用那种语调对 Bobby 讲话,他会表现得好一点的。"

　　案例 6.12,讨论:对于一个牙医来讲,如果想要对孩子进行安全又有效的治疗,那么必须建立一个合理的儿童牙科三角关系。上述的情境却不符合这样的情况。孩子没有和家长、医师建立联系,从而形成一个整体团队。相反的,家长成了孩子的代理人或保护者,把孩子紧紧保护起来。在孩子眼中,诊所里的最终权威其实不是医师,而是家长。Steve 医师在上述情境中同时与 Bobby 及他的母亲意愿相违,并没有建立图 5-2 中提到的儿童牙科三角关系。医师必须重新把控场面,必须让孩子知道医师和家长是同一个战队的,他必须仔细听医师讲话且直接与医师交流。在这种情况下,必须解除或分离家长的影响以重建合理的孩子–医师–家长关系。如果要求家长离开诊室后孩子能够适应新的角色关系,那么可以把家长叫回来。但如果孩子的行为回到先前糟糕的状态,那么必须要求家长再次离开。这个情况可以重复一两次。每个孩子必须知道家长的角色是被动的,只有医师才能掌控情况。一旦这种关系建立,那么家长就可以留在诊室里。理想情况下,较温

和的行为管理方法会对重塑孩子的行为有效。

　　家长必须明确他们自己在诊疗过程中扮演的角色。在这样的案例中,医师必须引导家长明确他们的角色是干什么的,最终有效地实现行为矫正。医师同时需要指导家长无视孩子那些小的阻断性行为,并且克制住自己不要去哄或请求孩子配合医师的治疗。一旦医师提前对家长解释"游戏规则",那么即使是犹疑不决的家长也会配合的。具体针对家长回避这点来讲,须告知家长当他们被要求离开时不管孩子如何请求都必须配合医师。家长也不可以要求医师给孩子第二次机会,而应该在牙医的暗示下离开。

　　假设对案例 6.12 的情景做一些改变:在与家长的初次电话沟通时,前台需要注意到这个孩子可能存在的潜在问题,并提醒牙医需要对孩子及家长进行特殊的咨询服务。孩子的年龄和之前的牙科就诊经历是对患者选择何种管理方法的信号旗,可用于促进良好的医患合作。在进入诊室之前,Steve 应该要求 Bobby 的妈妈进入候诊区,把 Bobby 留在玩耍区。医师需要和家长讨论行为管理的方法,以及医师会把家长叫出诊室一会儿的可能性。必须让家长意识到她在整个过程中扮演着重要的角色,并且会让孩子意识到家长与医师的理念是一致的。同时,还应该向家长详细介绍"告知–演示–操作"法和"语音控制"法的细节。

　　在前面的临床场景中,所有的非药物性行为

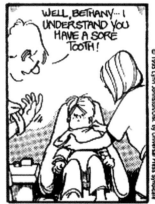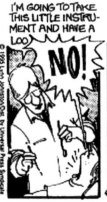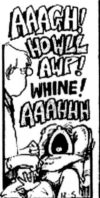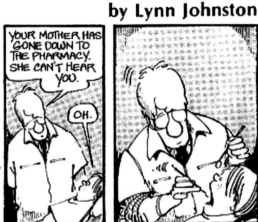

1.Bethny,我知道你有颗牙疼。2.我用这个小工具看一看。不! 3.啊啊! 呜呜! 不要! 4.你妈妈去药房了,她可听不到你叫。

图 6-6　更好或更坏(1995)。(Lynn Johnston Prod. Used courtesy of the creator and Universal Uclick.All rights reserved.)

管理方法没能成功，因为还未建立患者与医师之间的沟通渠道。更进一步说，当没有任何适应证时进行药物性行为管理是不被接受的。分离法的使用会帮助以及允许牙医促进与患者的沟通，最终促进患儿配合。

束缚治疗（Restraint）

牙科中对患者的保护性固定或者束缚治疗是一种限制患者身体移动，以辅助牙科操作并尽可能减少对患者和医师伤害（Roberts et al. 2010）的方法。过去有很多用于束缚治疗的方法和设备，例如用手固定孩子的头部，整个身体的包裹，束缚板或者床单（Frankel 1991）。过去称为被动束缚法，即保护性固定，是一种无创的技术。目前，这种方法在家长看来是行为管理方法中最不喜欢的一种（表 6-5）。当家长们面临两种选择，一种涉及束缚治疗而另一种没有束缚治疗，很多家长会选择后者。确实，很多研究表明，相比于被动束缚，更多的家长更愿意接受全身麻醉治疗（Allen et al. 1995；Eaton et al. 2005）。然而，束缚治疗作为一些儿童牙医治疗装置的一部分，在患者管理中仍然发挥着作用。

保护性固定经常与清醒镇静联合使用，但在某些特殊的临床情况下可以不用到镇静。例如，一个 8 个月的孩子因为外伤而就诊，上前牙脱位需要拍 X 线片。当尝试让家长抱住孩子进行拍照但失败之后，迅速且无创的方法是把孩子放进束缚装置中，让家长拿着底片进行拍摄。这个操作如果没有束缚的方式就无法完成。

当我们面对更大一些的孩子、需要复杂的修复治疗时，束缚法的使用会变得更加复杂。让人进退两难的地方是，对于不配合的学龄前儿童，我们应该采取保护性固定联合清醒镇静，还是应该在全身麻醉下进行治疗会更好呢？Adair 等（2004）调查发现，98% 的项目认为对已镇静的孩子使用保护性固定装置如儿童束缚板是可以接受的（图 6-7）。然而，这并不是普遍接受的观点。在欧洲的大部分国家，将任何形式的束缚装置排除在外已经成为主流和牙科护理标准。在英国，

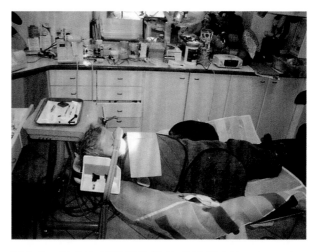

图 6-7　带有头部固定装置的束缚板（Olympic medical Group, Seattle, WA）与儿童彩虹裹布配合使用（Specialized Care co, Hampton, NH）。

在任何情况下束缚装置在牙科治疗中都是不被接受的（Manley 2004；Morris 2004）。

翔实的解释会让更多家长接受这种方法。Kupietzky 和 Ram（2005）发现，相比于接受那些态度中立的或态度模糊的解释，如果家长们得到关于束缚治疗一个翔实的解释和介绍，那么他们的接受度会更高。以下这个临床病例作为参考。

案例 6.13

一个 4 岁的孩子之前有一次不成功的治疗经历，给他进行治疗的是一个全科牙医，他在没有使用任何术前药物或局部麻醉的情况下对孩子进行束缚治疗。后来父母向一个儿牙执业医师寻求帮助。孩子在束缚联合清醒镇静的方法下成功完成治疗。治疗过后，孩子的母亲问孩子觉得怎么样，他回答说不喜欢之前的那个牙医。母亲问："为什么？"孩子回答："因为他把我绑起来。"母亲说："但是这个牙医也做了相同的事情呀。"孩子回答说："不，他没有，他把一条毯子放在我身上好让我别动，这样他可以帮我治疗我的牙齿而且不会伤害我。"随后孩子的整个治疗过程都非常顺利，成为了一个热情的牙科患者，孩子的牙齿十分健康。

案例 6.13，讨论：在给孩子使用束缚治疗时，应该向家长如实介绍关于这项方法的使用情况。根据孩子的年龄，对患儿进行相应的解释，"我们会用一张毯子帮助你保持不动，而且能让你保持温暖。"如果能在此时把一个娃娃道具放进束缚裹布中，那么会更好地说明问题（图 6-8）。

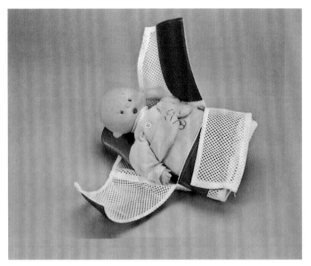

图 6-8　用娃娃和束缚板向孩子介绍将要使用的装置。（Courtesy of Specialized Care Co., Hampton, NH.）

父母对束缚治疗的接受度，或者更重要的是束缚治疗在帮助儿童患者灌输积极配合治疗理念方面的作用，更大程度依赖于牙医在使用这项技术时的心态。如果束缚治疗基于惩罚的目的进行使用，或者是在愤怒或无可奈何的情况下使用，那么家长或者孩子都是无法接受的（Roberts et al. 2010）。

手捂口法（HOM）

写这本书第 1 版的时候，HOM 还是被普遍接受的。然而，在过去的 20 年里它逐渐被家长（Eaton 2005）及行业所淘汰。2006 年，美国儿牙学会指南中（AAPD 2006）不再支持该项技术。美国研究生教育项目中关于 HOM 的教学也大幅下降，只有 28% 的项目仍然把它当作一个可接受的方法进行教学（Adair et al. 2004）。基于这些态度，部分作者在将该方法纳入当前的行为管理方法时会有所迟疑。然而，指南的存在正是为了帮助个人制订行动方针的一项标准。它不具有法律约束力，也不限制实践，因此 HOM 一直被沿用至今。Queiss

等（2010）对 AAPD 的成员进行调查访问，发现 704 名受访者中有 350 名认为 HOM 是一项可接受的技术。Newton 等（2004）调查也得到了相似的结果。他调查了英国的儿童牙科专家，虽然有 60% 的人认为 HOM 不应再被使用，但是仍有 40% 的人认为在特定情况下该项技术可以被使用。除此之外还有其他原因促使我们将 HOM 放在本章节。首先，在某些国家 HOM 是可被接受的，甚至它的接受度在某些国家中还未被讨论。其次，有些国家在法律上禁止儿牙医师使用药物方法对患儿进行行为管理，也不允许使用全身麻醉，因此能够管理患儿的方法十分有限。出于这些原因，我们决定把 HOM 纳入本章节。我们将会讨论 HOM 的适应证、HOM 的技术方法、HOM 的心理学原理及它的争议之处。

适应证

如果一个孩子的行为不受控制并开始捶打牙椅，那么这种情况可能很危险。孩子可能会对他人造成人身伤害。控制这种类型的行为需要强大的镇静技术，或者使用全身麻醉技术。手捂口法提供了一种替代的方法。它是一种无创的非药物性方法，经常在首诊中被使用。

这种方法的主要目的是在尝试其他非药物技术无效后用于控制孩子的行为，可以说是最后的杀手锏。它使牙医建立沟通渠道，因此孩子可以从中学习到适当的反应和期望。HOM 是获取 3~6 岁儿童注意力最有效的方法。在应用技术之前，应该对孩子的智力及遵循指令的能力进行预先判断。3 岁以下的儿童缺乏对他们所处环境的理解能力，因此 HOM 对于他们并不适用。该方法也同样不能与镇静技术联合使用。当使用该方法对孩子的进行行为矫正时，应该让孩子们对他周围的环境有清醒的认识。

方法

当所有的沟通渠道都宣告失败，孩子的行为仍然不受控制时，可以运用 HOM 进行干预。应用 HOM 法必须从两个角度进行考虑：（1）明确强调

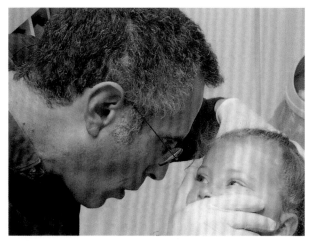

图 6-9　医师尽可能地靠近患儿进行 HOM 法。虽然 HOM 法富有争议，但在儿童牙科领域仍然占有一席之地。

这种方法是为了控制孩子的行为；（2）行为控制的隐含意义是牙医对患儿情绪的控制。后者指的是伴随踢打、尖叫、反抗的不良情绪。尽管如此，牙医也应该控制自己的情绪或行为，不应展示出愤怒或者厌烦。这种方法必须尽可能在医师心平气和、实事求是的情况下使用。未能控制个人情绪有可能导致不当的行为管理，由此有可能干扰诊疗。这种方法的关键细节如下：

- 把手捂在孩子的嘴上，减弱吵闹声。
- 把脸直接靠近孩子，对着孩子的耳朵说话。
- 静静地告诉孩子只要停止吵闹并且倾听，你就会移开手。
- 解释说"我只是想跟你说话并且看你的牙齿"。
- 几秒钟后重复说明你的操作流程，并加上一句："你准备好了，我就拿开我的手。"
- 把手拿开时嘱咐孩子保持安静。

在本章中我们很难详尽地描述这种方法。但其中牙医尽可能地靠近孩子的耳朵是制胜关键（图6-9）。温柔、单音调的声音能让孩子尽可能地保持安静从而让操作可控。牙医的指令必须明晰。牙医团队同样需要提前对该方法有所了解，牙医助理必须明确自己的角色。在一些案例中，牙医助理必须牢牢抓住孩子的腿，阻止它乱踢。在其他一些案例中，牙医助理需要按住孩子的手以致不会干扰到医师的操作或者避免孩子抓脸。操作

标准无一相同。如果感兴趣的话可以从早年的文献中获取更多的信息。

理论基础

HOM 或厌恶疗法具有心理学基础。从行为矫正的角度看，学习理论同样可以应用在 HOM 技术上。当孩子的行为不可控时，如果用手捂住孩子的嘴让其不发出吵闹声，那么孩子会产生强烈的消极应对反应，造成不良的就诊体验。在这种情况下，立即的惩罚会减少行为再发的可能性（Azrin et al. 1963）。理想的惩罚刺激的要求是这样的：首先，它必须有精准的身体指向；其次，能够持续地与患者交流；最后，如果不经过同意，患者不能逃离或减少这个惩罚。HOM 符合所有这些要求。

在 HOM 治疗中，这种暂时的关系具有重要意义。一旦 HOM 法开始实施，那么孩子必须配合。当手移开时，如果孩子继续吵闹，那么要立即把手再次放在孩子嘴巴上然后告诉他，当把手移开时他必须合作并保持配合，保持安静，然后张嘴，听医师的话。如果刺激与响应之间的时间短暂，那孩子会立刻意识到自己吵闹与身体受限之间的关系。Chambers（1970）、Craig（1972）和 Levitas（1974）指出，如果通过 HOM 法能引导出孩子的良好行为，那么应该立即对他们进行奖励。不管是社交性的口头表扬还是实物奖励都可以。

争议

无论何时我们讨论 HOM 法，都有许多强劲的声音反对把 HOM 法运用于牙科领域。因此我们将回顾历史文献，谈一谈 HOM 法存在的争议。

在 20 世纪 60 年代至 70 年代，HOM 作为一种行为管理方法被广泛接受。那个时候儿童牙科的领军人物均支持在教科书上介绍该方法（Finn 1963；McDonald 1963；Kramer 1974；Levitas 1974；Wright 1975）。同时有证据证明该方法在临床实践中被认可及接受。1972 年，一项对美国牙医学会会员的调查研究发现，80% 的受访者表示会对一些病例选择性地使用束缚治疗或者某种

形式的 HOM。Craig（1972）在印第安纳州的一项研究则提供了可供比较的结果，他发现，在 35 个儿童牙科专科医师中有 28 个使用 HOM 技术。

但由于 HOM 法的运用并未得到每一个人的支持，这项技术开始变得有争议。其中一个原因是 HOM 法显得很无情。有人认为这项行为管理方法并不科学，并且可能对孩子的心灵造成创伤（Davies and King 1961；MacGregor 1952）。但目前没有科学数据支持这个观点。然而精神病学家和心理学家却支持 HOM 的推广运用（Goering 1972；Chambers 1970）。

在 20 世纪 80 年代，HOM 法的使用越来越有争议。关于签署患者知情同意的提案及 HOM 法可能造成伤害的提案被提出（Bowers 1982）。不久之后，Schuman（1987）报道，有几位牙医在进行常规牙科操作时因为使用了 HOM 法而以虐待儿童或刑事伤害的罪名被告上法庭。同年，由于有一个提案直指牙医虐童，HOM 技术被弗吉尼亚牙医分会删除（Virginia 1987）。1993 年，Casamassimo 在一本杂志中指出该方法不仅严苛，还可能引起法律纠纷。因此，儿牙医师在临床实践中对于该方法的使用变得非常谨慎。

一些医师仅采用一些柔和的心理学方法来管理儿童。然而，大部分儿牙医师曾经使用过某种程度的束缚治疗。例如，强硬地把孩子有意无意举起并干扰治疗进行的手按下去，或者把一个反抗的孩子举起来再把孩子强制按在牙椅上，同时传达一个"不准胡闹"的态度，都是束缚的一些形式。这些方法经常在 HOM 之前就使用了。然而，儿童牙科中行为管理的方法已经逐渐发生了改变，这可以有很多原因。Casamassimo 等（2002）调查了美国牙医学会的会员来发现其中的一些变化。根据他们的发现，大多数会员认为父母的管教方式已经发生了变化，60% 的家长认为他们孩子的行为越来越糟糕。相应的，在医疗实践中带来的变化是：束缚治疗和 HOM 技术的使用比例下降，而镇静麻醉的运用上升。

虽然当前的行业态度并不乐观，但是仍有部分儿牙医师会继续选择束缚治疗和 HOM 技术。

Barton 等（1993）指出，只要合理地使用这种方法，效果同样可以是温和及有效的。Acs 等（1990）在儿童牙科的博士后教育项目中对 HOM 技术和束缚治疗的使用进行了调查，并将调查结果与 Davis 和 Rombom（1979）早年的调查研究结果进行了比较。Acs 发现了一个有趣的现象，关于 HOM 法的使用在专业水平的人员身上有着不同的答案。研究发现，超过 10 年任职期的项目领导人相对于他们年轻的同事，更有可能在教学中传授关于 HOM 技术或者束缚法的内容。Hassan 等（2010）进行了一项试验，他们想知道当 HOM 法被 AAPD 指南删除后医师们对 HOM 法的选择。结果发现，受访者会把语音控制法作为第一选择，把轻度到中度镇静作为第二选择。由于语音控制法很可能在使用 HOM 法前已经在很多案例上使用，所以对于 HOM 而言真正的可选方法只有镇静或者全身麻醉。许多医师认为 HOM 相对于药物性方法而言是更加安全的儿童行为管理方法。

5. 再训练

再训练，和行为塑造一样符合学习专家提出的行为矫正理论模型。如果规则改变，孩子们在牙科环境中的反应也会随之改变。对于积极行为，我们会给予奖励或鼓励，以强化这个学习的过程。对于消极行为，我们会选择无视或者惩罚。事实上，再训练的理论和行为塑造的理论在某种程度上是十分相似的。然而，它们在临床上的差别主要在于，再训练着眼于那些已经对牙科就诊抱有消极预期或者出现不良印象的孩子。这些消极行为可能是前一次牙科就诊的结果，或者是不恰当的前辈或同辈的引导造成的。如果我们能确定这些消极行为的原因，那么对于避免这些问题将会非常有帮助。这些从再训练开始的项目最终的结果是行为的塑造。

当我们在临床上遇到孩子消极的行为时，我们的目的是在孩子的心中建立新的一系列联系。换句话说，我们的目标是去改变"刺激"和"反应"。

在一开始，我们可以对孩子说："在我们这里可不一样。"当孩子原本以为的伤害并没有出现，那他就会有新的良好期待。接着孩子就会发现，牙医自始至终都没有伤害他——那么这个牙医是可以信任的。那么这个小孩就会对与诊所、牙医以及牙科的关系产生新的认识。用学习理论的话来讲，患儿会觉得这与之前所感知的不喜欢的行为有所不同，并开始对这个诊所另眼相待——在这个诊所中我不会感到在上一个诊所里的焦虑和害怕。这个从他的父辈和同辈认识到牙科的恐惧的孩子回去之后会对他的家人朋友分享自己的体验。

假设与孩子之间是可以沟通的，那么当我们对孩子开始进行再训练的时候有几个策略对于修正孩子们的预期是十分有帮助的。"回避"可能是最难却又必须执行的方法。然而，一个不成熟的 3 岁孩子如果刚刚经历一个糟糕的牙科就诊经历，伴有深龋，那么我们要尽可能避免在这一次就诊中采取牙髓治疗，而是放置安抚试剂，进行间接牙髓治疗。这可以使最后的治疗推迟到更适合的时机。一旦孩子被再训练，修正了期望，那么后续的治疗会变得简单很多。因此，在一开始回避棘手问题是十分必要的。

如果大龄患者有消极行为的经历，可以询问他们不喜欢的东西。有些孩子可能会对材料例如某种抛光膏或者局部涂氟材料表现出极度的厌恶。所以我们要做的一件简单的事情就是同意孩子的观点，并提供其他可供选择的品牌。提供选择会让孩子觉得医师正在了解他们所不喜欢的东西并且为此努力去解决问题，同时也让孩子觉得他们可以控制现在的情况。弱化强调或者代替法可以帮助孩子调整他们的预期。

第三个策略，转移注意力，它可以在很多方面使用。非常小的孩子在漫长的治疗过程中会变得不安分。因此在治疗过程中，牙医可以给孩子讲故事，把孩子的注意力从眼前的境况中转移出来。此外，通过合理地运用声音，可以向孩子传达安全感。在孩子的首次就诊中，通过大声地数牙齿的数目可以有效地控制患儿的注意力。同样，数秒可以

有效地分散那些不喜欢涂氟治疗的孩子的注意力。如在本章前面提到的那样，在这些情境中使用幽默可以帮助缓解孩子紧张的情绪。因此，在治疗过程中有许多方法可以帮助分散孩子的注意力。

在再训练过程中选择什么样的语句是非常重要的，无论治疗步骤是多么的无害。"你想要我帮你清理牙齿吗？"这样的提问是不明智的。用这样的措辞进行提问，目的性不强。一个更好的选择应该是："你想要水果味的还是薄荷味的牙膏？"提供了选择，但在问题中没有提到治疗。通过让孩子进行选择，孩子会有掌控感。所以这一点对于独立性训练很重要。

有时候选择使用厌恶疗法联合再训练是必要的。如果一个不良行为出现，不管是无意的还是有意的，医师可以说："不，不要那样。"或者"不要那样做"等其他相似的指令。音调从一个"事实上的"柔和的音调变成严厉、大声或者正经的音调。Azrin 等（1963）证实，轻度惩罚可以抑制这样的反应。比起那些一开始就配合的孩子，如果一个孩子一开始就出现了行为的问题，那么很可能会接收到医师通过语音控制表达的厌恶。结果可能是一样的：孩子变得顺从，并且顺利地进行牙科操作。

对孩子进行再训练在临床上是非常有用的。起初，作为对内在焦虑或者过往经历的一种反应，孩子会展现消极的行为。他们的恐惧对所有的牙医来说都是一样的。最后，孩子会发现这个诊所和前一个诊所有所不同。这是一种不同的刺激和反应。这个所了解到的不同叫作差异化。孩子每一次到诊所中，如果牙医们的诱导是不同的，那么会导致不同的反应。再训练孩子之后，许多医师会和孩子们建立长期亲密的关系。

总结

本章探讨了行为管理的一系列非药物治疗方法。这些方法在牙科的发展过程中不断改进、发展，因此我们将这些方法与一门涉及人类行为的

科学——心理学——紧密联系起来，试图在患儿的行为管理上为牙医们提供一种跨学科的方法。

规章制度指引人们的行为，理念支配人们的学习。如果一个项目能最紧密地与一个学习模型相结合，那么在学习方面上是最有效的。那些偏离模型的方法效率较低，而效率的丧失与模型的偏离值直接相关。基于对这个学习理论的认识，理解儿童牙科的行为管理会更加有效。仅对这些规则的理解无法帮助你在每天的牙科操作和儿童牙科治疗三角的沟通上有积极的影响。行为管理由儿牙医师在某种深度上进行研究。许多全科牙医和其他的牙科人员经常会接收到对主题的粗浅介绍。我们希望这本书能帮助增进大家的基本知识。

这一章分为 5 个部分：了解你的患者，就诊前的行为矫正，有效沟通，非药物性临床策略以及再训练。在某些情况下，像语音控制和示范作用这样的方法涉及不止其中一个方面。这一点在文中已经指出了。这就是现状。Wilson 和 Cody（2005）对行为管理包括镇静进行了文献搜索。他们发现在超过 30 年的时间里只有 168 篇文献发表在《儿童牙科学》（*Pediatric Dentistry*）和《儿童牙科杂志》（*Journal of Dentistry for Children*）上。其中涉及临床研究的文章还不到文章总数的 1/3，38% 的文章是评述，32% 的文章是调查或者在牙科领域的关于行为管理的综述。Wilson 和 Cody 总结道，行为管理方法在儿童牙科中的有效性还需要更多循证数据来支持，未来有待更深远的发展。本章的作者也同意这样的观点。在过去 30 年的时间里，每年平均只有不足两项关于行为管理的临床研究，这一点是令人倍感遗憾的。如果在牙科环境中对儿童行为的管理是儿童牙科专业化的要点之一，那么未来需要更多的研究。

参考文献

[1] Acs, G., Burke, M.J., Musson, C.W. (1990). An updated survey on the utilization of hand over mouth and restraint in post-doctoral pediatric dental education. *Pediatric Dentistry*, 12, 298–302.

[2] Adair, S.M. et al. (2004). Survey of behavior management teaching in pediatric dentistry advanced education pro-grams. *Pediatric Dentistry*, 26, 151–158.

[3] Addelston, H. K. (1959). Child patient training. *Fort Rev Chicago Dent Soc*, 38,7-9, 27–29.

[4] Adelson, H.K. and Godfried, M. (1970). Modeling and the fear-ful patient. *Journal of Dentistry for Children*, 37, 476–480.

[5] Allen, K.D. et al. (1990). Dentist-implemented contingent escape for management of disruptive child behavior. *J Appl Behav Anal.*, 25, 629–636.

[6] Allen, K. D., Hodges, E. D., Knudsen, S. K. (1995). Comparing four methods to inform parents about child behavior management: how to inform for consent. *Pediatric Dentistry*, 17,180-186.

[7] AlSareed, M. (2011). Children's perception of their dentists. *Eur J Dent.*, 5, 186–190.

[8] American Academy of Pediatric Dentistry (2006). Guideline on behavior management for the pediatric dental patient. *Pediatric Dentistry*, 28, 97–105.

[9] American Academy of Pediatric Dentistry (2012). Behavior guidance for the pediatric dental patient. Reference Manual, *Pediatric Dentistry*, 34, 170–182.

[10] Association of Pedodontic Diplomates (1972). Techniques for behavior management-a survey. *Journal of Dentistry for Children*, 39, 368–372.

[11] Ayer, W.H. (1973). Use of visual imagery on needle phobic children. *Journal of Dentistry for Children*, 40, 125–127.

[12] Azrin, N. H., Holz, W. C., Hake, D. F. (1963). Fixed-ratio punishment. *Journal of the Experimental Analysis of Behavior*, 6, 141–148.

[13] Bailey, P.M., Talbot, A., Taylor, P.P. (1973). A comparison of maternal anxiety levels with anxiety levels manifested in the child dental patient. *Journal of Dentistry for Children*, 40, 25–32.

[14] Bandura, A. (1977). *Social Learning Theory*. General Learning Press. New York, USA.

[15] Barton, D.H. et al. (1993). Dental attitudes and memories: a study of the effects of hand over mouth/restraint. *Pediatric Dentistry*, 15, 13–19.

[16] Bennett, H.J. (1996). Using humor in the office setting: a pedi-atric perspective. *Journal of Family Practice*, 42, 462–464.

[17] Bowers, L.T. (1982). The legality of using hand-over-mouth exercise for management of child behavior. *Journal of Dentistry for Children*, 49, 257–265.

[18] Brockhouse, R.T. and Pinkham, J.R. (1980). Assessment of non verbal communication in children. *Journal of Dentistry for Children*, 47, 42–47.

[19] Casamassimo, P. (1993). Editorial: Maybe the last editorial on hand-over-mouth technique? *Pediatric Dentistry*, 15, 233–234.

[20] Casamassimo, P., Wilson, S., Gross, L. (2002). Effects of US par-enting styles on dental practice: perceptions of diplomates of the American Board of Pediatric Dentistry. *Pediatric Dentistry*, 24, 18–22.

[21] Chambers, D.W. (1970). Managing the anxieties of young dental patients. *Journal of Dentistry for Children*, 37, 363–374.

[22] Chambers, D. W. (1976). Communicating with the young patient. *Journal of the American Dental Association*, 93, 793–796.

[23] Craig, W. (1972). Hand over mouth technique. *Journal of Dentistry for Children*, 38, 387–389.

[24] Cunningham, J. (2005). Children's Humor chapter In W. G. Scarlett, S. Naudeau, D. Salonius-Pasternak and I Ponte (Eds.). *Children's Play* (93–109). Thousand Oaks, California: SAGE Publications.

[25] D'Antonio, I.J. (1989). The use of humor with children in hospital settings. In: *Humor and children's development: a guide to practical applications.*(McGhee, P., ed.) 157–171, Haworth, New York.

[26] Davies, G.N. and King, R.M. (1961). *Dentistry for the preschool*

child. E. and S. Livingston, Edinburgh.

［27］ Davis, M.J. and Rombom, H.M. (1979). Survey of the utilization and rationale for hand-over-mouth (HOM) and restraint in postdoctoral pedodontic education. *Pediatric Dentistry*, 1, 87–90.

［28］ Eaton, J.J. et al. (2005). Attitudes of contemporary parents toward behavior management techniques used in pediatric dentistry. *Pediatric Dentistry*, 27, 107–113.

［29］ Eysenck, H. J. (1964). *Experiments in Behavior Therapy*. Pergamon Press, Oxford.

［30］ Finn, S.B. (1973). *Clinical Pedodontics*, 4th ed., W.B. Saunders Co., Philadelphia.

［31］ Forehand, R. and Long, N. (1999). Strong-willed children: a challenge to parents and pediatric dentists. *Pediatric Dentistry*, 21, 463–467.

［32］ Ferster, C. B. (1964). Reinforcement and punishment in the control of human behavior by social agencies. In: *Experiments in Behavior Therapy*, (Eysenck, H. J. ed.), Pergamon Press, New York.

［33］ Ghose, L.J. et al. (1969). Evaluation of sibling support. *Journal of Dentistry for Children*, 36, 35–39.

［34］ Greenbaum, P.E. and Melamed, B.G. (1988). Parent modeling. A technique for reducing children's fear in the dental operatory. *Dental Clinics of North America*, 32, 693–704.

［35］ Goering, P. (1972). To keep the sunlight in a child's life. *Menninger Perspective* 3:10.

［36］ Hassan, S.O. et al. (2010). Alternatives for hand over mouth exercise after its elimination from the guidelines of the American Academy of Pediatric Dentistry. *Pediatric Dentistry*, 32, 223–228.

［37］ Ingersoll, B.D. et al. (1984). The use of contingent audiotaped material with pediatric patients. *Journal of the American Dental Association*, 109, 717–719.

［38］ Johnson, R. and Baldwin, D.C. (1968). Relationship of maternal anxiety to the behavior of young children undergoing dental extraction. *Journal of Dental Research*, 47, 801–805.

［39］ Klingberg, G. (2008). Dental anxiety and behavior management problems in paediatric dentistry—a review of background factors and diagnostics. *European Archives of Paediatric Dentistry*, 1, 11–15.

［40］ Kramer, W. S. (1973). Aversion—A Method for Modifying Child Behavior. *Presented at the American Academy of Pedodontics Annual Meeting*, Los Angeles.

［41］ Kuhn, B.R. and Allen, K.D. (1994). Expanding child behavior technology in pediatric dentistry: a behavioral science perspective. *Pediatric Dentistry*, 16, 13–16.

［42］ Kuiper, N.A., Martin, R.A., Olinger, L.J. (1993). Coping humor, stress, and cognitive appraisals. *Canadian Journal of Applied Sciences*, 25, 81–96.

［43］ Kupietzky, A. and Ram, D. (2005). Effects of a Positive Verbal Presentation on Parental Acceptance of Passive Medical Stabilization for the Dental Treatment of Young Children. *Pediatric Dentistry*, 27, 380–384.

［44］ Lawrence, S.M. et al. (1991). Parental attitudes toward behavior management techniques relative to types of dental treatment. *Pediatric Dentistry*, 13, 151–155.

［45］ Levitas, T. C. (1974). HOME-hand over mouth exercise. *Journal of Dentistry for Children*, 41, 178–182.

［46］ Locker, D., Thompson, W.L., Poulton, R. (2001). Onset of and patterns of change in dental anxiety in adolescence and early childhood: a birth cohort study. *Community Dental Health*, 18, 99–104.

［47］ Loizou, E. (2006). Young children's explanation of pictorial humor. *Early Childhood Education Journal*, 33, 425–431.

［48］ MacGregor, S.A. (1952). Practical suggestions on child management. *New Zealand Dental Journal*, 48, 102.

［49］ Manley, M.C. (2004). A UK perspective. *British Dental Journal*, 196, 138–139.

［50］ Martin, R.B., Shaw, M.A. Taylor, P.P. (1977). The influence of prior surgical experience on the child's dental behavior at the first dental visit. *Journal of Dentistry for Children*, 44, 443–447.

［51］ McDonald, R.E. (1963). *Pedodontics*. C.V. Mosby Co., St. Louis.

［52］ McGhee, P. (2002). *Understanding and Promoting the Development of Children's Humor: A Guide for Parents and Teachers*. Kendall Hunt Publishing Company, Dubuque Regional, Iowa.

［53］ McGhee, PE. (1979). *Humor its origin and development*. Freeman and Company, San Francisco.

［54］ Melamed, B.G., et al. (1975). Use of filmed modeling to reduce uncooperative behavior of children during treatment. *Journal of Dental Research*, 90, 822–826.

［55］ Mora-Ripoll, R. (2010). The therapeutic value of laughter in medicine. *Alternative Therapies in Health and Medicine*, 16, 56–64.

［56］ Morris, C.D.N. (2004). A commentary on the legal issues. *British Dental Journal*, 196, 139–40.

［57］ Moss, S. (1972). Psychology of communication. Presented at the *Northwestern Pedodontic Teachers Conference*, Chicago.

［58］ Murphy, M.G., Fields, H.W., Machen, J.B. (1984). Parental acceptance of pediatric dentistry management techniques. *Pediatric Dentistry*, 6, 193–198.

［59］ Nash, D.A. (2006). Engaging children's cooperation in the dental environment through effective communication. *Pediatric Dentistry*, 28, 455–459.

［60］ Nevo, O. and Shapira, J. (1986). Use of humor in managing clinical anxiety. *Journal of Dentistry Children*, 53, 97–100.

［61］ Newton, J.T. et al. (2004). Attitudes toward the use of hand over mouth (HOM) and physical restraint amongst paediatric dental specialist practitioners in the UK. *International Journal of Paediatric Dentistry*, 14, 111–117.

［62］ Oueiss, H.S. et al. (2010). Alternatives for hand over mouth exercise after its elimination from the clinical guidelines of the American Academy of Pediatric Dentistry. *Pediatric Dentistry*, 32, 223–228.

［63］ Roberts, J.F. et al. (2010). Review: behavior management techniques in paediatric dentistry. *European Archives of Paediatric Dentistry*, 11, 166–174.

［64］ Rosenberg, H.M. (1974). Behavior modification for the child dental patient. *Journal of Dentistry for Children*, 41, 111–114.

［65］ Schuman, N.J. (1987). Child abuse and the dental practitioner: discussion and case reports. *Quintessence International*, 18, 619–622.

［66］ Skinner, B. F. (1953). *Science and Human Behavior*. MacMillan Co., New York.

［67］ The Virginia Board of Dentistry (1987). The hand over mouth exercise in handling child patients. *Dental Bulletin*, Issue 1.

［68］ Tuma, C. F. (1954). How to help your child be a good dental patient: an open letter to parents. *Journal of Dentistry for Children*, 21, 84.

［69］ Turner, C. et al. (1988). Voice control: Effects on children's fear and disruption. *Pediatric Dentistry*, *(abst)* 10, 238.

［70］ Venham, L. et al. (1981). Effectiveness of a distraction technique in managing young dental patients. *Pediatric Dentistry*, 3, 7–11.

［71］ Welbury, R.R., Duggal, M.S., Hosey, M.T. (2005). *Paediatric Dentistry* 3rd Ed., Oxford University Press, Oxford.

［72］ Wepman, B.J. and Sonnenberg, E.M. (1979). Effective communication with the pedodontic patient. *Journal of Pedodontics*, 2, 13–17.

［73］ Wilkins, J. and Eisenbraun, A.J. (2009). Humor theories and the physiological benefits of laughter. *Holistic Nursing Practice*, 23, 349–54.

［74］ White, L.W. (1974). Behavior modification of orthodontic patients. *Journal of Clinical Orthodontics*, 8, 501–503.

［75］Wilson, S. and Cody, W.E. (2005). An analysis of behavior management papers published in the pediatric dentistry literature. *Pediatric Dentistry*, 27, 331–337.

［76］Wright, G.Z. and Alpern, G.D. (1971). Variables influencing children's cooperative behavior at the first dental visit. *Journal of Dentistry for Children*, 38, 126–128.

［77］Wright, G.Z., Alpern, G.D. Leake, J.L. (1973). Modifiability of maternal anxiety as it relates to children's cooperative behavior. *Journal of Dentistry for Children*, 40, 265–271.

［78］Wright, G.Z. (1975). *Behavior Management in Dentistry for Children*. W.B. Saunders Co., Philadelphia.

［79］Wright, G.Z., Starkey, P.E. Gardner D.E.(1983). *Managing chil-dren's behavior in the dental Office*. C.V. Mosby Co., St. Louis.

［80］Wright, G.Z. (1979). Management of needle phobic adoles-cents. *Ontario Dentist*, 56, 22–25.

［81］Wright, G.Z. and Stigers, J.I. (2011). Non pharmacologic management of children's behaviors. In: *Dentistry for the Child and Adolescent* (J.A. Dean, D.R. Avery and R.E. McDonald, ed.) 9th ed., 32, Mosby Elesvier, Maryland Heights, Mo.

［82］Wurster, C.A., Weinstein, P., Cohen, A.J. (1979). Communication patterns in pedodontics. *Journal of Dentistry for Children*, 48, 159–163.

第 7 章　残障儿童

Children with Disabilities

Gunilla Klingberg

引言

当今社会，很多人罹患残疾。尽管患病率在不同国家和不同文化之间存在差异，但现实估计有高达 20％ 的儿童和青少年可能受到残疾或慢性疾病状态的影响（Merrick and Carmeli 2003；Bethell et al. 2008）。此外，随着医疗卫生技术、诊断工具的发展以及治疗方案选择的增加，残障人士的数量随之增加。例如，越来越多的早产儿由于医疗保健的改善而存活下来，但这些儿童罹患残疾的风险也增加了。

本章将讨论残疾或处于慢性疾病状态的特殊儿童患者，并通过实例来促进牙医在牙科诊所对这类患者的行为管理。本章还将焦点聚集在牙科团队如何与儿童患者及其家长共同创造积极的牙科治疗环境，以促进良好的口腔健康发展。与所有儿童牙科患者一样，接诊特殊儿童也涉及"儿童牙科治疗三角关系"——儿童、父母或法定监护人、牙科团队。本章将对该治疗"三角"中的每个角色进行详细阐述。为了牙科护理和治疗的成功，"三角"的 3 个组成部分必须通力协作，互相沟通。最后，负责治疗实施的牙医，应具备一定的关于儿童残疾的诊断知识，并对家庭心理学有足够的理解。

在讨论"儿童牙科治疗三角关系"的各个角色之前，必须关注与特殊儿童有直接关系的两个重要的国际声明。第一项是《儿童权利公约》（联合国 1989 年），这个公约得到了世界上大多数国家的批准。《公约》的首要重点即是儿童拥有权利。根据《公约》第三条，儿童的"最优利益"是当做出涉及或影响儿童的所有决定时应遵循的指导原则。《公约》对于儿童在卫生机构内获得治疗

和尊重的方式产生了重大影响（例如，《儿童友好保健倡议》）。儿童有权参与治疗的决断，他们的观点值得尊重，并且医师还应时刻考虑到其年龄和成熟程度。

第二项声明是从 2006 年由联合国通过的《残疾人权利公约》中体现的。它的目的是"促进、保护和确保所有残疾人充分且平等地享有所有人权和基本自由，并促进尊重他们固有的尊严。"《公约》注意到社会对于残疾人观念的改变。从历史上看，残疾个体常被视为客体而非主体。过去，社会以慈善、施舍的名义向残疾人提供帮助和支持，而现在这不再是一个可以接受的态度。《公约》提高了残疾人的地位，它强调了残疾人是与其他人一样的主体，因此当他们做出影响他们生活的决定时享有和他人相同的权利，这其中当然包括与健康有关的权利。治疗儿童的牙科专业人员需要意识到这些社会态度的变化，并在实践中遵守这些原则。

由于本章涉及残障儿童，所以如何对"残障"进行定义是很重要的。现在，残障和慢性疾病状态不仅被视为国际疾病分类（ICD）中定义的一类诊断，对残障和慢性疾病状态的理解和分类同时也基于"生物 - 心理 - 社会"模型，后者在世界卫生组织（WHO）国际功能与健康分类（ICF 2001）及其对于 17 岁以下个体适用的儿童和青少年版（ICF-CY 2007）中有所阐述。作为一种模型，ICF 就解剖结构、身体功能、活动性和参与度等方面阐述了人的功能。这些功能受健康状况、环境因素和个人因素的影响。现在，ICF-CY 作为一种分类方法，包括了超过 1600 个与解剖结构、身体功能、活动性与参与度以及环境因素相关的项目。这种通用的分类法允许比较由不同病因导致的健

康状况，它可以从生物－心理－社会的角度来描述一个人的健康概况。这种观点从牙科角度来看是有益的，目前口腔健康领域核心单元的相关研究正在进行（Faulks et al. 2013）。ICF 和 ICF-CY 提供了一种理解"正常→残疾"这种连续统一体的新方法。它侧重于个人的整体健康状况，而不是只专注于某种特定的残疾或病损。通过这种方法，显然任何人都可能曾经历健康问题，从某种角度上来说，这也是一种"残疾"。

特殊儿童

每个儿童都是独特的个体。这句话不仅适用于正常生长发育、成熟的健康儿童，也适用于残障或处于慢性疾病状态的儿童。儿童和青少年在成熟度、人格、脾气和情绪方面表现出巨大的差异。此外，特别是对于残障儿童来说，认知理解、行为守则和交际能力各不相同，这导致了他们脆弱的心理和应对牙科治疗的能力也大相径庭。

残障儿童患者的特殊性体现在许多方面。本章重点介绍因残疾或慢性疾病状态而有特殊需求的儿童，但重要的是要承认这种特殊性也可能因为其他的原因。例如，有语言障碍的儿童可能是因为他们迁移到一个陌生的国家，或只是因为他们是移民家庭的成员，而在家中主要用他们的母语交流。沟通非常必要，它是治疗成功的基础。如果患儿或其父母不说当地的语言，就需要翻译。生活在贫困的社会经济环境中或其父母患有智力或精神障碍的儿童，需要得到牙医的特别关照。而且，必须记住并不是所有的儿童都以相同的速度生长发育、成熟。这些孩子可能不一定有残疾，他们只是发育迟缓，沟通和治疗需要调整到与他们的发育水平相适应，而不是根据他们的年龄。最后一个例子也说明了牙医，特别是儿牙医师应该掌握儿童生长发育的知识（见第 2 章）。儿童的生长发育、成熟水平也因他的残疾状态和受到的医疗条件的不同而有所差别，并且可能受到贫困的社会经济环境或父母疾病的影响。

了解儿童能力的最好方法是问诊。详尽的病史采集是必要的，理想的状况是儿童和父母都应该接受牙医的问诊。健康儿童的常规既往病历应包括关于医学诊断、用药情况、家庭和社会环境、学校和同伴问题等在内的信息。然而，对于特殊儿童患者，问诊需要更加详细，包括与该儿童特殊状况密切相关的信息。

当获取病史时，尤其应关注询问围生期和出生时的情况。第 2 章强调了这些发育时期的重要性。低出生体重、低氧饱和度等并发症、感染可影响营养、生长和发育。儿童具有几个发育的节点，但这些节点仅在有限的时间内开放。儿童每通过一个节点或水平，在此过程中为他提供管理下一成长阶段所需的要求。例如，早产儿往往有吮吸、吞咽或呼吸障碍，这也可能因为受到他们接受的医疗干预的影响（Delaney et al. 2008）。然而，母乳喂养或吮吸有困难的新生儿可能面临进食困难的风险更大。发育训练通常可以预测儿童一般在较早年纪时就学会饮用流体和吞咽动作（Mason et al. 2005）。基于这些技能，随着儿童日益成熟，不断喂食新类型的食物，他们将能够食用多样化材质的食物，体验味道和温度。在训练食用其他种类的食物前，先要成功地学会咀嚼和吞咽食团。一些由于早产或医疗问题而出现喂养困难的儿童在口颌区域会过度敏感，如果不进行治疗，可能使诸如刷牙等基本的口腔卫生保护措施都难以进行，甚至牙科检查也存在困难（Mason et al. 2005；Rommel et al. 2003）。

围生期在牙齿矿化过程中也很重要。据报道，釉质矿化不全和釉质发育不全在早产儿中更常见；磨牙和切牙的釉质矿化不全（MIH）在这些早产儿中发生率更高。此外，相比其他儿童，早产儿的牙科行为管理问题和牙科焦虑发生的可能性也更高（Brogårdh-Roth 2010）。

病史应涵盖所有医学问题，关于住院的时间、用药史和负责儿童医疗保健的医师信息应尽可能详细。有些疾病和药物可能影响口腔健康，牙医应寻找是否存在任何与牙科护理有直接影响或相互作用的疾病及药物。儿牙医师还可能遇到一些罕见的疾病和综合征。除了教科书，牙医可以通过互联网，依靠一些优秀的数据库了解更多关于疾病的一般信息，例如"孤儿网（Orphanet）"和"国家残疾儿童传播中心（National Dissemination Center for Children with Disabilities）"。另一个有用的网站是"双体（disomic）"（Online Mendelian Inheritance in Man）部分，可以通过 PubMed 访问。一些国家还有专门研究口颌与牙科学方面的罕见疾病的国家中心，例如瑞典罕见疾病国家资源中心（Mun-H-Center），它用英语提供了网站和智能手机应用程序。

其他重要的病史包括关于孩子的日常生活及他的优点和弱点信息。对于残疾或有健康问题的儿童，需花费大量时间讨论儿童的问题和弱点，当然，了解他的优点同样重要。

当计划进行一次个性化诊疗时，了解儿童的优点通常是有用的。例如，儿童可能容易被突然的、巨大的噪声惊吓，但同时对音乐感兴趣，并且对于某种特定类型的音乐尤为享受。该信息对牙医十分重要且有用。例如，牙医可以在治疗期间播放音乐，或用音乐的名词来解释治疗过程中发出的声音。这项工作不仅可以减少牙医为了避免发出噪声耗费的精力，还减少对引起患儿反应的吸唾管声音的担忧。有些人可能认为这有些牵强，但是当面对特殊儿童患者时，往往需要摆脱传统牙医的角色。成功完成对特殊儿童的诊疗意味着牙医要尝试新的方法，常常需要做出非常规的选择。

当父母和医疗保健专业人员讨论患儿的病情和限制时，让儿童在场并不总是最佳的选择。牙医可以试图通过没有儿童在场的父母约诊或安排电话采访来克服这个困难。避免向患儿透露负面信息、提前从父母处获得信息，可以使牙医更好地准备面向特殊儿童患者的首诊。通过预先收集患儿的重要信息，牙医可以在首次接诊时将注意力充分地投入到患儿本身和双方互动上去，而不必从病史开始。

家庭

父母和家庭是"儿童牙科三角关系"的第二部分。特殊儿童的父母在许多方面不同于健康儿童的父母，同残疾儿童一起生活会影响家庭生活的方方面面。众所周知，有残疾或处于慢性疾病状态儿童的家庭，所有家庭成员都承受着巨大的压力。也有几项研究表明，母亲比其他家庭成员承受更多压力，并承担更多的责任（Cairns 1992）。这种关注和担忧可能是终生的，并且不同于其他父母在他们孩子成长时常见的担心。作为成年残疾子女的父母，将会对其子女应该生活在哪里，是否能得到足够的帮助，以及当父母不在身边时会发生什么情况产生担忧（Hallberg et al. 2010）。

拥有残疾儿童成员的家庭，其自力更生的水平或协调性影响到他们如何应对儿童的医疗和牙科护理，以及如何管理抚养。家庭在平衡其脆弱的主观感受和从他人获得支持的方面尤为重要。这种观点强调获得支持的重要性，据报道这能提高残疾儿童的身心健康水平（Scheeran et al. 1997）。家庭除了获得来自亲友等重要人物的支持外，获得来自社会部门和卫生保健专业人士（包括牙科专业人员）的支持和积极响应同样重要。

能够自力更生，且已经适应生活处境的父母和家庭，往往会增加他们照顾子女的信心。由此可以逐渐让他们的生活压力变小，能自主地生活。这将会影响他们如何应对他们的孩子在医疗和牙科治疗（包括家庭预防护理）方面的需要。由于预防口腔疾病需要与家庭建立良好的关系，牙科团队需要对残疾人的生活有充分的了解和洞察。为了达到这种平衡，在治疗患儿的同时考虑整个家庭非常重要（Trulsson and Klingberg 2003）。

在 Trulsson 与 Klingberg（2003）的一项研究中，患有严重和复杂疾病的儿童的父母接受了关于孩子口腔健康和牙科治疗问题的采访。父母们提出他们希望能在牙科团队中看到的 5 种特质：尊重、参与、连续、知识和可行性。这 5 种特质可能被认作是同一个问题，但显然这些需求没有得到满足。采访中的另一个有趣的发现是，父母描述他们孩子的主要口颌或口腔健康问题的方式。根据受访父母的回答，他们孩子的主要问题与营养和沟通有关。他们还提到牙齿咬合不齐，但只是关于改善咀嚼、语言功能、减少牙创伤风险的可能性，并没有美学上的要求。其他诸如龋齿和牙龈炎等口腔健康问题也没有父母提及。可能有人认为这与这项研究涉及患有复杂疾病的儿童有关，但不管如何，患儿父母和牙医两方对何者才是最重要的问题上明显持有不同的观点。

牙科团队

在发病率和未满足的医疗需求比例方面，残障人的口腔健康与正常人可能存在不平等。虽然大多数儿牙医师都接受过接诊特殊儿童患者的培训，但只有通过对全体牙医进行教育和培训，才有可能提供大规模的基础保健。文献表明，牙科团队提升对有特殊需求的患者的接诊能力和经验，对于确保所有人获得口腔保健是至关重要的（Faulks et al. 2012）。

残障儿童的牙科治疗差异很大。其中有很多原因，有一些重要原因与牙医本人和团队有关。研究指出，许多牙医和团队中的其他成员在治疗残障人方面感到知之甚少（Bedi et al. 2001；Hallberg et al. 2003）。造成这种感观的原因包括，许多牙医缺乏治疗残障患者的知识和经验，并且在本科或研究生课程中也几乎没有得到相关培训（Kinne and Steifel 1979；Bedi et al. 1986；Bedi et al. 1989）。这是一件很麻烦的事，由于牙科专业人员对这些患者的矛盾态度可能导致他们减少对这类患者群体的治疗（O'Donnell, 1993；Bedi et al. 2001；Klingberg and Hallberg 2012）。因此，要想成功地进行对特殊儿童患者的牙科治疗，在很大程度上取决于牙科团队，尤其是牙医自身。

区别化治疗的另一个原因是家庭的经济水准。牙科保健和社会保险制度在一个国家的组织情况，将影响残障儿童的牙科诊疗，从长远来看也影响这些儿童的口腔健康。如果需要用药物方法治疗患者，可能相当昂贵。治疗特殊儿童患者成为牙医的极具积极意义的挑战，并使他们有机会在专业领域内学习进步更多。成功地管理和治疗特殊儿童患者，并让儿童重获笑颜，会为牙医带来巨大的专业满足感。这也让治疗特殊儿童患者的工作变得如此特别。

本章的剩余部分涉及各类具体残疾，它将为牙医和牙科团队提供一些有用的提示。

躯体损伤

躯体损伤构成了残疾中的一大部分，一些躯体损伤使儿童运动能力降低，对其日常生活产生了重大影响。同是躯体损伤，临床表现的差异很大，从四肢麻痹到影响肢体或肢体的部分功能。一些躯体残疾可能出生时就存在，而另外一些躯体残疾可能是后天由于创伤或疾病获得的。这类常见残疾为脑瘫，其具有 4 种主要亚型：痉挛型（肌肉僵硬）、手足徐动型（慢动作）、共济失调型（缺乏肌肉平衡和协调）和混合型（具超过一种类型的脑瘫，最常见的是痉挛性运动障碍）。其他常见的疾病是肌营养不良症和脊柱裂。对于导致身体活动减少的疾病，特别是如果肌肉张力改变的话，将存在身体姿势在生长模式和口腔健康方面对口腔产生影响的风险。因肌张力减退而无法支撑头部位置的患者，其发生错𬌗畸形的风险会增加，因为原本调节牙齿生长的肌肉力量受到影响，例如舌、颊和其他相关肌肉结构的张力太低；反之，肌张力过高患者也是如此，例如痉挛型患者有时会出现自我伤害或咬伤。这些患者治疗困难，牙医可能不得不使用咬合支撑物或开口器来防止儿童患者在治疗期间无意识地咬伤。

临床注意事项

患者能安然坐在牙椅上有助于牙医提高治疗质量和促进良好的患者管理。一些患者可能会在从轮椅转移到牙椅时遇到困难。尽管困难，但仍应尽可能将患者转移到牙椅上。椅位调节次数过多会增加患者的焦虑，为了设法减少牙椅调节量，一些牙医更乐意在患者就座之前将牙椅预设在大致位置。儿童患者使用正常牙椅改善了牙医人体工程学位置，便于治疗及改善牙科治疗的质量。牙科诊所必须设计并预留可容纳轮椅的空间（关于这些空间设计的一些想法可以在第 17 章中找到）。在许多专门治疗特殊儿童的诊所中，使用滑动设备和升降系统可以将患者移动到牙椅上。

为了使患者更舒适地坐在牙椅上，可以使用不同种类的坐垫。坐垫对于大多数儿童患者非常有用，因为通常牙椅都是根据成人的身长设计的（图 7-1）；还可以使用特殊的衬垫来支持低肌张力或处于痉挛状态的患者的身体。这些衬垫提供被动支撑，但并不应该被混淆成束缚装置。尼龙搭扣用于将衬垫固定在适当位置。对于有痉挛问题的患者，调整坐垫以帮助屈曲膝盖和髋关节（理想状态是呈 90° 屈曲），并将头部倾斜到颏胸位。这个位置可以帮助减少痉挛，并且反过来使儿童更容易放松。这些衬垫也可用于智力残疾或神经精神障碍的患者。非残疾患者也可以从舒适的衬垫中受益。

一些有吞咽困难的儿童可能面临吸入风险的增加。因此，牙科团队提高警惕并在治疗期间及

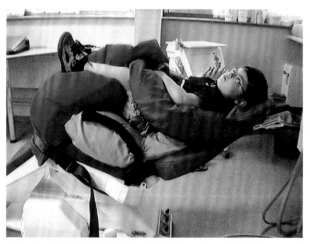

图 7-1 特殊的衬垫用以支撑低肌张力或痉挛的患者。对于患者痉挛性麻痹的问题，通过调整衬垫，使膝盖和臀部关节弯曲（理想情况下弯到 90° 屈曲），使头部下降到颏胸位。

时清除分泌物和牙科杂物是非常重要的。对于一些儿童，病情严重时，所有牙科治疗都需要在全身麻醉下进行。

镇静通常有助于减少焦虑，并帮助残疾儿童在治疗期间放松。最小剂量镇静常常足够；然而，各类型的镇静剂及其剂量必须个性化选择。除非儿童能用鼻子呼吸，否则不应该使用笑气镇静，因为除了无法吸入导致镇静无效外，笑气还会暴露于工作环境中。《（美国麻醉医师协会 ASA）身体状况评估》对于残疾儿童极为重要，如果镇静过程中出现任何问题应立即咨询儿科医师。对于某些儿童，牙科治疗不能按常规方法成功镇静，此时在全身麻醉下治疗可能是唯一的选择。获得全身麻醉设施的情况因国情不同而异，然而重要的是，为这类儿童争取医疗资源。缺少全身麻醉可能导致牙科治疗效果不理想，以及口腔健康进一步恶化，甚至根本无法治疗。从这个角度来看，如果社会想要确保残疾儿童与他人享有同等水平的口腔保健权利，实现全身麻醉医疗服务是一种公共义务。

编者注：通过将儿童的头部靠在操作者的身体上，通常可以获得令人满意的稳定性。使用橡皮障可以提供安全感，这可能对于儿童行为管理是有帮助的。有时，开口器可以在口内使用。束缚装置可以用于帮助约束其运动，或者有时在儿童的踝部上简单绑带也可以帮助稳定。这种额外装备出于保护儿童、促进牙科手术的便利和提供安全的目的。在写作本章时，笔者意识到存在地区差异。在瑞典和一些其他欧洲国家，束缚在文化上不被接受，在任何情况下都被法律禁止。应该强调的是，这些国家的临床医师需要花费额外的时间同父母和儿童一起努力，才能够在不使用束缚装置的情况下成功地治疗患者。然而在其他国家，为了使知情同意的患者和／或其父母受益，治疗时会使用到某些形式的约束措施。

另一种形式的躯体损伤是肥胖。美国疾病控制预防中心（CDC）将肥胖症归类为成人和儿童中生理、心理和社会因素干预下的一类流行病（CDC

2009）。在许多发达国家和发展中国家，超重和肥胖的发生率正在上升，其中的儿童肥胖最令人担忧。目前，在美国有32%的儿童和青少年超重或肥胖（Ogden et al. 2010）。在英格兰，有近1/4进入小学的儿童出现超重或肥胖，而到他们11岁时，超重或肥胖的比例增加到1/3。据数据显示，其他国家中肥胖发生率也呈上升趋势。

人群中肥胖人数的上升可能对牙科专业人员产生影响。肥胖导致的问题不仅在于肥胖本身会直接影响牙科疾病，还会影响牙科疾病的发展及其治疗，还有传统牙科基础保健环境中治疗肥胖的实际难度（Reilly et al. 2009）。肥胖流行的速度已经超过了对于医疗服务即将发生危机的认识（Levine 2012），发达国家的许多医院和牙科诊所现在认识到需要配置治疗肥胖者的设备，如能承受体重350千克以上患者的床、起重器械、轮椅和便桶。

许多肥胖儿童来自社会经济水平较低的家庭。有几个因素导致超重和肥胖：不良的饮食习惯、大量食用快餐、含糖饮料、精制的小麦面包、很少或缺乏运动，以及一些遗传因素的影响。即使超重或肥胖的年轻儿童并不总是出现龋齿，但是如果体重未经控制，龋齿和牙龈炎症的风险也将增加。超重和肥胖会影响患者的ASA评估，牙医应该意识到肥胖对许多牙科常用药物的分布、结合和消除的影响。肥胖可能使患者药物性行为管理时用药复杂化，并且已经有关于牙科手术镇静期间的不良事件的报道（Kang et al. 2012）。当肥胖者使用咪达唑仑或阿片类药物（例如哌替啶）时，可能增加其呼吸抑制的风险（Kang et al. 2012）。肥胖儿童使用面罩通气、喉镜检查、抽吸会遇到困难，术后肺不张、气道阻塞、支气管痉挛、氧饱和度降低和危险呼吸事件的发生率也会增加（Tait et al. 2008）。

除了关注肥胖儿童的牙科需求，基于以下几个原因，关心儿童的牙科医师在帮助解决儿童肥胖症的流行上处于独特的地位（Tseng et al. 2010）。第一，牙医可以定期访视儿童，提供纵向咨询并能够从小对其体重状态进行监视；第二，牙医比儿科医师更有可能定期访视年龄较大的儿童；第三，牙医可以提供可靠的膳食咨询。大多数治疗儿童的牙科医师认为，膳食咨询是口腔健康的重要组成部分。

对于牙科专业人员来说，超重和肥胖筛查时最困难的任务和障碍可能是确定儿童不健康体重状况的表达方式（Tseng et al. 2010）。然而出于同情和鉴别力，牙医会指出问题，并发现孩子是否需要体重咨询。如果没有，牙医应该帮助孩子进行医学评估。由于肥胖和超重的治疗由几种不同的方法组成，这些方法又是个性化的，且需要在仔细医疗评估后决定，故牙医应仅限于对口腔健康问题提供建议。

智力残疾

根据美国智力和发育残疾协会（AAIDD）（前美国智力障碍协会）规定，现在"智力残疾"取代以往"智力迟钝"而成为首选术语。2013年5月新出版DSM-5手册（《精神障碍的诊断和统计手册》，第5版）出现了这个术语。根据AAIDD的定义，智力残疾的特征"在于智力功能和适应性行为方面的显著限制，其涵盖许多日常的社会和实践技能。这种残疾发生在18岁之前"。从历史上看，智商（IQ）低于70的个体被认为有智力残疾。然而，目前的定义包括精神功能和个体环境中的功能性技能。所以，具有低于平均智商的人可能不被认为具有智力残疾，除非他们在两个及以上的适应性行为中表现出缺陷。但智商测试依然是测量智力功能的主要工具，根据DSM-5，智商评分低于人群平均水平大约两个标准差及以上，大约等于70或更低的智商评分将被认为存在智力残疾。智商在50~69之间表示病情温和或可通过教育改善，智商在50以下则表示严重智力残疾。约3%的人群受到智力残疾影响，0.6%的人群受到严重智力残疾影响。

智力残疾有诸多原因，最常见的原因包括遗传缺陷（例如唐氏综合征）、围生期损伤（出生前、出生时或出生后的缺氧）、感染（例如风疹或脑膜炎）或脑创伤。

由于智力残疾水平不同，个体的症状和表现差异很大。一般来说，智力残疾的儿童在获得自主生活的能力方面缓慢，难以记住事物，语言发展迟缓。有些儿童的智力残疾比较轻，经常只需要一些微小的支持就能成为可配合诊疗的牙科患者。在另一方面，不管在什么情况下有严重残疾的儿童都需要全天候的帮助，这些儿童经常需要在全身麻醉或镇静下进行牙科护理。并发症在智力残疾患者中很常见，许多智力残疾儿童还有其他健康问题，例如其他躯体残疾、癫痫、神经精神问题、先天性心脏缺陷或综合征。

临床注意事项

对所有儿童而言，为智力残疾儿童创造安全的环境是成功牙科就诊的基础。为了使儿童感到安全，必须至少满足 3 个条件：（1）儿童、陪同人员和牙医之间和谐的关系；（2）治疗期间疼痛的风险最小化；（3）帮助孩子建立控制感。逐步使用"告知 - 演示 - 操作（TSD）"，有时可以在教育工具如照片或图片的帮助下（请参阅"自闭症谱系障碍"）以缓慢的速度执行。牙医应该给予患者掌控全局的感觉，使得儿童知道将要发生什么，并且确信如果自己发出信号，该牙医会做出反应或停止。

由于智力发育减慢，许多智力残疾的儿童与其他儿童相比能力有限。因此这些儿童的社会功能也受到影响，这与他们的残疾程度密切相关。要想让智力残疾的儿童和青少年在牙科环境中感觉舒适，则必须对这些患者投入一定的时间。这些儿童会因每次就诊时都面对同一个牙科团队而受益，牙科检查和简单的治疗通常更容易被智力残疾的儿童接受。然而，所有治疗必须根据每个患者的能力和需求不断做出个性化的调整。例如，正如其他正常儿童一样，打麻药会激起智力残疾儿童的恐惧，而打麻药后的麻木感有时更会引起强烈的负面反应。智力残疾的儿童不明白这种感

觉为什么会发生以及它最终会消失。诸如咬唇或咬颊的并发症可能发生，在情况允许时，使用牙周韧带注射可能有助于避免这个问题。

很多智力残疾的儿童动手不便，又缺乏保持良好口腔卫生习惯的动机和理解，因此他们需要别人的帮助来进行刷牙等日常行为，并且这种帮助常常需要维持到成年。

感觉障碍

本节讨论有不同程度听力和视力障碍的儿童的牙科治疗。视听感觉的缺陷干扰了医患沟通，并可能导致患者治疗的困难。

尽管在成人和老年人中更常见，听力障碍和耳聋同样会发生在儿童中。听力损伤形式包括先天性和获得性两种，并且损伤水平从轻度到全聋不等。值得注意的是，听力障碍与其他情况（如智力障碍）以及一些综合征很有可能成为并发症出现。听力障碍儿童比听力正常的儿童更难学习词汇、语法、词语顺序、习语表达以及言语交流的其他方面（国家残疾儿童和青年信息中心，2004）。这些缺陷会影响牙科护理中的沟通和治疗。使用手语的解释是必要的，如果具备条件应该尽量提供。如果没有条件，牙科团队应确保就诊时安排有额外的时间。父母也可以在向患儿解释过程中提供重要帮助。他们应当被邀请参与到诊疗中来，因为有些概念可能很难解释，比如对耳聋患儿的局部麻醉。

与听力相关的问题将影响牙科治疗期间的沟通。理想情况下，牙医应该知道如何用手语交流。如果牙医不懂如何使用手语，仍然可以学习一些在治疗期间有用的手语。例如，用手语表示"张开你的嘴""好孩子"和"牙刷"，以及诸如"欢迎""再见"等社交表达也是有益的。手语不是一种通用语言，不同的语言和文化区域可以有不同的手语。通常，认知上了解牙科治疗的大龄患儿可以成为非常好的患者，同时牙科团队也必须投入时间和精力才能完成这一任务。考虑经

典的行为塑造方法：告知－演示－操作（TSD）方法。口头沟通是此程序的组成部分，因此必须对耳聋患儿采用不同的管理方式。事实上，几乎所有面向普通患儿的沟通方法都不适用于耳聋患儿。例如，许多有听力障碍或耳聋的儿童可以使用唇语，牙医应该在治疗期间摘掉口罩（Champion and Holt 2000）。

使用镇静可以帮助一些听力障碍的儿童。如果患有耳聋的患儿需要广泛的牙科治疗，则应优先选择在全身麻醉下进行操作，年幼的儿童尤甚。目前新技术已经能通过耳蜗植入物来治疗耳聋，特别是先天性耳聋。如果患儿使用助听器装置或具有耳蜗植入物，则有时需要在治疗期间调节头垫，为患儿找到舒适的位置。有时，如果在治疗期间听力装置不能在噪声下工作，则必须将其断开，尽管这会导致更多沟通方面的困难。

耳聋儿童可以通过使用助听器或手势交流（手语、手指拼写）来部分弥补听力损失。然而，这些儿童常常要到六七岁才能习得这些技能，而具有正常听力的儿童此时正在学习阅读和写作。具有天赋的儿童在敬业的教师（通常是父母）的训练下，早在三四岁即可获得视觉沟通技能。

临床注意事项

由于许多耳聋患儿不能进行正常的言语表达，因此必须使用替代方式来传达信息。以下小贴士有助于与听力障碍者沟通（Nunn, J.H. 2000）：

- 当与患儿沟通时，请摘掉口罩，并减少背景噪声。
- 学习一些基本的手语。
- 在"魔法石板"上书写基本信息，使用图画来解释事情。
- 沟通时一定要面对孩子，并确保光源不在你身后或直射患儿的眼睛。
- 使用短信、Typetalk 或其他儿童如今使用的电子通信形式。

为了建立与患儿的和谐关系和良好沟通，前面已经推荐了许多方法。虽然牙医在处理普通患

儿时不必使用以上所有方式，但在耳聋患儿的行为管理上非常重要。例如，当调节牙椅时，操作者应该确保儿童知道即将发生的事，并可以扶住患者以给予安全感。口镜在大多数操作过程中非常有用，除此之外也应该使用触觉感知。允许患儿触摸牙科仪器，这对于普通儿童顺利进行牙科操作非常有利，以致对于耳聋患儿来说更要最大化地促进这项准备工作。在引入新仪器或设备前使用脱敏法。例如，在口内使用压缩空气之前应依次在操作者的脸颊或手上、患者的手上进行试验。为了让患儿通过触感认知，他们应当尽可能多地得到诊室所能提供的自由环境。但是这并不意味着纵容，相反，它旨在允许耳聋患儿适应环境。儿童对牙科诊所的小工具有永恒的好奇心，耳聋患儿也不例外。

视力障碍儿童同样存在沟通问题。根据世界卫生组织（WHO）定义，儿童盲症是指一组发生在儿童期或青春期早期的疾病和病症，如果不加治疗，会导致失明或严重的视力损害。儿童中预估的盲症患病率从富裕国家的 0.3 / 1000 到贫困国家的 1.2 / 1000 不等（Gilbert 2001）。

失明可以与其他疾病例如耳聋或智力残疾一起发现。这种情况下，在处理患者之前，评估患儿的智力能力以及清楚了解其身体固有的缺陷是非常重要的。当智力残疾或耳聋伴随失明时，即便是同患儿采取最原始的交流方式可能都是困难且徒劳无功的。在这些情况下，推荐将其转诊给具有丰富残疾儿童治疗经验的专家。

同许多其他残疾一样，失明症状程度不同，病因不同，有的是在特定情况下发生。有些孩子可能有部分视力，其他人可能在失明前具有正常的视力。当失明发生在 5 岁以后，儿童可以保留一个可视的参考框架。然而，如果没有最起码的视觉体验，这些儿童不得不变成高度依赖语言，他们通过语言表达来试图识别对象和理解日常事件。

根据《国际疾病分类（第 10 版）》（2010），视觉功能具有 4 个级别，分别是：正常视力、中度视力障碍、重度视力障碍和失明。中度视觉障

碍与严重视力障碍并称为"低视度"，此两者连同失明一起代表了所有视力障碍。牙医应该经常与父母一起检查儿童患者的视觉障碍程度。

临床注意事项

由于行为塑造（TSD）中的"演示"部分对于视力受损或失明的患儿作用极为有限，或几乎不具可行性，因此必须加强牙科诊所在治疗中的教育和训练的其他方面。这些患儿通过增加使用听觉、触觉和嗅觉等感觉来弥补视觉输入的缺乏。因此，新的治疗应该仔细解释，最大限度地增加除视觉以外的感觉。应该允许盲童识别所有新的声音和气味，让他们感觉到新的对象，并且尽可能地描绘这些对象。盲童通过用他们的手指探索，可以具备优秀的触觉敏感性。他们也倾向于被动和减少活动，因为运动显然更危险，且需要花费更多的努力。他们需要更多的刺激以进入未知的体验中冒险。因此，"演示"这一步骤使用在盲童身上异于用于正常儿童的方式，这需要自牙科团队花费更多的努力来完成。

最近，学者开发了一种用于训练视力障碍儿童的口腔卫生维护的新技术（Hebbal and Ankola 2012）。研究人员在印度的盲人学校与96位6～18岁的儿童合作，开发了视听触觉表现技术（ATP）。该特殊的教育技术遵循此模式：儿童被告知牙齿的重要性和刷牙方法，然后孩子们在模型上感知牙齿并使用牙刷去刷模型；一旦掌握这种方法，孩子们就能感知到自己的牙齿并学会刷牙。研究表明，在教会视力障碍儿童使用这种特殊的个性化方法后，他们往往可以保持良好的口腔卫生。治疗盲童常常是困难的，并且广泛治疗时可能需要镇静和／或全身麻醉。因此，疾病预防才是我们的重点。

神经精神障碍

神经精神障碍包括例如自闭症和注意力缺陷多动障碍（ADHD）等几种疾病，预计至少影响

着5%的儿童群体（Gillberg 1995）。该疾病的诊断是基于描述个体经历的主要问题领域的一组特定症状。个体的诊断可能随时间推移而改变，相应的问题和症状也会随着个体的生长发育而改变（Gillberg and Coleman 2000）。在 DSM 的新版本中相关诊断的定义和命名已经出现了一些变化，DSM-5（《精神障碍的诊断和统计手册》，第5版）在 2013 年 5 月公布（美国精神病学协会），其中一个新特征是将几种独立性疾病一并纳入自闭症谱系障碍（ASD），比如 DSM-4 中包括的普遍性发育障碍（PDD），从阿斯伯格综合征（Asperger syndrome）（轻度）到自闭症（更严重的症状）的一系列神经精神障碍。

自闭症谱系障碍（ASD）

根据 DSM-5，个体应满足 4 个不同的标准才被诊断为 ASD：非一般发育迟缓造成的社会沟通和社会互动的持续缺陷；受限和重复的行为、兴趣、活动模式；症状一定会在儿童早期出现（但在社会需求超过其有限的能力前可能不会完全显现）；所有症状对日常生活功能造成限制和损害（美国精神病学协会）。

临床注意事项

文献报道，如果没有其他潜在的基础疾病，ASD 患儿和其他儿童的龋病发生率没有差异。可能的原因是其家庭成员看护者能够为儿童提供良好的饮食，并减少摄入致龋食物。然而，也有报道称他们与健康儿童的牙科记录相比，存在更多的牙菌斑和牙龈炎。原因可能同样与家庭成员或看护者有关，因为许多 ASD 儿童和青少年在进行口腔卫生保持时需要依赖他人的帮助，而为 ASD 儿童和青少年刷牙通常是非常困难的。

如果牙科治疗团队事先知道该儿童已被诊断为 ASD，最好在首次就诊之前就与父母讨论患儿的病史和治疗。这可以通过电话联系家人或单独安排与父母的会面来实现。在孩子就诊之前让父母访问诊所的优势是，当他们带孩子来时会感到

更舒适——他们很容易找到路，知道在哪里停车，并已经认识牙医。此外，相比于普通儿童患者，父母角色的介入对于 ASD 儿童患者尤为重要。

同父母的面谈应该注重于了解孩子的优点，他喜欢什么、哪些可以作为适当的奖励，以及孩子是否会说话，如果不会说话什么又是最好的沟通方式。了解孩子害怕什么非常重要，特别是噪音或强光之类的刺激。通常 ASD 儿童对声音、口味、气味和光线过于敏感。在进行牙科治疗时，ASD 的儿童需要在对治疗的理解和关注上获得帮助。许多孩子对某种熟悉仪式感到舒适，可将这种仪式用于治疗。对于患者而言，选择同一位牙医，最好也能选择同一个助理或牙科卫生师很重要，以便他们熟悉工作人员并且学会信任他们。ASD 儿童有必要进行多次就诊逐渐接受牙科治疗。对于大多数神经精神障碍患者而言，ASD 儿童需要在对于治疗情形的理解和关注上获得帮助。减少视觉和听觉的过度刺激通常是有帮助的，这将在阐述 ADHD 患者行为管理时进一步讨论。

由于许多 ASD 儿童在抽象推理上存在困难，医患之间的交流方式应该进行调整，以适应个体化的患者。应当使用具象的语言并消除抽象概念。很多 ASD 的孩子对语言的理解止于文字表面，常常误解抽象的说法，例如"小猫小狗"或"牵我的手"。采取清晰和客观的沟通是明智的。只要告诉儿童你想做什么，给出简单的指示，并省略小对话。避免涉及详细的解释和非语言的线索——患儿常会因为得到简单直接的信息而感到快乐。例如，因为牙坏了要补，而龋坏背后的原因并不重要。

检查或治疗的开始可以隔天，或在几天内的多次就诊后再进行，或者可在同一天连续进行几个短时间治疗。进行牙科治疗时，循序渐进地进行难度和压力增大的治疗步骤。重要的是，如果患儿有需要，在每个步骤之间应该允许充分的停歇。在患儿配合得很好时，立即给予赞美和奖励是至关重要的。

许多罹患 ASD 和其他神经精神障碍的儿童和青少年可使用图片或照片作为沟通的辅助手段。牙医可以通过使用数码相机和打印机轻松地创建这种个性化定制的辅助工具。相册应该包括牙科诊所、患者会遇到的牙医和工作人员的照片。张开嘴的照片将象征着"张开你的嘴"，以及其他有用的图片，用以描绘牙刷、口腔预防工具、镜子、手术灯和牙椅。照片可以按照患者在就诊时看到的事物的顺序排列在相册里（Bäckman and Pilebro 1999）。相册也可以放在患儿家里作为一个教育工具，在准备访问牙医之前和在口腔治疗期间使用，以传达下一步将发生什么。知晓后续的治疗进程可能是减少焦虑和预防所有儿童行为管理问题的最重要因素之一。对于患有神经精神障碍的儿童，可能更难以确保他是否能完全理解将会发生什么，他是否会对这些信息感到安心。相册中的照片或描述预期课程的书面社交故事之类的教具是非常有用的，它们可以为预约治疗的行程或制订治疗计划起作用。父母在这点上可以有所帮助，因为他们知道他们的孩子将在牙科治疗期间所接受到的体验，就可以在就诊前和就诊时更好地准备支持和鼓励孩子。

在大多数情况下，应鼓励父母在治疗期间留在自己的孩子身边。许多牙医承认大多数父母可能是有帮助的，因为他们表示治疗令人满意。此外，在特定情况下获得支持，患儿会感到安全。毫无疑问，父母在场也有例外。一些害怕牙医或有牙科恐惧症的父母不会支持患儿，他们可能会拒绝出席。在另一些情况下，牙医可能不希望在口腔手术的治疗期间让父母出现在旁边。

治疗的引入可以由牙科助理或卫生士进行。一旦判断孩子对所有干预步骤感到安全，即由牙医进行检查、治疗，且最好是与之前引入治疗的助理一起协作。

在治疗期间使用照片向儿童展示治疗中的各个步骤。即使当患儿见到牙科团队的新成员时，使用相同的照片并采取相同级别的治疗步骤会有助于儿童的配合并让他们感到安全。这个相册象征着"这是我们在这里的处事方式，您作为患者可以依靠我们"。这种辅助措施在治疗其他患者时也有用，如 ADHD、智力残疾，甚至年幼或焦虑的儿童患者（Bäckman and Pilebro 1999）。照片也可以作为患儿在家刷牙时的辅助工具。为此，照片可以展示刷牙用具、牙膏、患者的小贴士、牙齿表面清洁的插图等（Pilebro and Bäckman 2005）。

通常可以用口镜和探针进行牙科检查，并且在引入治疗后先实施预防性治疗，例如刷牙、抛光和局部使用氟化物。但对于大多数 ASD 儿童来说，拍 X 线片或牙体修复治疗更有难度。不是所有儿童都可以用非药物性行为管理。轻度镇静对于一些患者作用良好，而对另一些患者则不行。对于后者，通常需要全身麻醉。了解到患儿可能需要全身麻醉来治疗时，应尽一切努力来帮助患者保持健康。应当优先选择包括椅旁预防和增强自我护理等预防保健措施，并且可以由牙科卫生师和 / 或训练有素的牙科助理来进行。为了加强治疗效果，ASD 儿童常需要频次较高的复诊来保持联系，维持成功的就诊经历。为了使儿童行为问题的风险最小化，还有一些关于沟通和环境的具体问题，将在 ADHD 部分详细说明。

注意力缺陷多动障碍（ADHD）

注意力缺陷多动障碍是一种相对常见的疾病，它影响着 3%~7% 的儿童和青少年（Faraone et al.，2003）。因此，它是所有牙科保健人员都可能遇到的疾病。患该病的男童多于女童，资料显示女童较少表现出可观察到的多动症状，因而延误诊断 ADHD。病因学尚未完全明了，但在大多数家族起源的病例中，它被视为一种高度遗传性疾病。患有 ADHD 的父母生育出的儿童患有 ADHD 的概率大于 50%。大多数 ADHD 儿童至少有一个近亲家属表现出 ADHD 的症状。然而，该病症也可能是后天的，并且一些患者同时具备先天和后天的组合属性。目前，尚不能区分这两种类型的 ADHD——它们症状相似，并且通常对使用相同的神经亢奋药物治疗做出反应（Voeller 2004）。ADHD 被认为是神经传递功能的紊乱，尤其是神经递质多巴胺和去甲肾上腺素。注意力不集中、

多动和冲动是 ADHD 的主要表现，其中个体表现出各种类型的症状而被诊断为复合型（最常见）。治疗包括药物治疗（主要是哌甲酯或苯丙胺），以及家长和教师的教育计划在内的心理教育策略。

关于 ADHD 儿童的口腔健康状况存在很多分歧。然而，龋病发生的风险似乎略有增加，特别是报告中指出 ADHD 儿童和青少年人群中食物和饮料摄入频率较高，并且刷牙的频率较低（Blomqvist et al. 2007）。

临床注意事项

报告表明 ADHD 儿童会带来更多的牙科行为管理问题和牙科焦虑（Blomqvist et al. 2006）。其原因尚未完全了解，但很可能因为许多 ADHD 儿童难以根据牙科需要调整其活动水平。许多 ADHD 儿童和青少年在牙科环境中的行为和反应停留在较低的年龄水平，如果牙科团队不理解儿童行为背后的原因，并且不能将治疗和需求与儿童的能力相适应，则会明显增加出现儿童行为问题的风险。强迫孩子接受治疗从来都不是一个好主意。相反，当给予适当治疗时，ADHD 儿童常常被成功地管理。如果儿童具备安全感，并相信牙科团队，成功诊治的机会将大大增加。为了实现这一点，牙医必须有足够的时间进行治疗，且应当提供一个有助于儿童专注于牙科治疗的环境，从而便于患儿接受治疗。

对于所有特殊儿童患者，应优先考虑预防口腔健康问题及促进患者对于牙科保健的积极态度和接受度。尽量减少令人不安的视觉和听觉干扰以帮助儿童专注于治疗。为了帮助孩子集中注意力，应当减少不必要的外界刺激，例如关闭收音机或音乐，关闭治疗室的门以减少背景噪声和干扰，并且消除视觉上的分心（如玩具或书籍）。这可能看起来很奇怪，因为它与大多数牙科诊所的工作相对立。然而，ADHD 儿童难以选择和过滤他们接收的刺激，因为他们会沉没于过多的外界刺激。同样的注意事项也适用于信息交流。牙

医和其他卫生专业人士常认为交流和小对话对患者是有益的。虽然这对于许多患者是适用的，但是对于具有神经精神障碍的儿童而言并非如此。诸如 ASD、ADHD 儿童需要被告知在治疗期间会发生什么。多次使用照片辅助解释可能是有帮助的。此外，患儿需要知道他们将会见到谁、将做什么治疗、治疗程序的时长，以及最后发生的事情。在治疗期间使用直接客观的指令有助于儿童集中注意力。牙医最好直接说"请坐在椅子上"来指导患儿，而不是"你想坐在椅子上吗？"（Blomqvist 2007）。前一种陈述方式是直接指令，而后一种陈述方式可被患者认作为一个问题，儿童可以用"不，我不想"来回答这个问题。这种情况下，顺利进行治疗计划是不可能的。

现在，读者应该已经认识到在应对许多不同残疾儿童患者的方法之间的相似之处。用于治疗 ASD 儿童的许多技术与用于其他包括 ADHD 在内的神经精神障碍、智力障碍儿童和有其他有特殊需要或焦虑的儿童的技术大致相同，关键在于根据患儿情况选择最适合个体的方法。

总结

接诊残障儿童并不是一件容易的事，对其进行牙科治疗则更加困难。尽管这是牙科专业人员必须接受的，但我们也必须确保不会戴着有色眼镜看待患者，必须避免对该群体的歧视。

研究表明，可能存在一些障碍使得残障儿童无法接受到与他人同等的口腔保健。这些障碍涉及患儿、家庭以及医疗和牙科健康专业人员等相关因素。问题在于残障儿童的口腔健康向来不是一个优先议题，似乎没有人愿意在该领域担起首要责任（Klingberg and Hallberg 2012）。本章中对多种身体障碍进行了介绍。

有一种风险是，残障儿童无法获得与其他人相同的牙科保健或接受相同的牙科治疗。如果这种情况未被注意，将导致口腔健康的不平等——这是不可接受的。但这也是可以改变的。首先，更多地了解所有的儿童——他们在生理、情感和认知方面如何发育、成熟；其次，应该更多地了解残疾以及不同的疾病如何影响口腔和全身健康；最后，以开放的心态实施诊疗。对特殊儿童有治疗意愿的牙医会发现这个领域既具有挑战性，又能带来成就感。

参考文献

［1］American Association on Intellectual and Developmental Disabilities. http://www.aaidd.org/index.cfm.

［2］American Psychiatric Association. DSM-5 Development. http://www.dsm5.org/Pages/Default.aspx.

［3］Bäckman, B. and Pilebro, C. (1999). Visual pedagogy in dentistry for children with autism. *ASDC Journal of Dentistry for Children*, 66, 325–331, 294.

［4］Bedi, R., Champion, J., Horn, R. (2001). Attitudes of the dental team to the provision of care for people with learning disabilities. *Special Care in Dentistry*, 21, 147–152.

［5］Bedi, R. and O'Donnell, D. (1989). Long-term effects of a course on dental care for handicapped persons. *Journal of Dental Education*, 53, 722–724.

［6］Bethell, C.D. et al. (2008). What is the prevalence of children with special health care needs? Toward an understanding of variations in findings and methods across three national surveys. *Maternal and Child Health Journal*, 12, 1–14.

［7］Blomqvist, M. et al. (2006). Oral health, dental anxiety, and behavior management problems in children with attention deficit hyperactivity disorder. *European Journal of Oral Sciences*, 114, 385–390.

［8］Blomqvist, M. et al. (2007). Dental caries and oral health behavior in children with attention deficit hyperactivity disorder. *European Journal of Oral Sciences*, 115, 186–191.

［9］Brogårdh-Roth, S. (2010). The preterm child in dentistry. Behavioural aspects and oral health. PhD Thesis. Malmö University, Sweden.

［10］Centers for Disease Control and Prevention (2009). Obesity: At a Glance 2009. Available at: "http://www.cdc.gov/nccdphp/publications/AAG/pdf/obesity.pdf." Accessed May 23, 2013.

［11］Champion, J. and Holt, R. (2000). Dental care for children and young people who have a hearing impairment. *British Dental Journal*, 189, 155–159.

［12］Cairns, I. (1992). The health of mothers and fathers with a child with a disability. *Health Visit*, 65, 238–239.

［13］Child Friendly Healthcare Initiative. http://www.cfhiuk.org/. Accessed April 2013.

［14］Delaney, A.L. and Arvedson, J.C. (2008). Development of swallowing and feeding: prenatal through first year of life. *Developmental Disabilities Research Reviews*, 14, 105–117.

［15］Faraone, S.V. et al. (2003). The worldwide prevalence of ADHD: is it an American condition? *World Psychiatry*, 2, 104–113.

［16］Faulks, D. et al. (2013). Using the International Classification of Functioning, Disability and Health (ICF) to Describe Children Referred to Special Care or Paediatric Dental Services. *PLoS One*, 8, e61993.

［17］Faulds, D.et al. (2012). The value of education in special care dentistry as a means of reducing inequalities in oral health. *European Journal of Dental Education*, 16, 195–201.

［18］Gilbert, C. (2001). New Issues in Childhood Blindness. *Community Eye Health*, 14, 53–56.

［19］Gillberg, C. and Coleman, M. (2000). *The Biology of the Autistic Syndromes*, 3rd ed. Mac Keith, London.

[20] Gillberg. C. (1995). Epidemiological overview. In: *Clinical Child Neuropsychiatry*. (ed C. Gillberg). 4–11. Cambridge University Press, Cambridge.

[21] Hallberg U and Klingberg G. (2007) Giving low priority to oral health care. Voices from people with disabilities in a grounded theory study. *Acta Odontologica Scandinavica*, 65, 265–270.

[22] Hallberg, U., Oskarsdóttir, S., Klingberg, G. (2010). 22q11 deletion syndrome—the meaning of a diagnosis. A qualitative study on parental perspectives. *Child: care, health and development*, 36, 719–725.

[23] Hallberg, U., Strandmark, M., Klingberg, G. (2003). Dental health professionals' treatment of children with disabilities: a qualitative study. *Acta Odontologica Scandinavica*, 62, 319–327.

[24] Hebbal, M. and Ankola, A.V. (2012). Development of a new technique (ATP) for training visually impaired children in oral hygiene maintenance. *European Archives of Pediatric Dentistry*, 13, 244–245.

[25] International Classification of Diseases, 10th Revision (ICD-10), World Health Organization.

[26] Kang, J. et. al. (2012). The safety of sedation for overweight/obese children in the dental setting. *Pediatric Dentistry*, 34, 392–396.

[27] Kinne, R.D. and Stiefel, D.J. (1979). Assessment of student attitude and confidence in a program of dental education in care of the disabled. *Journal of Dental Education*, 43, 271–5.

[28] Klingberg, G. and Hallberg, U. (2012). Oral health—not a priority issue a grounded theory analysis of barriers for young patients with disabilities to receive oral health care on the same premise as others. *European Journal of Oral Sciences*, 120, 232–238.

[29] Leung, W. (2013). Patients with mental health disorders deserve better. Pg.L8, *The Globe and Mail*, Toronto, Canada.

[30] Levine, R. (2012). Obesity and oral disease—a challenge for dentistry. *British Dental Journal*, 213, 453–456.

[31] Mason, S.J., Harris, G., Blissett, J. (2005). Tube feeding in infancy: implications for the development of normal eating and drinking skills. *Dysphagia*, 20, 46–61.

[32] Merrick, J. and Carmeli, E. (2003). A Review On The Prevalence Of Disabilities In Children. *The Internet Journal of Pediatrics and Neonatology*, 3 (1), DOI: 10.5580/29 ac.

[33] Mun-H-Center. National Orofacial Resource Centre for Rare Disorders. http://mun-h-center.se/EN/Mun-H-Center/Mun-H-Center-E/. Accessed April 2013.

[34] National Dissemination Center for Children with Disabilities. http://nichcy.org/. Accessed April 2013.

[35] National Information Centre for Children and Youth with Disabilities. (2004). Publication FS3, Washington, D.C.

[36] Nunn, J.H. (2000). Paediatric dentistry: Are we dealing with hearing-impaired children correctly? *British Dental Journal*, 189, 151–154.

[37] O'Donnell, D. (1993). Use of the SADP for measurement of attitudes of Chinese dental students and dental surgery assistants toward disabled persons. *Special Care in Dentistry*, 13, 81–85.

[38] Ogden, C.L. et al. (2010). Revalence of high body mass index in US children and adolescents. *Journal of the Amerciaan Medical Association*, 303, 242–249.

[39] Orphanet. http://www.orpha.net/consor/cgi-bin/index.php?lng=EN. Accessed April 2013.

[40] Pilebro, C. and Bäckman, B. (2005). Teaching oral hygiene to children with autism. *International Journal of Paediatric Dentistry*, 15, 1–9.

[41] Reilly, D., Boyle, C. A., Craig, D. C. (2009). Obesity and dentistry: a growing problem. *British Dental Journal*. 207, 171–175.

[42] Rommel, N. et al. (2003). The complexity of feeding problems in 700 infants and young children presenting to a tertiary care institution. *Journal of Pediatric Gastroenterology and Nutrition*, 37, 75–84.

[43] Scheeran, T., Marvin, R.S., Pianta, R.C. (1997). Mother's resolution of their child's diagnosis and self-reported measures of parenting stress, marital relations, and social support. *Journal of Pediatric Psychology*, 22, 197–212.

[44] Singh, R.K., Murawat, K., Agrawal, R. (2012). Dental care for the deaf pediatric patient. *Indian Journal of Otology*, 18, 171–173.

[45] Tait, A.R. et al. (2008). Incidence and risk factors for perioperative adverse respiratory events in children who are obese. *Anesthesiology*, 108, 375–80.

[46] Trulsson, U. and Klingberg, G. (2003). Living with a child with a severe orofacial handicap: experiences from the perspectives of parents. *European Journal of Oral Sciences*, 111, 19–25.

[47] Tseng, R., Vann, W.F. Jr., Perrin, E.M. (2010). Addressing childhood overweight and obesity in the dental office: rationale and practical guidelines. *Pediatric Dentistry*, 32, 417–23.

[48] United Nations. Convention on the Rights of Persons with Disabilities. http://www.un.org/disabilities/convention/conventionfull.shtml. Accessed April 2013.

[49] United Nations. Convention on the Rights of the Child. http://www2.ohchr.org/english/. Accessed April 2013.

[50] Voeller, K.S. (2004). Attention Deficit Hyperactivity Disorder (ADHD). *Journal of Child Neurology*, 19, 798–814.

[51] World Health Organization. International Classification of Diseases (ICD). http://www.who.int/classifications/icd/en/. Accessed April 2013.

[52] World Health Organization. International Classification of Functioning, Disability and Health (ICF). http://www.who.int/classifications/icf/en/. Accessed April 2013.

第 8 章　局部麻醉

Local Anesthesia

Steven Schwartz, Ari Kupietzky

疼痛控制是儿童行为管理中最重要也是最具挑战的部分。早期有过痛苦的牙科诊疗经历的儿童有可能会把对牙科的抵触情绪持续到成年期。因此，对临床医师来说，尽一切努力减轻牙科治疗过程中的疼痛和不适尤为重要。一名成功的儿牙医师必须掌握无痛注射的技巧和艺术。有的临床医师试图避免使用局部麻醉，然而这样做常常导致效果不佳。没有局部麻醉，就很少或者不能使用橡皮障，窝洞预备的深度不够，导致最终治疗效果不甚理想。另外，由于缺乏牙科麻醉，患者感到疼痛难忍，有时原本预期的一个"很小"的操作最终会变成大治疗。

另一方面，孩子最大的恐惧之一是"针"（Eichenbaum and Dunn 1971）。孩子的恐惧来源于很多方面，有些可能是极其模糊的。一般的牙科焦虑症产生的一个可能原因是患儿早期经历过侵入性治疗（Karjalainen et al. 2003）。最近一篇关于"恐针症"的综述（Sokolowski et al. 2010）提到一些文献表明，儿童对针的恐惧可能来源于在医师或者牙医诊室的不愉快经历。多数儿童的恐惧是后天形成的，可能是儿童早期条件反射的结果（即婴儿期经历的打针）。平均每个孩子在 6 岁之前会进行 6~7 次注射，共接种 21 种疫苗。儿童在打防疫针时可能不愿配合，有时甚至会在被束缚的情况下进行强制接种。Ost（1991）对恐针症人群的研究显示，56% 的研究对象的恐惧症可追溯到一次治疗经历相关的负面体验。这种经历发生的平均年龄为 8 岁，并且通常和首次医疗保健密切相关。研究还发现 24% 的孩子的恐惧症来自他们曾经看到别的孩子（通常是兄弟姐妹）有过对针的糟糕体验。

牙医希望通过局部麻醉控制疼痛，而儿童害怕针带来的疼痛，这样矛盾就来了，使得注射过程一直是对牙医技能的挑战。因此，本章介绍行为管理的一个重要方面，旨在探讨与注射有关的因素，并总结对于儿童患者最常用的局部麻醉技术。本章不会一一罗列每种类型的局部麻醉剂，也不会详述具体操作技术，而是重点介绍儿童患者诊疗时最常用的注射方式，以及如何以最小的疼痛进行局部麻醉，并达到最佳效果。

局部麻醉的给药

对牙医而言，建立一个有效的局部麻醉给药方式非常重要。孩子对肢体语言特别敏感，可以察觉到医师的不确定或者犹豫，这将不利于医师的操作。如果医师或者助理的手法不自信或者没有节奏，孩子就很有可能察觉到这种态度，并且抗拒他们的操作（参见第 6 章的沟通）。对儿童给予局部麻醉需要相当多的技巧来规避行为问题。接下来要讲述的临床诊疗步骤，有些已经经过了很多年的发展完善，成功运用于临床并被广泛接纳，而有些尚存在争议。

患者的准备

注射前患者的准备包括心理和身体两个方面。

心理准备方面，首先要用孩子能听懂的语言向他们解释麻醉过程。可以让孩子以非胁迫体位坐着，用下面的语言来说：

> "今天我要让你的牙齿睡个觉，洗掉牙齿上的细菌，修理一下你的牙齿，让它变得更好一点。当你的牙齿睡着之后，你会感觉嘴唇和舌头变胖了，木木的，很好玩儿。当然不是真的变胖，或者看上去很搞笑，

只是你自己的感觉。为了让你的牙齿睡觉，我会使用能够让它睡觉的果汁。它只会让你的牙齿睡着，不会让你睡着。这个睡眠果汁的味道不太好，所以我把它放在你牙齿上之后会用水把它冲走。另外，我把果汁放到你的牙齿上的时候，会轻轻地掐你一下，会有一点点疼，但是不会很疼。现在让我们试着做一下，不是真的，只是假装做一下。我会给你看我要做的每一步，你就能发现这是一件多么简单的事情。"

牙医要求孩子掐一下她的胳膊，一些孩子开始可能会有些犹豫，但是经过一番劝导之后，他们会很乐意继续掐牙医。这个时候，牙医可能会转过身来，面带微笑地告知陪同的家长，孩子喜欢这部分的治疗程序。被掐的牙医会说："你这样做弄疼了我，但是不是很疼，只有一点点疼，我可不会因为这一点点疼就掉眼泪哦。"

牙医现在需要抬起孩子的胳膊，轻轻掐一下他，大多数孩子不会对这种轻微的疼痛感到不舒服。现在孩子已经把"注射"这个预期目标和"掐"这个动作关联起来。接下来，牙医轻掐孩子的颊部或者靠近牙齿的牙龈部，然后立即喷水，向孩子展示在口内被"掐"以及随后用水冲掉苦苦的睡眠果汁的感觉。之后牙医会说："你真是个好孩子，我相信你一定不怕像这样的一丁点儿疼。"绝大多数孩子会同意医师的说法，并在注射期间积极配合。

椅位

一些学者认为注射时，特别是下颌阻滞麻醉时，患者应处于坐位，下颌平面与地面大致平行，术者肘关节靠近患者身体。然而大多数儿科医师更愿意让患儿在仰卧位接受局部麻醉注射（图8-1），尤其是使用第17章中展示的牙科订制治疗椅时。仰卧位和坐位的解剖标志点和注射方式基本是相同的。然而，孩子处于仰卧位时，下颌骨和地面约成30°角，医师的肘部位置就会很高，手臂几乎与地面平行。患者的头部和心脏与地面平行而脚部略有升高。患者的这种体位减少了由

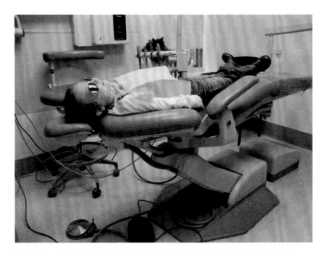

图8-1　多数儿牙医师喜欢在患者仰卧位施行局部麻醉。

于焦虑程度的增加而发生晕厥的概率，此外，患者的突然移动也更容易被控制。

"如果你躺下来的话，我会更容易看到你的牙齿，所以待会儿我会让你坐上来，然后把椅背放下去。在我真正掐你之前我会再和你演示一遍，并解释每一个步骤。"不是所有的孩子躺下来之后都必须重复解释以及演示"掐"的动作。此外，如果孩子手里握着小镜子的话，助理应该暂时拿走代为保管，并承诺很快归还。

组装注射器

关于是否应该在患者的视线之内组装注射器及其组件的问题，医师之间意见不一，尚有争论。大多数儿童牙医会尽量不让麻醉注射器出现在患儿的视野内（Starkey 1983）。此观点的支持者认为大多数患儿在此之前去看儿科医师时，已经对注射产生了恐惧心理，哪怕有一点点注射的可能性，他们都会哭闹不止。特别是听年长的哥哥姐姐和朋友讲过相似经历的患儿更容易出现这种现象。另一方面，医师没有使用过"注射"这个词，在孩子看来，他或她只是简单地被睡眠果汁"掐"了一下。而让孩子看到注射器的话可能会让诊疗过程复杂化，一些孩子可能会坚持要医师去除针帽，使针暴露。而采用适当的技巧在患儿的视线盲区传递和握持注射器的话，孩子就不会看到注射器了（图8-2）。

支持在患儿视野内安装注射器的医师认为这

（a）
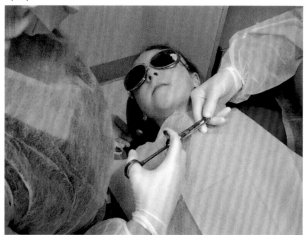

（b）
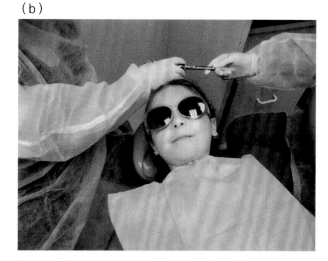

图 8-2 采用恰当的手法，孩子是不会看到注射器的。在远离患者视野的盲区传递和握持注射器：患儿颏下（a）与头后方（b）。

种做法是一种脱敏技术，让患儿有机会单独、非强制性地接触和感受注射器组件，从而降低患儿的注射前焦虑情绪。选择在患儿视线内装药的医师在此过程中可以用以下语言向患儿描述：

> "现在我要用我的睡眠果汁让你的牙齿睡个觉，你会感觉胀胀的，很好玩儿。这个小玻璃瓶里面装的就是睡眠果汁（可以让孩子们拿着药瓶）"，"我们把这个小瓶放在一个特殊的喷水器里（让孩子拿着注射器）"，"然后我们把一个塑料吸管放在喷水器的后面（让孩子拿着盖着针帽的针头）"。

案例 8.1

Jack 是一个 6 岁小男孩，正坐在牙椅上进行他的第一次修复治疗。医师向 Jack 解释说她会掐一下靠近这颗牙齿的脸颊，同时在牙齿周围喷些睡眠果汁让它睡个觉。Jack 变得激动和不安，他问医师："你会给我打针吗？我不想打针。打针会疼。让我看看针！"

案例 8.1，讨论：

选项 1 牙医回答："我不会给你打针，只是掐一下。"Jack 突然动了一下，看到了注射器。他尖叫道："你这个骗子！你要给我打针！"孩子跳下牙椅跑出了房间。严重的行为问题随之而来，牙医的话对这个孩子再也不起作用了。孩子的父母选择了另外一个牙医对孩子进行治疗。

选项 2 牙医回答："就像我之前告诉你的那样，我会轻轻地掐你一下，并让你的牙齿睡个觉。让我们演练一下，掐一下你的脸颊。你能感受到吗？只有一点点疼。现在我们真正开始做吧。"Jack 回答："你怎么喷睡眠果汁呢？让我看一下！"牙医说："我像一个魔术师，魔术师从来不会透露自己的把戏。如果你能配合我的工作的话，也许以后我会告诉你我是怎么做到的。"大多数患者在治疗结束之前就不会再要求看注射器了。

选项 3 牙医回答："是的，我会给你打一针，如果你非要这么说的话。但是我知道怎么用一种特殊方式打针，可以让你不会感到很疼，只有一点点疼。而且我不称它为打针，我称它为'掐一下'。"Jack 说："让我看看！"牙医让 Jack 看了带着针帽的注射器。

有很多方法可以成功地处理上述案例，然而，显然，选项 1 并不是其中之一。牙医对孩子撒了个谎，从而失去了孩子的信任。在选项 2 中，牙医一直没有对孩子承认要给他打针，但是她也没有否认，她从来没有说过她不会打针。在很多情况下，孩子在接受注射时并没有意识到是在打针，只是一种不舒服的掐的感觉。孩子怕的是针，而不是掐的感觉。

Jack 曾经有过糟糕的注射经历，他对针的害怕是从他接种疫苗的不愉快经历衍生而来的。他不喜欢接种疫苗，记得当时还哭过。但是他第一次看牙回来后却感到激动和兴奋，迫切期待下次的预约。他和幼儿园的朋友分享这次经历是多么的有趣，然而他的朋友却警告他说小心下次看牙时牙医会给他打针。

麻醉给药

在注射麻药时有两个必须完成的重要目标：控制和限制患者头部和身体的运动，以及和患者交流分散他们的注意力以减轻注射造成的不适感觉。大多数临床医师倾向于将去掉针帽的注射器置于患者的视线之外。在注射过程中牙医不应该要求孩子闭上眼睛，因为这通常标志着有不好的或者痛苦的事情将要发生。此外，闭上眼睛可以使孩子对疼痛敏感性增加。应该让助理在孩子的头后传递注射器（图 8-2）。助理将注射器递给医师，空出手之后，就要去固定孩子。除非孩子试图抬起手臂拒绝治疗，否则助理不应该主动地限制或触碰孩子的手臂（图 8-3）。仅仅限制性地触碰孩子的手臂都可能导致孩子产生焦虑，这时更小一点的孩子可能会试图进行肢体反抗。相反，助理应将手放在孩子的手上以便拦截任何不良的运动。

固定

将注射器放入患儿口内之前，医师应该先将患儿的头部固定住。有两个基本位置可以稳定患儿的头部。注射部位在临床医师有利手的对侧和前牙区域时（例如，右利手医师注射左侧区域，左利手注射右侧区域），医师位于患儿后方进行注射。临床医师用非惯用侧手和胳膊抵在医师身体上来稳定患者的头，用手指放在下颌骨上作为支点并牵拉开唇颊。

在临床医师有利手的同侧进行注射时（例如，右利手医师的右侧和左利手医师的左侧），医师需要一个更向前的位置——右利手医师在 8 点钟位置，左利手医师在 4 点钟位置（图 8-4a 和 b）。

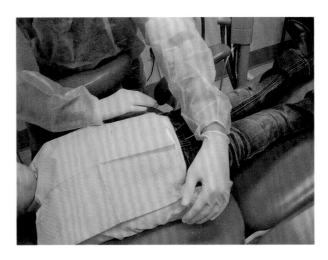

图 8-3　助理不应该主动限制或触碰孩子的手臂，除非孩子试图抬起手臂拒绝治疗。

医师稳定患者的头部，用非惯用手的手指支在上下颌骨上撑开软组织。

交流和分散注意力

在麻醉过程中医师要用一种轻松的方式和患者交流。可以从儿童感兴趣的话题中选取主题，表扬、讲故事、唱歌，或者如果医师实在缺乏想象力的话也可以数数。同时避免使用注射、疼痛、打针等词，而要用凉凉的、暖暖的、奇妙的、胖胖的、好玩的等词来替代。

"睡眠果汁可能会有点凉，接下来我会数数，当我数到 5 的时候，水就会变热了。"

用来分散注意力的技术有两个：要求孩子在被"拍一下"的时候说"啦，啦，啦，啦"。不是"啊，啊，啊，啊"而是"啦，啦，啦，啦"。或者也可以要求孩子在注射的时候抬起左腿或者右腿。然后注入适量的麻醉药，之后退针，将针帽盖好。

最后，用三用枪喷水冲洗，清除视野内的血液，"睡眠果汁有点苦吧？让我来把它冲走。这儿有些水，吞下它。哇哦，你是一个很棒的助手！"并给予一个特别的称赞："你能做到一动不动耶。"

现在助理可以把小镜子还给孩子了。"你会觉得牙齿和脸颊变胖了，很好玩儿，但是你看起来其实和以前是一样的。"孩子照镜子发现一切都正常的，虽然嘴巴确实感觉很奇怪。

（a）

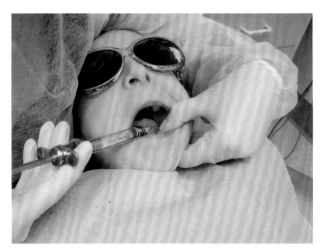

（b）

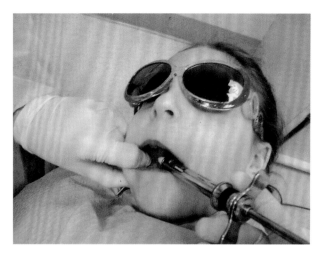

图 8-4　注射部位在临床医师有利手的对侧时（例如，右利手医师注射左侧区域，左利手医师注射右侧区域），医师位于患者后方进行注射。临床医师用非惯用侧手和胳膊抵在医师身体上来稳定患者的头（a）。在临床医师有利手的同侧进行注射时（例如，右利手医师的右侧和左利手医师的左侧），医师需要一个前方的位置（右利手医师在 8 点钟位置，左利手医师在 4 点钟位置）（b）。

表面麻醉

表面麻醉剂有凝胶、液体、软膏、贴片和喷雾等类型。表面麻醉的有效深度是 2~3mm，作用仅限于减轻注射针刺入黏膜的不适感，但下颌阻滞时几乎不起作用。表面麻醉的好处可能不仅仅是药理作用的结果，还可能是随之而来的心理作用。大量的调查研究比较了表面麻醉剂和安慰剂在口腔内的作用效果，但是研究结果之间存在差异（Meechan 2008）。有些研究显示在进针前使用表面麻醉剂有积极作用，而另一些研究则不能得出相同结论。没有任何证据证明表面麻醉能够减轻局部阻滞麻醉如下牙槽神经阻滞注射的不适感（Meechan 2002）。表面麻醉剂还有一个缺点就是它有一种难闻的味道，可能引起患者不适，有时甚至在真正注射之前就会引起孩子哭闹。此外，作用时间的延长可能会增加患者在接下来的程序中的焦虑。作用时间是影响表面麻醉剂有效性（超过安慰剂）的一个关键因素。表面麻醉剂的起效时间在 30 秒到 5 分钟之间。很多临床医师等不到麻醉剂起效，他们几乎在施用表面麻醉剂后就立即进行注射。Kohli 等（2001）做的一项关于局部麻醉的调查显示，2/3 的受访牙医只等待了 1 分钟甚至更短的时间。另外大多数人表示，患者不喜欢表面麻醉剂的味道、黏度以及那种温热感或烧灼感。大多数的受访者（86%）一直使用表面麻醉剂，9% 的受访者偶尔使用表面麻醉剂，4% 的受访者很少使用，还有 1% 的受访者称他们从来没有用过表面麻醉剂。表面麻醉剂广泛使用的另外一个原因可能是父母的期望，他们认为表面麻醉剂的应用是无痛注射的关键。然而，如果一个孩子曾出现过不配合的问题，而且之前的牙医用过表面麻醉剂，那么最好避免对他再次使用表面麻醉剂。

苯佐卡因是一种非常常见的表面麻醉剂，尚未发现它能对成年人产生全身毒性，但是它能够引起局部过敏反应。然而，美国食品药品管理局 2011 年 4 月声明："治疗中用于牙齿和牙龈镇痛的麻醉剂——外用苯佐卡因喷雾剂、凝胶和液体制剂，可能引起高铁血红蛋白血症，那是一种罕见但是严重且有潜在致命性的疾病"。2 岁以下的儿童发生该疾病的风险似乎更高，严重时甚至可以导致死亡。高铁血红蛋白血症患者的症状和体征有：皮肤、嘴唇和指甲床呈现淡灰色或者淡蓝色；头痛；头晕；气短；疲劳以及心率加快。

表面麻醉的使用方法

用一块 2cm×2cm 大小的纱布干燥进针部位组织，去除该区域周围的所有碎屑。在干燥黏膜上应用表面麻醉剂可增强其有效性。在注射过程中拉开嘴唇以获得足够的视野。擦拭和干燥嘴唇以使其更容易被拉开。"我要用我的小毛巾擦拭你的牙齿和牙龈，来确保它们都是干净的。"

只在麻醉区域施用少量的局部麻醉剂，从而避免麻痹咽部组织。表面麻醉剂应与软组织持续接触 1~2 分钟。"现在我要在你牙齿周围抹点（樱桃味的黏黏的泡泡糖）牙胶。如果你开始觉得热热的或者怪怪的时候就告诉我，我会用特殊的水给你洗掉。"

针头的选择

争议集中在针头的规格和长度。最常见的针头规格是 25G、27G 和 30G。针头有 3 种长度：长，短和超短。规格指的是针头的内部直径，数字越小，针头的直径越大。例如，30G 的针头内径比 25G 的小。牙医越来越倾向于使用小直径的针头，因为他们认为小直径的针头能减轻对患者的创伤。大规格针头的支持者认为这些针能产生更好的回吸，并且可减轻刚刺入黏膜时的疼痛感，即小直径的针头比大直径针头产生的注射疼痛更小。研究驳斥了这两种观点。Trapp 与 Davies（1980）、Delgado Molina 等（2003）报道，使用 25G、27G和 30G 的牙科针头进行回抽的能力没有显著性差异。相反的，研究得出结论，更细的针头（例如30G）比直径更大的针头（例如 27G 或者 25G）在回抽血液时受到的阻力会更大。至于患者所经历的疼痛，大量研究报道称患者无法区分 23G、25G、27G 和 30G——据报道它们产生的疼痛感没有显著性差异（Reed et al. 2012）。

和牙科麻醉有关的疼痛主要来自于麻醉剂注射进入黏膜时的压力——特别是在最初的几秒钟——针头实际穿刺过程中的疼痛较少。大规格针头相对于小规格针头而言产生的压力更大。在选择针头型号时必须同时考虑针头沿着斜面轴的偏转度。针尖的直径越小，偏转度越大。30G 针头有明显的偏转，而 25G 针头基本没有偏转。同样的，25G 针头很少在口内注射中发生折断。当治疗一个随时可能突然移动的孩子时，这是一个重要的优势。Malamed 等（2010）的报道显示，注射中折断的针头 99% 是 30G 针头。在他的经典教科书——《局部麻醉手册》中，他建议使用可用的最小规格（最大直径）针头，可以更容易地回抽，穿刺软组织时不易偏转，不易在接头处折断。

传统上，临床医师学到的是通过注射类型（阻滞或者浸润）、患者的体型和组织的厚度来决定注射针的长度。尽管下牙槽神经阻滞注射法建议使用长针头，在治疗儿童时短针头却似乎更有利于控制。长针有折断的可能性。长针的支持者认为，针折断后，断针暴露在外，容易去除。然而，在这种罕见的偶然事件中，折断通常发生在接头处。此外，书中从未提议在接头处插入短针头。由此看来似乎长针头与短针头相比并不占多大优势，因此笔者建议对儿童所有的局部麻醉（不包括韧带内注射，因为要用其他特定的短针头）都使用短针头，不论年龄和注射类型。

注射速率

麻醉技术的另一个经常被提及却尚未被量化的方面，是注射速率。大多数教育者建议采用缓慢注射，因为快速推注药液会导致不适。但是怎么慢算是"慢"呢？根据录像，Starkey 与 Wright（1983）计算得出的缓慢注射是：用大概 45 秒的时间注射完整药量为 1.8mL 的麻药。对大多数的儿童而言，2/3 的麻药量就足够了，即注射时间是 30 秒或者更少。Malamed（2012）建议的注射时间是 1 分钟或者更长。然而，笔者治疗过患儿的经验是不要延长注射时间。Kohli 等（2001）在他们关于 AAPD 成员的调查中指出，56% 的受访者在 30 秒内注射完药液，大多数人（89%）报告他们的注射时间在 1 分钟之内。最近一项研究显示，147 名 4~11 岁的孩子局部麻醉的平均给药时间是48 秒（Versloot et al. 2005）。

麻醉测试

临床上的一个重要方面，是确定深部组织麻醉效果，尤其是下颌神经阻滞麻醉时。当孩子们被询问麻醉的表现或者症状时，他们的回答往往是不可靠的。有时候一个有经验的医师，只是简单地让患儿坐在牙科治疗椅上，观察嘴巴的运动，就能够判断注射麻药是否已经起效了。问一个孩子"你觉得麻了吗？"通常不会得到答案。大多数孩子无法表达麻木的感觉或者理解麻木的意思。临床医师需要指着非麻醉区域，让孩子和麻醉区域对比，对孩子说："告诉我哪里觉得好玩。"许多医师接受过训练，通常用探针探测麻醉区域。这种方法不一定能探测出深层的神经阻滞麻醉效果，而且还会造成就诊程序延迟，导致患儿的忧虑。判断下颌神经阻滞麻醉效果的另一种方法是仔细观察外在迹象，询问患者，评估肯定的回答，然后继续进行，如果需要进行牙科修复治疗就放置橡皮障。在放置橡皮障夹时，牙医应该观察孩子的反应，特别是眼睛。如果已经产生深层的麻醉效果，孩子就不会退缩，治疗程序就可以继续。另一方面，如果有任何不适，可以返回之前的步骤，并且采取相应的措施。

首次注射

在孩子的牙科经历中，第一次就诊经历无疑是最重要的，很有可能是他未来牙科治疗的关键。一些牙医认为，如果孩子是第一次进行局部麻醉，且要在下颌神经阻滞和上颌骨骨膜上注射法（通常称为局部浸润）中选一个的话，应该选择下颌神经阻滞，因为它能产生更深层的麻醉效果。笔者的临床经验是，最好的选择是上颌骨骨膜上浸润注射法。这种注射几乎没有任何不适，错过目标区域的风险也最小。很多孩子在儿童牙科治疗中都不会意识到接受了骨膜上浸润注射。

基本注射技术

麻醉注射首先是绷紧注射部位的组织。如果

可以的话，将组织牵拉至针的上方（图 8-5）。针尖斜面面向骨膜，将针刺入黏膜 1~2mm（图 8-6）。在进针之前注入几滴麻醉剂。注射的时候，牵拉患者的脸颊。缓慢进针至目标区域，同时注射最多 1/4 支剂量的麻醉剂来麻醉针头前方的软组织，保证针能够持续不断地进入麻醉组织。回抽。进

（a）

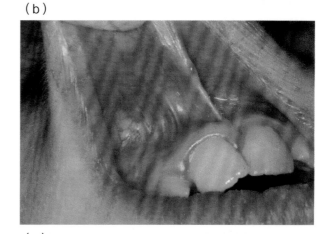

（b）

（c）

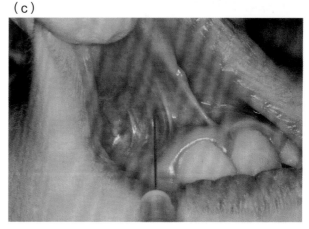

图 8-5　麻醉注射首先是绷紧（a）注射部位的组织（b）。如果可以的话，将组织牵拉至针的上方（c）。

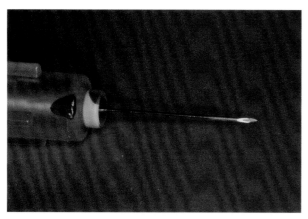

图8-6　针尖斜面应始终面向骨膜。有些针在斜面侧做了标记来帮助临床医师正确定位针的方向。

针深度要根据注射类型而调整；然而，医师绝对不能将针头完全没入组织至接头处。尽管（断针）这种情况很少发生，然而取出完全嵌入软组织中的断针是非常困难的。确认回抽无血后，1分钟内完成注射过程。在退针的过程中继续注射。临床医师应该注意，麻醉剂的注射剂量不要超过患者体重对应的剂量。在整个注射过程中和患者保持交流。通过密切观察孩子哭闹时候伴随的眼部和手部动作，可以及时发觉患者的不适感觉。

在治疗完成时，医师对患儿和家长说："你们是非常棒的助手！因为你安静地坐着，我们很快完成了任务。我们是一个很好的团队！我会给你一个额外的特殊贴纸，上面写着'小心！牙齿、舌头、嘴唇睡着了'。尽管我们今天的治疗完成了，但是你的牙齿会接着睡1小时，你的嘴唇和舌头会觉得胖胖的，很好玩，一直持续1小时。这段时间不要吃东西，一直等到你的嘴唇和舌头不再觉得胖胖的和好玩的时候才能吃。"

一些在治疗过程中不哭的孩子可能在治疗结束后开始哭闹，抱怨"疼痛"，并且告诉父母他们的嘴巴受伤了。医师可以在镜子里让孩子看看嘴巴，这样有助于缓解孩子对于该区域肿胀的担心。在这一点上，牙医应该重复告知，孩子的嘴巴是麻木的，患者现在正在经历的感觉是麻木而不是疼痛。从来没有使用过麻醉剂的孩子可能会问"麻木"这个词是什么意思。医师可以这样解释："你还记得当你蹲在地上的时候，脚睡着了的事

情吗？嗯，这就是一种麻木的感觉。现在你的嘴唇睡着了。不要担心，它很快会醒来，以后的感觉就正常了。"

注射技术具体步骤

接下来我们将介绍儿童牙科中最常用的几种注射技术。我们不会进行详细的描述，但是会从患者行为管理角度，尤其是儿童患者的角度进行综述。

下牙槽神经阻滞

下牙槽神经阻滞（IANB）主要用在下颌乳牙和恒牙进行的深部操作和外科手术中。骨膜上注射法（浸润法）可以充分地麻醉乳切牙和乳磨牙，却不能同样完全有效地麻醉下颌恒磨牙。此外，IANB能够提供深层的牙髓麻醉，可用于预期要进行的牙髓治疗中。儿科患者使用下牙槽神经阻滞（IANB）应当注意的一个重要因素是儿童的下颌孔比成人所处的位置水平更低（咬合平面以下）。因此，儿童的注射部位比成人的稍低，并且更靠后方（图8-7）。

牙医在给孩子注射，特别是在施行下颌骨阻滞麻醉时，体位是一个重要的因素。在对下颌骨的右侧进行下颌骨阻滞麻醉时，右利手牙医面向患者。左手拇指轻轻放在深面的颞肌肌腱上方，指甲中部置于下颌支前缘的冠状切迹处。拇指内侧位于翼突下颌缝。针从拇指指甲中间所处位置刺入组织，就可以在深面颞肌肌腱的侧方和翼突下颌缝（翼下颌韧带）之间进入，在下颌小舌的水平进入下颌孔。遗憾的是，这种情况下，牙医几乎不能控制孩子头部的运动。

在对侧面，或者说牙弓的左侧面，右利手术者的胳膊可以越过患者的头部，并把左手拇指置于下颌支前缘，食指放在下颌角的前方，中指放在下颌角的正上方（图8-8）。然后，下颌孔将位于由这两个手指和拇指的指尖形成的三角形的中心。右利手术者进行左侧下颌阻滞麻醉时，会把左前臂放在孩子的前额上，这种方法可以控制孩

（a）

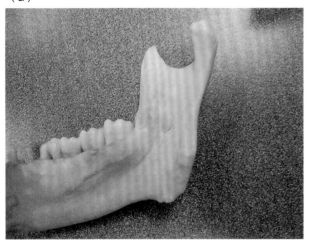

（b）

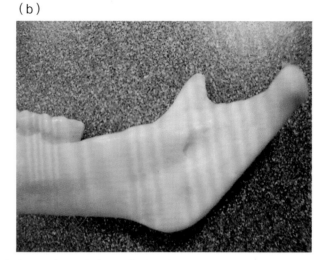

图 8-7　儿科患者使用下牙槽神经阻滞（IANB）应当注意的一个主要因素是，儿童的下颌孔比成人所处的位置水平更低（咬合平面以下）（a）。因此，儿童的注射部位比成人的稍低，并且更靠后方（b）。

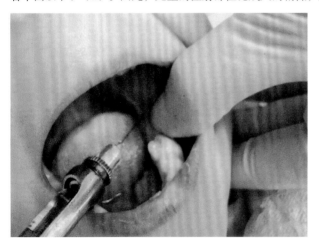

图 8-8　在牙弓的左侧，右利手术者的左臂可以越过患者的头部，左手拇指置于下颌支前缘，食指放在下颌角的前方，中指放在下颌角的正上方。

子头部的运动，并有助于使注射器保持在孩子的视线之外。由于上述原因，如果要在左右两侧进行选择的话，很多牙医更喜欢首先进行左侧下颌骨阻滞。

技术要点

·拇指放在磨牙的咬合面上，拇指指尖置于斜嵴的内侧，拇指指腹置于磨牙后垫处。在注射过程中要把中指指腹放在下颌骨下缘，以支持下颌骨。

·注射器的针筒应置于对侧牙弓的两个乳磨牙之间。

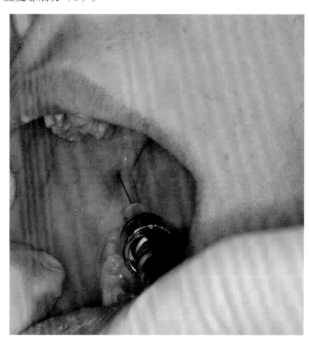

图 8-9　在针刺入软组织之前，找到侧面进针点的最好方法，就是让患者尽可能张大嘴巴，绷紧颊部，寻找翼突下颌缝（翼下颌韧带）侧方的凹陷处。

·在针刺入软组织之前，找到侧面进针点的最好方法，就是让患者尽可能张大嘴巴，绷紧颊部，寻找翼突下颌缝（翼下颌韧带）侧方的凹陷处（图 8-9）。

·刺入组织，并注射少量的药液。

·针头推进 4mm，并同时注射微量药液（注射 1/4 支的剂量）。

·停止进针，回抽。

- 回抽无血，针头推进 4mm，并同时注射微量药液（注射 1/4 支的剂量）。
- 停止进针，回抽。
- 平均进针深度大约是 15mm（需要根据下颌骨的大小和患者的年龄而做出调整）。在下牙槽神经处大约注入 1mL 的药液。
- 若针尖没有触及骨面，是因为进针位置太靠后了。接下来需要移出针头，直到组织内仅留有针头长度的 1/4，在远中端重新定位，使注射器位于恒磨牙区域上方，并且重复上述操作。
- 若针尖过早触及骨面（进针深度短于针长度的 1/2），是因为进针位置太靠前了。接下来需要移出针头直到组织内仅留有针头长度的 1/4，在近中端重新定位，使注射器位于尖牙区域上方，并且重复上述操作。
- 退出注射器，重新套上针帽。
- 等 1 分钟之后再进行牙科治疗。

舌神经阻滞麻醉

成功的下牙槽神经阻滞麻醉，同时还会导致舌神经麻醉，因为注射针退出时注射了少量的药液。如果患者只出现了舌头的症状，医师不能确定麻醉是否完全起效，患者必须同时存在嘴唇和黏膜的麻醉效果。

颊长神经阻滞麻醉

颊长神经支配下颌磨牙邻近的颊部软组织和骨膜。拔除下颌恒磨牙时，必须麻醉颊长神经。但在急性感染区域它是禁忌使用的。

在其他治疗中，对于第二恒磨牙尚未萌出的孩子，没必要总是单独进行颊部的麻醉注射，因为年幼孩子的神经分支更加纤细。在下颌骨神经阻滞麻醉之后，颊部组织通常会被麻醉——可能是因为被麻醉的神经纤维来自颊孔，并支配了颊黏膜。在刺入黏膜和退针时注射的麻醉剂可能会影响支配颊部的神经纤维。

技术要点

- 用食指拉开注射区域的颊部软组织，使其绷紧，来提高可见度。
- 针的斜面朝向骨面，针筒在咬合平面高度并与之平行，位于颊部和牙齿之间，直接将针对准注射点。
- 在最后一个磨牙远中颊侧的注射点刺入颊黏膜。
- 缓慢进针直至触及黏骨膜。
- 注射深度为 1~4mm。
- 回抽。
- 用 10 秒钟以上的时间注射 1/8 针筒剂量的药液。
- 退出注射器，重新套上针帽。

> **案例 8.2**
>
> Carol，是一个 3 岁的非常活泼好动的孩子，她需要修复左下颌第一和第二乳磨牙。她的两颗牙齿都需要进行表浅的𬌗面充填修复。Carol 的牙医认为她的牙齿需要麻醉，但是需要注意的是，对活泼好动的孩子进行下颌骨阻滞麻醉可能会很难。

案例 8.2，讨论：对好动的患儿施行下颌骨阻滞注射可能很难，而且还有 3 个不利因素。第一，这是 Carol 的第一次牙科麻醉，持久的舌头和颊黏膜的麻木感可能会对她以后的态度产生不利影响。第二，对于一个特别好动的孩子很难进行无痛的阻滞注射，而她的牙医很想让 Carol 的不适感降到最低。第三，如果经历持久的麻醉，这个好动的孩子术后可能会损伤软组织。因此，在这个案例中牙医的担心也是合理的。牙医应当考虑采用颊侧骨膜上（浸润）麻醉代替下颌骨阻滞麻醉注射。这种方法的两个主要优点是易于施行（注射），并且患儿口腔的麻醉时效最短。牙医在需要修复的下颌乳磨牙邻近的黏膜转折处注射 1mL 的局部麻醉药物。另外，牙龈乳头麻醉应该在颊侧进针，然后将针刺向舌侧。此外，还可以辅助进行牙周韧带内注射麻醉（图 8-10）。

（a）

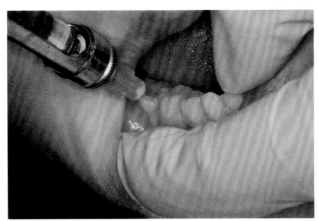

（b）

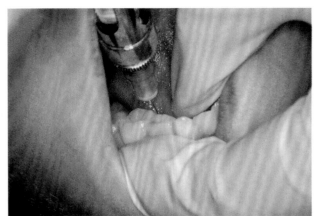

图 8-10　牙医在需要修复的下颌乳磨牙邻近的黏膜转折处注射 1mL 的局麻药。另外，牙龈乳头麻醉应该在颊侧进针，然后将针刺向舌侧（a）。此外，还可以辅助进行牙周韧带内注射麻醉（b）。

骨膜上（浸润）麻醉技术对于小的手术操作是很有用的。但这种技术的问题是不能保证深层的下颌骨麻醉效果。Starkey 认为这种技术最适用于需要修复下颌第一乳磨牙、乳尖牙和乳切牙的小孩子（5 岁以下）。而年龄大些的孩子，或者第二乳磨牙区域，骨质较为致密。

腭部组织麻醉

腭部组织麻醉一般适用于涉及腭部的外科操作中，例如拔牙、牙龈切除术和唇系带切除术。然而，笔者建议治疗上颌磨牙时也常规使用腭部组织麻醉。治疗尖牙时可能也有必要使用。不幸的是，它是牙科患者经历的创伤最大和最痛苦的治疗之一。以下技术有助于减轻患者的不适，甚至在少数案例中，可以完全消除不适。Malamed（2012）建议临床医师预先告知患者可能会有不适，使他们有心理准备。如果没有创伤，患者会称赞医师的医术精湛。如果出现疼痛感，医师可以安抚患者说"很抱歉，我之前告诉过你可能会有些不舒服"（避免使用"疼痛"这个词）。

全部腭部区域的无创性麻醉给药步骤如下：

- 在注射区域给予充足的表面麻醉（等待至少 2 分钟）。临床医师应把给药装置置于适当位置，并且施加足够的压力以使组织泛白。如果临床医师不使用表面麻醉，可以在注射部位施加几秒钟的手指压力。这种做法可减轻针的初始穿刺引起的疼痛。

- 在进针和给药之前以及期间，在注射部位使用压力麻醉。用棉签或者手指施加足够的压力以使组织泛白。

- 保持对针头的控制。使用超短针头可减少偏转，更有利于控制。手指支点有助于针的稳定（图 8-11）。

- 缓慢注射麻醉药液。由于腭部软组织致密，且与硬腭的附着紧密，给药时药物几乎没有扩散空间。缓慢注射可以减少组织压力，减轻疼痛。在注射过程中，要求患者从椅位上抬起一条腿。

案例 8.3

Mark，今年 3 岁，就他的年龄来说，比同龄的孩子体型更小，他是一个很乖的孩子，需要对两个中切牙进行充填修复治疗，同时将会放置预成冠。所有龋损都属于中龋。这个孩子的镇静状态属于清醒镇静。牙医正在讨论是否应该使用局部麻醉。她打算进行唇腭注射。

（a）

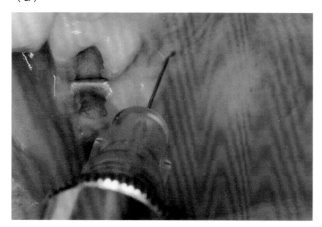

（b）

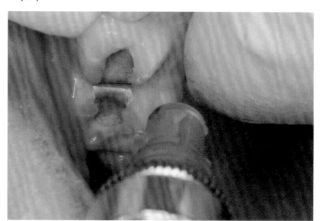

图8-11　对于腭部注射而言，使用超短针头可减少偏转，更有利于控制（a）。手指支点有助于针的稳定（b）。

案例8.3，讨论：尽管牙医对儿童进行修复治疗时应当使用麻醉，但是也有例外。采用适当的技术，可以以最小的疼痛去龋。预成冠的牙体预备量是最小的。在大多数情况下间接盖髓术是避免牙髓疼痛的治疗选择。此外，儿童处于镇静状态下，必须慎重考虑局麻药的正确剂量，还需考虑孩子的体重以及局麻药和镇静剂的相互作用。

真正的注射可能和修复治疗程序一样痛苦。进行无痛前注射需要相当多的技巧。即便是那些掌握了这项技术的牙医也担心会伤害患儿。另外，腭部的注射可能会很疼，如果可能的话应当避免。在大多数情况下，只用唇侧注射就足够了。

如果牙医预计会进行牙髓治疗或者可能发生包含拔牙在内的并发症，那么必须要进行局部麻醉。对乳前牙的唇颊侧进行骨膜上注射时，软组织被拉开，暴露出牢固附着的牙龈黏膜，以及疏松或者可移动的牙槽黏膜的连接处。可在此区域施行表面麻醉，因为进针点在可以移动的牙槽黏膜上，非常接近其与牙龈黏膜的连接处。牙医迅速滴1~2滴药液，等几秒钟然后再将针向与根尖方向相对应的点推进。在乳牙列中进针深度一般不超过1~2mm。注意图8-12，在乳牙列中，牙齿的根尖非常接近位于黏膜转折处水平的进针点。在施行唇侧麻醉后，腭侧麻醉可以通过对患牙相对的上腭施加手指压力并将针刺入手指下方来实

现，针的斜面应当与腭侧面牙龈乳头的黏膜平行。注射极少量的麻醉药液。出现黏膜发白是成功的标志。

（a）

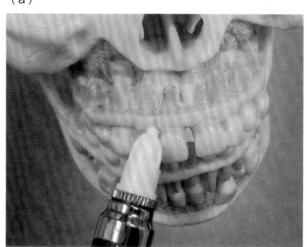

（b）

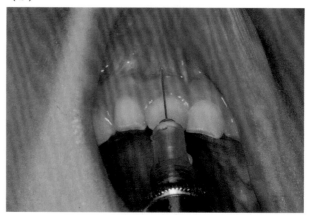

图8-12　在乳牙列中，牙齿的根尖（a）非常接近于黏膜转折处水平（b）的进针点。

骨膜上注射（局部浸润）

对于上颌骨或者下颌骨的局部区域进行牙科治疗时，通常采用骨膜上注射（通常称为局部浸润）。"骨膜上"比"浸润"更加适合于描述这种麻醉类型，因为"骨膜上"表明了麻药注射的位置，而"浸润"是指将药液直接注射到待治疗组织中这一技术。骨膜上注射可麻醉支配该区域的神经末梢。适应证包括所有上颌牙（恒牙和乳牙）和下颌前牙（乳牙和恒牙）的牙髓麻醉，以及仅限于一个或两个下颌乳磨牙治疗时的牙髓麻醉。它还可以作为局部阻滞的补充，提供软组织麻醉。而在牙齿根尖部被密质骨覆盖的区域（例如，孩子的第一恒磨牙）不适用该技术。由于需要多个进针点，以及必须给予更大剂量的局麻药，骨膜上注射可能会导致毒性反应，故不推荐大面积应用。

很多研究报道了在下颌乳磨牙牙根之间的黏膜转折处注射局麻药的有效性（McDonald 2011）。如果比较下颌骨浸润麻醉法和下颌骨阻滞麻醉的有效性，通常认为，这两种技术对于充填修复治疗的效果相同，但是下颌骨阻滞麻醉在活髓切断术和拔牙术中较下颌骨浸润法更加有效。如果想在不麻醉舌部的情况下进行双侧充填修复治疗程序，可以考虑进行下颌骨浸润法。舌部的双侧麻醉，不管是对成人还是儿童都是不舒服的。

技术要点

- 拉开脸颊，使颊黏膜皱襞组织绷紧。
- 应用表面麻醉。
- 将针的斜面对准骨面。
- 在要被麻醉的乳磨牙的近中黏膜处进针，将针头指向牙根之间的位置。在推针前进到所需位置的过程中缓慢注射少量的麻醉剂，直到注射约 1/2 支麻醉剂。
- 如果必须进行舌侧组织麻醉（放置橡皮障夹），可以在舌侧游离龈边缘直接注射麻醉剂，或者可以从近中颊轴角进针，在向舌侧推进的过程中注射药液。
- 退出针头，重新套上针帽。
- 等 1 分钟之后再进行牙科治疗。

案例 8.4

Sara，一个 5 岁的孩子，她的上颌第二乳磨牙需要进行大面积的充填修复治疗。牙医在待修复牙齿的颊根之间的骨膜上注射了 1mL 的局麻药。在窝洞制备过程中，Sara 哭闹着喊疼痛。牙医对她再次施行麻醉，可她还是在哭闹，"牙疼"。是 Sara 在无理取闹吗？

案例 8.4，讨论：牙医需要确定 Sara 的反应是否确实是由于疼痛导致或者可能是行为管理问题所致。为了排除疼痛的原因，牙医需要确信所使用的麻醉技术是正确的。

有时候很难辨别孩子是否是因为疼痛而有意回避。然而，这个案例应考虑麻醉不足的可能性。尽管大多数牙医可能对上颌第二乳磨牙的治疗采取骨膜上麻醉，但骨的厚度是一个问题。第二乳磨牙的牙根位于上颌骨的颧突深部。如果骨膜上注射法是有效的，麻醉剂必须渗透相当深（大约 1cm）的骨质。因此，对于更深部的麻醉，可以考虑上牙槽后神经注射法。对成人而言，这一区域的麻醉不是问题，因为上颌骨的向前生长使得第二前磨牙位于牙槽骨的颧突前方处。对成年人来说，骨膜上注射可以提供足够的麻醉，因为第二前磨牙的颊根处仅覆盖了一薄层的牙槽骨。

疼痛很有可能是因为给 Sara 注射麻醉不充足导致的。为了麻醉上牙槽前神经和上牙槽中神经的分支，通常在近中根和远中根都要施行骨膜上浸润。对上颌第一恒磨牙进行充填治疗时，为了达到深部麻醉的效果，需要在颊侧注射两次（局麻药）。除了上颌结节注射法，还需要在近中颊根上方进行骨膜上注射，因为该牙根受上牙槽中神经支配。只在两颊根中间注射一次通常不能产生深部麻醉效果。对于上颌第二恒磨牙而言，只需要进行上颌结节注射法。

继续讨论这个案例，如果拒绝治疗的情况又发生了，而颊侧也进行了两次注射，然而高速钻针一接触牙齿，Sara 就开始歇斯底里地哭闹。

在这种情况下，牙医确信麻药注射已经起效。Sara 对钻针的声音产生了反应。她认为会疼。这个孩子以前在没有局麻药的情况下进行过治疗，把高速钻针转动的声音与疼痛联系在了一起。以前每当牙医使用它时就会产生疼痛。患者的恐惧常常导致局部麻醉失败（Kaufman et al. 1984）。神经传导可以从神经生理学角度成功阻断，但是一旦患者预见或者听到钻针的声音，她就会觉得疼痛，那么患者将需要重建感受。只要 Sara 经历一个无痛治疗的过程，她就能在以后的疗程中理解并配合。为了让 Sara 配合治疗，可以通过和她讨论治疗流程，并向她解释每个牙医都是不同的，而且今天的治疗体验会比她以往的更好。

为了避免发生这种情况，牙医应当在要用到高速手机的治疗程序中，刚开始治疗时高速手机先不接触牙齿。要在不接触牙齿的情况下，在邻近牙齿的地方启动手机，使其发出特有的声音，从而将钻针的声音与牙体组织切削的声音区分开。如果父母在场的话，提前让父母知道这一程序，而不要让其提醒孩子这是一个测试。如果孩子开始抱怨疼痛的话，牙医可以借助小镜子向孩子展示钻针并没有碰着牙齿，让孩子放心，相信一切都会没事的。再次使用钻针，先不接触牙齿，最后开始切削牙齿。

辅助注射技术

牙周膜注射法（牙周韧带内注射法）

牙周膜（PDL）注射法已经使用了很多年，可用于一颗或者两颗牙齿的麻醉，也可以用于浸润或阻滞麻醉的补充。该技术的主要优点是它能提供 30~45 分钟的牙髓麻醉时效，而不产生额外的软组织麻醉。因此在计划进行双侧治疗时非常有用。它对于那些担心发生术后唇舌组织创伤的儿童或者残障患者也是有益的。通过高压注射器传输药液的牙周膜内注射法通常导致牙周组织损伤，牙周组织的损伤是由注射时形成的物理创伤和麻醉的细胞毒性作用造成的。损伤会在几周内愈合。

儿牙医师在治疗乳牙时要特别关注这点。

在 Brannatrom 等（1984）的研究中，他们认为牙周膜注射法可能会造成潜在的恒牙胚的发育障碍。采用高压力牙周韧带内麻醉注射法来麻醉 16 个猴子的乳牙，而对侧位置的牙齿作为对照组，不进行注射。其中（试验组）15 颗恒牙出现了发育不全或者矿化不全的损伤，但是对照组中一个都没有出现。釉质损伤的位置表明干扰同一时间发生在所有受影响的牙齿上。基于这项研究发现，对于具有恒牙胚的乳牙禁止使用牙周膜内注射法（Moore et al. 2011）。然而，Ashkenazi 等（2010）使用计算机控制的注射给药系统进行牙周膜内麻醉的临床研究得出的结论是，它不会损伤 4 岁或以上儿童的潜在的恒牙胚。在任何情况下，它的使用对于儿童牙医治疗恒磨牙时都是有益的，同时对于因正畸治疗需要拔除双侧下颌前磨牙的情况也是一项很好的技术。而且因为药物被注射到一个具有有限血液循环的部位，该技术还有利于治疗患有出血性疾病的患者。

牙周膜注射技术操作简单，只需要少量的麻醉剂，并且能产生即刻麻醉效果。针对这种技术开发了两种设备，PERIPRESS（PERIPRESS®, Universal Dental Implements, Edison, NJ）注射器 / 笔和 Ligmaject 注射器（Ligmaject, IMA Associates, Boston, MA），并且在一段时期内非常流行。然而，笔者根据经验建议使用装配有超短针的标准注射器。将超短针置于近中面的龈沟内，沿着牙根表面前进直到遇到阻力。在附着龈上预先施加手指压力。对于多根牙，要从近中和远中分别进行注射。如果需要舌侧麻醉，则在舌侧龈沟内重复该过程。大约需要注射 0.2mL 的麻醉剂。

注射药液的压力应谨慎，注射麻药的压力过大很可能致注射器破裂。有专门设计注射器的封套并防止其破裂的注射器。既然麻醉只需要少量的麻药，Malamed（2012）提出，当使用常规注射器时，在注射之前排出药筒的 1/2 内容物，将减少施加在药筒壁上的压力并降低破裂的可能性。

计算机控制的麻醉给药系统

"The Wand"目前命名为CompuDent(Milestone Scientific Inc, Livingston, NJ.），是一个计算机控制的局部麻醉给药系统。最新版本的"The Wand"被称为单颗牙麻醉系统（STA）。该系统由插入一次性笔状注射器中的常规局部麻醉针组成。脚控微处理器控制麻醉剂的传递，以恒定的流速、体积和压力通过注射器。关于儿童的研究显示了矛盾的结果。一些人报道，使用 Wand® 进行注射，与使用传统注射器进行注射相比，前者的疼痛评级较低（Gibson et al. 2000；Allen et al. 2002；Palm et al. 2004）。其他人发现两种注射方法之间没有差异（Asarch et al. 1999；Ram et al. 2003）。该系统的一个缺点是对治疗儿童患者而言，计算机化系统会延长注射时间。Wand 的注射时间比传统方法的注射时间要长得多，因此已经对注射做出消极反应的孩子使用 Wand 系统似乎更加困难。Versloot 等 （2008）报告显示，Wand 的平均注射时间是传统注射器的3倍。根据笔者的经验，采取正确的技巧，传统的注射器可以成功地用于绝大多数的患者。

并发症

术后软组织损伤

意外的咬唇、咬舌或咬颊的情况可见于幼儿患者或者残障患者。软组织麻醉比牙髓麻醉持续时间更长，同时药效可在局部麻醉后存在长达4小时。最常见的创伤部位是下唇，其次是舌，然后是上唇（图8-13）。

可以采取以下几种预防措施：

· 如果孩子咬、吮吸或者咀嚼嘴唇、舌头和脸颊的话，告知家长和随行成人关于受伤的可能性。如果没有明确预警，家长可能会投诉医师在手术操作期间造成了损伤。

· 局部麻醉产生的感觉对大多数孩子来说是新奇的。医师应该让他们放心，这种感觉会在一两个小时内消失。而且在麻醉作用完全消

（a）

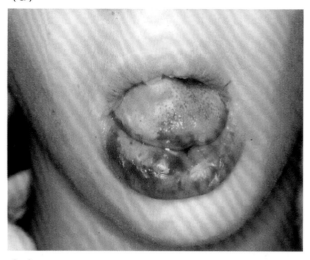

（b）

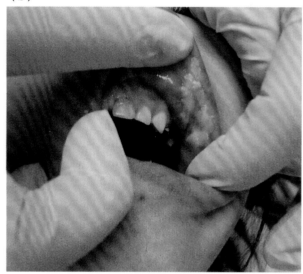

图8-13 最常见的创伤部位是下唇，其次是舌，然后是上唇。

失之前，他们也应该延迟进食，避免喝热饮。

· 处于镇静状态下的孩子出院之后可能会陷入沉睡，并造成损伤。应该告知父母，在乘车回家途中注意观察孩子。

· 用患者（注意事项）贴纸加强提醒。

麻醉中毒（过量）

尽管在成人中很罕见，但是小孩子由于体重较轻，更容易发生毒性反应。大多数药物不良反应发生在注射后的5~10分钟内。不慎将药液注射入血管或者反复注射造成的麻醉性高血压可引起局部麻醉剂过量。局部麻醉剂过量导致兴奋，其

次是中枢神经系统的抑制，以及轻微的心血管系统的抑制。

中枢神经系统的早期主观症状包括头晕、焦虑、烦躁、意识模糊，并有可能伴有复视、耳鸣、嗜睡以及口周麻木或刺痛。体征包括肌肉震颤、抽搐、多话、言语缓慢和颤抖，伴随着明显的癫痫发作。可能发生意识丧失和呼吸停止。当发生局部麻醉中毒反应时起初，心血管系统反应是心率加快和血压升高。随着血液中麻药浓度升高，血管舒张，接着血压下降。随后可能发生心动过缓和心脏骤停。

局部麻醉中毒可以通过采取正确的注射技术进行预防，例如缓慢注射期间的回抽。临床医师应该知道基于患儿重量的最大推荐剂量（MRD）。如果使用利多卡因局部麻醉剂，应考虑到总给药剂量，因为它可以渗透到血管系统中。注射后，应观察患者是否出现任何可能的毒性反应，因为早期识别和干预是获得成功的关键。牙科医师在治疗儿童时一定要使用MRD（基于重量的计算方法）计算局部麻醉剂和镇静剂的使用剂量，此原则的重要性应反复强调。此外，在使用已知会引起呼吸抑制的药物镇静时，临床医师应该下调局部麻醉剂的剂量。例如，已经充分证明，阿片类药物和其他CNS抑制剂如水合氯醛等镇静剂，由于它们的协同CNS抑制效应，可能会增加局部麻醉中毒的风险，尤其是在儿童中（参见第12章）。此外，在镇静期间局部麻醉中毒反应可通过给予苯二氮䓬类药物而被掩盖，因此使医师更难以识别局部麻醉药剂是否过量。在儿童牙科中最常用

表8-1 快速剂量表

AAPD 最大推荐剂量					
2% 利多卡因 肾上腺素1：100000 4.4 mg/kg[*] 2.0 mg/lb[*] MRD 300 mg[*] 36 mg/1.8 mL/支 每8kg=1支 每20lbs=1支		3% 甲哌卡因 含或不含血管收缩剂 4.4 mg/kg[*] 2.0 mg/lb[*] MRD 300 mg 54 mg/1.8 mL/支 每12 kg = 1 支 每30 lbs = 1 支		4% 阿替卡因 肾上腺素1：100000 7.0 mg/kg 3.2 mg/lb MRD 500 mg 72 mg/1.8 mL/支 每10 kg = 1 支 每22 lbs = 1 支	
年龄	千克（kg）	磅（lbs）	1.8mL／支的最大数量		
			2% 利多卡因	3% 甲哌卡因	4% 阿替卡因
1+ 岁	7.5	16.5	0.9	0.6	0.7
2~3 岁	10.0	22.0	1.2	0.8	1.0
	12.5	27.5	1.5	1.0	1.2
4~5 岁	15.0	33.0	1.8	1.2	1.5
	17.5	38.5	2.1	1.4	1.7
6~8 岁	20.0	44.0	2.4	1.6	2.0
	22.5	49.5	2.8	1.8	2.2
9~10 岁	25.0	55.0	3.1	2.0	2.4
	27.5	60.5	3.4	2.2	2.7
	30.0	66.0	3.7	2.4	2.9
11+ 岁	32.5	71.5	4.0	2.6	3.2
	35.0	77.0	4.3	2.9	3.4
	37.5	82.5	4.6	3.1	3.7
	40.0	88.0	4.9	3.3	3.9

[*]注：美国儿童牙科学会临床指南2012-13参考手册中建议减少剂量，对比制造商根据体重计算的最大推荐剂量，利多卡因的最大总剂量（7.0mg／kg，3.2mg/lb和500mg最大总剂量）和甲哌卡因的最大总剂量（6.6mg／kg，3.0mg／lb和400mg最大总剂量）。参考：美国儿童牙科学会参与手册2012-13, 184。

的两种局部麻醉剂是含 1 : 100000 肾上腺素的 2%
利多卡因以及 3% 甲哌卡因（用于禁用血管抑制剂
的儿童）。利多卡因和甲哌卡因的最大剂量均为
2.0mg / lb（4.4mg / kg），最大总剂量为 300mg。

参照表 8-1，可以粗略估计已知具体重量和麻
醉剂类型的患者的最大推荐剂量和局部麻醉剂的
用量。 例如：要计算能安全施用于一名体重 30 磅
（lb, 1lb=0.4535924kg）患者的含 1 : 100000 肾上腺
素的 2% 利多卡因的最大剂量以及支数，临床医师
可执行以下计算。

使用表 8-1 进行快速近似计算：
30lbs 除以 20（每 20lbs = 1 支）= 1.5 支
最大剂量的精确计算：
最大剂量（mg/lbs）×重量（lbs）=最大总剂量（mg）
2.0 × 30 = 60mgs
最大总剂量（mg）÷mg / 支 = 最大支数
60 ÷ 36 ≈ 1.67 支

因此，对于一个体重 30 磅的儿童，最大安全
给药量是 1.67 支含 1 : 100000 肾上腺素的 2% 利
多卡因。 与 1.67 支相比，1.5 支的麻药大约需要的
肾上腺素的估计值临床上可以忽略不计，因此大多
数药瓶上并没有明确标明麻醉药的分配剂量。

当采取肠内和胃肠外镇静剂给药进行行为管
理时，临床医师应该知道局部麻醉剂和镇静剂之
间的药物相互作用。镇静剂对中枢神经和心血管
系统有抑制的副作用，并可引起过量反应。

案例 8.5

Steve，一个体重 36 磅（16.4kg），4 岁
零 1 个月大的男性患儿被带到牙科诊所进行涉
及口内三个象限的广泛的充填修复治疗。患儿
有阻塞性睡眠呼吸暂停病史，并且据报道他在
牙科治疗的当天出现过阻塞。将 Steve 固定在
束缚板中，并在 3 分钟内注射了 3 支 2% 利多
卡因（108mg，6.6mg / kg）。几分钟后，孩子

看上去睡着了。治疗开始不到 15 分钟，牙
科助理就注意到患儿的舌头是紫色的。解除
Steve 的束缚。医师检查患儿的生命体征，却
没有检测到脉搏或呼吸。对患儿进行 CPR 并
调用护理人员。医护人员在呼叫后 4 分钟内抵
达，并采取复苏措施。对患儿进行插管，之后
从其呼吸道内吸出大量的黏稠液体。护理人员
复苏儿童失败后，该患儿被送到当地儿童医院，
在那里被宣布死亡。

案例 8.5，讨论：不幸的是，与本章中介绍的
其他案例不同，这个案例是麻醉过量的典型案例。
它是一例医疗事故导致的保险索赔案例（Chicka et
al. 2012）。 一个意想不到的发现是，有 41% 的索
赔涉及局部麻醉剂的过量给药问题，剂量范围为
MRD 的 118% ~ 356%。通常情况下，局部麻醉在
牙科中的广泛使用是非常安全和有效的。涉及儿
童的严重不良反应通常是剂量相关的毒性反应的结
果。该研究的结果表明，仍然存在局部麻醉过量
的现象，导致了儿童的发病率和死亡率明显上升。

在此案例中对儿童注射了比正常剂量多了一
支的量：

2.0 × 36 = 72 mgs
最大总剂量（mg）÷mg/ 支 = 最大支数
72 ÷ 36 = 2 支

过敏反应

尽管注射用酰胺类局部麻醉剂的过敏反应是
罕见的，但患者可能对含肾上腺素的麻醉剂中加
入的亚硫酸氢盐防腐剂产生反应。 患者还可能对
苯佐卡因表面麻醉剂表现出过敏反应。 过敏可以
表现出多种方式，包括荨麻疹、皮炎、血管性水肿、
发热、光敏性和过敏反应。

所有的案例和节选文本的改编已经得到 Paul
E.Starkey 的《儿童牙科诊疗行为管理（GZ Wright,
PE Starkey, Gardner DE. CV Mosby Company,

St.Louis MS 1983. ）》一书中关于"儿童局部麻醉"章节的许可。

参考文献

［1］ Allen, K.D. et al. (2002). Comparison of a computerized anesthesia device with a traditional syringe in preschool children. *Pediatric Dentistry*, 24, 315–320.

［2］ American Academy of Pediatric Dentistry. (2012). Guidelines on use of local anesthesia for pediatric dental patients. *Pediatric Dentistry*, 34, 183–189.

［3］ Asarch, T. et al. (1999). Efficacy of a computerized local anesthesia device in pediatric dentistry. *Pediatric Dentistry*, 27, 421–424.

［4］ Ashkenazi, M., Blumer, S., Eli, I. (2010). Effect of computerized delivery intraligamental injection in primary molars on their corresponding permanent tooth buds. *International Journal of Paediatric Dentistry*, 20, 270–275.

［5］ Brannstrom,. M, Lindskog, S., Nordenvall, K.J. (1984). Enamel hypoplasia in permanent teeth induced by periodontal ligament anesthesia of primary teeth. *Journal of the American Dental Association*, 109 , 735–736.

［6］ Chicka, M.C. et al.(2012). Adverse Events during Pediatric Dental Anesthesia and Sedation: A Review of Closed Malpractice Insurance Claims. *Pediatric Dentistry*, 34, 231–238.

［7］ Delgado-Molina, E., et al. (2003). Evaluation and comparison of 2 needle models in terms of blood aspiration during truncal block of the inferior alveolar nerve. *Journal of Oral and Maxillofacial Surgery*, 61, 1011–1015.

［8］ Eichenbaum, I.W. and Dunn, N.A. (1971). Projective drawings by children under repeated dental stress. *ASDC Journal of Dentistry for Children*, 38, 164–173.

［9］ Gibson, R.S. et al. (2000). The Wand vs. conventional injection: a comparison of pain related behaviors. *Pediatric Dentistry*, 22, 458–462.

［10］Karjalainen, S. et al. (2003). Frequent exposure to invasive medical care in early childhood and operative dental treatment associated with dental apprehension of children at 9 years of age. *European Journal of Paediatric Dentistry*, 4, 186–90.

［11］Kaufman, E., Weinstein, P., Milgrom, P. (1984). Difficulties in achieving local anesthesia. *Journal of the American Dental Association*, 108, 205–208.

［12］Kohli, K. et al. (2001). A survey of local and topical anesthesia use by pediatric dentists in the United States. *Pediatric Dentistry*, 23, 265–269.

［13］Malamed, S.F., Reed K.L., Poorsattar, S. (2010). Needle breakage: incidence and prevention. *Dental Clinics of North America*, 54, 745–756.

［14］ Malamed, S. (2012). *Handbook of Local Anesthesia*, 6th ed. Mosby Elsevier, Missouri, U.S.A.

［15］ McDonald, R.E. et al. (2011). Local anesthesia and pain control for the child and adolescent. In: *McDonald and Avery's Dentistry for the Child and Adolescent*, (eds J. Dean, D. Avery and R. McDonald), 9th ed. 243–244. Mosby Elsevier, Missouri, U.S.A.

［16］ Meechan JG. (2002). Effective topical anesthetic agents and techniques. *Dental Clinics of North America*, 46, 759–766.

［17］ Meechan, J.G. (2008). Intraoral topical anesthesia. *Periodontology 2000*, 46, 56–79.

［18］ Moore, P.A. et al. (2011). Periodontal ligament and intraosseous anesthetic injection techniques: Alternatives to mandibular blocks. *Journal of the American Dental Association*, 142 (suppl 3), 13S-18S.

［19］ Ost, L.G. (1991). Acquisition of blood and injection phobia and anxiety response patterns in clinical patients. *Behaviour Research and Therapy*, 29, 323–332.

［20］ Palm, A.M., Kirkegaard, U., Poulsen, S. (2004). The wand versus traditional injection for mandibular nerve block in children and adolescents. Perceived pain and time of onset. *Pediatric Dentistry*, 26, 481–484.

［21］ Ram, D. and Peretz, B. (2003). The assessment of pain sensation during local anesthesia using a computerized local anesthesia (Wand) and a conventional syringe. *Journal of Dentistry for Children*, 70, 130–133.

［22］ Reed, K.L., Malamed, S.F., Fonner, A.M. (2012). Local Anesthesia Part 2: Technical Considerations. *Anesthesia Progress*, 59, 127–137.

［23］ Sokolowski, C.J., Giovannitti, J.A., Boynes, S.G. (2010). Needle phobia: etiology, adverse consequences, and patient management. *Dental Clinics of North America*, 54, 731–744.

［24］ Starkey, P.E. (1983). Local Anesthesia in Children. In: *Managing Children's Behavior in the Dental Office* (eds G.Z. Wright, P.E. Starkey, D. E. Gardner), 123–143. The C.V. Mosby Company, St. Louis, Missouri, USA.

［25］ Trapp, L.D. and Davies, R.O. (1980). Aspiration as a function of hypodermic needle internal diameter in the in-vivo human upper limb. *Anesthesia Progress*, 27, 49–51.

［26］ Versloot, J., Veerkamp J.S.J., Hoogstraten, J. (2005). Computerized anesthesia delivery system vs. traditional syringe: comparing pain and pain-related behavior in children. *European Journal of Oral Science*, 113, 488–493.

［27］ Versloot, J., Veerkamp, J.S., Hoogstraten, J. (2008). Pain behaviour and distress in children during two sequential dental visits: comparing a computerised anaesthesia delivery system and a traditional syringe. *British Dental Journal*, Jul 12; 205(1):E2; discussion 30–1. doi: 10.1038/sj.bdj.2008.414. Epub 2008 May 23.

第 9 章 药理学技术介绍：历史展望

Introduction to Pharmacological Techniques:A Historical Perspective

Gerald Z. Wright, Ari Kupietzky

本章简要介绍了从 20 世纪 70 年代开始的儿童牙科镇静剂应用历史。它着重于美国在过去 40 年中发生的变化，因为美国人在这一领域领导了变革。了解历史将有助于理解当前的条例和做法。

1998 年，美国儿童牙科学会（AAPD）使用术语"轻度、中度和深度"来分类镇静（参考手册 2010 至 2011 年）。这些术语表明不同程度的中枢神经系统抑制，各自对应于一个镇静水平。然而，在本书的第 1 版中，Musselman 与 McClure（1975）对药物进行了不同的分类。他们认为药物类型和给药途径的选择部分取决于儿童的配合度。他们将镇静分为两种类型：预防性用药和管理性用药。当儿童饱受牙科疾病的困扰，但仍然易于沟通时，应使用预防性用药；在紧张、恐惧、焦虑等行为状态下可以考虑预防性用药。管理性用药用于无法控制其行为的儿童或缺乏配合能力的儿童。在治疗这些儿童时，牙医可能会发现很难或无法拍摄足够的 X 线片，并且口头沟通对这些儿童没有什么意义。

这些类型的镇静剂在现代很少使用，但这种药物使用的考量方式也会有借鉴意义。以下案例供参考。

案例 9.1

Jill 是一个健康的 4 岁孩子，需要进行 4 个象限的牙科诊疗。在初步检查时，孩子似乎很配合，但她的牙医感受到了她的忧虑。当把胸巾放在 Jill 的胸前时，医师可以感觉到 Jill 非常快的心跳。孩子的目光跟随着牙科团队的每一次移动。她不断地说话，僵硬地笑，仿佛在试图掩饰她的忧虑。

基于观察，牙医选择对 Jill 进行非药物性行为管理。牙科医师一个象限接着一个象限地进行治疗，在第 1 次和第 2 次修复就诊时得到了患者的良好配合。在第 3 次约诊时，孩子在注射时哭闹，但最终平静下来。当到了第 4 次就诊时，Jill 的父母必须通过强迫她才把她带到牙医办公室。孩子不停地哭闹，并拒绝注射。

案例 9.1，讨论：该案例是一个关于何时可以使用预防性药物的优秀实例。孩子在第 1 次就诊时显然很担心，她的行为逐渐从配合变为第 4 次就诊时的高度不配合。如果儿童接受预防性药物治疗，可能会得到更有利的结果。笑气吸入性镇痛剂属于目前常用的预防性药物之一。根据儿童的配合水平来指导药物选择是一种有用的方法。

1975 年，许多镇静剂被用于私人诊所和教学单位。为了确定本书原版中收录哪些镇静剂，我们对美国儿童牙科学会（现为 AAPD）成员进行了一项调查（Wright and McAulay 1973），确定成员们都使用哪些药物和常用的给药方法。调查结果表明，羟嗪（Atarax, Vistaril）是单独使用时最受欢迎的镇静剂。

羟嗪，一种轻度镇静剂，可以作为一种极好的预防性药物。它最适用于 3~6 岁的儿童和那些胆小、忧虑或高度焦虑的人。然而，只使用药物本身可能是不够的。患者行为管理的成功需要药物学和非药物学技术；牙医的培训和经验使得他们在对所使用技术的选择及所得到的效果方面有所不同（Phero 1993）。这在使用轻度或预防性药物时尤其如此。事实上，由于患者的意识可能有些迟钝，所以更加强调需要使用非常好的非药物性行为管理方法。作为单一镇静剂，羟嗪在大龄儿童中获得的成功十分有限，但是现在它通常与其他药剂联合使用。当与笑气联合使用时，其止吐作用是十分有效的。

水合氯醛是另一种单独使用时最受欢迎的药物，通常用作管理性药物。在 1975 年，儿牙医师仍在试图确定其适当的使用剂量。在这方面存在些许不一致的观点。一个 4 岁儿童的最大推荐剂量范围是 750~1000mg（Sim 1975），有时甚至高达 1250mg（Smith 1977）。虽然历史上对于正确的使用剂量存在分歧，但这并不妨碍其使用，在当时体征监测条件有限的情况下，常常达到深度镇静的效果。水合氯醛已不再在美国商业化生产，但在药房和其他国家仍然可以买得到。因此，它也被收录在这本书中。

联合用药时，异丙嗪（非那根）和哌替啶（杜冷丁）是最受欢迎的组合。当儿童感到"强烈担忧"时，非那根和杜冷丁的组合被广泛用作管理性药物。1975 年的调查报告称，35% 的美国儿童牙科委员会（ABPD）成员进行肌内注射给药。哌替啶常用于注射。

Wright 与 McAulay 的调查还发现，当时只有 44% 的儿童牙医使用笑气。1996 年，Wilson 报告称，89% 的 AAPD 成员使用笑气，使用量在 20 年的时间里翻了一番。Houpt（1985，1993，2002）进行的一系列连续调查展示了类似的趋势，该调查是"儿童牙医使用镇静剂项目（USAP）"的一部分。因为现在一氧化二氮 - 氧气（笑气）吸入镇痛非常受欢迎，另专门开辟一章节以阐述其在儿童牙科的应用。

在 1973 年，调查显示，超过 10% 的儿童牙医使用黏膜下给药方式。大多数儿童牙医以这种方式施用安那度（盐酸阿法罗定）。该药物由 Ziering 和 Lee 在 1947 年合成，内科医师在产科中使用多年。虽然安那度已不用于牙科，但它具有重大的历史意义，因为它的使用引领了儿童牙科镇静治疗的重大变化。

儿牙医师使用安那度来控制儿童患者的不配合行为，特别是那些 3~6 岁的儿童。该药物起效迅速，可以在 5~10 分钟内达到峰值效应。它类似于杜冷丁，但是效能是其 2.5 倍。其副作用包括呼吸抑制、恶心和呕吐。同杜冷丁，它的效果可以通过拮抗剂逆转。1980 年，安那度被制造商罗氏实验室（Hoffman-LaRoche 的一个部门）突然撤回。

美国儿童牙科学会（AAPD）对罗氏实验室突然撤回安那度表示关注。许多儿童牙医表示愤怒，因为他们需要依靠该药物来管理他们的患者。为了处理安那度的问题，1981 年在洛杉矶举办了一次研讨会，其会议于次年记录在《儿童牙科学杂志》（Pediatric dentistry）的一个特刊上发表。Chen（1982）代表罗氏实验室，提及了 4 例药物的不良反应。28 个月至 4 岁儿童死于或遭受缺氧脑损伤。从使用安那度的 12 名牙医的资料中收集的 7372 例病例中提取的关键信息如下：患者年龄 2~12 岁，药物效能评定为 2.8~2.9（最大为 3），在大多数情况下的剂量为 5~15mg，在 7372 例中发生 8 例严重不良反应。

Aubuchon（1982）也在研讨会上演讲了一个重要的报告。根据他从 2911 份调查问卷中得出的调查结果，他的主要结论是：麻醉镇静技术是用于儿科患者镇静的最普遍的手段，麻醉镇静剂的不良反应风险为 1：5000，而非麻醉剂的风险为 1：20000~1：30000，并且安那度是安全的，且比哌替啶镇静剂安全。Creedon（1982）、Troutman 和 Renzi（1982），根据他们的经验和病例报告，进一步表示支持使用安那度。研讨会小组得出结论，虽然有其他药物可用于儿童牙科镇静，但没有一种与安那度一样有效。研讨会得出的两个结论是：（1）关于如何使用镇静药，需要对术者进行更好的教育；（2）需要制订一套指南，以确立这些程序的基本护理标准。在此之前没有正式的镇静指南。

此后不久，AAPD 董事会任命了一个特别委员会，专门负责制订和撰写指南。该委员会包括来自 AAPD 的指派成员和来自美国儿童牙科学会、美国儿科学院和罗氏实验室的代表。1983 年，委员会向 AAPD 成员提交了指南，该指南导致了争议和愤怒。许多人反对指南的内容（他们认为这些指南可能是对他们的做法的管制），提出了强烈的反对意见。随后，指南进行了进一步的修订并在 AAPD 年会上进行了介绍。输入的数据也从儿科麻醉学会、美国牙科麻醉学会以及美国口腔颌面外科学会处获得。最后，指南达成一致意见，最后文件的标题是"关于选择性使用清醒镇静、深度镇静和全身麻醉的指南"。这些指南根据美国儿科学会的要求进行了一些细微的改变，并在 1985 年 7 月的《儿科杂志》（*Pediatrics*）和 1985 年 12 月的《儿童牙科杂志》（*Pediatric Dentistry*）上联合出版。这些指南是现行指南的基础。如今追溯这段历程别有一番趣味。如果当年安那度没有撤回，儿童牙科需要多长时间才能有镇静指南？

这些准则侧重于理论上保护和提高需要镇静的儿童的身体健康的细节。从实践者的角度来看，指南可以被认为是实践中的重大变化。例如，保留基于时间的镇静记录可能被误解为一个重大的逻辑问题。

- 由手术室中的哪些人来记录生理参数？
- 在数据收集表格上应有哪些数据？
- 什么时候真的需要记录监测的参数？
- 指南对这些问题起到什么作用？

镇静指南不是一成不变的：它们需要动态的、定期的修改。幸运的是，AAPD 有远见地认识到指南需要修改，并在 1992 年召集镇静剂小组委员会评估指南的所有方面。它们分别在 1996 年、2000 年、2005 年、2008 年和 2011 年进行了进一步的修订。指南也必须进行调整，以适应各州、省或国家的法律。

虽然镇静的使用日益增加，但很难确定指南的有效性。因此，Davis（1988）访问了美国儿童牙科委员会（ABPD）的专业医师。他发现镇静使用增加的两个最重要的原因是：（1）54％的儿牙医师声称他们现在治疗的儿童患者更加不配合；（2）迫于经济压力，许多人（32％）认为需要提供更有效的护理。有趣的是，12％的人认为他们现在可以更好地使用清醒镇静，39％的人减少了

镇静剂的使用，因为他们觉得难以遵守 AAPD 指南。后两个结果表明，指南开始产生积极影响。

遵守指南的过程是缓慢的。Houpt（1993）发现，使用镇静剂的从业医师以各种方式监测他们的患者。大多数医师通过对患者外在的肤色进行评估，但只有 54％的医师使用了心前区听诊器，只有 1/3 的医师测量了患者的血压。另一方面，83％的医师检测脉率，80％监测呼吸，69％使用血氧饱和度监测仪。在本报告中难以确定的是，监测方式是否适用于所给予的镇静类型。

在指南发布 6 年后，根据对 95％的儿童牙科项目主任的调查反馈，指南需要进行进一步的改进。Wilson（2001）的调查报告发现，与早期的数据相比，关于清醒镇静的讲座课时增加了。还发现咪达唑仑是最常使用的镇静剂，并且麻醉应急预案增加。但在某些情况下没有变化。口服给药仍然是主要的途径，重要的是，胸前听诊器、血氧饱和度监测仪和袖式血压计已成为最常用的监测器。让镇静深度和镇静剂的使用可控，是选择这些监测器的关键因素。

虽然使用镇静治疗儿童的方式正在增加，但并不是每个人在 20 世纪 90 年代都赞成这种趋势。Griffin 和 Schneiderman（1992）质疑镇静剂的使用，并建议在使用镇静剂之前，儿童牙医应考虑：

- 治疗的紧迫性。
- 适当的推迟治疗直到可以使用非药物技术。
- 权衡效益与风险。

学习和遵守指南是至关重要的——它们帮助临床医师为其儿童患者提供安全的镇静技术。最近（令人不安的）报告（Chicka 2012）的 17 个未公开的不当行为案例显示，在所有案例中，医师均没有遵守指南。在儿童牙科患者的麻醉病例中发现药物过量和监测不充分的情况，其中 9 例导致死亡或永久性脑损伤。虽然毫无疑问总是会发生这样不幸的事件，但医师们没有理由不遵守指南。

以上是儿科镇静史的简要总结。它揭示了儿童牙科镇静技术是如何发展的，并且仍在不断改进。根据最近的调查，Johnson 等（2012）报告了

部分改变。从 1219 份调查报告中，他们发现 63% 的受访者实施清醒镇静，主要是便于给难以治疗的患者提供护理。这与早期研究显示的经济因素是选择镇静方式的主要原因之一不同。那些没有实施清醒镇静的人主要是考虑可靠性。多年前，这不是一个主要考虑因素。Wilson 和 Nathan（2011）对 2001 年的项目进行了跟进。他们在培训方案中发现了不同的经验，他们认为有必要加强学术课程中镇静技术实施的技能。在早些年，并没有提到能力方面的事项。因此，儿童牙科的镇静技术在不断发生改变。这些挑战迫使从业者必须能够跟上时代。

儿童牙科中实施镇静的变化反映了现代社会中发生的许多变化。传统上，儿童牙医使用广泛可接受的行为管理技术，如告知 - 演示 - 操作（TSD）和其他更多激进的方法。然而，由于不断发展的社会规范，有些方法的使用正在逐渐被淘汰。2006 年 5 月，AAPD 从其关于行为管理的临床指南中消除了"手捂口（HOM）"技术。儿童牙医也犹豫是否应该使用其他技术。今天，就诊时许多家长拒绝与孩子分开，而其他家长不会允许医师对孩子进行语音控制，他们说："我们从不向我们的孩子们大声说话，为什么我们要允许你这样做？"

如果没有使用这些经过时间验证的技术的能力，儿童牙医在面对一个可能被父母过度保护的反抗、不配合和 / 或过度放纵的孩子时，通常会发现自己束手无策。Casamassimo 等（2002）报道了在美国教养方式改变对牙科治疗的影响。大多数儿童牙医（92%）表示，教养方式变化可能是（54%）或绝对（38%）是改变患者行为管理的原因。受访者认为教养方式已经改变，因为如今父母不太愿意设定规矩，更不愿使用体罚，不明确他们作为父母的职责，太忙以至于没有时间与孩子在一起，太过固执于自己的想法或崇尚物质主义。由于这些变化，医师表示如今已经很少使用强势的行为管理技术。Adair（2004）还发现，绝大多数业内人士认为，在治疗中，父母的教养方式已经发生了变化，这些变化可能导致口腔行为管理问题的增加。因此，业内的趋势是更频繁地使用镇静和全身麻醉作为牙科诊所中治疗许多幼儿的手段，而这些情况在过去是有可能通过成功的非药物性行为管理解决的。麻醉医师也感受到了这种变化。Olabi 调查（2012）的结论是，牙科麻醉医师进行深度镇静和全身麻醉似乎是儿童牙科治疗中的一个新兴趋势。令人惊讶的是，在这么短的时间内，父母对全身麻醉的接受度已经发生了巨大的变化：在 1991 年（Lawrence et al. 1991），它被评为所有技术中最不可接受的，在 2005 年（Eaton et al. 2005），它被评为第三可接受方案。期望今天的牙医在不使用复杂的患者管理或药物辅助的情况下还能实现合理准确的牙科治疗是不现实的。这也促使本书决定设置专门章节用于论述镇静和全身麻醉技术。

参考文献

[1] Adair, S.M. et al. (2004). A survey of members of the American Academy of Pediatric Dentistry on their use of behavior management techniques. *Pediatric Dentistry*, 26, 159–166.

[2] American Academy of Pediatric Dentistry. (2006). Guideline on behavior guidance for the pediatric dental patient. Reference Manual 2006–07. *Pediatric Dentistry*, 28, 97–105.

[3] American Medical Association Council on Drugs. (1971). *AMA drug evaluations*. 223. Chicago.

[4] Aubuchon, R.W. (1982). Sedation liabilities in pedodontics. *Pediatric Dentistry*, 4, 171–180.

[5] Casamassimo, P., Wilson, S., Gross, L. (2002). Effects of changing U.S. parenting styles on dental practice: perceptions of diplomats of the American Board of Pediatric Dentistry. *Pediatric Dentistry*, 24, 18–22.

[6] Chen, D.T. (1982). Alphaprodine HCl: characteristics. *Pediatric Dentistry*, 4, 158–163.

[7] Chicka, M.C. et al. (2012). Adverse events during pediatric dental anesthesia and sedation: A review of closed malpractice insurance claims. *Pediatric Dentistry*, 34, 231–8.

[8] Creedon, R.L. (1982). Alphaprodine in 20 years of practice experience. *Pediatric Dentistry*, 4, 187–189.

[9] Davis, M.J. (1988). Conscious sedation practices in pediatric dentistry: a survey of members of the American Board of Pediatric Dentistry College of Diplomates. *Pediatric Dentistry*, 10, 328–329.

[10] Eaton, J.J. et al. (2005). Attitudes of contemporary parents toward behavior management techniques used in pediatric dentistry. *Pediatric Dentistry*, 27, 107–113.

[11] Griffin, A.L. and Schneiderman, L.J. (1992). Ethical issues in managing the noncompliant child. *Pediatric Dentistry*, 14, 178–181.

[12] Houpt M. (1989). Report of project USAP: The use of sedative agents in pediatric dentistry. *Journal of Dentistry for Children*, 56, 302-309.

[13] Houpt, M. (1993). Project USAP the use of sedative agents in pediatric dentistry: 1991 update. *Pediatric Dentistry*, 15, 36–40.

［14］ Houpt M. (2002). Project USAP-2000. Use of sedative agents by pediatric dentists: A 15-year follow-up survey. *Pediatric Dentistry*, 24, 289–294.

［15］ Johnson, C. et al. (2012). Conscious sedation attitudes and perceptions: a survey of American Academy of pediatric dentistry members. *Pediatric Dentistry*, 34, e132-137.

［16］ Lawrence, S.M. et al. (1991). Parental attitudes toward behaviour management techniques used in pediatric dentistry. *Pediatric Dentistry*, 13, 151–155.

［17］ Musselman, R.J. and McClure, D.B. (1975). Parmacotherapeutic approaches to behavior management. In: *Behavior Management in Dentistry for Children*, (Wright, G.Z. ed), 147. W.B. Saunders Co., Philadelphia, PA, USA.

［18］ Olabi N.F. et al. (2012). The use of office-based sedation and general anesthesia by board certified pediatric dentists practicing in the United States. *Anesthesia Progress*, 59, 12–17.

［19］ Phero, J.C. (1993). Pharmacologic management of pain, anxiety, and behavior: conscious sedation, deep sedation and general anesthesia. *Pediatric Dentistry*, 15, 429–433.

［20］ Reference Manual (1993–1994). *Pediatric Dentistry*, 15, 51–53.

［21］ Reference Manual (2010–2011). *Pediatric Dentistry*, 32, 67.

［22］ Sim, J.M. (1975). Pharmacotherapeutic approaches to behavior management. In: *Behavior Management in Dentistry for Children*, (Wright, G.Z, ed) 165–195. W.B.Saunders Co., Philedalphia, PA, USA.

［23］ Smith, R.C. (1977). Chloral hydrate in dentistry for children with handicaps. *Master's Thesis*, University of Iowa, Iowa City.

［24］ Troutman, K.C. and Renzi, J. Jr. (1982). The efficacy of alphaprodine in pedodontics. *Pediatric Dentistry*, 4, 181–161.

［25］ Wilson, S. (1996). A survey of the American Academy of Pediatric Dentistry membership: nitrous oxide and sedation. *Pediatric Dentistry*, 18, 287–293.

［26］ Wilson, S. (2001). Conscious sedation experiences in graduate pediatric dentistry programs. *Pediatric Dentistry*, 23, 307–314.

［27］ Wilson, S. and Nathan, J.E. (2011). A survey of sedation training in advanced pediatric dentistry programs: thoughts of program directors and students. *Pediatric Dentistry*, 33, 353–360.

［28］ Wright, G.Z. and McAulay, D.J. (1973). Current premedicating trends in pedodontics. *Journal of Dentistry for Children*, 40, 185–188.

第 10 章　儿童患者的镇静治疗
Sedation for the Pediatric Patient

Stephen Wilson

引言

近几十年来，儿童牙科药物性行为管理和治疗流程发生了巨大变化。如前所述，这些变化可能是多种原因导致的。其中重要的方面包括：专业人士不断完善镇静治疗指南并付诸实践，以及那些难以预测却常常受到行业和社会影响而不断改进的行为管理方法，这包括镇静治疗。然而，儿牙医师似乎趋向于使用自己学习时的儿童用药方式（Houpt 2002）。因此，美国的镇静治疗保留了大部分传统内容。

药物性行为管理始终在探寻一种"灵丹妙药"，即单一镇静剂或者多种镇静药物的联合制剂，其应用于儿童时要求：（1）确保孩子在治疗过程中举止平静，积极配合；（2）对牙科诊所的就诊体验有良好印象；（3）减轻侵入性牙科治疗对孩子心理、行为和情感方面的影响；（4）临床应用安全性高。目前，全身麻醉虽不能达到如上所有要求，但却是唯一较理想的治疗方法。未来可能会研制出"灵丹妙药"，但不是目前构想的一种探索性概念，而是通过我们目前尚不清楚的药理交互作用有选择性地、可逆地作用在多个大脑神经元结构上。

镇静治疗和儿童牙科

目前，针对有牙科恐惧和 / 或痛觉敏感的患者，临床中常用的安抚方法就是药物干预。实际上，对儿童实施一些可能引起疼痛的临床操作时，药物镇静是较常见且被广泛认可的行为管理方式。究其原因，部分归功于其能有效且高效地缓解不同程度的精神和情绪上的焦虑，帮助那些在紧张环境中无法合理管理自己行为的患者顺利完成治疗。

在牙科实施镇静治疗，为保证其安全性和有效性，有必要了解以下几个方面，见表 10-1。临床医师须对这项专业技能有透彻的理解并重视各方面的相互影响，通常也反映出医师的职业能力。不幸的是，无论是在教育还是在实践中，执业者对这些客观因素的理解和遵守程度如何，我们却知之甚少。几十年来的问卷调查表显示：有很多临床医师经常实施镇静治疗，但关于操作的详细信息、甚至疗效如何，都没有记录在案（Houpt 1989，1993，2002）。尽管如此，在接下来的章节里，仍然会简略讨论一些镇静治疗需重视的方面，这需要临床牙医通过正式培训或操作经验慢慢积累。

儿童

为取得安全、有效的临床疗效，在制订计划和商讨方案时，关键是要掌握小孩的年龄、认知水平、性格、处事方式等（详见第 2 章）。通常，在紧张和有痛感的操作时，很难成功地运用行为互动的方法安抚 3 岁以下的儿童，等到其能充分理解并掌握言语表达、符号运算和处理方式时，才有可能成功。因此，对于 3 岁以下的儿童，如果一定深度的镇静可以完全对抗其在治疗过程中本能的抵抗和回避行为，那么实施药物性行为管理是较明智、合理的选择。总而言之，深度镇静（DS）和全身麻醉（GA）很有必要，只是儿童和医师团队需承担较大的风险。

治疗中，儿童抵抗环境的表现将不同程度影响治疗的成功率。在牙科领域，还很少有人研究应对策略、父母或是助理配合的干预方法（例如：注意力转移和呼吸练习）以及孩子在急慢性疼痛的反应机制。然而，有人曾做过在非牙科环境下

表 10-1　实施镇静治疗的考量因素和具体要求

考量因素	具体要求
儿童特点	年龄、认知水平、性格、处事方式、亲子关系
药物特性	剂量和浓度、作用机制、疗效、药物代谢动力学、药理学、副作用、禁忌证、配方
镇静治疗规范	标准化流程、核准与权衡、质控优化措施
患者体征监测	监测仪、显著的和隐含的监测指标
医师培训	临床经验的广度和类型、循证医学 VS 经验主义、对患者体征和症状的判断和处理
临床相关人员培训	与医师培训相似
镇静治疗指南	学习指南细则并严格遵循
美国各州法律条例和规章制度	学习美国各州条例规章并严格遵循
紧急情况的预防和处理	正规培训、甄别紧急情况、积极干预

减少焦虑、紧张、痛苦的干预性实验。为了方便求证，这些试验研究和其参考文献列在本章之后。关于儿童如何应对可导致疼痛的紧张环境的研究，涉及两个概念：治疗信息公开和选择性的治疗信息公开（Fortier et al. 2009）。换句话说，一些孩子在充分了解所接受治疗的细节后会表现得更好，但有些孩子是了解的信息比较少反而会表现比较好。

性格可定义为孩子对新环境的典型反应，以及日常在独处和社交场合的基本表现方式。20 世纪 60 年代，Thomas 和 Chess（1963）首次提出它与临床环境的关系。本身而言，不同场景下的不同行为表现都可用"性格使然"解释，不同的性格特点详见表 10-2。

孩子就诊时的行为表现与其性格特点有关（Caldwell-Andrews and Kain 2006；Tripi et al. 2004）。有意思的是，在牙科观察到的性格对就诊行为的影响有很多相关因素（Arnrup et al. 2003； Arnrup et al. 2007； Klingberg and Broberg 1998， 2007）。大致可将孩子分为 3 类：（a）容易配合型——互动性好，友善，容易管理；（b）慢热型——合理的引导下会表现很好，但需要一些时间克服轻微的焦虑；（c）难配合型——采取回避态度，明显地表现出一些愤怒的阻断性行为（Lochary et al. 1993）。一些研究结果显示，害羞的孩子在牙科环境中更焦虑，对临床操作消极

表 10-2　性格领域

参考因素	特征
敏感度	不同环境下的阈值
接受性	新环境下的本能反应
适应性	在新环境里的随时间变化的反应
情绪	态度倾向于快乐还是不快乐
注意力	容易转移注意力的程度
活动性	日常精力消耗
作息规律性	日常生活的可预测性
强度	能量消耗
韧性	坚持完成任务的能力

应对；反之，适应性强、有亲和力的孩子，则阻断性行为少，亲密互动多（Jensen and Stjernqvist 2002； Quinonez et al. 1997）。临床医师最好在术前观察孩子的行为表现，以便积极应对孩子在临床操作开始时的反应，实现良好互动。例如，在自我介绍、相互寒暄、测量体重、介绍诊所整体情况，尤其是临床操作时，仔细观察孩子和工作人员的互动反应，以帮助预测孩子可能的行为表现，并采取适合的行为管理方法。

家长的行为举止、肢体语言、关心、焦虑及观念也是需要参考的。通常，父母的理念和价值观受他们生活的年代、生活习惯及生活经历所影响，所以，医师在考量可行的行为管理方法时，有必要参考家长的意见。

证据表明，近几十年来，家长教育孩子的方

法发生了改变，而这种改变也影响了孩子在牙科诊所及其他社交场所的行为反应（Casamassimo et al. 2002；Schorr 2003）。据临床医师反馈，较之前相比，现在的孩子更爱哭闹，更难应付。而且，有些观点认为，与前几代人相比，现在的家长给孩子更多的自由。进一步说，很多人认为，这种父母管束少的家教方式不利于孩子在心理方面和社会中的成长，甚至很多家庭的观念与这本书的初衷相悖（详见第 4 章）。新的一代对关爱的态度、想法和定位都可能发生变化。将来会盛行何种行为管理方法仍然存疑，但根据目前社会的发展趋势，药物性行为管理将会在儿童医疗服务和牙科诊疗中起主导作用。

患者评估

在权衡是否对儿童实施药物性行为管理时，其中最重要和全面的一步是患者评估，包括儿童详细的现病史、主要生理系统（例如心血管系统）的评估和身体检查，注意胸部、心脏的听诊，检查包括扁桃体在内的上呼吸道结构、观察患者的行为和性格，确定牙科治疗所需要的剂量。有了初步印象之后，进行医疗咨询，这也是评估的一部分。

完成这些初步的检查和沟通后，接下来需评估患者接受镇静治疗和牙科治疗的身体状态和风险、备选药物的种类和剂量，以及治疗成功的可能性。全身麻醉前的患者评估也是类似的步骤。

美国麻醉医师协会关于临床医疗和牙科中的风险归类详见表 10-3。

回顾系统病史和现病史时，进行常规问诊，如果作答有异，则需详细了解用药史，诊疗史和急、慢性家庭护理情况，以便评估其对镇静治疗的影响。如果目前或之前有系统疾病，建议询问家庭医师了解详细情况。

胸部听诊，用来确认气道是否正常、有无堵塞或潜在异常（如哮鸣音）。常规将听筒放置于胸部和背部，在多个位置进行听诊，学龄前儿童的腋窝和胸廓侧缘也是听诊呼吸音的理想位置。心脏听诊的主要目的是确认心率和心律是否正常（如窦性心律），如果听诊音与心动周期典型的"扑通"声有异，或有杂音，就有必要请儿科医师会诊。一些网站上可以查询到正常和异常的呼吸音和心音，强烈建议登录学习，以便对正常和异常的听诊音有基本了解。

扁桃体位于舌腭弓和咽腭弓之间，即固有口腔和口咽部的分界，其大小直接影响此部位的通气（图 10-1）。所以，对肿大的扁桃体要特别注意，尤其是无意识镇静治疗时容易气道堵塞。肿大扁桃体堵塞气道超过 50% 的患者禁止使用水合氯醛，因其使舌肌松弛，患者在仰卧状态下，因重力作用，舌后坠极易造成气道堵塞。因此，应询问孩子睡觉时有无打鼾的现象，以确定是否有扁桃体肿大。

通常，肉眼便可判断扁桃体的大小和所占口咽空间的比例。如果小孩足够配合，可以让其仰卧，

表 10-3　美国麻醉医师协会（ASA）危险体征分级

ASA 分级 *	患者状态	内容
I	正常健康的患者	没有功能紊乱、生理紊乱或是精神紊乱，患者有一定的运动耐受能力
II	患有轻度系统疾病的患者	没有器官功能障碍，有一种控制良好的系统疾病
III	患有严重系统疾病的患者	有一些器官功能障碍，两个或两个以上系统疾病或是至少一个主要系统疾病，并没有生命危险
IV	患有严重系统疾病且危及生命的患者	患有至少一个严重身体疾病且在治疗末期病情已无法控制
V	生命垂危且手术生还可能性不大的患者	若不施行手术预计存活时间不多于 24 小时，即刻就有生命危险

*ASA 的分级中还有 VI 级，但这个指的是脑死亡的患者，其器官拟用于器官移植手术。

医师站在后方，用手指顶住颌部使其朝向天花板方向，嘱其尽可能张大嘴巴发"啊"的声音，若光线充足，便可以判断扁桃体的大小。如果小孩不配合，可用口镜或者压舌板压住舌头，并逐渐向舌根部移动，在出现咽反射时，肉眼迅速观察判断扁桃体的大小。咽反射发生的时候，两侧的扁桃体和软组织会在气道中央靠拢并向前稍移位。虽然患者不会呕吐，但不建议进行可能造成第二次咽反射的检查，所以观察一定要迅速。

最后，关键要评估患者的口腔情况，包括牙齿的数量，需要进行治疗的牙齿象限，相关的治疗技术，这些治疗需要多大程度的配合度。考虑到每个儿童的特质不同，镇静前一定要确定镇静药物和剂量。比如，拔除上颌乳切牙这类耗时短的操作，可能仅需中等剂量的咪达唑仑，其起效迅速，药效持续不久；而涉及多个象限的耗时较久的牙齿修复治疗，可能需要3种药物联合使用，例如一些低浓度的水合氯醛、哌替啶和羟嗪。与接受过规范化技能培训并了解针对性用药原理的医师相比，一味采用单一用药方案和固定剂量的医师的镇静成功率较低。

镇静治疗规范

制订并遵守镇静治疗规范，将帮助进行药物性行为管理，减少牙科一系列诊疗时出错的概率。此外，诊所助理和同事都遵守规章制度和标准化治疗程序，便于大家合作，保持治疗同步，最终保障患者福利。

作为一个团队，治疗过程中的一系列检查是为了减少漏诊和误诊。若想持续提高医疗质量，常规进行回顾性分析和风险管理是团队必不可少的工作。

为保证治疗效果最佳，诊疗规范里强调了一些关键步骤，这些很重要，因为它们增加了可控和不可控因素之间的互动（例如：牙科治疗步骤不同性情孩子的对应关系），提供第一道和第二道防护措施应对治疗中的风险，着重强调专业度的执行能

（a）

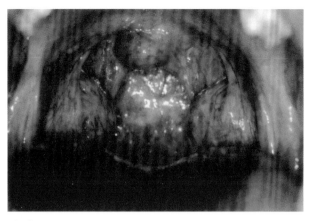

（b）

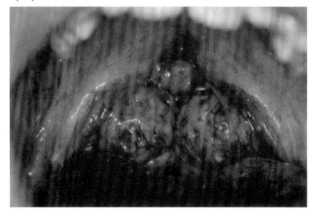

图 10-1　扁桃体位于舌腭弓与咽腭弓之间，构成口咽分界。其大小可以判断气道空间。正常大小的扁桃体（a）与导致气道堵塞的肿大扁桃体（b）。

力。一个镇静治疗规范图表可以反映以上这些原则，如表 10-4。

监测和监测装置

监测意味着预警或警示。监测指代的可能情况有：（1）医师对患者的临床评估（如通过观察患者皮肤的颜色）；（2）利用监测工具辅助临床医师根据患者的状态判断是否需要进行干预。许多监测装置运用在口腔临床工作中，它们可以被大致分为电子和非电子类（比如脉搏血氧计、听诊器等）。一些电子类的监测装置与非电子类装置测量的是相同的指标（如心率）。电子血压计测量舒张压和收缩压，可在特定的时间间隔内独立、重复地测量。手动血压计也可以测量血压，

但是往往需要其他的辅助工具譬如听诊器，以及医师的听力和对声音的分辨能力。

听诊器

在过去的几十年时间里，听诊器用于倾听心脏、呼吸道、胃肠道、关节、心血管杂音的声响（例如动静脉畸形）。它在镇静治疗中监测呼吸道和心音的时候特别有用。无论是气道还是心脏的听诊，准确性取决于听诊罩放置在胸部的位置。

为了最有效地听到气道呼吸音和心音，我们可以在孩子胸前想象一个以两乳头连线为底边的三角形（图 10-2）。三角形左右两个边起自乳头至颈部凹陷，在胸腔胸骨柄上方。在患者处于仰卧位的时候，听诊器放置在凹陷处会导致呼吸音加强而心音减弱。随着听诊器沿着假想三角形的一边移动至左侧乳头，呼吸音减弱，心音加强。在镇静治疗中呼吸音的听诊更为重要，它传递了上呼吸道和二级分支结构的功能通畅与否和呼吸音的异常（例如食管和呕吐等）信息。因此，在镇静治疗期间，听诊罩应当放置在三角形顶，用医用胶带或者 3M 医用双面胶固定（3M Medical Device Division, St, Paul, MN）。

表 10-4　镇静治疗流程设计案例

时间	步骤
镇静治疗前的预约	・行为评估 ・牙科检查和治疗需求 ・全身病史和牙科病史 ・体检，包括气道 ・风险与权益的知情同意 ・术前咨询和家长指示 ・必要时咨询 ・镇静治疗的相关制度 ・费用考量 ・州相关及专业指南 / 规定
镇静治疗术前准备	・回顾以上步骤是否完善 ・针对孩子的情绪状态选择相应的药物和剂量 ・和同事一起准备药品 ・药物管理方法和注意事项 ・在给药和实施临床操作的药物起效期进行临床监测（必要时使用固定监测设备） ・必要时向父母进行反馈 ・必要时的安全干预措施（例如：出现呕吐以及决定是否继续治疗）
术中步骤	・准备并检查牙科器械、物资、药剂、笑气 ・准备并检查急救设备，包括正压力氧气供应系统（如氧气面罩） ・从上一步开始或是进行持续监测，同时遵循 AAP/AAPD 指南的每一条规定进行监测 ・需要制动患者的决定 ・初始与术中气道的及时调节以及肩枕的使用 ・局部注射不超过适合儿童最小剂量（例如：无论是何种类型的麻药都不应多于 4mg/kg）有时候这个指示术中需要追加镇静剂次数 ・使用类似橡皮障的隔湿物品（比如 Isolite） ・多样的吸引器（例如：强吸或是弱吸，合适的技巧和备选方案）与灯光
术后	・根据指南规范每一项要求，记录生命体征，操作 ・遵循指南采取适当的监测 ・准备术前咨询内容和书面说明给家长 ・完成指南规定的相应标准才能移去监测装置 ・夜间电话回访

当我们用听诊器听诊的时候，会听到各种来源的杂音，包括握持听诊器的杂音、听诊器的听诊罩碰到金属橡皮障的边框发出的声音，以及来自房间的杂音（如讲话的声音和音乐）。这些声音经常会很大声，覆盖了呼吸音，增加了额外监测的需要。

袖带血压计

袖带血压计（BPCs）在医学和牙科领域有很悠久的历史。袖带血压计在手动血压测量和电子测量中都有用到。一个可充气的气囊植入在手动血压剂袖带中。在气囊中有一个压力计和使气囊充气和放气的阀门控制球，它们通过乳胶管连接着袖带。在紧急情况下手动血压测量计非常好用，可以迅速获得患者大致的收缩压情况。例如，可以通过阀门控制球往袖带快速充气放气，直到水银小球以平稳的速度下降后准备反弹的过程快速得到收缩压的范围。这为临床医师提供了一个快速获得收缩压大致范围的技巧。

电子血压计可间接地在不连续的分段间隔内测量收缩压、舒张压、心率。电子血压测量计利用气囊和袖带内植电子传感器以及连接血压计设备边框和袖带的塑胶管来控制气囊的充气、放气和血压心率。

一次标准的测量是通过自动元件实现袖带充气和放气周期来获得血压参数和变化的不活跃周期时间。一次血压测量的周期时间会变化很大（例如：每3~90分钟）。

功能上讲，气囊充气几秒钟，施加压力以阻塞动脉血流的流动。正常情况下，肱动脉初始血压接近150mmHg（1mmHg=0.133kPa），但是可有小范围波动，血压将会持续升高直到波动停止。气囊放气时会有小幅度的血压改变，在此期间里振荡信号从动脉传递到气囊上。当重复检测到每步压力下降的波动信号的大小第一次增加时，BPC报告该压力值作为收缩压。随着袖带持续放气，而手臂的血压升高，随后下降，直到没有收到其他的波动信号。此时气囊压力代表舒张压。此过

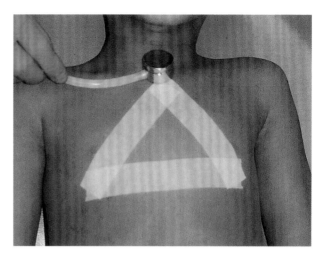

图 10-2　照片展示的是在孩子胸前指示的一个三角形，将听诊罩放置在三角形顶点可以最有效地听到气道的呼吸音。

程是通过电子方式测量和计算动脉平均压，平均压力差不多为收缩压的2/3。脉冲波动信号也可以用来计算心率。

在使用手动或是电子血压测量仪时，有许多人为因素会产生干扰，包括：（1）不同袖带宽度导致测量误差：过大的袖带得到的血压读数偏低，而过小的袖带则血压读数偏高；（2）系统内会有漏气；（3）患者的移动。这个是很容易在临床中发现。移动或者一个试图挣脱袖带束缚的孩子可能导致高压值的持续循环。最终膨胀的袖带压力过大，会在胳膊血管阻塞的上部产生疼痛。在一般情况下，大部分的电子血压测量仪测量血压不超过30秒。然而，对于一个抗拒的孩子来说，袖带在胳膊上的膨胀时间常常会多于1分钟，会产生疼痛，以及加重不配合行为。

在常规剂量使用情况下，大部分轻度和中度镇静不会造成处于安静状态下的孩子出现明显的血压变化。总的来说，血压和心率随着年龄而改变（年纪越小的小孩，静息血压越低，心率越高）。

血氧饱和度监测

血氧饱和度监测的原理是基于饱和血红蛋白和不饱和血红蛋白对红光和红外线的吸收特性。饱和血红蛋白和不饱和血红蛋白会吸收不同波长

的光线。血氧饱和度监测仪通过一个微芯片处理器，利用不同形态下的血红蛋白吸收光线的差异性原理，同时根据血红蛋白分子携带氧气的多少来实现检测。因此，微芯片处理器可以识别组织内血管中两种波长的比率，并计算血氧饱和度（SaO$_2$）的百分比。

血氧饱和监测仪最主要的优势是它测量的是氧合血红蛋白饱和度而不是动脉氧分压（PaO$_2$）。动脉氧分压和溶解氧量并不是直线相关的，它们之间的关系曲线为氧合血红蛋白溶解曲线（图 10-3）。氧合血红蛋白溶解氧量的"S"形曲线对于人体生理上吸收运输氧气是很重要的。在肺部，血红蛋白可以在特定充足氧分压下迅速或者完全吸收氧气（曲线平坦的部位）。然而在组织中，一大部分氧气随着氧合血红蛋白的去饱和而扩散出去，对应曲线上的氧分压的下降（曲线斜率变陡的一段）。厘清氧分压和血氧饱和度的关系对于临床上进行血氧监测的操作很关键（Anderson and Vann 1988）。

氧化作用上的改变不容易察觉，直到氧分压下降到氧合血红蛋白发生去饱和（70~80mmHg 范围），这时氧合血红蛋白分解曲线的斜率迅速变陡。当一个人在房间呼吸的时候，正常的氧分压范围是 90~100mmHg，对应血氧饱和度为 96%~100%。当氧分压为 60mmHg，对应血氧饱和度为 90%，氧分压从 100% 下降到 90%。患者接受儿科镇静治疗或是全身麻醉治疗经常需要额外的氧气供给（可含氮气也可以不含氮气），因此氧分压变化范围为 150~600mmHg。氧分压在血氧饱和度发生变化时就开始衰减得很明显。血氧饱和度监测仪可能没有监测出变化时，氧气就开始减少了。只有当氧分压下降到少于 70mmHg，会产生一个明显的去氧化过程，同时才有可能被血氧饱和度测量仪检测到。监测仪上的氧分压范围大大超过这个水平的时候并不会发出警报。

总的来说，氧合血红蛋白开始去氧化的时候，出现可能呼吸抑制。而且，当曲线的斜率开始变得陡峭的时候，去氧化过程便迅速开始。因此，

在儿童镇静治疗中，即使一个小范围（例如：99%~96%）的氧饱和度变化也需要注意到，在更严重的去氧过程发生之前进行评估。

血氧饱和度监测仪包括用引线或光缆连接到监测仪主机上的传感器，以及内置电子主板主机单元。血氧饱和仪有多种形状和连接方式。简而言之，传感仪包括两个 LED 二极管和一个光电二极管。LED 单元发射红光及红外线波长，光电二极管探测穿过组织的光线。氧合血红蛋白吸收更多的红外线波长，可以让更多的红光穿过组织，而去氧合血红蛋白吸收了更多红光，而让更多红外线穿过组织。

二极管另外一个特别的方面是它们会传递每秒 450 次的可变信号。因为组织在动脉波动期间每扩张一点，光会在脉搏周期中就会稍微多走一点点距离，采集到的光源量在单位时间内发生改变。与此同时，探测组件高频捕捉光线传播的改变，因为动脉脉搏会穿过组织发生改变（体积描记法）。因此，血氧饱和度监测仪理论上测量的只有动脉内的血红蛋白的氧饱和度。血氧饱和度监测仪处理器通过高阶运算，高频测量两种光源波长，使得监测仪呈现出一个脉搏压力波形图。

临床医师需要意识到一些情况下会得到一些与血红蛋白无关的错误信号。任何一个影响信号

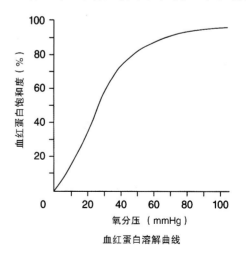

图 10-3　血红蛋白溶解曲线呈现氧分压（血液中的部分压力）和血红蛋白的饱和度之间并非线性关系［Anderson J.A, Vann, W.F.Jr.（1988）儿科镇静治疗的呼吸监测：血氧饱和测量和二氧化碳监测。儿童牙科，10，94–101.］再版经 AAPD 许可。

信息处理的干扰都会产生误读。它们包括：人为的移动，哭闹引起的瓦氏压力均衡现象（呼吸道瞬间关闭的同时肺部肌肉试图将空气排出——如打呼噜或发出"咕哝咕哝"声）；冰冷的四肢和受测区；一阵哭闹时的戛然而止；指甲油；黑人皮肤色素较深；某些血红蛋白疾病（比如高铁血红蛋白血症）；传感器安置的不正确和使用回收的传感器；一些导致组织血流减少的情况。

临床上，将传感器放置在氧气充足且氧气扩散充分的组织中是很重要的。年轻人和小孩的第2个脚趾是理想位置，可以同时用胶带把大脚趾、第3个脚趾和第2个脚趾绑在一起。将传感器的电线粘在脚背上也是很明智的决定。如果不这样的话，电线的随意移动都会导致传感器的移动，造成人为的电磁场。在年纪大一点的儿童和成人中，食指也是一个很好的传感定位部位，但是大部分不配合的学龄前儿童很可能会移动传感仪，特别抗拒传感仪夹住自己的食指。对于年纪大一点的孩子来说，耳垂也是一个很便捷的传感仪粘放的部位。

自1985年以来发表的关于儿童牙科镇静治疗的报道几乎都有用到血氧饱和度监测仪。总的来说，大部分报道都表示在镇静治疗期间氧气吸收很稳定，偶尔有去氧化的情况发生。不幸的是，这些去氧化过程会错误地和镇静剂的使用联系在一起，包括镇静剂有可能导致的呼吸麻痹这个具有争议的不良影响。有些暂时的去氧化没有临床表现。

二氧化碳浓度监测

二氧化碳浓度监测是牙科领域中较少运用的监测技术。如果使用得当，它是唯一指示气道通气能力级别的监测指标。二氧化碳浓度图显示呼出的二氧化碳浓度，儿童正常的二氧化碳浓度是33~44mmHg。然而，在镇静治疗深度较浅的阶段二氧化碳完全吸收浓度并不是特别重要，但是一些气体交换在监测器上有所显示。

二氧化碳计量可分为通过主流或是侧流的取样方式。主流方式用于插管的患者，然而侧流用于经镇静而非插管的患者。侧流方式将通气口放置在鼻孔里或是靠近鼻腔或是口腔的地方，空气通过这个口被抽空或是吸走气流经通气口进出。被吸入的空气抵达装置内腔，利用红外线吸收技术测出二氧化碳浓度。通过测试腔内红外线的吸收量，与已知二氧化碳浓度的标准腔对比得出结果。微芯片处理器决定和呈现了二氧化碳的浓度曲线，代表了在呼出气体循环中呼出二氧化碳的浓度，并呈现出有趋势的数据，一些数据随着时间而压缩，最后呈现为一条直线。

呼出二氧化碳曲线呈现在二氧化碳浓度图上，如图10-4。在正常的情况下，曲线开始上升的区间代表了气体的第一部分，包括无效腔，从肺部呼出气体的初始阶段。当呼气的过程持续发展，气体从含有较高浓度二氧化碳的肺深部溢出，曲线的高度一开始上升明显，之后维持在一个相当稳定的阶段。随着呼气运动过程结束，吸气运动开始，二氧化碳的浓度迅速回落到基线水平。呼出的二氧化碳浓度曲线上代表的最大值是呼气运动中得到的（即曲线最高峰）。它代表从肺泡溢出的气体与二氧化碳分压（二氧化碳在动脉中的部分压力）密切相关。在正常的呼吸中，二氧化碳的分压为40mmHg。儿童正常呼吸，但通过口腔呼气时，曲线形状会变得没有那么方正，曲线高度（代表着二氧化碳的浓度）也会下降。哭闹会导致多个峰值较小的波形出现。曲线的高度和形状会通过多种方式受到影响，这个取决于患者在监测时的情况是什么样的。

重要的是，大部分的二氧化碳监测仪器有警报功能暗示取样路径上的阻塞情况。这里包括气道。黏液阻塞是监测仪器报警的一个很可能的原因。哭闹时造成气体大部分从嘴巴里跑出来，因此二氧化碳浓度监测仪探测到的浓度值偏小（因为大部分气体溢出的方向改变，使得一定比例的气体无法通过探测接口）。同理，口呼吸时浓度值偏小。另外，许多二氧化碳浓度探测仪可以通

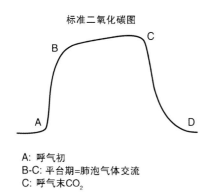

标准二氧化碳图

A: 呼气初
B-C: 平台期=肺泡气体交流
C: 呼气末CO$_2$

图 10-4　呼出的二氧化碳的波形分析图。图中的波形暗示肺部呼出的气体。图中波形的末高点（点C）相当于肺泡气体，这可能与二氧化碳分压有关。［Anderson J.A., Vann, W.F. Jr.（1988）。儿科镇静治疗的呼吸监测：血氧饱和测量和二氧化碳监测。儿童牙科，10，94-101.］再版经 AAPD 许可。

过电子过滤器过滤掉关于含氮氧气的波形。因此，采样管道可以安置在含氮的环境里。

治疗当日的监测

一般常识、标准流程和镇静治疗指南都要求治疗当日进行监测。给药前，记录重要体征，如果儿童确实很难配合检查，可先取消，但需要在病历上做好记录。

给予镇静药物后，治疗前必须开始进行监测，但是可以只有临床评估（如对患者的持续观察）。如果患者镇静效果明显起效（如变得更安静、更平静，甚至闭上双眼），则需要根据镇静水平的深度变化增加监测装置（如血氧饱和度监测仪）。在术中起效期来临之前应对患者密切监测。

镇静治疗指南要求，术中需要进行患者监测，所需监测装置的类型和数量取决于镇静深度，包括听诊器、血氧饱和度监测仪、袖带血压计、二氧化碳浓度监测仪、心电图（EKG）及其他。针对行为各异的孩子，推荐使用的监测仪和方法详见表10-5。监测指标记录的频率取决于镇静的深度。

在允许撤除监测仪、无须医师监护时，方可停止监测。再次提醒，监测仪的类型取决于患者的行为表现和镇静深度。未达到镇静治疗指南要求标准，儿童不可离开诊室。

对临床医师来说，详细记录镇静治疗术前、术中和术后的情况非常重要，也可证明医疗合法性。镇静治疗指南中对于记录的类型也有要求，比如，签订的知情同意书、咨询记录、术前术后和家长的沟通指导、详细的术中记录和基于时间的镇静记录表。美国儿童牙科学会网站上（www.aapd.org）有详细的镇静治疗记录内容，与镇静指南的要求一致。建议临床医师经常访问此网站，并下载记录模板备用。

临床医师和助理的培训

临床医师的操作能力和助理的规范化培训是保证镇静安全的关键。遗憾的是，这方面的规章制度和审核很少。在美国，针对牙科医师开展镇静治疗，牙科认证委员会（CODA）有相关的高级培训课程，大力提倡改进培训课程并标准化，但其允许各机构自主阐释和执行认证程序（http://www.ada.org/115.aspx），所以导致各培训课程差异较大（Wilson and Nathan 2011）。同样，虽然各州的牙科协会都在规范镇静治疗操作，但各州之间的法律和规章制度又不尽相同。尽管如此，CODA最近针对儿童牙科的镇静培训标准还是有所改变，需要操作者有一定的临床经验，但经验的广度和质量并无特别要求，也没有强调完成培训课程后是否需要进一步训练。不过，牙医培训也有其他选择。

美国牙科学会有发布关于患者用药的管理指南，包括牙医继续教育（http://www.ada.org/sections/about/pdfs/anesthesia_guidelines.pdf）。临床医师应当谨遵指南，如果培训考核未达指南标准的要求，不可实施镇静治疗。而且，一定要预先培训心肺复苏等生命支持技能，尤其是针对儿童患者（如儿童高级生命支持）。

为儿童实施镇静治疗的临床医师，必须同时培训和考核助理，达到最基本的目标和标准，他们的标准区别于 ADA 对临床医师的要求。目前，美国

表 10-5　患者术中的行为表现和建议监测项目

行为表现	临床表现	心前区听诊	血氧饱和度监测	袖带血压计监测	二氧化碳浓度监测
尖叫或喊叫	啜泣 呼吸控制 抗拒被束缚	将听诊头从耳朵拿开 待患者恢复冷静放回 原处	将仪器固定在脚上 心率设置大于 230 bpm	放置在胳膊上， 但不充气	不需要， 待患者安静时使用
轻微的哭闹	眼泪或有或无，眼睑 打开或上眼睑下垂； 啜泣，但可控制，轻 微或没有反抗	处理同上，随时准备 在孩子安静的时候将 听诊器放到孩子身上	处理同上	放置在胳膊上， 偶尔监测血压	处理同上
安静有反应	眼睛微闭；呼唤或轻 度刺激时可睁开	放好听诊器、听诊 留意咯咯声或打鼾的 情况（头部稍倾斜）	处理同上， 注意血氧饱和度下降	放置在胳膊上， 每 5 分钟监测一 次血压，如果患 者反感，则调整 为偶尔监测	放置探测仪， 检测 RR（呼吸频率）
安静无反应	眼睛闭上，或上眼睑下 垂或伴有眼神焕散 呼唤无反应；呼吸浅， 偶见间歇的过度吸气	处理同上， 密切关注气道声音	处理同上， 注意血氧饱和度下降	放置在胳膊上， 每 5 分钟测量一 次血压	注意呼吸频率、呼出 二氧化碳浓度和窒息

儿童牙科学会也有针对医师助理的镇静培训课程。

最后，牙科医师和助理们需要定期参加急救课程，温故而知新，熟练掌握抢救的基本技能，如气道管理。学员们经常在课程结束后，容易遗忘基础和高级生命支持的知识和技能，因此，急救演练需要经常进行（Wik et al. 2002）。有意思的是，现今高度仿真的人体模型备受推崇，急救演练时同样可以使用（Tipa and Bobirnac 2010）。

镇静治疗指南

关于儿童和牙科镇静指南的发展史已有出版（Creedon 1986；Wilson et al. 1996）。自 1985 年第 1 版儿童和牙科镇静治疗指南出版后，又继续修订过几版。最新版的镇静治疗指南名为"镇静中及镇静后儿童患者的监测与管理指南"，由美国儿科学会和美国儿童牙科学会联合出版（2006）。

目前，针对医疗临床和口腔临床的镇静治疗指南包括镇静技术和儿童镇静，暂不考虑周围环境因素的影响。围绕儿童镇静最突出的一些问题，被引用较多的指南摘要总结如下：

安全的儿童镇静治疗需要系统的操作流程，如下：镇静药物需要有安全的医疗监管，对

可能造成医疗风险增加的儿童镇静治疗，需对基础的医疗和手术条件进行详细的术前评估，有些操作前应适当禁食，对于没有达到禁食要求的急诊情况，需要权衡镇静程度和潜在的风险；对可能增加气道阻塞风险的疾病，如扁桃体肥大和气道结构异常，要着重检查气道通气情况。掌握镇静药物的药代动力学和药理学，并清楚药物之间的相互作用，在管理抢救患者的气道时，运用规范化培训知识和技能。气道管理和建立静脉通路时，需要使用与年龄相符的合适尺寸的设备，合理的处方药物和拮抗剂。有充足的医务人员分别执行镇静治疗操作和生命体征监测、治疗中和治疗后的生理监测。有医务人员和医疗设备兼备的场地，帮助患者恢复意识。意识恢复到镇静前水平，方可撤除监护，正确地卸载镇静设备。

指南中关于安全性的一个重要要求是"急救"，对于临床医师来说，这是一项必须掌握的技能：（1）甄别镇静程度；（2）实施适当的心肺功能支持。此外，急救要求经过专门的技能培训，每一位将对儿童实施镇静的从医人员，在儿童发生呼吸暂停或呼吸道阻塞时，都必须熟练、成功地掌握通

过面罩给氧。

一些间接证据表明：遵循治疗指南，尤其是在医院里，会有积极的治疗效果，并减少副作用的发生（Cravero et al. 2006）。包括死亡在内的副作用出现在牙科诊所的概率明显高于其他地点，如医院（Cote et al. 2000）。然而回顾这些不良事件的病例报道，显然大部分是因为违反镇静治疗指南而导致的（Chika et al. 2012；Krippaehne and Montgomery 1922）。虽然治疗指南不能确保万无一失，但一旦实施镇静，尤其是针对儿童，牙医必须对指南内容熟记于心，并熟练地运用到临床实践中，如此才能获得最佳的治疗结果和最高的安全性。

应急处理

任何关于镇静治疗和其安全性的讨论都必须包括应急处理（详见第 15 章）。镇静治疗指南不仅强调紧急情况的识别和应急处理的原则和技能，而且一定要遵循这样一个常识：任何使镇静程度加深或逾越治疗边界的操作都会增加紧急情况发生的概率。

大量数据证明，发生镇静意外时，呼吸系统可能是第一个受累的。如果明显的呼吸抑制未能及时纠正，将很快会引发心血管系统、中枢神经系统和自主神经系统的病症。所以，有必要甄别和遵循患者管理的一些基本原则，包括药代动力学、药理学、使用药物不超过推荐剂量、密切监测患者和气道功能，以及气道受阻时的处理知识和技能。

总结

儿童牙科的行为管理中，镇静是一种有利且有效的方法。但其副作用导致死亡和脑损伤的风险却令人生畏，而且对任何当事医师都具有深刻、重要的影响。因此，任何考虑将实施镇静治疗作为行为管理辅助方法的从医人员，都需要接受药理、行为、情感、生理功能、监测指标、应急处理原则及方法的培训和深入学习。同时，熟悉并严格遵守镇静治疗指南和各地方的法律法规，也是提高镇静治疗安全性必不可少的。

参考文献

[1] AAPD Reference Manual. (2006). Guidelines for Monitoring and Management of Pediatric Patients During and After Sedation for Diagnostic and Therapeutic Procedures. *Pediatric Dentistry*, 32, 167–183.

[2] Anderson J.A., and Vann, W.F. Jr. (1988). Respiratory monitoring during pediatric sedation: pulse oximetry and capnography. *Pediatric Dentistry*, 10, 94–101.

[3] Arnrup, K. et al. (2007). Temperamental reactivity and negative emotionality in uncooperative children referred to specialized paediatric dentistry compared to children in ordinary dental care. *International Journal of Paediatric Dentistry*, 17, 419–429.

[4] Arnrup, K. et al. (2003). Treatment outcome in subgroups of uncooperative child dental patients: an exploratory study. *International Journal of Paediatric Dentistry*, 13, 304–19.

[5] Blount, R.L. et al.(2006). Pediatric procedural pain. *Behavior Modification*, 30, 24–49.

[6] Caldwell-Andrews, A.A. and Kain, Z.N. (2006). Psychological predictors of postoperative sleep in children undergoing outpatient surgery. *Paediatric Anaesthesia*, 16, 144–51.

[7] Casamassimo, P.S., Wilson, S., and Gross, L. (2002). Effects of changing U.S. parenting styles on dental practice: perceptions of Diplomates of the American Board of Pediatric Dentistry. *Pediatric Dentistry*, 24, 18–22.

[8] Chicka, M.C. et al. (2012). Adverse Events during Pediatric Dental Anesthesia and Sedation: A Review of Closed Malpractice Insurance Claims. *Pediatric Dentistry*, 34, 231–8.

[9] Cote, C.J. et al. (2000a). Adverse sedation events in pediatrics: a critical incident analysis of contributing factors. *Pediatrics*, 105, 805–14.

[10] Cote, C.J. et al. (2000.) Adverse sedation events in pediatrics: analysis of medications used for sedation. *Pediatrics*, 106, 633–44.

[11] Cravero, J.P. et al. (2006). Incidence and nature of adverse events during pediatric sedation/anesthesia for procedures outside the operating room: report from the Pediatric Sedation Research Consortium. *Pediatrics*, 118, 1087–96.

[12] Creedon, R.L. (1986). Guidelines for the elective use of conscious sedation, deep sedation, and general anesthesia in pediatric patients. *Anesthesia Progress*, 33, 189–90.

[13] Fortier, M.A. et al. (2010). Beyond pain: predictors of postoperative maladaptive behavior change in children. *Paediatric Anaesthesia*, 20, 445–53.

[14] Fortier, M.A. et al. (2009). Children's desire for perioperative information. *Anesthesia Analgesia*, 109, 1085–90.

[15] Guidelines for the elective use of conscious sedation, deep sedation, and general anesthesia in pediatric patients. (1985). *Pediatric Dentistry*, 7, 334–337.

[16] Houpt, M. (2000). Project USAP—use of sedative agents by pediatric dentists: a 15-year follow-up survey. *Pediatric Dentistry*, 24, 289–94.

[17] Houpt, M. (1993). Project USAP—the use of sedative agents in pediatric dentistry: 1991 update. *Pediatric Dentistry*, 15, 36–40.

[18] Houpt, M. (1989). Report of project USAP: the use of sedative agents in pediatric dentistry. *ASDC Journal of Dentistry for Children*, 56, 302–9.

[19] Jensen, B. and Stjernqvist, K. (2002). Temperament and acceptance of dental treatment under sedation in preschool children. *Acta Odontologica Scandinavic*, 60, 231–236.

[20] Klingberg, G. and Broberg, A.G. (2007). Dental fear/anxiety

and dental behaviour management problems in children and adolescents: a review of prevalence and concomitant psychological factors. *International Journal of Paediatric Dentistry*, 17, 391–406.

[21] Klingberg, G. and Broberg, A.G. (1998). Temperament and child dental fear. *Pediatric Dentistry*, 20, 237–43.

[22] Krippaehne, J.A. and Montgomery, M.T. (1992). Morbidity and mortality from pharmacosedation and general anesthesia in the dental office. *Journal of Oral Maxillofacial Surgery*, 50, 691–698; discussion 698–9.

[23] Lee, L.W. and White-Traut, R.C. (1996). The role of temperament in pediatric pain response. *Issues in Comprehensive Pediatric Nursing*, 19, 49–63.

[24] Levy, R.L. et al. (2010). Cognitive-behavioral therapy for children with functional abdominal pain and their parents decreases pain and other symptoms. *American Journal of Gastroenterology*, 105, 946–956.

[25] Lochary, M.E. et al. (1993). Temperament as a predictor of behavior for conscious sedation in dentistry. *Pediatric Dentistry*, 15, 348–352.

[26] Lopez, U., Habre, W., Van der Linden, W., et al. (2008). Intra-operative awareness in children and post-traumatic stress disorder. *Anaesthesia*, 63, 474–481.

[27] Quinonez, R. et al. (1997). Temperament and trait anxiety as predictors of child behavior prior to general anesthesia for dental surgery. *Pediatric Dentistry*, 19, 427–431.

[28] Radis, F.G. et al. (1994). Temperament as a predictor of behavior during initial dental examination in children. *Pediatric Dentistry*, 16, 121–127.

[29] Schor, E.L. (2003). Family pediatrics: report of the Task Force on the Family. *Pediatrics*, 111, (6 Pt 2), 1541–1571.

[30] Thomas, A. and Chess, S. (1963). *Behavior Individuality in Early Childhood*. Brunner-Mazel, New York.

[31] Tipa, R.O. and Bobirnac, G. (2010). Importance of basic life support training for first and second year medical students—a personal statement. *Journal of Medicine and Life*, 3, 465–467.

[32] Tripi, P.A. et al. (2004). Assessment of risk factors for emergence distress and postoperative behavioural changes in children following general anaesthesia. *Paediatric Anaesthesia*, 14, 235–240.

[33] Wik, L. et al. (2002). Retention of basic life support skills 6 months after training with an automated voice advisory manikin system without instructor involvement. *Resuscitation*, 52, 273–279.

[34] Wilson, S. and Nathan, J.E. (2011). A survey study of sedation training in advanced pediatric dentistry programs: thoughts of program directors and students. *Pediatric Dentistry*, 33, 353–360.

[35] Wilson, S. et al. (1996). A history of sedation guidelines: where we are headed in the future. *Pediatric Dentistry*, 18, 194–199.

其他环境下最小化焦虑、压力和疼痛的干预性研究

[36] Blount, R.L. et al. (2006). Pediatric procedural pain. *Behavior Modification*, 30, 24–49.

[37] Esteve, R. and Marquina-Aponte, V. (2012). Children's pain perspectives. *Child Care Health Development*, 38, 441–452.

[38] Hechler, T. et al. (2010). The pain provocation technique for adolescents with chronic pain: preliminary evidence for its effectiveness. *Pain Medicine*, 11, 897–910.

[39] Hermann, C. et al. (2007). The assessment of pain coping and pain-related cognitions in children and adolescents: current methods and further development. *Journal of Pain*, 8, 802–813.

[40] Levy, R.L. et al. (2010). Cognitive-behavioral therapy for children with functional abdominal pain and their parents decreases pain and other symptoms. *American Journal of Gastroenterology*, 105, 946–956.

[41] Lopez, U. et al. (2008). Intra-operative awareness in children and post-traumatic stress disorder. *Anaesthesia*, 63, 474–481.

[42] Piira, T. et al. (2002). Cognitive-behavioural predictors of children's tolerance of laboratory-induced pain: implications for clinical assessment and future directions. *Behavior Research and Therapy*, 40, 571–584.

[43] Zelikovsky, N. et al. (2000). Cognitive behavioral and behavioral interventions help young children cope during a voiding cystourethrogram. *Journal of Pediatric Psychology*, 25, 535–543.

第 11 章　笑气吸入镇静技术在儿童中的应用
Nitrous Oxide/Oxygen Inhalation Sedation in Children

Dimitris Emmanouil, Ari Kupietzky

笑气（N₂O）因其具有应用方便、安全性高、可镇痛、抗焦虑，最重要的是恢复迅速等诸多优点，而被广泛、有效地应用于轻、中度牙科焦虑的儿童（Paterson Tahmassebi 2003；Houpt 2004）。美国儿童牙科学会（AAPD）等组织认为笑气吸入镇静技术是一种安全、有效的方法，可用于减轻牙科焦虑、有效镇痛，并增进医患间的有效沟通（AAPD 2012），但切勿认为仅仅使用笑气镇静便可控制儿童行为，它只是行为管理的一种辅助方法。

笑气在儿童口腔行为管理中的应用已被广泛接受。Wilson 和 Alcaino（2011）最近的一项国际研究收到 311 份反馈，研究显示：至少有 56% 的受访者在临床中使用笑气，接近 AAPD 的研究结果：Wilson 1996 年的研究结果是 66.3%，Houpt 2002 年的研究结果是 61%。因此，相比更早之前的研究，笑气的使用人次和频率都有增加。美国全科牙医学会的调查显示：大约有 74% 的牙医使用笑气镇静（Lynch 2007）。Adair 等（2004）发现，所有的美国牙科学校在儿童口腔行为管理方法的继续教育项目中，都会设置笑气镇静镇痛的课程。

笑气应用简史

笑气具有丰富的应用历史。过去的 200 年里，有人认为它会引起窒息，毫无用处，也有人认为它是麻醉的灵丹妙药（Hogue et al. 1971），直到它被应用于牙科时仍有争议，尤其是在非西方国家。

Joseph Priestley 于 1772 年人工合成 N₂O 后不久，Humphrey Davy 就报道了吸入 N₂O 后可以产生愉悦和奇幻的感觉，所以将 N₂O 命名为"笑气"。

Davy 进一步提议，吸入 N₂O 后产生的欣快感在牙科诊疗中很有帮助（Raper 1945）。因此一些牙医开始尝试使用，在 19 世纪 40 年代早期 Well 开始使用笑气，并且他在给自己拔牙时吸入 N₂O 作为临床麻醉（Archer 1944）。

虽然笑气的镇痛效果早已被认可，但将其作为唯一的麻醉剂使用引起的窒息风险限制了它在长时间手术中的应用。直到 1868 年，芝加哥外科医师 Edmund W Andrew 通过大量研究发现，利用乙醚和氯仿进行麻醉的同时，结合使用 70% 的笑气和 30% 的氧气，可以提高麻醉的安全性。这种方法为长时间的手术操作延长了麻醉时间，至此产生了"复合麻醉"的概念。大约在同一时期，麻醉气体吸入仪的问世使得麻醉更便利。利用这一进展，19 世纪末期，一小部分牙医在进行窝洞制备时开始使用笑气和氧气。

在 20 世纪上半叶，笑气的主要作用是镇痛（Langa 1968），关于笑气的大多数讨论也都是强调其在拔牙中的镇痛和麻醉效果。在局部麻醉技术引入之前，牙科诊所一直依赖笑气进行疼痛控制。而早在 100 年前发现的 N₂O 产生欣快、使人大笑的"发笑"特性在牙科操作中却被忽略，或者被认为作用很小。

在 20 世纪早期，牙医们普遍认为儿童不适合使用笑气，故鲜有儿童使用笑气的报道。但在 1925 年，内科医师 John S.Lundy 专门提到，在给儿童拔牙之前，可以用笑气作为诱导剂。随后不久，牙医 Leonard N.Ray 指出，许多儿童害怕牙医和拔牙（1929），所以，他主张使用笑气，建议在操作前先用 90% 的笑气和 10% 的氧气诱导 30 秒，帮助其快速进入外科麻醉状态，诱导成功之后，在操作过程中调整笑气浓度为 93%、氧气浓度为

7%作为维持剂量。他认为使用这种方法，儿童可以顺利接受必要的牙科操作，这是局部麻醉达不到的。在应用笑气的同时进行行为管理，向儿童介绍、展示、鼓励他最终接受鼻罩。

笑气在儿童中的应用时有报道，但讨论的重点仍是其麻醉、镇痛效果。直到1972年，Amian医师报道了他15年的笑气使用经验，他在给儿童进行窝洞预备时常规使用笑气镇痛，在超过50000例病例中，通常使用60%的笑气和40%氧气完全可以实现无痛祛腐；同时，他也注意到笑气引起的欣快感使患者受益。次年，Sorenson和Roth（1973）强调了笑气/氧气吸入镇静技术在缓解儿童的牙科恐惧方面的价值，尤其是对注射的恐惧。当笑气浓度超过40%时，他们不再强调笑气/氧气的镇痛作用，但是强调了稀释的笑气浓度，即浓度低于40%时可产生镇静、轻松、使人欣快的效果（Allen 1984；McCarthy 1969）。

或许是因为笑气的发展历史复杂，多年来对"笑气吸入镇静"和"笑气麻醉"的概念一直混淆不清，因此麻醉医师反对牙医使用笑气，很遗憾，这就延缓了牙医对笑气的广泛使用。虽然笑气目前在牙科中常规使用，并被认为是安全药物，但在临床医学中更多的是联合其他全身麻醉药物进行复合麻醉。

生理学和药理学

笑气是一种具有淡淡甜味和气味的无色、无刺激性气体，它确实是一种全身麻醉剂，但也是如今使用的所有麻醉气体中效能最弱的。它是有效的镇静/抗焦虑剂，可抑制中枢神经系统（CNS），并对呼吸系统影响甚微。笑气吸入后，很快被肺泡吸收，通过血液运输，但不溶于血清，不与血红蛋白结合，也不参与生物转化。

由于笑气的相对不溶性，吸入后通过浓度压力梯度迅速扩散到组织和细胞内，比如CNS。它通过肺部快速排泄。笑气的清除通过呼气的方式，采用与吸入和弥散正相反的路径进行，并且笑气的低溶解度允许其可以被迅速代谢（Emmanouil and Quock 2007）。

笑气的心血管效应

笑气使外周血液循环阻力轻度增加的同时，也使心排血量轻微减少，所以血压基本维持不变，这特别适用于治疗脑血管系统疾病的患者，不会导致心率（脉搏）或者血压的变化。笑气在血液中以游离气相分布，3~5分钟可在血液内达到饱和，从吸入到排出、一次循环的时间为3~5分钟。呼吸频率出现的明显变化多由于患者的放松状态引起，而非笑气本身导致。

笑气的CNS效应

笑气复杂的作用机制是由其多重药理特点决定的。亚麻醉状态下的笑气浓度仅有镇痛和抗焦虑作用，不会导致意识丧失（Dundee et al. 1960），笑气的麻醉作用可能是因为NMDA谷氨酸受体的抑制，消除了其对神经系统的兴奋性影响所致。

镇痛和抗焦虑

笑气应用于产科中缓解分娩阵痛已有悠久历史（Rosen 2002），笑气还可用于癌症患者的自我给药镇痛，以缓解和诸多医疗程序相关的疼痛和不适（Parlow et al. 2005），并且在急诊科处理一些外伤或者畸形复位时，也会用到笑气（Baskett 1970）。但医师必须明确区分，高浓度的笑气麻醉可引起意识丧失，而低浓度笑气是在保留意识的前提下，产生一些精神状态层面的作用效果，比如：镇痛、抗焦虑和欣快感。有研究表明，笑气吸入后引起的放松、舒适感，是独立于笑气镇痛作用机制的一种特异性抗焦虑作用。虽然具体的作用机制尚不明确，但有足够的证据表明笑气的镇痛和抗焦虑的作用机制分别类似于阿片类药物和苯二氮䓬类药物（Emmanouil and Quock 2007）。

麻醉作用

笑气作为第一个用于外科麻醉的药物而在医学史上占据重要地位。尽管它的麻醉效能有限，但仍是最广为应用的全身麻醉药物。在一个标准气压下，人体最低肺泡有效浓度是 104%，而单独使用笑气需要更高的浓度和压力才能达到麻醉效果（Hornbein et al. 1982）。因此，鉴于其低效能，临床中吸入笑气以降低第二种吸入麻醉剂的最低肺泡有效浓度，加快诱导速度（即第二气体效应），并提供或增强全身麻醉时的镇痛作用。全身麻醉剂例如笑气长期以来被认为是通过非特异性方式作用于神经元细胞膜，改变细胞膜的通透性和 / 或影响膜离子通道。然而仍需要大量研究方能明确笑气麻醉所涉及的分子机制和神经传导通路（Emmanouil and Quock 2007；Sanders et al. 2008）。也有研究表明，笑气的药理特点类似于静脉麻醉药氯胺酮，都是 NMNA 受体拮抗剂。实际上这两种药物联合使用会产生协同神经毒性（Jevtovic-Todorovic et al. 2000）。

笑气在儿童牙科中的应用：原理和目的

相比其他大多数专业，牙科因其临床操作时的工作状态特殊，所以就诊压力更大（Bodner 2008）。尤其在儿童牙科，哭闹的儿童、不配合的家长、很小的开口度和体积小的牙齿，无形中营造了一种紧张的工作氛围。笑气可减缓牙科就诊压力，帮助实现一种轻松的就医体验，使医师 - 家长 - 孩子三方都受益。

相比其他镇静剂，笑气用于儿童主要有以下几个优势：起效快，恢复快，剂量调整方便以维持安静和镇静状态。

现代牙科诊疗中，真正能让孩子身体有痛感的治疗并不常见，虽然有些临床操作会有些许不舒服，但通常孩子只会回答相对立的两种结果，如黑 - 白、痛 - 不痛，很难表达中间的"灰色区域"。然而，无论是生理还是心理方面，疼痛的定义在临床环境中都很难准确界定，所以，即使是一些轻微的不适也可能会被放大，称为"疼痛"。笑气显著的镇痛、抗焦虑的特性，可减少或消除意识清醒患者的痛感和焦虑，缓解不适。

受先前就医体验的影响，成人也会有类似儿童的恐惧和焦虑。不过由于儿童尚没有类似于成人就医时的体验，所以当置身于焦虑或紧张的环境中时，会流露出最真实的情感，对恐惧、焦虑的反应和情感爆发通常都是应激行为，需要外界帮助来缓和这种情绪。笑气作为行为管理的辅助手段，可以帮助儿童适应紧张的环境。

情绪和痛阈密不可分。当患儿恐惧、焦虑或不安时，痛阈会变低，一点小事就可能会激惹或惊吓到他。如果在治疗过程中把疼痛降低至最小化是目标之一，那么减缓患儿的焦虑程度至关重要。预期焦虑与手术疼痛呈正相关，针对与手术相关的预期焦虑提前进行干预将有助于减轻儿童和青少年的疼痛反应（Tsao et al. 2004）。使用笑气镇静减轻或消除恐惧和焦虑的同时，还可提高痛阈及减轻疲劳感（Weinstein et al. 1986），疼痛敏感性和疼痛反应都会发生变化。此外，将注意力从治疗操作转移到别处也能提高痛阈，结合笑气的镇静特点和注意力转移的安慰效果，医师可轻松完成临床中的注射操作。

有研究报道儿童对笑气效果的描述，像"做梦"或"太空中漫步"（Hogue et al. 1971）。Berger 等（1972）报道，有些儿童描述成"飘浮的、暖暖的、刺痛的"感觉。另有研究称，在牙科治疗时，儿童偏爱在吸笑气的同时听音乐（Anderson 1980）。Langa（1968）将儿童在笑气镇静下的状态描述为"假死状态"，即身体静止不动、头和四肢很放松、不会突然乱动。当孩子处于放松状态时，对医师和自身的干扰最小，治疗效果方可最佳。鉴于如上所述的笑气 / 氧气镇静技术使用的基本原理，许多儿牙医师采用此技术管理儿童就诊行为。笑气的使用目的见表 11-1。

麻醉的分期

Guedel 创立的全身麻醉分期有 4 期：（1）诱导期（也叫作镇痛期）；（2）兴奋期；（3）外科麻醉期；（4）过量期（Guedel 1937）。第一期

表 11-1　笑气 / 氧气吸入镇静的目的
1. 减少或消除焦虑。
2. 减少牙科治疗时突然的身体移动和消极反应。
3. 增强沟通和患者的配合度。
4. 提高痛阈值。
5. 增加对长时间就诊的忍耐度。
6. 减少窒息。

表 11-2　不同浓度笑气的作用	
100%	可引起缺氧。
80%	可导致缺氧，出现幻觉成离奇古怪的梦境；可能会导致呼吸系统、心血管、肾脏或肝脏损伤。
65%	可使患者进入麻醉的兴奋期。
35%	取得并维持患者配合的同时，最大限度实现镇痛。
25%	镇痛效果相当于 10mg 吗啡。

是从麻醉诱导开始到患者意识丧失结束，在此阶段患者的痛觉尚未消失。1968 年，Langa 引入"相对镇痛"的概念来定义笑气吸入镇静，并根据吸入笑气的浓度和患者的临床表现和症状，将第一期的镇痛程度分为 3 个阶段（表 11-2）。

第一阶段（5%~25% 笑气）、患者较放松，表现正常，意识清醒，脚趾、手指、舌头和嘴唇可能会有麻刺感，可能会"咯咯笑"。生命体征正常，无明显临床表现。

第二阶段（20%~55% 笑气）、相对镇痛阶段，患者可能会表情恍惚，目光略显呆滞（有时伴有眼泪），反应迟钝，声音嘶哑，感觉温暖，昏昏欲睡。可能会感觉像在飘浮，或者游离于周围环境，可能会听到悦耳的声音，并且可能发生部分性遗忘。生命体征仍然正常。痛觉减弱或消失，但触觉和压力觉仍存在，对周围环境感知减少，听觉和嗅觉迟钝。Gillman 和 Lichtigfeld（1994）引入了术语"精神止痛性笑气（PAN）"来描述第二阶段的痛觉丧失，该术语明确区分了用于抗焦虑 / 镇痛的笑气浓度与用于麻醉中使患者完全意识丧失的更高剂量。

第三阶段（55%~70% 笑气）：患者暴躁易怒，目光冷硬凝视；瞳孔通常中央固定且扩张，频繁张闭口，对周围环境无感知，可能伴有幻觉出现。Roberts（1990）报道称，患者在这一阶段的体验像是在飞、坠落或者不受控制地旋转，可能感到胸闷，通常变得不够配合。

尽管有些医师更喜欢以闭眼和言语困难为特点的"做梦"阶段，但其实第二阶段的笑气浓度便可完全达到镇静作用，并有利于牙医和儿童的

沟通交流，图 11-1 是第二阶段患者的表现。通常第一阶段持续时间较短，而第二阶段可持续数小时，儿童在这一阶段的表现是，通过摇头或点头来回应问题，而不是言语作答；面部放松，下颌自然下垂，嘴巴微张而非紧闭；在无须做回应时，眼睛一般闭着；胳膊乏力，静止不动，手掌摊开；双腿一般会从椅子侧面滑落；生命体征平稳；保护性反射没有显著丧失，可恢复到术前水平。镇静的目标达到这一阶段便可，不要过度，此为笑气镇静的最佳效果。

对有些患者，出现"失控"的感觉可能会比较麻烦，也有一些人可能会有"幽闭恐惧"，感觉受约束或者不舒服而不配合戴鼻罩（Stach 1995）。笑气吸入后患者的感受被认为类似催眠后的状态。儿童行为管理和牙科操作中可能用到的暗示性和想象力在笑气作用下会被强化，这一点非常有用。在吸入笑气的状态下给予的一些暗示，比如"修理牙齿非常有趣"，可使孩子更容易、更快地接受后续的复诊治疗（Whalley and Brooks 2009），另外还有益于教导孩子改进口腔卫生的方法。

个体的生物多样性决定了对各浓度笑气的反应不尽一致。有些人出现的症状比较多，有些很少；有些症状比较重，而有些则不明显；有时临床表现较显著，有时则很轻微。滴定技术一般用于控制这类反应差异较大的药物的用量，使用笑气 / 氧气滴定技术和严密监控患者的临床表现是成功应用笑气 / 氧气的关键。

当应用和监控笑气镇静镇痛时，临床医师必须要了解所产生的临床表现和症状（表 11-3）。

（a）　　　　　　　　　　（b）　　　　　　　　　　（c）

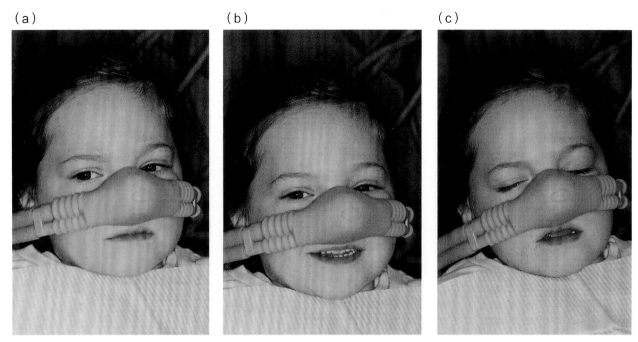

图 11-1　麻醉第二阶段的表现：面部放松，下颌自然下垂，嘴巴微张而非紧闭；在无须做回应时，眼睛一般闭着。（Courtesy of Dr. Ari Kupietzky）

表 11-3　评估笑气吸入镇静镇痛程度的临床表现

- 眼睛的活动能够非常好地指示镇静水平。
- 眼睛活动度减少，达到预期镇静镇痛程度。
- 眼睛活动度增加，镇静镇痛程度可能过轻。
- 眼球固定，淡漠凝视，镇静镇痛程度过深，需减少笑气浓度。
- 胳膊和双腿交叉：患者不够放松，需增加笑气浓度。
- 患者话语较多：由于口呼吸导致镇静镇痛程度较轻。无须增加笑气浓度，只需告诉患者停止讲话，使用橡皮障能够防止这种情况出现。
- 患者应答迅速：镇静镇痛程度过轻。
- 患者应答迟缓且谨慎：镇静镇痛程度理想。
- 患者无应答：有可能是累了或者睡着了，如果联合应用了其他镇静剂，刺激患者并且进行口头检查。
- 脸上出汗：告知患者这是正常的，并且这种状况会过去的。
- 四肢麻痹：告知患者这是正常的，并且治疗结束后这种感觉会消失。
- 嘴唇、舌头或者口腔组织的麻醉：取决于局部麻醉的注射时间和深度。

进行持续的监控是必需的，因为舒适的镇静镇痛可能迅速改变并且变得不舒适。正确的操作技术以及对身体、生理和心理上的变化的充分认识，才能将副作用降至最低。

案例 11.1

Donna，5 岁，体健，4 个象限都有牙齿需要修复。首诊检查时可以配合，但医师发现其有些焦虑，虽然注意到了这一点，但还是决定通过非药物性行为管理对其进行治疗。第一次和第二次复诊，配合度良好；第三次复诊，虽然注射药物时有哭，但最终可以平静下来；但第四和第五次复诊时，孩子被父母强制带进诊室，一直歇斯底里地哭闹，拒绝接受注射操作。

案例 11.1，讨论：尽管使用笑气的最终目的是使患者放松以增加其就诊舒适度，但它还有另外一个重要目的就是作为行为管理的辅助方法（Clark and Brunick 2007）。没有哪一种行为管理方法能够适用于所有孩子，在选择合适的方法前，一定要仔细观察孩子的就诊行为。在孩子首次就诊过程中对其进行观察后，医师需要评估其在后续治疗中的配合程度，并且平衡该评估和治疗需求之间的关系。在 Donna 的案例中，首诊时可观察到她有轻微的焦虑，一两次复诊或许不会出现行为问题。但是接受 4 次修复治疗是另外一回事，孩子不能接受连续的一系列复诊。对于此类问题，并没有可准确预测的标准，只能通过临床工作经验获取这种预测能力。在这类案例中选择合适的行为管理方法并不容易。因此，每当牙医开始治疗时孩子有些焦虑但是很配合、很可爱，后来却出现了行为问题，行为管理的方法是值得商讨的。

事后看来，Donna 的这种反抗行为是可以避免的，如果她的焦虑问题得到重视，结果可能会有很大改善。对于首次就诊有些困难的孩子，结合使用药物非常有效，就 Donna 而言，她可以沟通，也能自控，所以结合笑气 / 氧气吸入镇静技术进行行为管理是最理想的选择。 Musselman 和 McClure 在行为管理的初版教科书中将这种情况称为"预防用药"，它能够防止孩子在牙科就诊时出现不必要的紧张，从而避免后续出现较难管理的行为问题。首次就诊使用笑气提高儿童就诊的舒适度，可直接影响之后的就诊体验，改善就诊行为，减轻焦虑。即便在以后的复诊中不再用笑气，孩子也可以很配合（Nathan et al. 1988；Collado 2006）。

操作技巧

首次使用笑气之前，必须对家长做出介绍性解释，重要的是告知父母：孩子焦虑或恐惧的情绪并不罕见，许多孩子在首次就诊时都会出现。向家长做出如下所示的简单解释，保证笑气没有残留且是常规安全使用的。

牙医：Jones 太太，Donna 是个好孩子。但大多数孩子在首次就诊时都会感到紧张，正如之前讲的，我们的目的是帮助 Donna 成为一个不再对牙科感到恐惧的配合良好的孩子。为了使她更容易接受诊疗，我们将会使用 N_2O，它通常被称为"笑气"，吸入这种气体后，她会感觉没那么紧张，更容易接受局部麻醉注射操作，而且会感觉治疗时间相对缩短了。如果合理使用笑气，可以让孩子喜欢牙科。这种作用会在治疗结束后消失，不用担心。

此外，家长会得到一份关于笑气的信息手册，并且可以提出有关笑气治疗程序的问题。必须获得口腔诊疗和笑气镇静的知情同意书，并将其放在患者的表格中。患者的记录还应包括使用笑气镇静的适应证。事实上，记录其他药物的使用情况也非常重要。表格中应详细记录笑气的使用浓度、患者的表现、手术持续时间、治疗结束后增氧程序和发生的任何并发症（或其他的不足）的书面记录。

笑气 / 氧气镇静的关键是儿童能接受鼻罩，所以并不建议用于抗拒型儿童。使用前，一定要检查确认孩子没有感冒，可以正常鼻呼吸，这一点很重要。向孩子介绍鼻罩时，有许多方法，但医师的解释一定要在孩子能理解的水平之内，如实并且简洁。一些不必要的赘述可能反而会加重焦虑，引发消极反应。通常，会用到告知 – 演示 – 操作（TSD）方法，提前告知接下来要做的事情和为什么要这么做的原因。

告知（Tell）

· 给予积极的建议

· "Donna，由于你有许多牙齿需要治疗，同时我也不想伤害到你，所以我会用我的魔法空气。它很特别，而且我只给我最喜欢的孩子用，它会让你感觉很有趣，有的孩子甚至会笑出来。"

· 从而营造出一次令人愉悦的独特体验。

· 解释鼻罩。

· "像这样，我会用一个很小的、有趣的鼻子。"

· 牙医自己试戴鼻罩做演示，同时做解释。

· "看，我像不像飞行员？"或者"戴着这个有趣的鼻子，我是不是很滑稽（图 11-2）。"

· 解释戴上鼻罩后的反应。

· "通过这个特制的鼻子，你会闻到很香甜的气味。"

演示（Show）

向孩子演示鼻罩的用法，这个时候，不应该

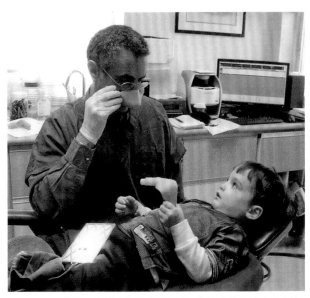

图 11-2　"看，我像不像飞行员？"或者"戴着这个有趣的鼻子，我是不是很滑稽"。（Courtesy of Dr. Ari Kupietzky）

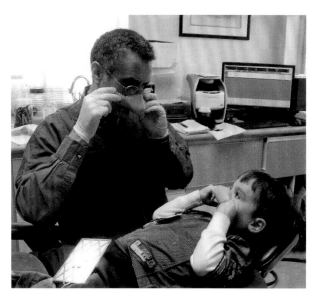

图 11-3　对于有些紧张的孩子，将鼻罩放在她的鼻子上。（Courtesy of Dr. Ari Kupietzky）

让孩子做选择，避免问"你想戴着这个鼻子吗？"。

接下来，将鼻罩放在紧张的孩子的鼻子上（图 11-3）。（"让我给你看看它有多好玩"，"Donna，我也为你准备了一个好玩的鼻子，因为你的鼻子没有我的鼻子大，所以假鼻子也小一些"，"像这样，我需要你戴着这个小丑鼻子"，让小朋友自己把鼻罩戴上）。

操作（Do）

·操作之初再复述一遍治疗计划。

·"由于你有许多牙齿需要治疗，同时我也不想伤害到你，所以我会用一种很特别的魔法空气，只给我最喜欢的孩子哦，它会让你感觉很有趣，有的孩子甚至会笑出来。"

·将鼻罩放在她面前，在放置之前应该有气流通过面罩。

·"试着闻一下，很好闻。"

·给小朋友一面镜子，然后将鼻罩轻轻放到她的鼻子上，因为她双手拿着镜子，所以不太可能去扯鼻罩（图 11-4）。

·"自己拿着镜子，你可以看到你看起来有多搞笑。"

有些牙医更喜欢让孩子张开嘴巴呼吸，而不

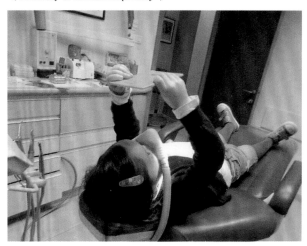

图 11-4　让小朋友自己拿着镜子，将鼻罩轻轻放到鼻子上。（Courtesy of Dr. Ari Kupietzky）

是经鼻呼吸（图 11-5）。在他们的首选方法中，孩子被告知不要用鼻子呼吸，并且保持嘴巴张开。"不要闭上嘴巴，保持嘴巴张开，先不要用鼻子呼吸，等我告诉你时，再用鼻子呼吸"，"我可以让它闻起来像巧克力饼干或者草莓，你喜欢闻哪种？"

有些牙医喜欢使用有香味的鼻罩，或者提前在鼻罩上涂些有香味的调味品以提供一种更好闻的气味。然而，大量研究显示，根据孩子们的选择来看，这种有趣的气体闻起来更像巧克力或者草莓。孩子张开嘴巴呼吸，通过镜子可以看到自己。

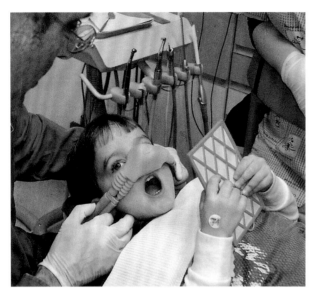

图 11-5　有些牙医更喜欢刚开始时，让孩子张开嘴巴口呼吸，不是经鼻呼吸。（Courtesy of Dr. Ari Kupietzky）

表 11-4　儿童的呼吸数据

体重（kg）	年龄（岁）	每分钟呼吸次数	每分钟气流量（mL）
13.6	2~3	30	2700
20.0	4	30	4000
28.0	6	27	5000
26.0	8	22	5300
43.0	10	20	5700

引自于 Stephen 等（1970），《儿童麻醉要点》。

潮气量和气流的判定

潮气量是指平静呼吸时每次吸入或呼出的气量，气流量要和潮气量相一致。对一个 4 岁的孩子而言，体重大约 20kg（40lbs），潮气量接近 4L。也就是说，镇静开始时氧气流量是 4L，根据小朋友的体重和年龄调整每分钟的气流量（L/min）。储气囊大约 2/3 满，吸气时储气囊稍有下陷，但不是完全变扁；呼气时气囊充盈，但不是完全饱胀。表 11-4 是 2~10 岁孩子的参考数据，帮助大家判定气流量。可以发现，随着孩子年龄的增长和体重的增加，呼吸频率下降，而潮气量增大。

镇静时的气体滴定

开始之前先指导小朋友经鼻呼吸方式。正常呼吸 3~4 次之后，教她/他闭口、用鼻子呼吸 1 次，之后闭口、鼻呼吸 2 次，再闭口、鼻呼吸 3 次，逐渐增加鼻呼吸次数，直到其完全用鼻呼吸，期间逐渐导入气体。

观察储气囊的变化是监测呼吸的关键，气囊过分充盈会影响监测，因此，如果气囊饱胀，医师必须检查孩子的呼吸状况，指导孩子深呼吸，让她/

他明白你的意思，比如"我希望你呼吸的气量多一些，尽可能用力地呼吸"。

如果气囊没有变化，减少吸入的气流量，检查鼻罩是否紧密贴合，保证气流闭路循环。鼻罩不够贴合会导致气体泄漏，不仅影响气囊的变化，还会污染操作医师的当前环境（呼吸区域），同时也会刺激孩子的眼睛。此外，还要检查一下通气管道是否打结。一旦建立有效通气（氧气 2~3 分钟），就开始镇静气体滴定。

年幼的孩子，通常需要医师指导如何正确呼吸，浅而快的呼吸（呼吸急促）不足以提供所需的肺泡通气量，此时，牙医可以给孩子做演示，大多数孩子都会模仿。反复告诉他/她闭口，尽量用鼻子呼吸，必要时可以把手指放在孩子的嘴唇上，鼓励其通过鼻罩呼吸。使用橡皮障也有助于经鼻呼吸。一旦橡皮障就位，经口呼吸变得困难，经鼻呼吸更容易。

针对儿童，有两种启动笑气镇静方法：标准滴定技术和快速诱导技术。

标准滴定技术

标准滴定技术（也叫作慢速滴定技术或慢速诱导技术）常用于成人或年龄大的孩子。即开始时慢速吸入 100% 的氧气，2~3 分钟后，调整氧气浓度为 80%，笑气 20%，每隔 1~2 分钟调整气体比例，使笑气浓度每次增加 10%，相应的氧气浓度降低 10%，保持初始建立的总气体流量。通常情况下，进行药物注射和安放橡皮障时气体滴定比例接近 1:1，然后在进行牙体修复治疗时，笑气的浓度降到 30% 左右。标准滴定技术成功的关键很大程度上取决于患者能否准确描述吸入笑气后的反应，对于年幼的孩子，整个操作过程中牙医需要慢慢引导他，告诉孩子："很快，这种魔法空气会让你感觉很有趣，你也可能会笑，但是千万别忘了用鼻子呼吸，而不是脚趾！"

大约半分钟后，再问他："你的胳膊感觉累吗？你的鼻罩扶得很好哦"，如果他做出肯定的反应，告诉他把胳膊放下来，指导助理扶着鼻罩。"很快，你会觉得很好玩，还记得我们为什么要这么做吗？是因为我不想在治疗牙齿时伤到你，你已经比大多数 4 岁孩子做得棒了，在这里我们都很喜欢你（语言正强化）。很快你就会有愉快的感觉，腿和脚可能会感觉痒痒的或者有些沉。或许你会感觉像在坐飞机飞翔，总之，你的感觉会很好"。

始终用一致、平和的语气更容易让孩子保持安静，进入相对安全的状态。尽量不要用一些明确的词语描述她的感觉，尤其是年长一点的孩子，这种暗示反而会引导他们做出积极的反应，产生假阳性的笑气反应。另一方面，如果孩子作答异常或者临床体征失控又或异常兴奋，则提示镇静过度。降低笑气浓度，在这种情况下不要增加浓度。

镇静结束时，需给予 100% 氧气至少 3~5 分钟，这在儿童中非常重要（AAPD 指南），特别是在饱和度迅速降低的过程中。因为在血液中笑气比氮气的溶解度高 34 倍，可能发生扩散缺氧。当患者恢复正常（镇静前）的意识水平，并且恢复正常的言语和步态时，就可以离开了（Jastak and Orendruff 1975）。

快速诱导技术

快速诱导技术是使用笑气的另一种方法，可分为 4 个阶段，见表 11-5（Simon and Vogelsberg 1975）。和标准滴定技术类似，对 4 岁孩子而言，快速诱导也是先给予 4L 氧气流速，但是 1~2 分钟后，氧气与笑气比例调整为 1：1，维持 5~10 分钟，待注射操作结束、橡皮障安放好之后，降低笑气浓度，增加氧气浓度，保持预先设定的气体体积，

然后笑气浓度维持在 25%~35%。同样在结束时给予 100% 氧气 3~5 分钟。由于这种技术给药快速，必须密切关注患儿的体征，如：身体的活动度、眼睛的表现或者言语是否含糊，如果担心镇静过度，可以降低笑气的浓度。这种方法可以帮助医师很快地管理好就诊行为，所以更适合用于年幼或者高度紧张的孩子。

不管使用哪种方法，在临床治疗中关于笑气浓度的变化一直存在两种观点。第一种（AAPD 指南中介绍）认为，进行一些简单的操作时（如充填修复治疗），降低笑气浓度，反之，一些有刺激的操作（如拔牙、注射局部麻醉剂）时增加笑气浓度；而反对者则认为频繁的改变笑气浓度可能会引起不必要的恶心，甚至呕吐。镇静的感觉就像坐过山车一样，所以建议在整个牙科操作时都保持稳定的笑气浓度。

一般而言，利用笑气 / 氧气来镇痛 / 抗焦虑时，笑气浓度常规不应超过 50%，高于 50% 可能会导致深度镇静，可能会增加不良反应发生的风险（Hoffman et al. 2002；Babl et al. 2008）。此外，AAPD 指南要求，没有联合其他镇静药物、单独使用笑气时，只需要持续观察孩子的反应、面色、呼吸频率和节律。然而如果使用高浓度笑气，可能引起轻、中度镇静时，就需要使用血氧饱和度监测仪、袖带血压计和心前区听诊器或二氧化碳监测仪进行监测。

为安全起见，使用笑气时，牙医助理要一直在场，至少要有一位助理在诊室，切记不可将患者单独留在诊室。

一般情况下，笑气不应在没有局部麻醉时使用，但为避免局部麻醉操作的不适，有些临床医师会利用笑气的镇痛特点，进行一些简单操作，

表 11-5　吸入镇静各阶段的浓度

阶段	剂量
诱导	3~5L 氧气
注射	2L 笑气；2L 氧气（50%）
维持	1~2L 笑气；3L 氧气（25%~40%）
恢复	3~5L 氧气

如 I 类洞的修复时不再进行局部麻醉（Hammond and Full 1984）。不使用局部麻醉的缺点是不能保证临床操作无痛。但笑气和其他药物性治疗技术及非药物性治疗技术一样，成功的关键都是无痛。有些牙医在遇到抗拒的孩子或家长时，会尽量避免进行局部麻醉注射，但如果结合笑气镇静和良好的注射技术，则很少会感觉到临床不适，所以强烈推荐使用局部麻醉。

不良反应

如果设备良好、使用方法正确、适应证选取合适、操作者经过正规培训，在儿童的药物性行为管理中，笑气是安全、有效、副作用相对很小的药物。最近法国的一个针对 7571 名儿童的系列研究也证实 50% 的笑气产生较大不良反应的概率很小（0.3%），所有的不良反应都可在数分钟内纠正，没有一例需要进行气道干预（Gall et al. 2001）。另有纳入数千人的研究也证实了 50% 笑气的安全性（Hennequin et al. 2004；Onody et al. 2006）。

偶尔会发生头痛和方向感迷失，这是由于笑气从血液快速释放到肺泡引起的急性缺氧所致。治疗结束时停止吸入笑气后，给予 100% 氧气可避免这种副作用。

儿童使用笑气时，最普遍，但其实发生率并不高的并发症是呕吐，所以有些医师会要求患者就诊前禁食。对于术前是否禁食和禁食时间长短仍存有争议。虽然呕吐发生率不高，但有些医师认为这是笑气镇静最主要的并发症，所以要求完全禁食；而反对者则认为，呕吐发生率很低，并且笑气镇静并不是深度镇静，孩子仍有保护性反射活动，即便是发生呕吐，也不会造成生命危险。因为气道保护性反射是完整的，所以不可能吸入呕吐物，更不可能造成肺误吸。

一些研究已经报道了这个问题，Babl 等（2005）调查了在急诊科使用笑气镇静时的空腹状态和不良反应的关系：在急诊科，由于手术是临时的、非择期的，所以术前禁食有些困难，此项研究中，

71.1% 的患者没有达到禁食固体食物的要求，但并没有出现严重的不良反应和气道意外，所以笑气是一种安全的镇静 / 镇痛药物，无严重副作用，轻、中度副作用发生率较低，未发现术前禁食与否与呕吐有必然联系。

在更早前的研究中，关于呕吐频率的观点也不尽一致。Hogue 等（1971）报道称 5%~40% 的笑气无不良反应；而 Houck 和 Ripa（1971）研究发现，当笑气的维持浓度在 30%~60% 时，有 10% 的孩子发生呕吐。后来的研究者建议牙医在健康调查问卷中询问以下内容，以筛选易发生呕吐的患者。

- 您的孩子在之前的牙科治疗过程中是否发生过呕吐？
- 您的孩子有晕车 / 晕机经历吗？
- 您的孩子是否患流感或胃肠感染？

对有呕吐或晕车病史的患者，可给予止吐药。

近来，Kupietzky 等（2008）设计的一项交叉试验评估了笑气镇静时空腹状态和呕吐的关系，禁食组从禁食到开始治疗的平均间隔时间为 6 小时，非禁食组为 1 小时，采用笑气浓度维持在 50% 的非波动浓度 / 流速的快速冲击诱导方法，仅有一名试验者发生呕吐，是在治疗刚结束的时候发生的，结果是 1% 的受试对象发生呕吐，统计学概率为 0.5%。禁食和非禁食受试者之间没有发现其他差异。

除了笑气给药期间发生呕吐的发生率较低之外，还有其他的原因不需要禁食。禁食的孩子可能会激动，在牙科治疗中会不配合，这与使用笑气镇静的目的相悖。不进食的孩子经常很烦躁，有时好斗，偶尔会导致脱水（Gleghoren 1997），陪同的父母也会不太配合，而且饥饿的孩子易怒，镇静会有难度，所以牙医可能会用更高浓度的笑气来克服孩子的阻断性行为，较高的剂量又可能会导致镇静过度，而过度镇静本身也会引起呕吐。另一个需要考虑的矛盾之处是空腹的孩子在治疗时更敏感，更易恶心呕吐。

临床小贴士：有时候，孩子已经经历漫长的治疗，变得烦躁，这可能是恶心和呕吐问题即将

发生的信号，也可能意味着进入"兴奋期"。此时有些医师可能会考虑增加笑气浓度来减缓其焦躁。这是很常见的反应，但事实上正确的做法应该是降低笑气浓度。

笑气镇静时发生的恶心和呕吐通常和以下原因有关：镇静过度（对患者而言笑气浓度过高，Malamed 2009）；急剧增加和降低笑气浓度引起的"过山车"效应（Clark and Brunick 2007）；镇静时间过长，即笑气吸入时间越久，恶心呕吐发生率越高（Zier and Liu 2011）；有恶心呕吐史。

AAPD 指南中关于对儿童牙科患者使用笑气的描述为，"使用笑气镇痛 / 抗焦虑，不需要禁食。不过，临床医师或许会建议在笑气吸入前 2 小时，进食一些清淡饮食"。

禁忌证

笑气 / 氧气镇静并不能管理孩子的所有行为问题，尤其是一些歇斯底里或者反抗的行为，对无法和牙医沟通的哭闹、歇斯底里的孩子进行治疗，并不能取得良好的效果。这种情况下，强迫戴鼻罩只会使其愈加反抗，完全不能顺利或配合地经鼻吸入笑气。

当存在任何可能导致鼻塞并妨碍儿童充分吸入笑气的病症时，如：普通感冒、上呼吸道感染（URI）或支气管炎、过敏或花粉热。咽鼓管阻塞的患者，由于鼓膜膨隆会有耳痛现象。中耳炎的患者使用笑气可能会导致耳朵鼓膜穿孔。笑气在血液中的溶解度是氮气的近 40 倍，所以可以迅速扩散至体内的空腔脏器，局部发挥压力作用，正是因为这种空腔膨胀现象，笑气不可用于肠梗阻的患者，否则气体快速扩散会引起明显的不良反应。其他部位的气体积存，临床表现不明显。近期接受视网膜手术的患者眼内可能会有气体残留，随着笑气的吸收，可能会引起眼压升高，造成不可逆的视力损害（Lockwood and Yang 2008）。

虽然大多数哮喘患者和具有其他形式的慢性肺阻塞疾病（COPD）的患者使用笑气是安全的，但仍有一部分需谨慎使用，如有严重肺部疾病，需通过低氧来刺激呼吸运动、而非正常通过二氧化碳积聚来刺激呼吸的患者，这是因为：（1）这类患者通常对笑气镇静更敏感；（2）笑气镇静时额外吸收的氧气消除了对呼吸运动的刺激。通常，那些患有支气管哮喘的患者可以接受笑气，因为它对支气管和肺组织无刺激性。而压力增大可导致哮喘发作；因此，笑气镇静可能有帮助。

对一些特殊患者，如服用镇静剂、止痛剂、抗抑郁药或抗精神药物的，或者意识水平低下的，笑气也有不同程度的正强化作用。其他一些潜在的副作用，如维生素 B_{12} 缺乏的患者使用笑气可能会导致脊髓神经损伤，虽然很罕见，但临床医师一定要了解这些潜在的严重并发症（Flippo and Holder 1993）。

虽然动物实验发现笑气对生殖有多种潜在风险（老鼠的胎儿毒性 450~1000ppm），但是否会增加人类的自然流产率和致畸性仍有争议。研究发现，笑气废气处理场地附近的废气水平和对身体健康的不良反应之间并未发现关联，但也有报道称，未使用废气处理设备并且每周暴露于笑气中的时间大于 3 小时的工作人员（Rowland et al.1992），其生育力会下降，因此，建议女性在怀孕前 3 个月勿接触笑气。

为减少笑气相关的职业健康伤害，AAPD 建议使用有效的废气清除系统来降低周围环境中的残留笑气，定期评估和维护笑气运输及清除系统。虽然回收设备可明显降低牙医呼吸区域内的笑气水平，但远没有达到美国职业安全健康研究所（NIOSH）的标准，所以在牙科诊疗操作时或者患者欠配合，如言语较多或哭闹时，工作人员周围的笑气浓度会增加，必须额外联合使用口周回收装置。

安全性

首要的安全考虑是防止缺氧。已经设计了能确保最小氧气流量并限制笑气用量的安全装置来防止缺氧。Donaldson 等（2012）列举了用于确保笑气镇静的安全性和有效性的 12 个安全特征，同时学者们也讨论了安全功能故障的示例，以及防止出现负面结果的处理步骤。

笑气 / 氧气传输装置通常设置最大笑气浓度为 70%、氧气 30%，以确保患者吸入的氧气量比周围大气环境中的至少高 9%。一些安全标示可保证在氧气通气不良的时候停止输送笑气。定位销安全系统可防止非氧气罐意外连接到氧气附接入口，并且直径指示系统有助于确保合适的气体流过适当的管道。尽管有这么多安全标示，但也有牙医报道过因为设备安装不当或设备损坏造成的缺氧事件。如果在笑气镇静施用过程中怀疑安全标示有问题，临床医师应立即摘掉患者的鼻罩进行检查。

如果患者的氧饱和度较基线数据下降了 2% 或更多，需立即中断笑气吸入，并且检查所使用的气瓶是否有潜在的故障。

理想的废气清除系统应该借助于通过压缩空气运转的抽气泵，而无须通过牙椅上的真空系统，这种抽气泵的清除能力应该要达到 25L/min。

总结

笑气可被认为是在儿童牙科最常用的镇静形式。之所以备受推崇，是因为其卓越的安全性和便捷性，并且起效和恢复快速。区别于其他的镇静药物，吸入式是笑气唯一的给药方式，所以本章仅单独详细地介绍其作用机制和使用方法。

参考文献

［1］ Adair S.M. et al. (2004). Survey of Behavior Management Techniques in Advanced Education Programs. *Pediatric Dentistry*, 26, 151–158.

［2］ Allen G.D. (1984). Dental anesthesia and analgesia (local and general), 3rd ed. Williams and Wilkins, Baltimore.

［3］ American Academy of Pediatric Dentistry (2012). Guideline on use of nitrous oxide for pediatric dental patients. Reference Manual. *Pediatric Dentistry*, 34, 190–193.

［4］ American Society of Anesthesiologists. (2002). Practice guidelines for sedation and analgesia by nonanesthesiologists: An updated report by the American Society of Anesthesiologists task force on sedation and analgesia by nonanesthesiologists. *Anesthesiology*, 96, 1,004–1,017.

［5］ Amian, B. (1972). Nitrous oxide analgesia—a method for the restorative treatment of patients. Case report. *Quintessence International*, 3, 25–7.

［6］ Anderson, W. (1980). The effectiveness of audio-nitrous oxide-oxygen psychosedation on dental behavior of a child. *Journal of Pedodontics*, 5, 3–21.

［7］ Archer, W.H. (1944). Life and letters of Horace Wells: discoverer of anesthesia. *Journal of the American College of Dentistry*, 11, 81.

［8］ Babl, F.E. et al. (2005). Preprocedural fasting state and adverse events in children receiving nitrous oxide for procedural sedation and analgesia. *Pediatric Emergency Care*, 21, 736–743.

［9］ Babl F.E. et al. (2008). High-concentration nitrous oxide for procedural sedation in children: adverse events and depth of sedation. *Pediatrics*. Mar; 121(3):528–32.

［10］ Baskett, P.J. (1970). Use of Entonox in the ambulance service. *British Medical Journal*, 2, 41–43.

［11］ Berger, D., Allen, G., Everett, G. (1972). An assessment of the analgesic effects of nitrous oxide on the primary dentition. *Journal of Dentistry for Children*, 39, 265–268.

［12］ Bodner, S. (2008). Stress Management in the Difficult Patient Encounter. *Dental Clinics of North America*, 52, 579–603.

［13］ Clark, M.J. and Brunick, A. (2007). *Handbook of Nitrous Oxide and Oxygen Sedation*, 3rd ed. CV Mosby Co, St. Louis, Mo., USA.

［14］ Collado, V. et al. (2006). Modification of behavior with 50% nitrous oxide/oxygen conscious sedation over repeated visits for dental treatment: a 3-year prospective study. *Journal Clinical Psychopharmacology*, 26, 474–481.

［15］ Donaldson, M., Donaldson, D., Quarnstrom, F.C. (2012). Nitrous oxide-oxygen administration: when safety features no longer are safe. *Journal of the American Dental Association*, 143, 134–43.

［16］ Dundee, J.W. and Moore, J. (1960). Alterations in response to somatic pain associated with anaesthesia. IV. The effect of subanaesthetic concentrations of inhalation agents. *British Journal of Anaesthesiology*, 32, 453–459.

［17］ Emmanouil, D.E. and Quock, R.M. (2007). Advances in understanding the actions of nitrous oxide. *Anesthesia Progress*, 54, 9–18.

［18］ Flippo, T.S. and Holder, W.D. Jr. (1993). Neurologic degeneration associated with nitrous oxide anesthesia in patients with vitamin B12 deficiency. *Archives Surgery*, 128, 1,391–1,395.

［19］ Gall, O. et al. (2001). Adverse events of premixed nitrous oxide and oxygen for procedural sedation in children. *Lancet*, 358, 1,514–1,515.

［20］ Gillman, M.A. and Lichtigfeld, F.J. (1994). Opioid properties of psychotropic analgesic nitrous oxide (laughing gas). Perspectives in Biology and Medicine, 38, 125–138.

［21］ Gleghorn, E. (1997). Preoperative fasting: You don't have to be cruel to be kind. *Journal of Pediatrics*, 131, 12–13.

［22］ Guedel, A.E. (1937). *Inhalation Anesthesia*. McMillan Co, New York, NY, USA.

［23］ Hammond, N.I. and Full, C.A. (1984). Nitrous oxide analgesia and children's perception of pain. *Pediatric Dentistry*. Dec;6(4), 238–42.

［24］ Hennequin, M. et al. (2004). A prospective multicentric trial for effectiveness and tolerance of a N_2O/O_2 premix as a sedative drug. *Journal Clinical Psychopharmacology*, 24, 552–554.

［25］ Henry, R.J. et al. (1992). The effects of various dental procedures and patient behaviors upon nitrous oxide scavenger effectiveness. *Pediatric Dentistry*, 14, 19–25.

［26］ Hoffman, G.M. et al. (2002). Risk reduction in pediatric procedural sedation by application of an American Academy of Pediatrics/American Society of Anesthesiologists process model. *Pediatrics*, 109, 236–243.

［27］Hogue, D., Ternisky, M., Iranpour, B. (1971). The response of nitrous oxide analgesia in children. *Journal of Dentistry for Children*, 38, 129–135.

［28］Hornbein, T.F. et al. (1982). The minimum alveolar concentration of nitrous oxide in man. *Anesthesia Analgesia*, 61, 553–556.

［29］Houck, W.R. and Ripa, L.W. (1971). Vomiting frequency in children administered nitrous oxide-oxygen in analgesic doses. *Journal of Dentistry for Children*, 38, 129–134.

［30］Houpt, M. (2002). Project USAP 2000—use of sedative agents by pediatric dentists: a 15-year follow-up survey. *Pediatric Dentistry*, 24, 289–294.

［31］Houpt, M.I., Limb, R., Livingston, R.L. (2004). Clinical effects of nitrous oxide conscious sedation in children. *Pediatric Dentistry*, 26, 29–36.

［32］Jastak, J.T. and Orendruff, D. (1975). Recovery from nitrous sedation. *Anesthesia Progress*, 22, 113–116.

［33］Jevtovic-Todorovic, V., Benshoff, N., Olney, J.W. (2000). Ketamine potentiates cerebrocortical damage induced by the common anaesthetic agent nitrous oxide in adult rats. *British Journal of Pharmacology*, 130, 1,692–1,698.

［34］Kupietzky, A. et al. (2008). Fasting state and episodes of vomiting in children receiving nitrous oxide for dental treatment. *Pediatric Dentistry*, 30, 414–419.

［35］Langa, H. (1968). *Relative analgesia in dental practice: inhalation analgesia with nitrous oxide*. W.B. Saunders, Philadelphia, PA., USA.

［36］Lockwood, A.J. and Yang, Y.F. (2008). Nitrous oxide inhalation anaesthesia in the presence of intraocular gas can cause irreversible blindness. *British Dental Journal*, 204, 247–248.

［37］Lundy, J.S. (1925). Anesthesia by nitrous oxide, ethylene, carbon dioxide and oxygen for dental operations on children. Dental Cosmos, 67, 906–909.

［38］Lynch K. (2007). Sedation modifications: how will the proposed guidelines affect your practice? *AGD Impact*, 35, 48–54.

［39］Malamed, S.F. (2009). *Sedation: A Guide to Patient Management*, 5 ed. CV Mosby Co, St. Louis, Mo., USA.

［40］McCarthy, F.M. (1969). The safety of nitrous oxide analgesia. *Journal of the Michigan Dental Association*, 51, 178–179.

［41］Musselman, R.J. and McClure, D.B. (1975). In: Wright, G.Z. *Behavior Management in Dentistry for Children*. Chapter 8 "Pharmacotheraseutic approaches to behavior management."146-177, W.B. Saunders Co., Philedalchia.

［42］Nathan, J.E. et al. (1988). The effects of nitrous oxide on anxious young pediatric patients across sequential visits: a double-blind study. *Journal of Dentistry for Children*, 53, 220–230.

［43］Onody, P., Gil, P., Hennequin, M. (2006). Safety of inhalation of a 50% nitrous oxide/oxygen premix: a prospective survey of 35,828 administrations. *Drug Safety*, 29, 633–640.

［44］Parlow, J.L. et al. (2005). Self-administered nitrous oxide for the management of incident pain in terminally ill patients: a blinded case series. *Palliative Medicine*, 19, 3–8.

［45］Paterson, S.A. and Tahmassebi, J.F. (2003). Pediatric dentistry in the new millennium: 3. Use of inhalation sedation in pediatric dentistry. *Dental Update*, 30, 350–6, 358.

［46］Raper, H.R. (1945). *Man Against Pain: The Epic of Anesthesia*. Prentice-Hall; New York, NY, USA.

［47］Ray, L.N. (1929). Nitrous oxide and oxygen—a preference for extraction of children's teeth. Digest (Dental), 35, 744–745.

［48］Roberts, G.J. (1990). Inhalation sedation (relative analgesia) with oxygen/nitrous oxide gas mixture: 1. Principles. *Dental Update*, 17, 139–146.

［49］Rosen, M.A. (2002). Nitrous oxide for relief of labor pain: a systematic review. *American Journal of Obstetrics and Gynecology*, 186, 110– 126.

［50］Rowland, A.S. et al. (1992). Reduced fertility among women employed as dental assistants exposed to high levels of nitrous oxide. *New England Journal of Medicine*. Oct 1;327(14), 993–7.

［51］Sanders, R.D., Weimann, J., Maze, M. (2008). Biologic Effects of Nitrous Oxide: A Mechanistic and Toxicologic Review. *Anesthesiology*, 109, 707–722.

［52］Simon, J.F. Jr. and Vogelsberg, G.M. (1975). In: Wright, G.Z. *Behavior Management in Dentistry for Children*. Chapter 9 "Use of nitrous oxide-oxygen inhalation sedation for children," 177–196. W.B. Saunders Co., Philadelphia.

［53］Sorenson, H.W and Roth, G.I. (1973). A case for N_2O/oxygen inhalation sedation: an aid in the elimination of the child's fear of the needle. *Dental Clinics of North America*, 17, 51–66.

［54］Stach, D.J. (1995). Nitrous oxide sedation: Understanding the benefit and risks. *American Journal of Dentistry*, 8, 47–50.

［55］Tsao, J.C. et al. (2004). Role of anticipatory anxiety and anxiety sensitivity in children's and adolescents' laboratory pain responses. *Journal of Pediatric Psychology*, 29, 379–388.

［56］Weinstein, P., Domoto, P.K., Holleman, E. (1986). The use of nitrous oxide in the treatment of children: results of a controlled study. *Journal of the American Dental Association*, 112, 325–31.

［57］Whalley, M.G. and Brooks, G.B. (2009). Enhancement of suggestibility and imaginative ability with nitrous oxide. *Psychopharmacology* (Berl), 203, 745–52.

［58］Wilson, S. and Alcaino, E.A. (2011). Survey on sedation in paediatric dentistry: a global perspective. *International Journal of Paediatric Dentistry*, 21, 321–332.

［59］Wilson, S. (1996). A survey of the American Academy membership: nitrous oxide sedation. *Pediatric Dentistry*, 18, 287–293.

［60］Zier, J.L. and Liu, M. (2011). Safety of high-concentration nitrous oxide by nasal mask for pediatric procedural sedation: experience with 7,802 cases. *Pediatric Emergency Care*, 27, 1,107–1,112.

第 12 章　轻度和中度镇静药物
Minimal and Moderate Sedation Agents

Stephen Wilson

镇静通常是指对个体意识水平进行调节，达到减轻焦虑或恐惧，使人放松，改善情绪的理想状态。这种意识上的改变可通过药物或非药物介入来实现。本章将集中介绍药物作用产生的意识改变。

镇静药物调节意识水平。意识水平涉及完全清醒到完全昏迷一系列连续的状态，而这些状态的调节一定程度上与用于患者药物的数量和剂量有关。因此，镇静深度水平通常是指在某个具体时间点间接、持续的患者意识水平指数。

镇静深度的定义有多种。不同专业组织（美国牙科协会，2007；美国儿童牙科学会，2006；美国麻醉医师协会，2002）所提供的镇静指南中均可找到关于镇静的定义。针对各种情况下的儿童患者，包括牙科，最常用的镇静指南便是目前美国儿科学会／美国儿童牙科学会（AAP/AAPD）所使用的。在该指南中定义了 3 个不同的镇静水平：

轻度（旧称"抗焦虑"）：指服用药物后患者产生仍可正常回应指令的状态。尽管患者的认知状态和协调状况可能受影响，呼吸系统和心血管系统功能却是未受影响的。

中度（旧称"清醒镇静"或"镇静/镇痛"）：指药物产生意识抑制，期间患者可有针对性地回应指令（如："睁开你的眼睛"，可以是单独的指令或者伴随轻度的触觉刺激——轻拍肩膀或面颊，但不要拍胸肋骨）。对于年纪稍长的患儿，这种程度的镇静意味着能保持互动的状态；而对于年幼患儿会预期出现与年龄相符的行为（如哭闹）。躲避反射，尽管是对疼痛刺激的正常反应，却不被认为是唯一的与年龄相符的针对性反应——该反射必须伴随其他反应，例如推开疼痛刺激，这才可确认达到了更高的认知功能。进行中度镇静时，不需特意维持气道通畅，自主呼吸是完整的。心血管功能通常也可维持。然而，某些本身可能引起气道阻塞的治疗（如牙科操作或内窥镜），医师必须能发现阻塞并帮助患者保持气道的通畅。如果患者自身无法自主开放气道并解除阻塞，那就可以认为患者进入了深度镇静。

深度：药物诱导产生的意识抑制，期间患者无法被轻易唤醒，但当受到重复性的口头或疼痛刺激后可以有针对性地做出反应（参见以上关于躲避反射的讨论）。自主呼吸功能可能受损。患者可能需要协助来维持气道通畅，而自主呼吸功能是受损的。心血管功能通常是能维持的。深度镇静状态通常伴有部分或完全气道保护性反射功能的缺失。

本章的重点在于轻度镇静和中度镇静。但需要记住的是，任何镇静药物及其剂量均可产生不同程度的镇静效果。因此，不可能也不适合认为某种药物是"可产生最小镇静作用的药物"。事实上，有可能在绝大部分儿童中可产生最小镇静效果的药物，却在某些儿童中产生较预期值更轻（弱应答）或更强（高应答）的效果。

AAP/AAPD 中一个主要且重要的内容就是抢救。临床指南中的抢救，涉及临床操作者为已经或者有潜在可能转入危急病情的患者进行完善的处理时所具备的相关知识、受过的训练和技能。也就是说，所有进行儿童镇静治疗的临床操作者都必须具备可识别患儿任何危急状态的能力，并能立刻做出反应，稳定患者状况以避免陷入灾难性的后果。儿童镇静中最常发生的危急状况就是呼吸抑制。因此，医师还必须具备有效率并且有效果的基本呼吸道管理技巧，这包括使用气囊－面罩正压通气给氧。故而，在允许受训者进行儿童镇静以前，必须让受训者接受专业训练。训练最好是通过专门的麻醉科轮转，使受训者在有经验且高度受训的专业人员指导下反复地直接地接触各类气道危急情况。

药物

儿童牙科治疗中镇静药物的使用已超过一个世纪。20 世纪 50 年代和 60 年代的文献中便可以找到在牙科治疗中将镇静药物作为儿童"术前用药"的独立报道。除了同时代常使用的酒精，同样的药物也被用于各种情况下的药物治疗，而几乎在 20 世纪的整个前半段，巴比妥类药物占绝对控制地位（Lopez-Munoz et al. 2005）。其他同时期值得注意的药物包括水合氯醛、阿片类（主要是吗啡）和溴化物。

1952 年，Ruble 将该时期的药物进行了一次经典回顾。他描述了当代文献中主要和常用的药物，包括了巴比妥类药物、溴化物类以及吗啡等。有趣的是，就像在其回顾中所提及的，20 世纪 50 年代所面临的问题与挑战同今天是一样的。术前用药主要用于"紧张和高度焦虑的儿童"。焦点集中于镇静程度、剂量和药物的给药方式。家人在家庭、学校以及牙科诊所的引导与否会让小孩成为"快乐"的还是"行为不当"的个体。Ruble 还提到"尖叫、剧烈反抗的儿童"常使相当简单的牙科治疗过程变得复杂而耗时，在这种情况下镇静是"对患儿及牙医都有帮助的"。其他涉及相关内容的研究及文章也提到了这个问题（Aduss et al. 1961；Album 1955；Buckman 1956；Lampshire 1950）。

在过去 40 年间有 11 个研究调查，已观察牙科治疗中用于镇静儿童的部分药物。这些药物列于本章结尾的参考中。较为常用的药物包括笑气、水合氯醛、哌替啶、咪达唑仑（及其他苯二氮䓬类药物）和羟嗪/安泰乐（及其他抗组胺剂

类药物）。吗啡、安那度、巴比妥类及氯丙嗪类药物也都有被提及（Brandt and Bugg 1984；Doring 1985；Lambert et al. 1988；Myers and Shoaf 1977；Riekman and Ross 1981；Roberts et al. 1992）。通常将这些药物分为 4 类：镇静催眠类药物、苯二氮䓬类镇静药、抗组胺类药物、吸入雾化类药物。本章将聚焦这些药物的经口给药方式。

镇静催眠类

镇静催眠类药物主要用于产生睡意和睡眠，并常被分为巴比妥类和非巴比妥类。巴比妥类，如戊巴比妥数十年前是相当流行的。然而，由于它们可能产生拮抗反应，已不再常用于儿童的镇静治疗。

水合氯醛

数十年来，儿童牙科最常用的安眠类药物一直是水合氯醛。尽管水合氯醛可以且一直单独用药（Anderson 1960；Czaarnecki and Binns 1963），但近期大部分研究探索水合氯醛与一个或更多药物的协同作用。超过 25 项这类研究在本章的参考文献中有所罗列。

特点

水合氯醛由 Justus Liebig 于 1832 年发现并于 1869 年作为麻醉和镇静催眠药物开始使用（Stetson 1962）。其通过抑制中枢神经系统（CNS）发挥作用。其作用机制尚未明确，但目前被认为是通过 GABA 受体复合物发挥作用（Lu and Greco 2006）。作为安眠药，其治疗剂量可产生睡意、困倦，或在某些情况下过度兴奋。将水合氯醛与其他药物联合使用时必须不断注意患者状况，因为随着镇静程度的加深有可能导致呼吸抑制。水合氯醛有个独特效应就是潜在抑制颏舌肌的作用（Hershenson et al. 1984）。扁桃体肥大或腺样组织肥大的患儿（参见第 10 章）可能不太适宜使用含水合氯醛的制剂，因为其有增加上呼吸道阻塞的可能性，特别是患

者在俯卧位时。

水合氯醛是油性物质，并对黏膜组织具有明显的刺激性。因此，不应用于有胃炎、食道炎及口腔有创伤的患者。同时，也应当注意避免水合氯醛碰触到眼结膜，这可能在口服水合氯醛时，患者咳嗽或是咳痰时发生。使用无针软管快速给予患儿水合氯醛导致其泼洒至口腔后部的注药方式应当避免。较高剂量的水合氯醛常与心律失常相关联，因此，具有某些心血管疾病的患者应避免使用。

水合氯醛并无止痛作用。因其口感不佳，口服时需要加入额外的调味剂。水合氯醛口服剂在全美于 2012 年 4 月停产，而在某些国家仍有生产。水合氯醛的其他制剂（例如胶囊）在美国仍可购买，但是如果有必要，口服溶剂也可以由当地药剂师配制。

> **案例 12.1**
> 4 岁的 Jessica 原计划将在小剂量镇静下进行半龅的牙齿修复治疗。其母亲拿到内含 5 汤匙（1200mgs）水合氯醛糖浆的塑料注射器，并经指导给 Jessica 用药。几分钟后患儿母亲向工作人员求助。Jessica 拒绝服用药物——她将药物吐到其母亲身上，并一直歇斯底里地尖叫和乱踢。

案例 12.1，讨论：轻度镇静口服镇静剂难题之一就是药物的给药方式。大多数进行轻度镇静的患者都是不配合的，并在很多情况下表现出反抗的行为。无法摄入处方剂量的药物必然导致不理想的镇静效果。在很多例子中出现家长无法让孩子服下水合氯醛糖浆的情况。当牙医面临与上述例子中相似的情况，即无法确定患儿服下了多少药物，那么为了继续进行此次约诊而给予患儿更多药物的行为就可能存在危险性。

牙医应让家长首先选择让孩子自行服药，向孩子解释为什么必须吞下全部剂量的药物。家长可诱导孩子服下小量的糖浆，然后服下少量的水。可以用杯子或软管。有些孩子更愿意用杯子。但是，

在很多情况下家长都会失败。即使已经预计家长可能失败，也值得一试，因为这会更有利于家长愿意让牙医给药。

一旦家长愿意以后，让患儿站在牙医面前，医师坐在椅子上。患儿的头微向后仰，家长固定住患儿的手。牙医一只手的手指或拇指技巧性地放置于患儿的磨牙后垫处，另一侧手抱住患儿的头并缓慢滴下药物，使其顺着手指流下。该动作通常刺激吞咽反射，并让患儿有机会调整呼吸和吞咽（图 12-1）。有时患儿拒绝吞咽并在口咽部堆积大量药液，这时可要求家长稍捏下患儿的鼻

（a）

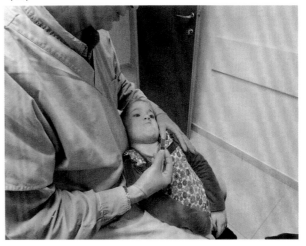

（b）

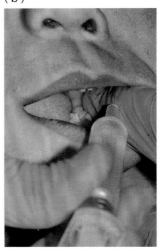

图 12-1 牙医环抱住患儿的头（a）并缓慢顺着的手指或拇指滴下溶液，该手指放置于患儿的磨牙后垫上（b）。这通常会刺激吞咽反射并让孩子来协调呼吸和吞咽动作。

子让患儿吞下或是咳出药液（通常是前者）。在很多情况下，当太多药物溶液注射入口内（通常由家长注入时发生）或者是医师操作太快时，患儿会咳嗽并试图压制气道反射，但是这非常难受。

由于水合氯醛具有黏膜刺激性，使用技巧特别重要。当水合氯醛快速射入咽后壁并流入会厌和喉部结构时，常引起局部喉痉挛。

临床应用

较为典型的情况是，在最初口服下水合氯醛或以水合氯醛为主的混合制剂的 15~25 分钟内，患儿会表现出轻度非抑制或兴奋状态。有时该非抑制状态可表现为健谈、对周围环境的探索性过度活跃、社交互动以及整个人显得蠢笨，但也可表现为偶发的烦躁不安。这一阶段之后通常表现为嗜睡或困乏并可致入睡。此时，并不足以表示可以完全让患儿家属离开并开始牙科治疗，但确实表明需要依据镇静程度的增加，仔细地进行临床监测及使用电子监护仪（例如血氧饱和度监测仪）。

在治疗程序开始前通常会让家长回避。家长的回避应该是在服药大约 45 分钟以后，此时血液中活性代谢产物的浓度达到高峰。发挥作用的时间（依据是否使用其他配伍药物、患儿的疲劳程度以及患儿的特质，例如患儿的性格和认知发展水平）通常需要 60 分钟或更长时间。

需要注意的是，在整个治疗过程中临床技巧和流程非常重要。许多临床医师同时使用口服镇静术前用药和笑气镇静；具体的操作和使用将在下一章内进行描述。在放置好鼻罩之后，缓慢而轻轻地开放患儿的气道。让患儿面朝天花板呈仰卧位。如果患儿处于清醒状态，医师可以用低声交谈来转移患儿的注意力。使用合适的笑气浓度和流速，轻柔微张患儿的口腔，插入开口器，并缓慢开大。在回顾和确定了预定的治疗方案之后，进行表面麻醉和局部麻醉。第 8 章详细描述了局部麻醉的使用。如果患儿在注射时变得焦躁不安，麻醉医师在进行局部麻醉后应当"重新安抚"患儿。

镇静治疗中应当使用橡皮障或类似的隔湿措施（例如 Isolite 隔湿装置，但不能用棉卷隔湿或不隔湿）。通常，我们可以用手机不喷水或喷非常少量的水来切割牙齿，而这些水可以经高速/强吸引器从口内吸走（注意：强吸引器应当一开始就在离患儿一定距离的地方开启，并缓慢移近以免惊吓到患儿）。同样情况适用于治疗用头灯，在远离患儿面部的地方打开，然后缓慢调节角度以照亮口腔。获得足够的麻醉深度之后即可进行牙齿预备。当麻醉效果有效发挥时牙体修复过程也可以快速完成，尽管偶尔会出现患儿烦躁的状况从而需要再次处理。如果经过这一系列处理后患儿开始进入镇静状态，通常还是可以产生好的镇静效果。这一过程也可以伴随其他镇静药物的使用。

Anderson 早在 1960 年曾做过关于水合氯醛的一个研究。他在儿童进行口腔护理时单独使用水合氯醛。Anderson 主张使用水合氯醛来"使不配合、情绪化的患者更好地将治疗进行下去"并帮助患者提高治疗的耐受度。他指出对于部分 3~4 岁的患者有必要在牙科治疗 30 分钟前给予多达 5 汤匙（1200mg）的用药。在报道的 300 例患者的镇静治疗中，他指出，通常都不需要局部麻醉，所有的口腔治疗可以在一次预约中完成。其他关于单独使用水合氯醛或同时使用笑气的研究也曾见报道（Barr et al. 1977；Houpt et al. 1985；Moore et al. 1984）。绝大部分的研究显示水合氯醛产生了不错甚至是良好的镇静作用。但是，目前在牙科治疗中水合氯醛较少被作为患儿镇静的单独用药。

超过 25 份记录在案的研究显示使用水合氯醛配伍其他镇静剂，特别是抗组胺药。这些研究被收录在本章结尾的参考文献中。这些研究中水合氯醛和羟嗪（安泰乐）的用量分别为 40~75mg/kg 和 1.0~2mg/kg。有部分研究支持羟嗪配伍水合氯醛给药较单独使用水合氯醛可更有效改善患者行为的预期（Avalos-Arenas et al. 1998），但也有研究并未发现差别（Needleman et al. 1995）。

异丙嗪曾被作为镇静剂广泛应用，其抗组胺特性可以与水合氯醛协同作用（Dallman et al. 2001；Houpt et al. 1985； Lu and Lu 2006； Robbins 1967； Sams et al. 1993； Sams and Russell 1993； Wright and McAulay 1973）。在以上研究中，其使用剂量按体重计量（mg/kg）并制成单个大药丸（12.5mg）。这样的配伍给药较单独使用咪达唑仑或水合氯醛及哌替啶合剂时，血压可能轻微降低（Dallman et al. 2001； Sams and Russell 1993），但其效果却没有临床显著性差别。

水合氯醛曾与异丙嗪和羟嗪联合使用。该混合剂曾以"三联剂"而被熟知，在现今儿童牙科高级课程中仍被传授而且依旧流行（Wilson and Nathan 2011）。通常，与其他镇静剂或药物组合相比，此三联剂组合倾向于产生更好的行为效果，即更安静且哭闹行为更少（Chowdhury and Vargas 2005； Hasty et al. 1991； Nathan and West 1987； Wilson et al. 2000）。然而并不总是这样，因为剂量不同或其他相似的"三联剂"组合并没有显示行为改善或者相当的效果（Poorman et al. 1990； Sheroan et al. 2006）。不

同剂量的水合氯醛可能产生行为效果上的显著差异，其使用剂量越大，产生安静/睡眠状况的可能性就越高。尽管如此，越容易进入安静/睡眠状态，越有气道或呼吸抑制的风险。

当三联剂中水合氯醛浓度达到50mg/kg时（Croswell et al. 1995； Leelataweedwud and Vann 2001； Leelataweewud et al. 2000； Rohlfing et al. 1998； Sheroan et al. 2006），呼吸抑制的风险会增加，表现为呼吸暂停和/或氧饱和度低。可通过降低水合氯醛的剂量和增加哌替啶或在三联剂中用咪达唑仑替代水合氯醛减少呼吸抑制（Chowdhury and Vargas 2005； Sheroan et al. 2006）。水合氯醛特性、作用机制以及剂量总结于表12-1中。

哌替啶

哌替啶曾被作为儿童牙科最常用的镇静药物，尽管其很少被单独使用（Cathers et al. 2005； McKee et al. 1990； Song and Webb 2003）。在至少18项研究中显示哌替啶常与其他镇静药物联合用药，这些药物包括咪达唑仑、羟嗪或异丙嗪，以及水合氯醛和羟嗪。这些研究收录于本章结束的

表 12-1　水合氯醛

（依据 AAPD 指南，常规镇静治疗的目标是镇静的前两个镇静程度（即轻度和中度镇静）。然而，在低龄不配合儿童中最佳镇静程度是可以轻易被轻度语言或触碰而唤醒的非常轻浅的睡眠状态。单独使用该药产生如此效果的治疗剂量，根据体重计算，对绝大多数儿童来说通常是 30~50 mg/kg。该剂量通常会引起舌部肌肉张力减退，导致舌后退至靠后的口咽结构区域。由于舌部肌肉张力降低可存在气道抑制的潜在风险，应予适当的监测（脉搏血氧饱和度及二氧化碳浓度）；深度睡眠和/或某些呼吸抑制可能会发生。）

药物	作用机制	（口服）剂量	特性	注意事项	镇静时间	拮抗剂
水合氯醛（镇静-催眠）禁忌证：·高敏体质·肝脏或肾脏损伤·严重心脏病·胃炎·食道炎·胃溃疡	中枢神经系统抑制作用通常是由于其活性代谢物三氯乙醇，作用机制不明	20~50mg/kg 最大剂量：1g	·油性·口感不佳·致敏性·催眠/嗜睡	·阻塞气道：扁桃体及腺样体肥大、阻塞性睡眠呼吸暂停综合征的患儿可能发生呼吸道梗阻·刺激黏膜·喉痉挛·呼吸抑制·心律失常	起效时间：20~45 分钟 给药间隔：45 分钟 作用时间：1~1.5 小时	无

参考文献处。最初使用哌替啶与其他镇静药物配伍的原因之一是其具备止痛的特性，而大部分与其配伍的药物，例如咪达唑仑，通常缺乏这一特性。此外，哌替啶可以轻度加强其他药物的镇静效果（Chowdhury and Vargas 2005; Nathan and Vargas 2002; Wilson et al. 2000），而且在许多病例中产生改变患者情绪的作用。

哌替啶通常是口服给药，但由于其味苦，使用时需要某些调味剂以调节其口味。黏膜下给药是另一种常用的哌替啶给药途径（Cathers et al. 2005; Chen et al. 2006; Lochary et al. 1993; Roberts et al. 1992; Song and Webb 2003）。一项研究评估经口和经黏膜下哌替啶镇静下接受口腔治疗患儿的行为状况。基于不同给药途径的研究结果显示患者行为效果无差异（Song and Webb 2003）。

通常，哌替啶经黏膜下给药发挥作用的速度较经口给药作用快。经黏膜下给药的一个缺点是可诱发充血反应，通常会导致面部注射区域"水疱"样以及皮肤瘙痒。这些效应除了直接暴露于哌替啶而引起血管反应，还间接由肥大细胞释放组胺引发（Flacke et al. 1985; Flacke et al. 1987; Levy et al. 1989）。哌替啶经黏膜下给药的另一个副作用是，当注射进入位于上颌结节远中的翼丛时，有可能立即引起低血压。考虑到这些注意事项，似乎经口使用治疗剂量的哌替啶更加稳妥，可能消除黏膜下反应。其他需重点关注的是局麻药与包括哌替啶的某些麻醉药物间的潜在交互作用。

过量使用某一种或两种药物均可导致癫痫和/或死亡（Moore and Goodson 1985）。关于哌替啶特性、作用机制和使用剂量的总结见表12-2。

苯二氮䓬类药物

苯二氮䓬类药物是一大类当单独使用治疗剂量时安全范围较广的药物。这类药物具备一些特性，在许多情况下可产生好的、可在一定程度上抗焦虑、镇静催眠、抗惊厥、松弛骨骼肌、以及产生遗忘效应。其药物作用机制与激活GABA受体复合体相关。当激活时，有普遍的抑制作用。因此，苯二氮䓬类药物间接加强GABA的抑制作用。尽管市场上有许多种苯二氮䓬类药物，但最常报道用于牙科儿童镇静治疗的是咪达唑仑、地西泮和三唑仑。

咪达唑仑

咪达唑仑据说是最流行的镇静药物，也是最常用于儿童口腔或医疗治疗中的苯二氮䓬类药物（Bhatnagaret et al. 2012; Isik et al. 2008; Wilson and Nathan 2011）。90年代早期其首先被用于牙科治疗的镇静（Roelofse and de Joubert 1990），而在80年代早期已运用于临床（Haas et al. 1996）。随着该药在牙科逐渐流行，咪达唑仑被重新评估，以关注其发展、特点、代谢、研究中的应用以及副作用（Kupietzky and Houpt 1993）。

表12-2 哌替啶（又名德美罗、度冷丁）
（该药的主要缺点是其可能引起呼吸抑制和低血压。当非肠道给药时，这种情况特别容易发生，而经口给药时风险较低。当与其他镇静药物联合用药时应当仔细评估效果，因为其具有对镇静药物的叠加或协同特性。
麻醉药物，包括德美罗，与局麻药联合用药时应当慎重。二者联合用药时，发生癫痫的阈值会明显降低。）

药物	作用机制	剂量	特性	注意事项	镇静时间	拮抗剂
哌替啶（麻醉剂）禁忌证：·过敏症·14日之内曾使用MAO抑制剂	在CNS结合于镇静受体，抑制痛觉通路；改变疼痛感觉的接收及反应；产生最大剂量的中枢神经系统抑制	1~2mg/kg 最大剂量50mg	·清亮 ·口感不佳 ·止痛 ·欣快感 ·烦躁	·呼吸抑制 ·低血压	起效时间：30分钟 给药间隔：30分钟 作用时间：1小时	有（纳洛酮）

临床应用

口服咪达唑仑后会有以下一系列行为变化。轻微但可感知的态度甚至行为变化可在 5 分钟内观察到。在 10~15 分钟内，可见到患儿明显的放松状态和社交活跃性增加。有时患儿表现为更安静且友好的状态，特别是如果他们最初表现为害羞或是退缩时。当患儿使用咪达唑仑 15~20 分钟时，可将患儿与其家长分离。如果同时使用笑气，通过对话分散患者注意力，并开始将笑气鼻罩放置在患者的鼻子上。

正如之前在水合氯醛中提到的，它使用相同的镇静方案并开始治疗。不幸的是，咪达唑仑的作用时间只有 20~40 分钟。所以当咪达唑仑单独使用时，仅可用于短时间的牙科治疗。偶尔在一小部分患者中会出现单纯的烦躁以及异常兴奋，并导致即使在父母的怀抱中也无法安抚或控制。这种反应通常在疼痛性治疗的即刻或之后发生。有趣的是，这种反应通常被叫作"愤怒儿童综合征"。

据报道，约 2/3 的牙科治疗患者在单独使用咪达唑仑时成功完成了治疗（Erlandsson et al. 2001）。其他研究也显示：相较安慰剂或相比镇静前的行为，咪达唑仑可改善患者的态度、行为以及总体治疗结果（Gallardo et al. 1994; Mazaheri et al. 2008; Wan et al. 2006）。

咪达唑仑曾与哌替啶、羟嗪、氯胺酮、水合氯醛、曲马朵、芬太尼、舒芬太尼、纳布啡、氟哌利多和对乙酰氨基酚联合使用（Cagiran et al. 2010; Heard et al. 2010; Milnes et al. 2000; Myers et al. 2004; Nathan and Vargas 2002; Padmanabhan et al. 2009; Reeves et al. 1996）。这些研究所使用的方案或实验设计很少是相类似的，因此，几乎不可能确定哪种组合具有始终如一的优势，即使有这样的组合存在。尽管如此，与单独使用咪达唑仑相比，其他药物与咪达唑仑配伍使用通常可轻度改善患者的行为表现（Al-Zahrani et al. 2009; Cagiran et al. 2010; Nathan and Vargas 2002; Shapira et al.

2004），但也并非总会发生。改善的行为可能是剂量多少的作用（Musial et al. 2003）。

低龄儿童口腔治疗中咪达唑仑通常是经口用药。然而，研究者们也将注意力放置在经鼻给药的途径中。最新相关研究包括 Bahetwar 等（2011）、Heard 等（2010）、Johnson 等（2010）与 Wood 等（2010）的报道。较早期的研究已收录入参考文献中。此外，其他给药途径还包括肌注（Capp et al. 2010; Lam et al. 2005）、黏膜下（Myers et al. 2004）给药以及经静脉给药（Arya and Damle 2002）。咪达唑仑经非肠道给药（即通过经口腔及直肠以外其他任何途径）的剂量范围较口服给药少得多（例如剂量分别是 0.2~0.3mg/kg 和 0.5~1.0mg/kg）少得多。已有研究证实患儿的性格会影响包括咪达唑仑在内的其他药物的作用效果。害羞或内敛的孩子效果一般不佳（Arnrup et al. 2003; Isik et al. 2010; Jensen and Stjernqvist 2002; Lochary et al. 1993; Primosch and Guelmann 2005）。通常，最先出现的明显的生理性变化为心率加快和阻断性行为，之后表现为安静，达到所期望的情绪。咪达唑仑没有镇痛作用，因此当咪达唑仑与止痛药联合使用时，通常会改善患者的行为。咪达唑仑的特性、作用机制和剂量总结于表 12-3 中。

其他苯二氮䓬类药物

地西泮是儿童口腔科常用的药物，而三唑仑的临床使用比报道的更多。地西泮可产生较好的骨骼肌松弛作用和抗焦虑作用，其起效时间较长，通常给药后将近 1 小时，患者才可以准备好接受牙科治疗。该药可产生良好的 1 小时镇静作用。完全代谢和排泄体外也需要更长时间。因此，儿童的离院时间可能被延迟，因而在忙碌的工作中用作低龄儿童的用药可能不是非常有效。

至少有 11 份关于单独使用地西泮或与其他药物联合使用的报道。为方便读者，我们将这些报道列入于参考文献之中。部分研究评估了地西

表12-3 咪达唑仑（商品名，咪唑安定）

（大剂量使用时的主要风险是肺通气不足以及相关的低氧血症。当患者同时使用以下药物时可能存在相互作用，例如红霉素（可导致失去意识），因而在这种环境下需非常小心地使用。

其治疗剂量对于心血管系统的作用可忽略不计，但较大剂量会出现血压降低和心排血量减少。

偶尔在儿童中无法产生预期的镇静效果，却会产生异常多动并被称作"愤怒儿童综合征"。）

药物	作用机制	剂量	特性	注意事项	镇静时间	拮抗剂
咪达唑仑（抗惊厥、催眠镇静） 禁忌证： ·过敏症 ·交叉过敏：可能与其他苯二氮䓬类药物发生	通过结合于苯二氮䓬位点上的 α-氨基丁酸（GABA）受体复合体并调节 GABA 这一大脑内主要的抑制型神经传导物来抑制所有水平的中枢神经系统（CNS），包括大脑边缘系统和网状结构	0.3~1.0mg/kg 最大剂量： 15mg（2~5岁） 20mg（大龄儿童）	·清亮 ·口感不佳 ·放松作用 ·顺行性遗忘症	·愤怒儿童综合征（AC/Sxd） ·呼吸抑制 ·头部复位反射缺失 ·当与其他 CNS 抑制剂共同使用时常发生严重的呼吸不良反应	起效时间：10 分钟 给药间隔：10 分钟 作用时间：20 分钟	有 （氟马西尼）

泮在患儿口腔治疗中经直肠给药的效果。这些研究大部分年代较久远（Flaitz et al. 1985；Jensen and Schroder 1998；Jensen et al. 1999；Lowey and Halfpenny 1993；de Roelofse and van der Bijl 1993），表明该法已不如过去使用得那么频繁。此外，有研究显示经直肠给药，咪达唑仑较地西泮作用更佳。有份有趣的研究评估了地西泮经口用药所产生的遗忘效应（Jensen and Schroder 1998）。显然，具有行为管理问题组的患者发生健忘症的总数明显降低。其他研究也显示相似的结果（Sullivan et al. 2001）。还需进一步的研究来说明使用地西泮和其他苯二氮䓬类药物的低龄患儿，其阻断性行为和健忘与药物是否存在关联性。

地西泮（安定）也曾与氯胺酮一起使用（Okamoto et al. 1992；Reinemer et al. 1996；Sullivan et al. 2001）。在这些研究中，口服氯胺酮的使用剂量介于4~10mg/kg之间不等。低剂量的效果是较差，而高剂量组间效果并不存在明显差异；然而，呕吐的高发率通常与氯胺酮相关（Reinemer et al. 1996；Sullivan et al. 2001）。地西泮的特性、作用机制及剂量总结于表12-4中。

一些研究涉及了儿童牙科治疗使用三唑仑。这些研究在20世纪90年代后期和21世纪00年代早期进行。其中一项研究评估了三唑仑和水合氯醛以及羟嗪在学龄前儿童中的使用。使用的剂量为：三唑仑0.2mg/kg，水合氯醛40mg/kg和羟嗪25mgs。在行为和生理上，两组间无显著差异，而学者认为三唑仑较更加传统的水合氯醛以及羟嗪同样有效（Meyer et al. 1990）。有趣的是，一项对照研究中显示三唑仑组（0.3mg/kg）较安慰剂组呈现出较少改善（Raadal et al. 1999）。同样需要指出的是，在低龄儿童中，当使用剂量从0.005mg/kg增加至0.03mg/kg时，三唑仑可能会产生共济失调和视觉损害（Coldwell et al. 1999）。相似发现曾报道于三唑仑经舌下用药于年纪稍大的患儿时（Tweedy et al. 2001）。

其他曾被用于儿童牙科治疗且与非苯二氮䓬类相似的镇静药物包括了唑吡坦（Ambien®），一种帮助成人睡眠的药物（Bhatnagar et al. 2012；Koirala et al. 2006）。唑吡坦激活部分GABA复合体部分来帮助催眠，并可通过氟马西尼来逆转这个过程。在至少两篇文章中都曾提出，在儿童中，

表 12-4 地西泮（安定）

（治疗剂量的地西泮对于心血管系统的作用可忽略不计，但较大剂量时可导致血压降低和心脏输出量减少。增加剂量（或反复使用）或与其他镇静药物（例如阿片类药物）联合用药时可产生呼吸抑制作用；否则，地西泮很少对呼吸产生影响。对患儿偶尔无法实现预期镇静效果，相反产生异常多动。这种情况可伴发情绪激动、敌意和梦魇。）

药物	作用机制	剂量	特性	注意事项	镇静时间	拮抗剂
地西泮（抗焦虑、催眠镇静） 禁忌证： ·过敏症 ·交叉过敏：可能与其他苯二氮䓬类药物发生 ·青光眼 ·睡眠呼吸暂停	通过结合于苯二氮䓬位点上的 α-氨基丁酸（GABA）受体复合体并调节 GABA 这一大脑内主要的抑制型神经传导物来抑制所有水平的中枢神经系统，包括大脑边缘系统和网状结构	0.25mg/kg 每增加 1 岁剂量增加 1mg，直至 10mg 最大剂量：10mg（随年龄变化）	·味苦 ·放松作用 ·顺行性遗忘症 ·镇静	·呼吸抑制 ·可能致低血压 ·避免食用葡萄汁 ·精神矛盾反应，包括异常活跃或攻击行为，幻觉，尤其在青少年、儿童或老年患者中	起效时间：1 小时 给药间隔：1 小时 作用时间：>1 小时	有 （氟马西尼）

表 12-5 羟嗪（安太乐或羟嗪口服剂）

药物	作用机制	剂量	特性	注意事项	镇静时间	拮抗剂
羟嗪（抗焦虑、止吐、抗组胺的镇静剂） 禁忌证： ·过敏症 ·孕早期	在胃肠道、血管和呼吸道的效应细胞中，与组胺竞争 H₁ 受体位点	1~2mg/kg 最大剂量：50mg/d	·味佳 ·睡眠 / 嗜睡 ·抗组胺 ·支气管扩张 ·止吐	·怀孕 ·低血压 ·可增强其他 CNS抑制剂作用 ·可增强 CNS 抑制剂或酒精的镇静作用	起效时间：30 分钟 给药间隔：30 分钟 作用时间：30~45 分钟	无

与其他更常用的药物（如咪达唑仑）相比较，唑吡坦并非理想的药物。

抗组胺药

在接受牙科治疗的患儿中，当与其他镇静药物配伍使用时，抗组胺药是仅次于笑气的最常用的辅助药物。单独使用时，常用于中度镇静，并对儿童而言相对安全。抗组胺药具有止吐、抑制分泌和中度镇静的特性。

许多研究显示将羟嗪与其他镇静药物配伍使用对行为的改善作用不确定（Avalos-Arenas et al. 1998；Cathers et al. 2005；da Costa et al. 2007；Lima et al. 2003；Shapira et al. 2004）。这种不一致性有可能是由于用法上的差异（例如：剂量）导致的。尽管如此，不管其是否真的有利，在对患儿采取镇静措施时，羟嗪仍然是常用的配伍药，

这主要是因为其具有止吐和轻度镇静的作用。

异丙嗪也是较常与其他药物配伍使用的药物（Bui et al. 2002；Campbell et al. 1998；Houpt et al. 1985；Myers and Shoaf 1977；Sams et al. 1993；Singh et al. 2002；Song and Webb 2003），但并未明确其效果与羟嗪有差异。而且，在 2 岁以下的儿童中，异丙嗪与呼吸抑制相关联，因而美国食品药品监督局（FDA）发出警告异丙嗪慎用于非常小的儿童。羟嗪和异丙嗪的特性、作用机制和使用剂量分别总结于表 12-5 和表 12-6 中。

儿童牙科治疗中使用的口服镇静药物苯海拉明尚无相关研究。在治疗中，其作为其他药物的附属药而使用（Cengiz et al. 2006；Roach et al. 2010）。关于苯海拉明是否会影响儿童的行为仍存有争论（Kay 2000）；然而，有一些证据显示其没有效用（Bender et al. 2001）。

表 12-6　异丙嗪（非那根）

药物	作用机制	剂量	特性	注意事项	镇静时间	拮抗剂
异丙嗪（止吐镇静剂） 禁忌证： ·过敏症 ·2岁以下 ·哮喘	吩噻嗪衍生物；阻断大脑中突触后中脑缘多巴胺能受体；表现出强效 α 肾上腺素能阻断效应并抑制下丘脑和垂体激素的释放；同组胺竞争 H_1- 受体	0.5~1mg/kg 最大剂量：50mg	·味佳 ·睡眠/嗜睡 ·抗组胺 ·止吐 ·口干	·不推荐2岁以下患儿使用 ·用于下呼吸道综合征治疗，包括哮喘 ·降低癫痫发作阈值 ·低血压	起效时间：20~30 分钟 间隔给药：30 分钟 作用时间：30~45 分钟	无

总结

临床医师在为患者提供口腔健康维护时，希望获取并了解最佳的循证信息。此原则不仅仅适用于治疗项目的复杂内容，譬如修复材料和技巧、专科处理（例如牙体牙髓治疗）、牙科器械和诊所管理，同样也适用于患者的管理，特别是对具有挑战性的群体的管理，例如老年或儿童患者。医师的最初愿望和最终目标是以友好而支持的方式最大化地传递有效而优质的治疗，而这通常需要使用药物技术来成功管理具挑战性的患者。因此，医师们为了实现这一目标，努力寻求"最佳"药物的有力证据。

不幸的是，没有什么优质和科学的数据对可满足特定患者需求的这些药物做个排序。譬如双盲和随机研究设计、患者分组、剂量反应，甚至常见标准的选择等问题在临床情况下都变得异常难以控制。即使已开展了几十年的临床研究，用来观察镇静药物及其效果对患者的行为和生理的影响，我们仍然还站在广泛而极少被了解的知识洞穴的门口，而我们却每天都要进入这个洞穴寻找关于"什么是对我的患者最好和最安全的镇静药物？"的问题的答案。

近期一份使用 Meta 分析的研究试图剖析镇静药物知识的模糊部分来明确哪些镇静药物对接受牙科治疗的儿童进行行为管理是有效的（Lourenco-Matharu et al. 2012）。研究者们使用了多个电子数据库，也人工查询了许多杂志。他们寻找包含从婴儿至16岁年龄段的儿童，且具有双盲、随机以及良好对照的镇静研究。使用交叉过程的研究设计被排除，因为存在干扰的可能性，也就是说基于初诊所产生的经验在后期就诊中会产生不同的患者反应。仅有36项包含超过2000名患者的研究达到标准。许多研究存在偏倚较高的风险性，研究中至少用到28种不同的镇静药物，笑气或用或不用。使用的剂量、给药方式和时间等因素波动范围宽泛。重要的是他们发现可证明牙科治疗中镇静儿童使用咪达唑仑来作为有效药物的证据不足，而笑气与其他镇静剂联合使用可改善患者行为。研究者们总结对此需要进一步的研究，研究中应使用严格的对照研究设计且以标准为参照进行比较研究。就这点而言，他们将标准定义为咪达唑仑和笑气。

作者认为这样的研究需要一个大的模式转变。转变的关键在于更好地运用电子科技、疗效标准的统一、交互的行为管理原则和所累积数据开发的相关支持。多利用各种不同模式，例如私人诊所、教学项目和医院间的配合对于有效改变也是相当重要的。否则，就目前状况而言，"灵丹妙药"将仍然会是全身麻醉。

参考文献

［1］Al-Zahrani, A.M., Wyne, A.H., Sheta, S.A. (2009). Comparison of oral midazolam with a combination of oral midazolam and nitrous oxide-oxygen inhalation in the effectiveness of dental sedation for young children. *Journal of Indian Society of Pedodontics and Preventive Dentistry*, 27, 9–16.

［2］Album, M.M. (1955). Premedication for Difficult Children. *ASDC Journal of Dentistry for Children*, 22, 48–56.

［3］American Acedemy of Pediaitric Dentistry. Guidelines for Monitoring and Management of Pediatric Patients During and After Sedation for Diagnostic and Therapeutic Procedures. (2006). *Pediatric Dentistry*, 32, 167–183.

［4］American Dental Association. Guidelines for the Use of Sedation and General Anesthesia by Dentists. (2007). American Dental Association. Available at:http://www.ada.org/sections/about/pdfs/anesthesia_guidelines.pdf.

［5］Anderson, J.L. (1960). Use of Chloral Hydrate in Dentistry. *North-West Dentistry*, 89, 33–35.

［6］Arnrup, K. et al. (2003). Treatment outcome in subgroups of uncooperative child dental patients: an exploratory study. *International Journal of Paediatric Dentistry*, 13, 304–319.

［7］Arya, V.S. and Damle, S.G. (2002). Comparative evaluation of Midazolam and Propofol as intravenous sedative agents in the management of unco-operative children. *Journal of Indian Society of Pedodontics and Preventive Dentistry*, 20, 6–8.

［8］Avalos-Arenas, V. et al. (1998). Is chloral hydrate/hydroxyzine a good option for paediatric dental outpatient sedation? *Current Medical Research and Opinion*, 14, 219–226.

［9］Bahetwar, S.K. et al. (2011). A comparative evaluation of intranasal midazolam, ketamine and their combination for sedation of young uncooperative pediatric dental patients: a triple blind randomized crossover trial. *Journal of Clinical Pediatric Dentistry*, 35, 415–420.

［10］Barr, E.S., Wynn, R.L., Spedding, R.H. (1977). Oral premedication for the problem child: placebo and chloral hydrate. *Journal of Pedodontics*, 1, 272–280.

［11］Bender, B.G., McCormick, D.R., Milgrom, H. (2001). Children's school performance is not impaired by short-term administration of diphenhydramine or loratadine. *Journal of Pediatrics*, 138, 656–660.

［12］Bhatnagar, S., Das, U.M., Bhatnagar, G. (2012). Comparison of oral midazolam with oral tramadol, triclofos and zolpidem in the sedation of pediatric dental patients: an in vivo study. *Journal of Indian Society of Pedodontics and Preventive Dentistry*, 30, 109–114.

［13］Bowers D.F. and Hibbard, E.D. (1972). Technique for Behavior Management—A Survey. *ASDC Journal of Dentistry for Children*, 39, 368–372 (34–38).

［14］Brandt, S.K. and Bugg, J.L., Jr. (1984). Problems of medication with the pediatric patient. *Dental Clinics of North America* 28, 563–579.

［15］Buckman, N. (1956). Balanced Premedication in Pedodontics. *Journal of Dentistry for Children*, 23, 111–153.

［16］Bui, T., Redden, R.J., Murphy, S. (2002). A comparison study between ketamine and ketamine-promethazine combination for oral sedation in pediatric dental patients. *Anesthesia Progress*, 49, 14–18.

［17］Cagiran, E. et al. (2010). Comparison of oral midazolam and midazolam-ketamine as sedative agents in paediatric dentistry. *European Journal Paediatric Dentistry*, 11, 19–22.

［18］Campbell, R.L. et al. (1998). Comparison of oral chloral hydrate with intramuscular ketamine, meperidine, and promethazine for pediatric sedation—preliminary report. *Anesthesia Progress*, 45, 46–50.

［19］Capp, P.L. et al. (2010). Special care dentistry: Midazolam conscious sedation for patients with neurological diseases. *European Journal Paediatric Dentistry*, 11, 162–164.

［20］Cathers, J.W. et al. (2005). A comparison of two meperidine/hydroxyzine sedation regimens for the uncooperative pediatric dental patient. *Pediatric Dentistry*, 27, 395–400.

［21］Cengiz, M., Baysal, Z., Ganidagli, S. (2006). Oral sedation with midazolam and diphenhydramine compared with midazolam alone in children undergoing magnetic resonance imaging. *Paediatric Anaesthesia*, 16, 621–626.

［22］Chen, J.W., Seybold, S.V., Yazdi, H. (2006). Assessment of the effects of 2 sedation regimens on cardiopulmonary parameters in pediatric dental patients: a retrospective study. *Pediatric Dentistry*, 28, 350–356.

［23］Chowdhury, J. and Vargas, K.G. (2005). Comparison of chloral hydrate, meperidine, and hydroxyzine to midazolam regimens for oral sedation of pediatric dental patients. *Pediatric Dentistry*, 27, 191–197.

［24］Coldwell, S.E. et al. (1999). Side effects of triazolam in children. *Pediatric Dentistry*, 21, 18–25.

［25］Croswell, R.J. et al. (1995). A comparison of conventional versus electronic monitoring of sedated pediatric dental patients. *Pediatric Dentistry*, 17, 332–339.

［26］Czaarnecki, E.S. and Binns, W.H. (1963). The Use of chloral hydrate for the Apprehensive Child. *Pennsylvania Dental Journal*, 30, 40–42.

［27］da Costa, L.R., da Costa, P.S., Lima, A.R. (2007). A randomized double-blinded trial of chloral hydrate with or without hydroxyzine versus placebo for pediatric dental sedation. *Brazilian Dental Journal*, 18, 334–340.

［28］Doring, K.R. (1985). Evaluation of an alphaprodine-hydroxyzine combination as a sedative agent in the treatment of the pediatric dental patient. *Journal of the American Dental Association*, 111, 567–576.

［29］Erlandsson, A.L. et al. (2001). Conscious sedation by oral administration of midazolam in paediatric dental treatment. *Swedish Dental Journal*, 25, 97–104.

［30］Faytrouny, M., Okte, Z., Kucukyavuz, Z. (2007). Comparison of two different dosages of hydroxyzine for sedation in the paediatric dental patient. *International Journal of Paediatric Dentistry*, 17, 378–382.

［31］Flacke, J.W. et al. (1985). Comparison of morphine, meperidine, fentanyl, and sufentanil in balanced anesthesia: a double-blind study. *Anesthesia and Analgesia*, 64, 897–910.

［32］Flacke, J.W. et al. (1987). Histamine release by four narcotics: a double-blind study in humans. *Anesthesia and Analgesia*, 66, 723–730.

［33］Flaitz, C.M., Nowak, A.J., Hicks, M.J. (1985). Double-blind comparison of rectally administered diazepam to placebo for pediatric sedation: the cardiovascular response. *Anesthesia Progress*, 32, 232–236.

［34］Gallardo, F., Cornejo, G., Borie, R. (1994). Oral midazolam as premedication for the apprehensive child before dental treatment. *Journal of Clinical Pediatric Dentistry*, 18, 123–127.

［35］Gladney, M., Stanley, R.T., Hendricks, S.E. (1994). Anxiolytic activity of chloral hydrate and hydroxyzine. *Pediatric Dentistry*, 16, 183–189.

［36］Haas, D.A. et al. (1996). A pilot study of the efficacy of oral midazolam for sedation in pediatric dental patients. *Anesthesia Progress*, 43, 1–8.

［37］Hasty, M.F. et al. (1991). Conscious sedation of pediatric dental patients: an investigation of chloral hydrate, hydroxyzine pamoate, and meperidine vs. chloral hydrate and hydroxyzine pamoate. *Pediatric Dentistry*, 13, 10–19.

［38］Hershenson, M. et al. (1984). The effect of chloral hydrate on genioglossus and diaphragmatic activity. *Pediatric Research*, 18, 516–519.

［39］Houpt, M. (1989). Report of project USAP: the use of sedative agents in pediatric dentistry. *ASDC Journal of Dentistry for Children*, 56, 302–309.

[40] Houpt, M. (2002). Project USAP 2000—use of sedative agents by pediatric dentists: a 15-year follow-up survey. *Pediatric Dentistry*, 24, 289–294.

[41] Houpt, M.I. et al. (1996). Effects of nitrous oxide on diazepam sedation of young children. *Pediatric Dentistry*, 18, 236–241.

[42] Houpt, M.I., Limb, R., Livingston, R.L. (2004). Clinical effects of nitrous oxide conscious sedation in children. *Pediatric Dentistry*, 26, 29–36.

[43] Houpt, M.I. et al. (1985a). Assessing chloral hydrate dosage for young children. *ASDC Journal of Dentistry for Children*, 52, 364–369.

[44] Houpt, M.I. et al. (1985b). Comparison of chloral hydrate with and without promethazine in the sedation of young children. *Pediatric Dentistry*, 7, 41–46.

[45] Isik, B., Baygin, O., Bodur, H. (2008). Premedication with melatonin vs midazolam in anxious children. *Paediatric Anaesthesia*, 18, 635–641.

[46] Isik, B. et al. (2010). The effects of temperament and behaviour problems on sedation failure in anxious children after midazolam premedication. *European Journal of Anaesthesiology*, 27, 336–340.

[47] Jensen, B. and Schroder, U. (1998). Acceptance of dental care following early extractions under rectal sedation with diazepam in preschool children. *Acta Odontologica Scandinavica*, 56, 229–232.

[48] Jensen, B., Schroder, U., Mansson, U. (1999). Rectal sedation with diazepam or midazolam during extractions of traumatized primary incisors: a prospective, randomized, double-blind trial in Swedish children aged 1.5–3.5 years. *Acta Odontologica Scandinavica*, 57, 190–194.

[49] Jensen, B. and Stjernqvist, K. (2002). Temperament and acceptance of dental treatment under sedation in preschool children. *Acta Odontologica Scandinavica*, 60, 231–236.

[50] Kay, G.G. (2000). The effects of antihistamines on cognition and performance. *Journal of Allergy and Clinical Immunology*, 105(6 Pt 2), S622-627.

[51] Koirala, B. et al. (2006). A comparative evaluation of newer sedatives in conscious sedation. *Journal of Clinical Pediatric Dentistry*, 30, 273–276.

[52] Kupietzky, A. and Houpt, M.I. (1993). Midazolam: a review of its use for conscious sedation of children. *Pediatric Dentistry*, 15, 237–241.

[53] Lam, C. et al. (2005). Midazolam premedication in children: a pilot study comparing intramuscular and intranasal administration. *Anesthesia Progress*, 52, 56–61.

[54] Lambert, L.A. et al. (1988). Nonlinear dose-response characteristics of alphaprodine sedation in preschool children. *Pediatric Dentistry*, 10, 30–33.

[55] Lampshire, E.L. (1950). Premedication for Children. *Journal of the American Dental Association*, 41, 407–409.

[56] Leelataweewud, P. et al. (2000). The physiological effects of supplemental oxygen versus nitrous oxide/oxygen during conscious sedation of pediatric dental patients. *Pediatric Dentistry*, 22, 125–133.

[57] Levy, J.H. et al. (1989). Wheal and flare responses to opioids in humans. *Anesthesiology*, 70, 756–760.

[58] Lima, A.R., da Costa, L.R., da Costa, P.S. (2003). A randomized, controlled, crossover trial of oral midazolam and hydroxyzine for pediatric dental sedation. *Pesqui Odontologica Brasileira*, 17, 206–211.

[59] Lochary, M.E. et al. (1993). Temperament as a predictor of behavior for conscious sedation in dentistry. *Pediatric Dentistry*, 15, 348–352.

[60] Lopez-Munoz, F., Ucha-Udabe, R., Alamo, C. (2005). The history of barbiturates a century after their clinical introduction. *Neuropsychiatric Disease and Treatment*, 1, 329–343.

[61] Lourenco-Matharu, L., Ashley, P.F., Furness, S. (2012). Sedation of children undergoing dental treatment. *Cochrane Database System Review*, 3, CD003877.

[62] Lowey, M.N. and Halfpenny, W. (1993). Observations on the use of rectally administered diazepam for sedating children before treatment of maxillofacial injuries: report of nine cases. *International Journal of Paediatric Dentistry*, 3, 89–93.

[63] Lu, D.P. and Lu, W.I. (2006). Practical oral sedation in dentistry. Part II–Clinical application of various oral sedatives and discussion. *Compendium of Continuing Education in Dentistry*, 27, 500–507; quiz 508, 518.

[64] Lu, J. and Greco, M.A. (2006). Sleep circuitry and the hypnotic mechanism of GABAA drugs. *Journal of Clinical Sleep Medicine*, 2, S19-26.

[65] Mazaheri, R. et al. (2008). Assessment of intranasal midazolam administration with a dose of 0.5 mg/kg in behavior management of uncooperative children. *Journal of Clinical Pediatric Dentistry*, 32, 95–99.

[66] McKee, K.C. et al. (1990). Dose-responsive characteristics of meperidine sedation in preschool children. *Pediatric Dentistry*, 12, 222–227.

[67] Meyer, M.L., Mourino, A.P., Farrington, F.H. (1990). Comparison of triazolam to a chloral hydrate/hydroxyzine combination in the sedation of pediatric dental patients. *Pediatric Dentistry*, 12, 283–287.

[68] Milnes, A.R., Maupome, G., Cannon, J. (2000). Intravenous sedation in pediatric dentistry using midazolam, nalbuphine and droperidol. *Pediatric Dentistry*, 22, 113–119.

[69] Minnis, R. (1979). Psychological effects of conscious sedation. *Anesthesia Progress*, 26, 150–153.

[70] Moody, E.J. et al. (1989). Stereospecific reversal of nitrous oxide analgesia by naloxone. *Life Science*, 44, 703–709.

[71] Moore P.A. (2004). Sedative-Hypnotics, Antianxiety Drugs, and Centrally Acting Muscle Relaxants. In D.F. Yagiela J.A., Neidle E.A. (Ed.), *Pharmacology and Therapeutics for Dentistry* (5th Edition ed.): Elsevier Mosby, St. Louis, Missouri.

[72] Moore, P.A. and Goodson, J.M. (1985). Risk appraisal of narcotic sedation for children. *Anesthesia Progress*, 32, 129–139.

[73] Moore, P.A. et al. (1984). Sedation in pediatric dentistry: a practical assessment procedure. *Journal of the American Dental Association*, 109, 564–569.

[74] Musial, K.M. et al. (2003). Comparison of the efficacy of oral midazolam alone versus midazolam and meperidine in the pediatric dental patient. *Pediatric Dentistry*, 25, 468–474.

[75] Myers, D.R. and Shoaf, H.K. (1977). The intramuscular use of a combination of meperidine, promethazine and chlorpromazine for sedation of the child dental patient. *ASDC Journal of Dentistry for Children*, 44, 453–456.

[76] Myers, G.R. et al. (2004). Effect of submucosal midazolam on behavior and physiologic response when combined with oral chloral hydrate and nitrous oxide sedation. *Pediatric Dentistry*, 26, 37–43.

[77] Nathan, J.E. and Vargas, K.G. (2002). Oral midazolam with and without meperidine for management of the difficult young pediatric dental patient: a retrospective study. *Pediatric Dentistry*, 24, 129–138.

[78] Nathan, J.E. and West, M.S. (1987). Comparison of chloral hydrate-hydroxyzine with and without meperidine for management of the difficult pediatric patient. *ASDC Journal of Dentistry for Children*, 54, 437–444.

[79] Needleman, H.L., Joshi, A., Griffith, D.G. (1995). Conscious sedation of pediatric dental patients using chloral hydrate, hydroxyzine, and nitrous oxide–a retrospective study of 382 sedations. *Pediatric Dentistry*, 17, 424–431.

[80] Okamoto, G.U., Duperon, D.F., Jedrychowski, J.R. (1992). Clinical evaluation of the effects of ketamine sedation on

pediatric dental patients. *Journal of Clinical Pediatric Dentistry*, 16, 253–257.

[81] Padmanabhan, M.Y. et al. (2009). A comparative evaluation of agents producing analgo-sedation in pediatric dental patients. *Journal of Clinical Pediatric Dentistry*, 34, 183–188.

[82] Poorman, T.L., Farrington, F.H., Mourino, A.P. (1990). Comparison of a chloral hydrate/hydroxyzine combination with and without meperidine in the sedation of pediatric dental patients. *Pediatric Dentistry*, 12, 288–291.

[83] Practice Guidelines for Sedation and Analgesia by Non-Anesthesiologists. (2002). *Anesthesiology*, 96, 1004–1017.

[84] Primosch, R.E. and Guelmann, M. (2005). Comparison of drops versus spray administration of intranasal midazolam in two- and three-year-old children for dental sedation. *Pediatric Dentistry*, 27, 401–408.

[85] Raadal, M. et al. (1999). A randomized clinical trial of triazolam in 3- to 5-year-olds. *Journal of Dental Research*, 78, 1197–1203.

[86] Reeves, S.T. et al. (1996). A randomized double-blind trial of chloral hydrate/hydroxyzine versus midazolam/acetaminophen in the sedation of pediatric dental outpatients. *ASDC Journal of Dentistry for Children*, 63, 95–100.

[87] Reinemer, H.C., Wilson, C.F., Webb, M.D. (1996). A comparison of two oral ketamine-diazepam regimens for sedating anxious pediatric dental patients. *Pediatric Dentistry*, 18, 294–300.

[88] Riekman, G. and Ross, A.S. (1981). A sedation technique for the younger child. *Journal of the Canadian Dental Association*, 47, 789–791.

[89] Roach, C.L. et al. (2010). Moderate sedation for echocardiography of preschoolers. *Pediatric Cardiology*, 31, 469–473.

[90] Robbins, M.B. (1967). Chloral hydrate and promethazine as premedicants for the apprehensive child. *ASDC Journal of Dentistry for Children*, 34, 327–331.

[91] Roberts, S.M. et al. (1992). Evaluation of morphine as compared to meperidine when administered to the moderately anxious pediatric dental patient. *Pediatric Dentistry*, 14, 306–313.

[92] Roelofse, J.A. and de V Joubert, J.J. (1990). Arterial oxygen saturation in children receiving rectal midazolam as premedication for oral surgical procedures. *Anesthesia Progress*, 37, 286–289.

[93] Roelofse, J.A. and van der Bijl, P. (1993). Comparison of rectal midazolam and diazepam for premedication in pediatric dental patients. *Journal of Oral and Maxillofacial Surgery*, 51, 525–529.

[94] Rohlfing, G.K. et al. (1998). The effect of supplemental oxygen on apnea and oxygen saturation during pediatric conscious sedation. *Pediatric Dentistry*, 20, 8–16.

[95] Ruble, J.W. (1952). An Appraisal of Drugs to Premedicate Children for Dental Procedures. *ASDC Journal of Dentistry for Children*, 19, 22–29.

[96] Sams, D.R. et al. (1993). Behavioral assessments of two drug combinations for oral sedation. *Pediatric Dentistry*, 15, 186–190.

[97] Sams, D.R. and Russell, C.M. (1993). Physiologic response and adverse reactions in pediatric dental patients sedated with promethazine and chloral hydrate or meperidine. *Pediatric Dentistry*, 15, 422–424.

[98] Shapira, J. et al. (1992). Evaluation of the effect of nitrous oxide and hydroxyzine in controlling the behavior of the pediatric dental patient. *Pediatric Dentistry*, 14, 167–170.

[99] Shapira, J. et al. (2004). Comparison of oral midazolam with and without hydroxyzine in the sedation of pediatric dental patients. *Pediatric Dentistry*, 26, 492–496.

[100] Sheroan, M.M. et al. (2006). A prospective study of 2 sedation regimens in children: chloral hydrate, meperidine, and

hydroxyzine versus midazolam, meperidine, and hydroxyzine. *Anesthesia Progress*, 53, 83–90.

[101] Singh, N. et al. (2002). A comparative evaluation of oral midazolam with other sedatives as premedication in pediatric dentistry. *Journal of Clinical Pediatric Dentistry*, 26, 161–164.

[102] Song, Y.U. and Webb, M.D. (2003). Comparison of the effect of orally versus submucosally administered meperidine on the behavior of pediatric dental patients: a retrospective study. *Anesthesia Progress*, 50, 129–133.

[103] Stetson, J.B. and Jessup, G.S. (1962). Use of oral chloral hydrate mixtures for pediatric premedication. *Anesthesia and Analgesia*, 41, 203–215.

[104] Sullivan, D.C., Wilson, C.F., Webb, M.D. (2001). A comparison of two oral ketamine-diazepam regimens for the sedation of anxious pediatric dental patients. *Pediatric Dentistry*, 23, 223–231.

[105] Tafaro, S.T. et al. (1991). The evaluation of child behavior during dental examination and treatment using predmedication and placebo. *Pediatric Dentistry*, 13(6), 339–343.

[106] Tweedy, C.M. et al. (2001). Pharmacokinetics and clinical effects of sublingual triazolam in pediatric dental patients. *Journal of Clinical Psychopharmacology*, 21, 268–272.

[107] Wan, K., Jing, Q., Zhao, J.Z. (2006). Evaluation of oral midazolam as conscious sedation for pediatric patients in oral restoration. *Chinese Medical Sciences Journal*, 21, 163–166.

[108] Wilson, S. et al. (2000). A retrospective study of chloral hydrate, meperidine, hydroxyzine, and midazolam regimens used to sedate children for dental care. *Pediatric Dentistry*, 22, 107–112.

[109] Wilson, S. and Nathan, J.E. (2011). A survey study of sedation training in advanced pediatric dentistry programs: thoughts of program directors and students. *Pediatric Dentistry*, 33, 353–360.

[110] Wood, M. (2010). The safety and efficacy of intranasal midazolam sedation combined with inhalation sedation with nitrous oxide and oxygen in paediatric dental patients as an alternative to general anaesthesia. *SAAD Digest*, 26, 12–22.

[111] Wright, G.Z. and McAulay, D.J. (1973). Current premedicating trends in pedodontics. *ASDC Journal of Dentistry for Children*, 40, 185–187.

延伸阅读

牙科治疗中儿童镇静药物的相关研究

[112] Acs, G., Musson, C.A., Burke, M.J. (1990). Current teaching of restraint and sedation in pediatric dentistry: a survey of program directors. *Pediatric Dentistry*, 12, 364–367.

[113] Bowers, D.F. and Hibbard, E.D (1972). Techniques for Behavior Management—A Survey. *ASDC Journal of Dentistry for Children*, 39, 368–372.

[114] Davis, M.J. (1988). Conscious sedation practices in pediatric dentistry: a survey of members of the American Board of Pediatric Dentistry College of Diplomates. *Pediatric Dentistry*, 10, 328–329.

[115] Houpt, M. (1989). Report of project USAP: the use of sedative agents in pediatric dentistry. *ASDC Journal of Dentistry for Children*, 56, 302–309.

[116] Houpt, M. (2002). Project USAP 2000—use of sedative agents by pediatric dentists: a 15-year follow-up survey. *Pediatric Dentistry*, 24, 289–294.

[117] Waggoner, W.F. (1986). Conscious sedation in predoctoral pediatric dentistry programs. *Journal of Dental Education*, 50, 225–229.

[118] Wilson, S. (1996). A survey of the American Academy of Pediatric Dentistry membership: nitrous oxide and sedation. *Pediatric Dentistry*, 18, 287–293.

[119] Wilson, S. et al. (2001). Conscious sedation experiences in graduate pediatric dentistry programs. *Pediatric Dentistry*, 23, 307–314.

[120] Wilson, S. and Nathan, J.E. (2011). A survey study of sedation training in advanced pediatric dentistry programs: thoughts of program directors and students. *Pediatric Dentistry*, 33, 353–360.

水合氯醛配伍用药的新近研究调查

[121] Badalaty, M.M. et al. (1990). A comparison of chloral hydrate and diazepam sedation in young children. *Pediatric Dentistry*, 12, 33–37.

[122] Campbell, R.L. et al. (1998). Comparison of oral chloral hydrate with intramuscular ketamine, meperidine, and promethazine for pediatric sedation—preliminary report. *Anesthesia Progress*, 45, 46–50.

[123] Chowdhury, J. and Vargas, K.G. (2005). Comparison of chloral hydrate, meperidine, and hydroxyzine to midazolam regimens for oral sedation of pediatric dental patients. *Pediatric Dentistry*, 27, 191–197.

[124] da Costa, L.R., da Costa, P.S., Lima, A.R. (2007). A randomized double-blinded trial of chloral hydrate with or without hydroxyzine versus placebo for pediatric dental sedation. *Brazilian Dental Journal*, 18, 334–340.

[125] Davila, J.M. et al. (1994). Comparison of the sedative effectiveness of two pharmacological regimens. *ASDC Journal of Dentistry for Children*, 61, 276–281.

[126] Fuhrer, C.T., 3rd et al. (2009). Effect on behavior of dental treatment rendered under conscious sedation and general anesthesia in pediatric patients. *Pediatric Dentistry*, 31, 492–497.

[127] Haas, D.A. et al. (1996). A pilot study of the efficacy of oral midazolam for sedation in pediatric dental patients. *Anesthesia Progress*, 43, 1–8.

[128] Hasty, M.F. et al. (1991). Conscious sedation of pediatric dental patients: an investigation of chloral hydrate, hydroxyzine pamoate, and meperidine vs. chloral hydrate and hydroxyzine pamoate. *Pediatric Dentistry*, 13, 10–19.

[129] Houpt, M.I. et al. (1985). Comparison of chloral hydrate with and without promethazine in the sedation of young children. *Pediatric Dentistry*, 7, 41–46.

[130] Kantovitz, K.R., Puppin-Rontani, R.M., Gaviao, M.B. (2007). Sedative effect of oral diazepam and chloral hydrate in the dental treatment of children. *Journal of Indian Society of Pedodontics and Preventive Dentistry*, 25, 69–75.

[131] McCann, W. et al. (1996). The effects of nitrous oxide on behavior and physiological parameters during conscious sedation with a moderate dose of chloral hydrate and hydroxyzine. *Pediatric Dentistry*, 18, 35–41.

[132] Meyer, M.L., Mourino, A.P., Farrington, F.H. (1990). Comparison of triazolam to a chloral hydrate/hydroxyzine combination in the sedation of pediatric dental patients. *Pediatric Dentistry*, 12, 283–287.

[133] Moody, E.H., Jr., Mourino, A.P., Campbell, R.L. (1986). The therapeutic effectiveness of nitrous oxide and chloral hydrate administered orally, rectally, and combined with hydroxyzine for pediatric dentistry. *ASDC Journal of Dentistry for Children*, 53, 425–429.

[134] Nathan, J.E. and West, M.S. (1987). Comparison of chloral hydrate-hydroxyzine with and without meperidine for management of the difficult pediatric patient. *ASDC Journal of Dentistry for Children*, 54, 437–444.

[135] Needleman, H.L., Joshi, A., Griffith, D.G. (1995). Conscious sedation of pediatric dental patients using chloral hydrate, hydroxyzine, and nitrous oxide—a retrospective study of 382 sedations. *Pediatric Dentistry*, 17, 424–431.

[136] Poorman, T.L., Farrington, F.H., Mourino, A.P. (1990). Comparison of a chloral hydrate/hydroxyzine combination with and without meperidine in the sedation of pediatric dental patients. *Pediatric Dentistry*, 12, 288–291.

[137] Reeves, S.T. et al. (1996). A randomized double-blind trial of chloral hydrate/hydroxyzine versus midazolam/acetaminophen in the sedation of pediatric dental outpatients. *ASDC Journal of Dentistry for Children*, 63, 95–100.

[138] Religa, Z.C. et al. (2002). Association between bispectral analysis and level of conscious sedation of pediatric dental patients. *Pediatric Dentistry*, 24, 221–226.

[139] Sams, D.R. et al. (1993). Behavioral assessments of two drug combinations for oral sedation. *Pediatric Dentistry*, 15, 186–190.

[140] Sanders, B.J. and Avery, D.R. (1997). The effect of sleep on conscious sedation: a follow-up study. *Journal of Clinical Pediatric Dentistry*, 21, 131–134.

[141] Sanders, B.J., Potter, R.H., Avery, D.R. (1994). The effect of sleep on conscious sedation. *Journal of Clinical Pediatric Dentistry*, 18, 211–214.

[142] Sheroan, M.M. et al. (2006). A prospective study of 2 sedation regimens in children: chloral hydrate, meperidine, and hydroxyzine versus midazolam, meperidine, and hydroxyzine. *Anesthesia Progress*, 53, 83–90.

[143] Soares, F. et al. (2006). Interdisciplinary approach to endodontic therapy for uncooperative children in a dental school environment. *Journal of Dental Education*, 70, 1362–1365.

[144] Tafaro, S.T. et al. (1991). The evaluation of child behavior during dental examination and treatment using predmedication and placebo. *Pediatric Dentistry*, 13, 339–343.

[145] Torres-Perez, J. et al. (2007). Comparison of three conscious sedation regimens for pediatric dental patients. *Journal of Clinical Pediatric Dentistry*, 31, 183–186.

[146] Wilson, S. (1992). Chloral hydrate and its effects on multiple physiological parameters in young children: a dose-response study. *Pediatric Dentistry*, 14, 171–177.

[147] Wilson, S. (1993). Facial electromyography and chloral hydrate in the young dental patient. *Pediatric Dentistry*, 15, 343–347.

[148] Wilson, S. et al. (2000). A retrospective study of chloral hydrate, meperidine, hydroxyzine, and midazolam regimens used to sedate children for dental care. *Pediatric Dentistry*, 22, 107–112.

水合氯醛与其他镇静药物联合使用的研究

[149] Avalos-Arenas, V. et al. (1998). Is chloral hydrate/hydroxyzine a good option for paediatric dental outpatient sedation? *Current Medical Research and Opinion*, 14, 219–226.

[150] da Costa, L.R., da Costa, P.S., Lima, A.R. (2007). A randomized double-blinded trial of chloral hydrate with or without hydroxyzine versus placebo for pediatric dental sedation. *Brazilian Dental Journal* 18, 334–340.

[151] Dallman, J.A., Ignelzi, M.A., Jr., Briskie, D.M. (2001). Comparing the safety, efficacy and recovery of intranasal midazolam vs. oral chloral hydrate and promethazine. *Pediatric Dentistry*, 23, 424–430.

[152] Fishbaugh, D.F. et al. (1997). Relationship of tonsil size on an airway blockage maneuver in children during sedation. *Pediatric Dentistry*, 19, 277–281.

[153] Gladney, M., Stanley, R.T., Hendricks, S.E. (1994). Anxiolytic

activity of chloral hydrate and hydroxyzine. *Pediatric Dentistry*, 16, 183–189.

[154] Houpt, M.I. et al. (1985). Comparison of chloral hydrate with and without promethazine in the sedation of young children. *Pediatric Dentistry*, 7, 41–46.

[155] Lu, D.P. and Lu, W.I. (2006). Practical oral sedation in dentistry. Part II—Clinical application of various oral sedatives and discussion. *Compendium of Continuing Education in Dentistry*, 27, 500–507; quiz 508, 518.

[156] McCann, W. et al. (1996). The effects of nitrous oxide on behavior and physiological parameters during conscious sedation with a moderate dose of chloral hydrate and hydroxyzine. *Pediatric Dentistry*, 18, 35–41.

[157] Moody, E.H., Jr., Mourino, A.P., Campbell, R.L. (1986). The therapeutic effectiveness of nitrous oxide and chloral hydrate administered orally, rectally, and combined with hydroxyzine for pediatric dentistry. *ASDC Journal of Dentistry for Children*, 53, 425–429.

[158] Needleman, H.L., Joshi, A., Griffith, D.G. (1995). Conscious sedation of pediatric dental patients using chloral hydrate, hydroxyzine, and nitrous oxide—a retrospective study of 382 sedations. *Pediatric Dentistry*, 17, 424–431.

[159] Robbins, M.B. (1967). Chloral hydrate and promethazine as premedicants for the apprehensive child. *ASDC Journal of Dentistry for Children*, 34, 327–331.

[160] Sams, D.R. et al. (1993). Behavioral assessments of two drug combinations for oral sedation. *Pediatric Dentistry*, 15, 186–190.

[161] Sams, D.R. and Russell, C.M. (1993). Physiologic response and adverse reactions in pediatric dental patients sedated with promethazine and chloral hydrate or meperidine. *Pediatric Dentistry*, 15, 422–424.

[162] Sanders, B.J., Potter, R.H., Avery, D.R. (1994). The effect of sleep on conscious sedation. *Journal of Clinical Pediatric Dentistry*, 18, 211–214.

[163] Tafaro, S.T. et al. (1991). The evaluation of child behavior during dental examination and treatment using predmedication and placebo. *Pediatric Dentistry*, 13, 339–343.

[164] Whitehead, B.G. et al. (1988). Monitoring of sedated pediatric dental patients. *ASDC Journal of Dentistry for Children*, 55, 329–333.

[165] Wilson, S. et al. (1998). The effects of nitrous oxide on pediatric dental patients sedated with chloral hydrate and hydroxyzine. *Pediatric Dentistry*, 20, 253–258.

[166] Wilson, S. et al. (1999). The effect of electronic dental anesthesia on behavior during local anesthetic injection in the young, sedated dental patient. *Pediatric Dentistry*, 21, 12–17.

[167] Wilson, S., Tafaro, S.T., Vieth, R.F. (1990). Electromyography: its potential as an adjunct to other monitored parameters during conscious sedation in children receiving dental treatment. *Anesthesia Progress*, 37, 11–15.

哌替啶单独使用及联合用药的研究

[168] Alfonzo-Echeverri, E.C. et al. (1993). Oral ketamine for pediatric outpatient dental surgery sedation. *Pediatric Dentistry*, 15, 182–185.

[169] Campbell, R.L. et al. (1998). Comparison of oral chloral hydrate with intramuscular ketamine, meperidine, and promethazine for pediatric sedation—preliminary report. *Anesthesia Progress*, 45, 46–50.

[170] Chen, J.W., Seybold, S.V., Yazdi, H. (2006). Assessment of the effects of 2 sedation regimens on cardiopulmonary parameters in pediatric dental patients: a retrospective study. *Pediatric Dentistry*, 28, 350–356.

[171] Chowdhury, J. and Vargas, K.G. (2005). Comparison of chloral hydrate, meperidine, and hydroxyzine to midazolam regi-

mens for oral sedation of pediatric dental patients. *Pediatric Dentistry*, 27, 191–197.

[172] Croswell, R.J. et al. (1995). A comparison of conventional versus electronic monitoring of sedated pediatric dental patients. *Pediatric Dentistry*, 17, 332–339.

[173] Haney, K.L., McWhorter, A.G., Seale, N.S. (1993). An assessment of the success of meperidine and promethazine sedation in medically compromised children. *ASDC Journal of Dentistry for Children*, 60, 288–294.

[174] Hasty, M.F. et al. (1991). Conscious sedation of pediatric dental patients: an investigation of chloral hydrate, hydroxyzine pamoate, and meperidine vs. chloral hydrate and hydroxyzine pamoate. *Pediatric Dentistry*, 13, 10–19.

[175] Lochary, M.E. et al. (1993). Temperament as a predictor of behavior for conscious sedation in dentistry. *Pediatric Dentistry*, 15, 348–352.

[176] Martinez, D. and Wilson, S. (2006). Children sedated for dental care: a pilot study of the 24-hour postsedation period. *Pediatric Dentistry*, 28, 260–264.

[177] Musial, K.M. et al. (2003). Comparison of the efficacy of oral midazolam alone versus midazolam and meperidine in the pediatric dental patient. *Pediatric Dentistry*, 25, 468–474.

[178] Myers, D.R. and Shoaf, H.K. (1977). The intramuscular use of a combination of meperidine, promethazine and chlorpromazine for sedation of the child dental patient. *ASDC Journal of Dentistry for Children*, 44, 453–456.

[179] Nathan, J.E. and Vargas, K.G. (2002). Oral midazolam with and without meperidine for management of the difficult young pediatric dental patient: a retrospective study. *Pediatric Dentistry*, 24, 129–138.

[180] Nathan, J.E. and West, M.S. (1987). Comparison of chloral hydrate-hydroxyzine with and without meperidine for management of the difficult pediatric patient. *ASDC Journal of Dentistry for Children*, 54, 437–444.

[181] Poorman, T.L., Farrington, F.H., Mourino, A.P. (1990). Comparison of a chloral hydrate/hydroxyzine combination with and without meperidine in the sedation of pediatric dental patients. *Pediatric Dentistry*, 12, 288–291.

[182] Roberts, S.M. et al. (1992). Evaluation of morphine as compared to meperidine when administered to the moderately anxious pediatric dental patient. *Pediatric Dentistry*, 14, 306–313.

[183] Sams, D.R. and Russell, C.M. (1993). Physiologic response and adverse reactions in pediatric dental patients sedated with promethazine and chloral hydrate or meperidine. *Pediatric Dentistry*, 15, 422–424.

[184] Sheroan, M.M. et al. (2006). A prospective study of 2 sedation regimens in children: chloral hydrate, meperidine, and hydroxyzine versus midazolam, meperidine, and hydroxyzine. *Anesthesia Progress*, 53, 83–90.

[185] Wilson, S. et al. (2000). A retrospective study of chloral hydrate, meperidine, hydroxyzine, and midazolam regimens used to sedate children for dental care. *Pediatric Dentistry*, 22, 107–112.

咪达唑仑经鼻给药

[186] Abrams, R. et al. (1993). Safety and effectiveness of intranasal administration of sedative medications (ketamine, midazolam, or sufentanil) for urgent brief pediatric dental procedures. *Anesthesia Progress*, 40, 63–66.

[187] Bahetwar, S.K. et al. (2011). A comparative evaluation of intranasal midazolam, ketamine and their combination for sedation of young uncooperative pediatric dental patients: a

triple blind randomized crossover trial. *Journal of Clinical Pediatric Dentistry*, 35, 415–420.

[188] Dallman, J.A., Ignelzi, M.A., Jr., Briskie, D.M. (2001). Comparing the safety, efficacy and recovery of intranasal midazolam vs. oral chloral hydrate and promethazine. *Pediatric Dentistry*, 23, 424–430.

[189] Fuks, A.B. et al. (1994). Assessment of two doses of intranasal midazolam for sedation of young pediatric dental patients. *Pediatric Dentistry*, 16, 301–305.

[190] Fukuta, O. et al. (1993). The sedative effect of intranasal midazolam administration in the dental treatment of patients with mental disabilities. Part 1. The effect of a 0.2 mg/kg dose. *Journal of Clinical Pediatric Dentistry*, 17, 231–237.

[191] Fukuta, O. et al. (1994). The sedative effects of intranasal midazolam administration in the dental treatment of patients with mental disabilities. Part 2: optimal concentration of intranasal midazolam. *Journal of Clinical Pediatric Dentistry*, 18, 259–265.

[192] Hartgraves, P.M. and Primosch, R.E. (1994). An evaluation of oral and nasal midazolam for pediatric dental sedation. *ASDC Journal of Dentistry for Children*, 61, 175–181.

[193] Heard, C. et al. (2010). A comparison of four sedation techniques for pediatric dental surgery. *Paediatric Anaesthesia*, 20, 924–930.

[194] Johnson, E. et al. (2010). The physiologic and behavioral effects of oral and intranasal midazolam in pediatric dental patients. *Pediatric Dentistry*, 32, 229–238.

[195] Lam, C. et al. (2005). Midazolam premedication in children: a pilot study comparing intramuscular and intranasal administration. *Anesthesia Progress*, 52, 56–61.

[196] Lee-Kim, S.J. et al. (2004). Nasal versus oral midazolam sedation for pediatric dental patients. *ASDC Journal of Dentistry for Children*, 71, 126–130.

[197] Mazaheri, R. et al. (2008). Assessment of intranasal midazolam administration with a dose of 0.5 mg/kg in behavior management of uncooperative children. *Journal of Clinical Pediatric Dentistry*, 32, 95–99.

[198] Primosch, R.E. and Guelmann, M. (2005). Comparison of drops versus spray administration of intranasal midazolam in two- and three-year-old children for dental sedation. *Pediatric Dentistry*, 27, 401–408.

[199] Shapira, J. et al. (1996). The effectiveness of midazolam and hydroxyzine as sedative agents for young pediatric dental patients. *ASDC Journal of Dentistry for Children*, 63, 421–425.

[200] Wood, M. (2010). The safety and efficacy of intranasal midazolam sedation combined with inhalation sedation with nitrous oxide and oxygen in paediatric dental patients as an alternative to general anaesthesia. *SAAD Digest*, 26, 12–22.

地西泮单独使用及与其他镇静药物联合使用的研究

[201] Badalaty, M.M. et al. (1990). A comparison of chloral hydrate and diazepam sedation in young children. *Pediatric Dentistry*, 12, 33–37.

[202] Davila, J.M. et al. (1994). Comparison of the sedative effectiveness of two pharmacological regimens. *ASDC Journal of Dentistry for Children*, 61, 276–281.

[203] Davila, J.M. et al. (1991). Chloral hydrate-diazepam: per os combination in treatment of disabled. *New York State Dental Journal*, 57, 45–47.

[204] Hallonsten, A.L. (1988). The use of oral sedatives in dental care. *Acta Anaesthesiologica Scandinavica Suppl*, 88, 27–30.

[205] Houpt, M.I. et al. (1996). Effects of nitrous oxide on diazepam sedation of young children. *Pediatric Dentistry*, 18, 236–241.

[206] Jensen, B., Schroder, U., Mansson, U. (1999). Rectal sedation with diazepam or midazolam during extractions of traumatized primary incisors: a prospective, randomized, double-blind trial in Swedish children aged 1.5–3.5 years. *Acta Odontologica Scandinavica*, 57, 190–194.

[207] Kantovitz, K.R., Puppin-Rontani, R.M., Gaviao, M.B. (2007). Sedative effect of oral diazepam and chloral hydrate in the dental treatment of children. *Journal of Indian Society of Pedodontics and Preventive Dentistry*, 25, 69–75.

[208] Lowey, M.N. and Halfpenny, W. (1993). Observations on the use of rectally administered diazepam for sedating children before treatment of maxillofacial injuries: report of nine cases. *International Journal of Paediatric Dentistry*, 3, 89–93.

[209] Reinemer, H.C., Wilson, C.F., Webb, M.D. (1996). A comparison of two oral ketamine-diazepam regimens for sedating anxious pediatric dental patients. *Pediatric Dentistry*, 18, 294–300.

[210] Roelofse, J.A. and van der Bijl, P. (1993). Comparison of rectal midazolam and diazepam for premedication in pediatric dental patients. *Journal of Oral and Maxillofacial Surgery*, 51, 525–529.

[211] Sullivan, D.C., Wilson, C.F., Webb, M.D. (2001). A comparison of two oral ketamine-diazepam regimens for the sedation of anxious pediatric dental patients. *Pediatric Dentistry*, 23, 223–231.

第 13 章　和口腔麻醉医师合作
Working with a Dentist Anesthesiologist

Kenneth L. Reed, Amanda Jo Okundaye

无论对牙医还是患者而言，在牙科诊所内进行治疗比进医院手术室进行治疗更便利。而且在牙科诊所内接受治疗和麻醉的花费比医院手术室要低很多。由于健康方面的投入非常之大，美国财政在国民健康方面的预算一直在紧缩，所以越来越多的人需要自掏腰包来接受牙科服务，这就可能使得健康的儿童进手术室接受牙科治疗的数量减少。现在在某些地区，在诊所出现了进行深度镇静或全身麻醉的趋势（Olabi et al. 2012）。在本章节中，会重点阐述该趋势的原因，以及怎样和口腔麻醉医师合作。

正如在本书其他章节中提到的，在牙科中用药物进行镇静和全身麻醉的程度根据深浅可以分为：轻度镇静、中度镇静、深度镇静和全身麻醉。轻度镇静和中度镇静都是"意识清醒"的技术。衡量是否为意识清醒技术的标准是患者对语音指令或轻触刺激有反应，在轻度镇静的病例里，患者对语音指令和轻触刺激能正常回应。在中度镇静的病例里，患者对语音指令和轻触刺激能有意识地回应。如果轻、中度镇静均失败，下一个程度就是深度镇静或全身麻醉。此时，儿童牙医需要考虑究竟是在诊室还是在医院治疗患者。

口腔麻醉医师的培训要求

很多年前，对牙医操作任何形式的镇静或麻醉没有正式的资质要求。同样，也没有可供牙医使用的镇静和麻醉相关领域的指南。1972 年，美国牙科学会（ADA）出版了"对牙医和牙科医学生进行疼痛控制和镇静的教学指南"。1985 年，该指南更新，引入了"深度镇静"的概念，而且镇静所需要进行的培训要求，和全身麻醉所需的培训要求

是一样的（Peskin 1993）。这个指南从问世至今已经更新了很多版，以后根据需要还会不断更新。

允许在口腔治疗中进行轻中度镇静的证书，在几乎所有的儿童牙科专科培训和各种继续教育课程培训后就可获得。但是现在要获得允许进行深度镇静或全身麻醉的证书，则必须通过专科培训才可以。实施深度镇静和全身麻醉需要的培训要求是一样的。在美国的牙医教育中，需要完成牙科麻醉或颌面外科专科培训，才能被允许实施全身麻醉。深度镇静或全身麻醉的培训是不可能通过继续教育课程获得的。一些儿童牙医同时也完成了牙科麻醉的专科培训，但绝大多数的儿童牙医只接受过轻中度镇静的口腔培训。

深度镇静和全身麻醉两者可认为相当。深度镇静和全身麻醉都是"无意识"的技术，就是患者对语音刺激或轻触刺激无反应。深度镇静和全身麻醉唯一的区别在于，深度镇静的患者对于持续或疼痛刺激会存在有意识的反应，但是全身麻醉的患者是不能被唤醒的，即使是在疼痛刺激下。儿童牙科患者通常在深度镇静或全身麻醉的基础上还实施局部麻醉，所以更模糊了两者的界限。

医院实施的治疗对比诊所实施的治疗

当在儿童牙科诊所轻、中度镇静失败时，需要深度镇静或全身麻醉。目前，很多儿童牙医会带着自己的患者去医院治疗。相应的，患者需要支付特别高的费用，而牙医则会损失有效工作时间。Mass（1993）比较了分别在诊室和医院进行全身麻醉下常见牙科治疗 1 小时的费用。他发现在 90 年代初，在医院的花费大约为 $1900，而在诊所的花费只有 $150。2009 年，阿尔巴尼医疗中

心的报道称，对牙科治疗而言，诊室内的全身麻醉费用不及医院的10%。

今时今日，在医院进行全身麻醉和诊室进行全身麻醉的费用差别依然存在。Rashewsky 等（2012）计算得到，在医院手术室进行全身麻醉治疗，儿童牙科患者的费用是在诊室进行全身麻醉的花费的13.2倍。在斯托尼布鲁克医疗，需要在全身麻醉下进行牙科治疗的患者，一部分是在斯托尼布鲁克牙学院的门诊部进行，也有部分是在斯托尼布鲁克大学医院门诊完成。Rashewsky 考察了在这两个不同地方进行全身麻醉下全口治疗修复的时间和费用，被考察的患儿都符合美国麻醉医师学会（ASA）Ⅰ型的标准。他们一共收集到96个 ASA Ⅰ型的患儿，年龄为36~60个月。在花费、总麻醉时长以及复苏时间都有显著性差异。在斯托尼布鲁克医院全身麻醉的儿童牙科患儿，平均麻醉总时长（麻醉结束时间减去麻醉开始时间）为（222±62.7）分钟，平均复苏时间（离开的时间减去麻醉结束的时间）（157±97.2）分钟；平均总花费为＄7303。在斯托尼布鲁克牙学院，平均总时长为（175±36.8）分钟，平均复苏时间为（25±12.7）分钟，平均总花费为＄414。这个研究证实了对于 ASA Ⅰ型儿童，在诊室内进行全身麻醉下的全口治疗比在医院手术室内进行占时更少，花费更低。这对于只有基本医疗服务或者有特殊需求以及没有医疗保险的患者来说都是更好接受的（Rashewsky 2012）。从某种程度上来说，经济因素的限制变低了。

那么在诊室或医院手术室全身麻醉下进行牙科治疗，分别还有怎样的优缺点呢？本章的笔者分别在两种不同机构工作过，所以对两个系统都非常熟悉。本来，这两种方式都有需求，但是决定选用哪种方式往往取决于医师可以寻得哪种方式，或是最初培训时接触的是哪种方式。很多儿牙医师，尤其是在多年前接受专科培训的，会认为进手术室是进行全身麻醉的唯一选择。

虽然医院手术室非常安全，但通常不是处理儿童牙科患者的最佳地点。对于儿牙医师来说，

要带上所有需要的药物、耗材和设备进手术室，这是非常大的负担。在一些情况下，医院还要收取设施费。医院可能没有那么多不同种类的手术器械和牙科耗材——牙医只能就地取材。而且手术室常常很紧张，而牙科治疗在医疗中优先级比较低，所以常常会出现已经排好的牙科治疗被优先级更高的急诊手术"挤掉"。医院手术室还需要更长的时间来"周转"。手术间清理和补充耗材也比普通的牙科诊所耗费更多的时间。

口腔麻醉医师

在大部分医院的手术室里，实施麻醉的是麻醉医师，或者是在美国更普遍的认证注册的麻醉护士。很少有口腔麻醉医师在医院手术室提供麻醉服务。虽然专业麻醉医师或护士可以提供安全的全身麻醉，但是和口腔麻醉医师相比缺乏对牙科的基本认识。大部分的口腔麻醉医师可以为合适的病例进行口内局部麻醉，或者至少可向其咨询其可行性。

口腔麻醉医师会很习惯于经鼻插管进行全身麻醉。但是一些麻醉医师或者注册认证的麻醉护士就不太习惯于经鼻插管进行全身麻醉，更倾向于使用经口插管或喉罩（LMA）。然而，无论是经口插管还是喉罩都无法检查咬合，也无法像经鼻插管在儿童牙科治疗中那样实现完美的牙科治疗。口腔麻醉医师首先接受的是牙医的培训，然后才进行麻醉医师的培训。牙医了解牙科治疗的整个流程。麻醉医师或认证注册的麻醉护士却不了解。口腔麻醉医师了解通过局部麻醉可以控制术后疼痛，而长效的阿片类药物如吗啡或氢吗啡酮则不是合适的药物。但麻醉医师或者认证注册的麻醉护士往往不了解这个简单的概念，在深度镇静或全身麻醉时，会给儿童牙科的患儿大剂量阿片类药物。这使得复苏的时间会大大延长，还会引起不必要的术后恶心和呕吐。这些都不利于建立患者的信任，也会影响术者的信心。

口腔麻醉医师在接受培训时，就接触开放气

道的患者，所以比起缺乏这种全科培训的麻醉医师和认证注册的麻醉护士，会更习惯于这种模式。与牙医共用患者的呼吸道是口腔麻醉医师每天日常的工作，但是对于非口腔麻醉医师来说，这就是很陌生的概念。大多数的麻醉医师和认证注册的麻醉护士不习惯在手术室以外的环境下使用移动麻醉设备。

口腔麻醉医师了解私营牙科诊所的运营；他们了解牙科的就诊环境，而且当被邀请到牙科诊所工作时，会努力保持良好的氛围。在医院手术室的氛围和环境则截然不同，但是麻醉医师和认证注册的麻醉护士也不会意识到有什么不同。还有一个关于患者安全的有意思的统计。从 1949 年开始进行口腔麻醉医师专科培养以来，尚未出现过口腔麻醉医师在其他牙科诊所提供麻醉导致患者死亡的案例。但是对于麻醉医师或认证注册的麻醉护士则不敢这样说。综上，有人认为和专科麻醉医师或认证注册的麻醉护士相比，口腔麻醉医师更安全、更亲民，没那么傲慢，而且更了解牙科治疗的流程，更懂牙医的需求。

此外，手术室的手术台对于儿童牙医来说会操作受限。经常操作台的放置不是那么舒服，没有诊室的牙椅那么顺手。而且在手术室，灯光和吸水也会更难操作，甚至有时候简单的吸唾管都没办法安装。

儿童牙科的患者和他们的父母或监护人很了解儿童牙科诊所，知道它坐落在哪里，也和工作人员熟悉。而要把孩子带到医院进行牙科治疗让人觉得有点害怕，因为不熟悉医院系统，也不知道会发生什么。医院往往没有那么好的氛围，环境也没有私人诊所那么让人舒服。Rashewsky（2012）提到，在医院进行治疗的患者会比在诊室进行治疗的患者做更多无用功，比如在术前区域长时间的等待，或者在复苏室的时间也会更长。随着保险公司和政府机构对医疗花费的进一步控制，健康儿童在手术室进行全身麻醉牙科治疗很快将成为历史。

虽然前文一直在推荐在诊室进行深度镇静和全身麻醉，但是还是有些患儿需要在医院手术室进行。

所有的 ASA Ⅳ 型和 ASA Ⅴ 型牙科患儿需要在医院手术室进行牙科治疗，大部分 ASA Ⅲ 型也是。只有 ASA Ⅰ 型和 ASA Ⅱ 型患儿，以及少部分的 ASA Ⅲ 患儿是诊室深度镇静或全身麻醉的适合对象。

儿牙医师雇佣口腔麻醉医师

儿牙医师雇佣口腔麻醉医师有一个增长的趋势（ASDA 2010）。Olabi 等（2012）在近期的一篇文献中报道 20%~40% 的认证儿牙医师已经在使用口腔麻醉医师，而 60%~70% 的医师则表示，如果可以找到，也愿意使用口腔麻醉医师。利用率有地域性。比如说，在美国东北部，只有 12% 的执业儿童牙医使用口腔麻醉医师，46% 的医师表示如果可以找到的话，愿意使用口腔麻醉医师。然而，在美国西部 59% 的执业儿童牙医使用口腔麻醉医师，而 78% 表示如果可以找到的话，愿意使用口腔麻醉医师。分析地域差异，还有一个很有意思的发现，西南地区受访者，回应的人数是最多的，会实施一些形式的诊室内镇静（88%），雇佣口腔麻醉医师（59%），愿意雇佣口腔麻醉医师（78%）。该调查中还有一个有趣的发现，就是女性执业儿童牙医比男性更愿意雇佣口腔麻醉医师。

基于之前的调查，能否找到口腔麻醉医师是制约诊室内深度镇静和全身麻醉数量增加的主要因素。要了解这一问题，需要了解一下历史。早在 20 世纪 50 年代，就已经有人认识到如果在牙科领域有专门的麻醉人员将对专科发展很有裨益。同时，Tadashi Ueno 博士在东京医科牙科大学建立了口腔麻醉科（Matsuura 1993）。1953 年，美国牙科学会麻醉学会（ADSA）成立（Peskin 1993），并且首次向 ADA 递交了专科认证申请（Allen 1992）。但是对于牙科而言不幸的是，尤其对于牙科患者更是不幸，这次申请没成功。

接下来在口腔麻醉史上的一个重大事件发生在 20 世纪 80 年代初期。大医疗划了一条界线。1982 年的美国麻醉学会的一条政策声明中写道："麻醉治疗是大医疗的一部分。"于是相应的，牙医来实施麻醉可以被州医学委员会质控为非法执业。所幸的是，到 1987 年，ASA 又发表了一个更合理的声明："ASA 认可经美国牙科学会认证的口腔麻醉医师在且仅在牙科治疗中实施清醒镇静、深度镇静和全身麻醉的合法性。"

ASA 的认可使得牙科麻醉专科的进一步成熟。2007 年，美国牙医认证委员会（CODA）发布了题为"牙科麻醉继续教育项目"的标准要求。因此，现在进行牙科麻醉专科培训就有据可循了。这一标准很严格。接受培训的专科医师必须完成至少 500 例的深度镇静和全身麻醉，其中 200 例为插管全身麻醉，而且需要包括 50 例经鼻插管。20 个病例是需要有进一步的气道技术的，比如光纤插管或喉面罩气道。6 岁或 6 岁以下的病例数至少 100例，还有至少 50 例为特殊需求的患者。

根据 Joel Weaver 博士 2007 年的评论，口腔麻醉医师住院医培训项目认证，对牙科学至少有 3个主要的益处：

- 由于牙医对更高级别的镇静和麻醉的需求有了大幅提高，认证可以提供更多的基金来支持住院医和住院医培训项目。
- 由牙科认证，可以把麻醉和牙科教育以及牙科临床最大限度结合起来。
- 最后，认证提供了在牙科范围内最高级别的麻醉培训，可以让口腔麻醉医师得到高质量的麻醉培训。

州牙科委员会现在有合理的衡量标准来评估口腔麻醉医师接受的麻醉培训。以后口腔麻醉医师必须完成 CODA 认证的培训项目，才允许进行麻醉。当然在认证开始实施前，已经完成培训的医师也可被允许实施麻醉。

认证还向专科培训医师和培训项目提供了更多支持来满足需求。2007 年，美国有约 200 个口腔麻醉医师。在北美有 5 个口腔麻醉医师培训项目，每年可以完成 9 个口腔麻醉医师的培养。2013 年，美国就差不多有 300 个口腔麻醉医师，而且北美口腔麻醉医师的培训项目数也已经翻倍了。现在每年有 30 个口腔麻醉医师毕业。

口腔麻醉医师在诊所的工作

口腔麻醉医师可以协助儿童牙医在诊室内管理不配合的患者，这使得牙科治疗更加安全、高效，花费也更合理。绝大多数在美国的口腔麻醉医师是"移动"的，就是说，他们可以随身带着药品、耗材和设备，到儿童牙科诊所提供麻醉服务。图13-1 就是一个口腔麻醉医师的常见"移动"装备。图 13-2 是口腔麻醉医师在诊室内给儿童牙科患者进行全身麻醉。

通常一个口腔麻醉医师进入到治疗的流程如下：儿口腔师会安排一天，请口腔麻醉医师到诊室。然后当天会安排多个病例，对医师们来说这样都更有效率。在治疗进行的前几天，诊所会将安排好的患者的信息资料发给口腔麻醉医师，口腔麻醉医师回顾儿口腔师所提供的患者的病史，然后麻醉前至少提前一天，跟患儿的父母或监护人通电话，再进一步询问患儿当时的病史。如果有必要和患儿的医师进行咨询，还需要医师或其他医疗服务提供者的联系信息。在术前电话中，会强调禁食，还包括其他术前须知，比如哪些药物可以用，哪些药物禁用。口腔麻醉医师会跟家长解释需要他们做什么。尤其是对不太配合或不配合的患儿治疗的特殊需求，医师跟家长或监护人介绍全身麻醉和希望他们做些什么显得尤为重要。

深度镇静或全身麻醉的选择

对于某个特定病例选用深度镇静还是全身麻醉是个争论未决的问题。口腔麻醉医师在培训时两种技术都有培训，而且这两种技术的分界本来就是模糊的、互相重叠的，从深度镇静到全身麻醉是一个连续的过程，很难在病例中明确定义用的到底是哪种技术，定义更多的只是一个学术问题。

深度镇静或全身麻醉的术前用药

儿童患者全身麻醉前一般不建议术前用药，除非在诊室由麻醉医师提前 0.5 小时到 1 小时给药。非胃肠道焦虑（恐针症）是小朋友焦虑的主要原因。当选择术前用药时，最常见的是使用口

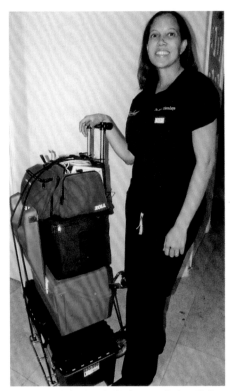

图 13-1　一个口腔麻醉医师的常见"移动"装备。

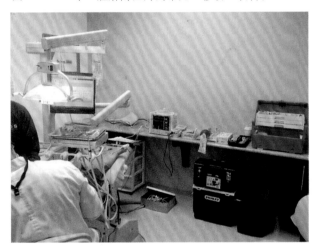

图 13-2　口腔麻醉医师在诊室内给儿童牙科患者进行全身麻醉。

高效的方法。理想情况下，患者允许进行静脉注射（Ⅳ）。一些稍大的孩子和不太严重的残障儿童会允许。如果患者缺乏配合，开始便妨碍静脉注射，还有其他两种诱导深度镇静或全身麻醉的基本方法。有些口腔麻醉医师会倾向于选择肌肉注射（IM）药物。大部分选择的肌注药物是氯胺酮，联合使用或不使用咪达唑仑和/或格隆溴铵。另一种诱导不配合的牙科患者全身麻醉的基本方法是"面罩"吸入麻醉诱导。这个技术使用的是吸入性的挥发性全身麻醉气体，绝大多数是七氟烷。七氟烷一般不用于深度镇静的诱导，仅用于全身麻醉的诱导。一些口腔麻醉医师同时备有七氟烷和氯胺酮，根据不同的情况使用不同的方法，还有一些医师只专门使用其中某一种。

选择使用面罩吸入麻醉诱导的人们往往认同这样可以避免经历注射过程的方式。而相反，选用肌注诱导的则认为患儿常规也要注射疫苗，这只不过多打了一"针"而已，而且未来还要打更多。那些不赞同用面罩诱导人们的认为，要强迫小朋友躺下，并把面罩强行扣上不太理想，尤其对于有幽闭恐惧症的孩子来说更甚。但其他也有指出对于比较配合的牙科患儿，可以参与到面罩吸入诱导的使用中来，那么诱导过程就没有压力了。根据个人经验，儿童牙科患者使用哪种诱导全身麻醉的方式并没有对与错。

一旦诱导深度镇静或全身麻醉了，绝大多数口腔麻醉医师都会建立静脉通路。这样方便其他药物的使用，如加量，或有必要使用急救药物，也可以即刻获得通路。

服给药。目前，口服的苯二氮䓬类药物是深度镇静或全身麻醉前最常用的，在苯二氮䓬类中用得最多的药物是咪达唑仑。咪达唑仑可以引起一定程度的失忆，是一种抗焦虑药物，而且剂量反应曲线平坦，也就是说安全范围宽。

深度镇静或全身麻醉的诱导

静脉诱导深度镇静或全身麻醉是最安全、最

气道

开放气道是指气道没有被插管或其他辅助物保护起来，比如经鼻气管插管或喉面罩。开放气道麻醉每天都在进行，可以应对不同深度的麻醉，而且已经安全使用很多年了，在美国很多儿童牙科住院医培训项目中都有教授。文献中没能提供足够理由证明开放气道优于插管麻醉。相反，这取决于麻醉医师，他接受的培训和他的熟悉程度决定了最后的选择。任何程度的麻醉实施时，都需要一个喉部填塞物或口腔隔离物。我们推荐在开放气道病例中，术者要谨慎用水，如果需要的话，同时要使用橡皮障防止碎屑进入喉部填塞物或咽部。喉部填塞物放在咽部的目的是：（1）防止物体掉入气道引起可能的并发症，如咽痉挛；（2）防止或减少逸出的气体直接接触到术者面部。

在儿童牙科诊所中工作，使用哪种气道方式也常常被口腔麻醉医师们争论。有一些特别推崇将"开放气道"技术用于任何治疗过程中，认为这样相较于进一步气道技术，患者麻醉程度较浅。这样对于治疗时间较短的病例来说诱导和复苏的时间都会更短。但是任何时候都必须保持气道通畅，而且整个治疗过程中儿童牙医、口腔麻醉医师或牙医助理需要花一定时间来操控气道。和其他气道技术相比，开放气道病例必需的耗材和设备也较少。深度镇静和全身麻醉都可以使用开放气道技术。

其他的口腔麻醉医师倾向于选择更保险的气道技术，即使这样需要的麻醉水平更深。经鼻插管进行全身麻醉被一些人认为是牙科病例治疗中的"金标准"。有经验、技术好的医师，只需要花费数秒钟到几分钟的时间就能完成插管。使用安全的气道技术的一个好处在于，不需要担心下颌位置和喷水。如果使用经鼻插管，一般实施的是全身麻醉而非深度镇静。如果计划使用吸入性气体如七氟烷来维持麻醉效果，则需要更高级的气道技术。在牙科治疗过程中，需要一定程度的气道保护，而不一定使用气管内插管，所以可选择灵活的喉面罩气道技术（LMA）（图 13-3）。LMA 可以比开放气道技术中单纯的喉部填塞物更好地保护气道，但是比气管内插管的保护能力稍逊色。此外，开放气道技术和经鼻插管可以检查咬合，进行各种牙科操作，但是如果使用 LMA 或者经口插管来进行全身麻醉的话，就不能做这些操作了。从技术层面来说，深度镇静可以使用 LMA；然而，实际使用 LMA 维持的多为真正的全身麻醉。

全身麻醉的维持

一旦完成患者诱导，静脉通道得以保证，选择好气道技术，接下来就是决定如何维持全身麻醉了。同样有两种选择。一种是通过静脉给药维持，另一种是通过吸入性全身麻醉的气体来维持。使用静脉药物维持有数个优点：不需要担心"气体洁净问题"，也不需要担心牙科诊室被残存的麻醉气体污染。实施静脉给药的设备通常是一个体积小、重量轻的泵，使用最多的药物是异丙酚联合瑞芬太尼或阿芬太尼。这些药物的临床作用时间都很短，所以全身麻醉后复苏会很快。异丙酚在起效时还是很好的止吐药，所以术后恶心呕吐非常罕见。无论是用静脉还是气体维持麻醉，其他药物也都通过静脉给药。各种止吐药就时有用到，还有抗生素、止痛药和／或类固醇。

如果需要使用吸入性气体来维持，无论是使用 LMA 还是气管内插管，多数情况下使用的都是七氟烷。虽然偶尔因为一些特殊原因，也会使用异氟烷或地氟烷。七氟烷是一种很好的全效吸入性全身麻醉剂。这是最常被用来做吸入诱导的，因为其对肺部系统的刺激最小，而且气味无害。起效快，而且代谢相对快速。

另外一个使用吸入性全身麻醉剂的优势在于，通常来讲，很少缺货，也不像静脉药物在涨价。2013 年，各种在牙科麻醉中使用的药品都短缺或至少有一次订单被拒，而且大部分的牙科麻醉用静脉药物价格在 4 年内都涨了 2 倍甚至到 10 倍，但是吸入性全身麻醉气体的价格则相对稳定。

复苏

在儿童牙科患者治疗的最后，药物停用，患者允许呼吸 100% 纯氧。患儿重新回复意识，直到完全恢复。对于使用开放气道来实现深度镇静或全身麻醉的患儿，只需要去除喉部填塞物，氧气是通过鼻管给的。

插管患者何时拔管，不同学派有不同观点。清醒后拔管和无意识下拔管各有好处，可能针对不同的患者群或不同的原因选择使用。无意识下

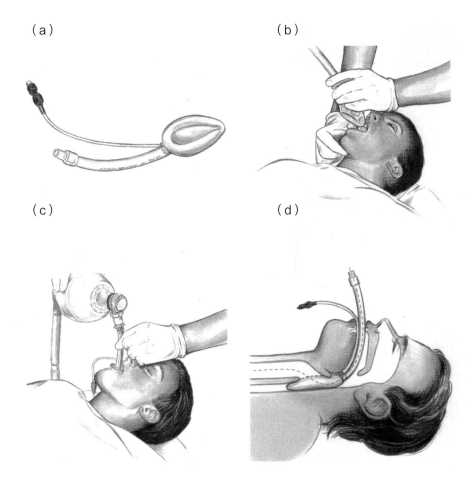

（a）　　　　　　　　　　（b）

（c）　　　　　　　　　　（d）

图 13-3　对于牙科操作来说，需要一定程度的气道保护，但是不一定需要气管内插管，灵活的喉面罩气道技术（LMA）可选用。（美国心脏学会 2000，图 3）经 Lippincott Williams 和 Wilkins 同意再版。

拔管通常在复苏过程中、患儿还处于深度麻醉状态下进行，不会对拔管过程做出反应。有意识或清醒下拔管则是在患者睁开眼睛、抬头 5 秒钟以后拔管，此时有自主呼吸，没有残留的肌松效果。到底是深度拔管好还是清醒拔管好，到底哪种能减少复苏过程中的急症，还有争论。撇开技术，总的来说发生不良反应的概率其实是相当的。

一旦患者恢复意识，观察一段时间后就可以安全离开了。对于一些深度镇静的患者，可能只需要观察很短的 10 分钟，而对其他的牙科患儿或者进行了全身麻醉的患者，复苏时间可能超过 1 个小时。通常在牙科诊室的儿童牙科患者从深度镇静或全身麻醉中复苏的时间会比较快，绝大多数患者复苏后没有不悦或不舒服。肌肉注射后或使用面罩诱导后不久，到复苏的部分时间，这段记忆患者常常是丧失掉的。他们通常对麻醉没有直接的创伤经历。

急诊

口腔麻醉医师受过训练可以应对在牙科机构内出现的急诊，并要和实施麻醉的诊所其他工作人员合作。保证所有设施符合标准是麻醉实施者的责任。每个州都有设备设施的最低标准。麻醉实施者必须保证患者能立即获得急救药物和需要的急救设备，并且保证诊所工作人员可以提供基本生命支持和启动 EMS。每个患者都可以像在医院机构中一样被监护。通常会使用 ECG，也会使用血氧饱和度监测仪来监测血压、心率、呼吸频率、氧饱和度。根据术者、治疗、不同气道技术和二氧化碳潮气量不同，可能在心前区使用听诊器。应急照明、氧气、吸引器和监护仪都由麻醉医师带到各个机构，并且安装好。

总结

儿童牙科患者可以有很多地方安全地接受深度镇静和全身麻醉，不同地方各有利弊。选择权在儿牙医师那里。本章旨在提供了背景信息以帮助选择，强调了手术室和移动口腔麻醉医师在花费和可行性的区别。有不同的诱导和维持深度镇静和全身麻醉的技术，及不同的气道辅助技术可供选择。维持深度镇静和全身麻醉有不同的药物，儿童牙科患者从深度镇静和全身麻醉中复苏的方法也有不同。基本上所有的这些选择都是正确的。重要的不是谁或在哪里进行麻醉，而是儿童牙科患者能否获得麻醉服务。

参考文献

［1］Albany Medical Center, St. Peter's Hospital, Albany, NY. A 2009 hospital statement.
［2］Allen, D.L. (1992). The Future of Dental Education. *Anesthesia Progress*, 39, 1–3.
［3］American Dental Association Council on Dental Education. (1972). Guidelines for teaching the comprehensive control of pain and anxiety in dentistry. *Journal of Dental Education*, 36, 62–67.
［4］American Heart Association (2000). Part (6) Advanced Cardiovascular Life Support: Section 3: Adjuncts for Oxygenation, Ventilation, and Airway Control. *Circulation* 102, S1, 1–95.
［5］American Society of Anesthesiologists House of Delegates. (1982). Statement regarding the administration of anesthesia by dentists. October 26.
［6］American Society of Dentist Anesthesiologists. (2010). The necessity for advanced anesthesia services for dental care. http://www.asdahq.org/DentistAnesthesiologist/About ASDADA.aspx.
［7］American Society of Anesthesiologists Board of Directors. (1987). Statement supporting the right of qualified dentists as defined by the American Dental Association to utilize anesthesia for the management of dental patients. August 22.
［8］Mass, R. (1993). Parenteral Sedation Education. *New York State Dental Journal*, 59, 67–70.
Matsuura, H. (1993). Modern History of Dental Anesthesia in Japan. *Anesthesia Progress*, 40, 109–113.
［9］Olabi, N.F. et al. (2012). The Use of Office-Based Sedation and General Anesthesia by Board Certified Pediatric Dentists Practicing in the United States. *Anesthesia Progress*, 59, 12–17.
［10］Peskin, RM. (1993). Dentists and Anesthesia: Historical and Contemporary Perspectives. *Anesthesia Progress*, 40, 1–13.
［11］Rashewsky, S. et al. (2012). Time and Cost Analysis: Pediatric Dental Rehabilitation with General Anesthesia in the Office and the Hospital Settings. *Anesthesia Progress*, 59, 147–153.

第 14 章 全身麻醉在行为管理中的应用
The Use of General Anesthesia in Behavior Management

Marcio A. da Fonseca, Travis Nelson

大多数儿童在牙科治疗时的行为管理是无须药物辅助的。不过，药物辅助——例如全身麻醉（general anesthesia，GA），对某些儿童而言是有益的。全身麻醉被定义为一种无意识的受控状态，伴随保护性反射的消失——包括自主维持气道通畅的能力，以及对物理刺激和口头命令的有意识的反应（美国儿童牙科学会，2012）。这不需要患者的配合，因此在病例的选择方面有一定的要求（表 14-1）。全身麻醉能够在儿童接受牙科治疗的同时，保护儿童心理正常发展，并有利于建立终身的良好医患关系（Nelson 2013）。

牙医发现，与过去相比，儿童表现得更加反叛，这对儿童行为管理提出了更高的需求，比如镇静和全身麻醉的应用（Casamassimo et al. 2002；Wilson 2004）。美国一项 2004 年的研究显示，有 38% 的儿童牙医比过去 5 年应用了更多的全身麻醉，有 31% 的儿童牙医认为未来他们将使用更多的全身麻醉（Adair et al. 2004）。与此相同，近期瑞典一项关于特殊儿童口腔保健的回顾性研究显示，在过去的 25 年间，使用全身麻醉进行治疗的病例数目翻了一番（Klingberg et al. 2010）。全身麻醉曾经是最少应用的行为管理技术之一，但时至今日，家长们对全身麻醉的接受程度逐渐增加，必要时更加愿意让孩子进入手术室接受全身麻醉下的牙科治疗（Savanheimo et al. 2005；Eaton et al. 2005；Amin et al. 2006）。不过，仍然有家长在接受全身麻醉时存在思想斗争，自责不该将孩子置于如此风险之下（Amin et al. 2006）。在本书第 1 版出版时，大多数全身麻醉的牙科治疗患者还需要住院。现在，在发达国家，全身麻醉的牙科治疗可以很安全地在门诊完成，进而带来的好处是：更短的麻醉后复苏时间、无须住院过夜和更少的花费。不过，在很多国家，由于政策法规的原因，不允许在手术室外实施全身麻醉（Wilson and Alcaino 2011）。由于民众对门诊手术的逐渐熟悉，患者及家长对全身麻醉下进行口腔治疗的接受程度逐步升高。与此变化相适应的是，在美国，口腔麻醉医师（指接受过正式麻醉学培训的牙医）和麻醉护士越来越不稀缺了（Hicks et al. 2012）。不幸的是，在低、中等收入国家的患者仍然面临诸如经济、文化、社会结构等阻碍因素，而不能进行全身麻醉下的牙科治疗：与外科中心距离太远、交通条件差、运输工具的缺乏、设施设备和专业知识的匮乏、与外科手术直接或间接相关的费用以及对全身麻醉的恐惧等（Grimes et al. 2011）。

虽然目前全身麻醉的应用越来越普遍，但与局部麻醉下牙科治疗和轻度镇静相比，全身麻醉仍然有着更高的并发症发生率和死亡率。并发症包括：咽喉疼痛（14%~64%）、恶心与呕吐（20%~30%）、牙外伤（6.9%）以及治疗中的意识障碍（0.1%~0.7%）（Jenkins and Baker 2003）。睡眠不规律、呕吐、身体功能的破坏、咽喉疼痛、出血以及轻到中度的疼痛往往不足以引起足够的关注（Mayeda and Wilson 2009），同时大多数患者能够在 24 小时内恢复正常行为（Needleman et al. 2008；Mayeda and Wilson 2009；Costa et al. 2011）。对于正常个体来说，单纯由全身麻醉引起的死亡概率估计大约为 1：100000（十万分之一）；对于高风险患者和急诊手术来说，死亡概率为上述的 5~10 倍（Jenkins and Baker 2003）。

表 14-1　全身麻醉的适应证与禁忌证（美国儿童牙科学会）

适应证	禁忌证
·由于心理不成熟或心理 / 生理 / 医学残疾而不能配合治疗者 ·由于急性炎症、解剖变异或过敏而不能实施局部麻醉者 ·极度不配合、恐慌、焦虑或不能交流（包括语言障碍）者 ·需要进行大手术治疗者 ·如应用全身麻醉能够保护其心理发育或降低医疗风险者 ·需要立即进行口腔综合治疗者	·健康、能配合的、仅需简单牙科治疗者 ·因医疗条件不允许而不建议实施全身麻醉者（如恶性高热、不稳定的心脏疾病、未得到很好控制的囊胞性纤维症等）

术前的考虑因素

知情同意

在实施全身麻醉的准备阶段，最重要的是确保患儿的看护者能够获得足够的信息来进行知情决策。知情同意为牙医提供了便利。但是，有关全身麻醉知情同意的相关研究显示，家长经常会认为，有关全身麻醉的风险并未充分告知（Patel 2004；Shahid et al. 2008）。对于有着大量外来移民的地区，在签署知情同意时，还需要考虑文化的影响和语言交流的程度。此时，经过训练的、熟悉对不同文化背景下专有名词的翻译人员将有很大帮助。家庭成员，尤其是儿童，不适合充当翻译人员。当儿童充当翻译时，儿童和家长之间会出现权威的反转。也不应让家庭成员来翻译一些敏感的信息，否则可能会有出现重大误解的风险。关键的是，使用法定监护人所使用的语言来书写知情同意和术前准备的文书。虽然儿童牙科的知情同意是由成年人来签署的，但在签署的过程中也需要考虑到儿童的参与感或认同感。在8~13 岁之间的儿童，常常希望参与到治疗的讨论中，一旦他们参与到治疗的讨论中，他们会对治疗非常满意（Adewumi et al. 2001）。

病史和体格检查

在实施全身麻醉的过程中，为了预防可能出现的问题，医师需要收集患儿详细的病史，并根据患儿的健康状况来选择与手术相适合的场所。比如说，如果患儿身体健康，就可以在门诊完成全身麻醉下牙科治疗。如果患儿有严重的系统疾病，就需要在能够提供急救的医院进行。所有患者都需要在治疗前 30 天内进行病史采集和体格检查（H&P）。健康的儿童由麻醉医师在操作当天完成检查即可。有系统疾病的儿童，鉴于可能出现高风险并发症，则需要熟悉患儿健康状况的内科医师完成病史采集和体格检查。牙科医师必须和内科医师、麻醉医师就口腔治疗和并发症进行讨论（如血友病患儿的出血问题）。为了便于综合考虑治疗计划，许多医院都有麻醉前评估服务，请所有相关方面进行讨论，以便患儿、家长、内科医师、麻醉医师以及牙科医师都能够明白如何对患儿进行治疗和照顾。

术前疼痛管理

与进行同样治疗的成人相比，儿童患者认为疼痛感更严重（Cramton and Gruchala 2012）。牙医需要学习准确评估疼痛，以及采用药物或非药物的方法来进行疼痛管理。如果对于这一点考虑不足，可能影响患儿远期对疼痛所做出的反应（Cramton and Gruchala 2012）。

在全身麻醉（GA）的过程中，有很大比例的患儿可能经受中度或更严重的疼痛。即使术后疼痛是家长们都很担心的事情，但仍有许多患儿没有接受足够的镇痛（美国儿科学会，2001；Atan et al. 2004）。通常，由于理念误区，医护人员和家长在患儿术后用药不足（Rony et al. 2010；Cramton and Gruchala 2012）。社会经济地位貌似也影响对痛觉的感知，受教育较少的家长更有可能报告患儿的术后疼痛（Needleman et al. 2008）。因此，良好的术后疼痛控制始于手术之前。在早期，为患儿提供个性化的干预措施来提高患儿家长关于麻醉的知识，并允许用足够的时间进行讨论，将改善家长的态度（Rony et al. 2010；Jensen 2012）。

术前患儿焦虑

尽管全身麻醉是一个很人性化的辅助牙科治疗的有效手段，但手术经历有可能对一些患儿产生负面的心理影响。每年在美国接受眼科手术的儿童患者中，有50%~75%的患儿经历了强烈的恐惧和焦虑（Kain et al. 1996c；Kotiniemi et al. 1997；Tzong et al. 2012）。因此，作为手术室经历的一部分，麻醉护理团队应该对焦虑进行预测和治疗。

术前恐惧可能来源于患儿对以下问题的担心：分离、疼痛、毁容、失去所爱的人、失去自我控制或失去自主权。家庭生活不同寻常的变化、穿上不熟悉的衣服（如手术衣）、面对不熟悉的仪器设备、看到的景象、听见的声音，还有闻到的味道都会增加患儿的焦虑（Justus et al. 2006）。患儿焦虑经常导致对麻醉面罩的抗拒、麻醉诱导时间的延长，还有可能需要物理的方法对患儿进行约束。患儿有可能对麻醉面罩有特殊的恐惧（例如不能呼吸、幽闭恐惧症、对死亡或不能苏醒的担忧）、厌恶（不喜欢戴面罩的感觉或面罩的气味）和/或真正的恐惧症（一种对面罩莫名的恐惧）（Przybylo et al. 2005；Aydin et al. 2008）。此外，先天气质和后天环境影响的综合作用也决定了每个孩子面对手术经历时如何反应。害羞、被动应对型、高基线焦虑、家长的焦虑、以前不愉快的手术经历，以及男性，这些都与全身麻醉操作过程中焦虑和阻断性行为相关（Melamed et al. 1988；Quinonez et al. 1997；Kain et al. 2000b）。年龄也应该在考虑范围内，1~5岁的患儿在术前出现显著焦虑的风险最高（Lumley et al. 1993；Kain et al. 1996b，c）。

其他可能导致焦虑程度增加的因素包括：麻醉诱导时很多人在场、术前操作等候时间太长、妈妈没有宗教信仰以及对医院的负面记忆（Wollin et al. 2003）。在家应用麻醉面罩玩游戏能够减轻与麻醉面罩相关的焦虑，提高患儿对麻醉的接受程度，并减少麻醉诱导时间（Aydin et al. 2008）。

缓解焦虑的术前药物干预措施

麻醉诱导貌似是整个全身麻醉过程中最有压力的时间点（Kain et al. 1996c；Kain et al. 1998）。超过25%的患儿哭闹、尖叫、试图远离麻醉面罩和/或需要束缚（Lumley et al. 1993；Kain et al. 1999）。帮助恐惧患儿进行麻醉诱导的主要药物干预方法就是术前镇静剂的使用。咪达唑仑是研究得最广泛的诱导剂，在1~10岁年龄组中，尤其是那些特别焦虑的患儿，它表现有显著降低焦虑的作用（Kain et al. 2004）。咪达唑仑可能导致顺行性遗忘，这对于那些有难度的麻醉诱导来说还是挺好的（Stewart et al. 2006）。但是，咪达唑仑也有可能出现与上述相反的反应，尤其是在性格冲动的患儿（Roelofse and Joubert 1990；Wright et al. 2007）身上。咪达唑仑还有可能延迟麻醉药物的起效、恢复和代谢过程，还有增加术后即刻的焦虑（Viitanen et al. 1999a, b; Wright et al. 2007）。

缓解焦虑的术前非药物干预措施
家长参与麻醉诱导

是否让家长参与到麻醉诱导的过程中，这是一个争论度较高的话题。家长参与的好处有：消除分离焦虑、减少术前用药、增加患儿配合程度、提高家长的满意度、满足家长的责任感、使家长对所提供的医疗保健更加满意等（Kain et al. 2003；Wright et al. 2007）。在美国，越来越多的麻醉护理团队允许家长参与麻醉诱导（Kain et al. 2004）。一名表现镇定的家长参与麻醉诱导肯定会对一名焦虑的患儿有好的影响，但一名焦虑的家长将不会改善患儿的行为表现（Cameron et al. 1996；Kain et al. 1996a；Kain et al. 2006）。不幸的是，那些特别希望能够参与麻醉诱导的家长，比起那些没那么大兴致参与的家长，焦虑的水平更高，而且往往有着更焦虑的孩子（Caldwell-Andrews et al. 2005）。在适宜的状态下，术前用药和家长参与都能够提高患儿的配合程度（Kain et al. 1996c；Kain et al. 2000a）。不过，我们也必须认识到，有的家长可能会在患儿麻醉诱导的过程中感觉不怎么好（Mayeda and Wilson 2009）。

术前准备项目

术前准备项目的目的在于向家长和看护者提供信息，包括：过程和程序（通过参观手术室、宣教材料、视听材料和网站）、模拟操作（通过视频或假人演示）、应对策略（与儿童生活顾问合作）、使用与患儿年龄相适合的语言和图像（Wright et al. 2007）。即便是在跟家长分离的情况下，接受过这些干预措施的患儿表现出更少的术前焦虑（Kain and Caldwell-Andrews 2005；Wright et al. 2007）。在准备谈话时有很多的影响因素，其中最重要的是患儿的年龄。根据皮亚杰的认知发展理论，3~6岁的儿童（前运算阶段）不具备逻辑思考的能力，所以对他们来说术前准备沟通可能具有负面影响（Brewer et al. 2006）。与此相反的是，7~17岁的少年儿童有着强烈的求知欲，甚至包括术后疼痛的细节等，并能够从理解这些信息中获益（Kain et al. 1996b；Fortier et al. 2009）。术前准备的时间也很重要——患儿需要有足够的时间来理解所讨论的内容。6岁以内的儿童应该在术前1周内进行；更大的儿童如果能在术前5天之前进行沟通准备将获益更多（Perry et al. 2012）。如果曾经有过手术经历的患儿不能在模拟操作中获益的话，应该在下次全身麻醉过程前让其参与应对策略的教育（Kain et al. 1996b；Kain et al. 2005）。

家长的焦虑是患儿焦虑的显著危险因素，因此，家长也应该了解术前信息。与住院患者相比，门诊手术的术前准备更为关键。即将进行门诊手术的患儿家长比住院患儿的家长更为焦虑，这是因为他们基本没有什么时间来熟悉手术环境（Mishel 1983）。那些参与了术前一系列程序的家长表现出焦虑降低和更高的满意度（Chan and Molassiotis 2002；Felder-Puig et al. 2003）。不幸的是，这一系列程序所带来的益处并不能够延续到那些高压力时期，例如麻醉诱导、麻醉复苏，甚至术后2周（Kain et al. 1996b；Kain and Caldwell-Andrews 2005；Wright et al. 2007）。

术前治疗计划

鉴于全身麻醉的高额成本和可能出现的并发症，而且实际来说，来到诊室治疗的大多数孩子都有着龋病高发的风险，通常提倡更积极的治疗方法。例如，对于牙齿广泛性脱矿的患儿，考虑应用不锈钢全冠（SSC）。在全身麻醉后的口腔治疗中，不锈钢全冠比汞合金充填明显降低了失败率（Tate et al. 2002；Al-Eheideb and Herman 2003；Drummond et al. 2004）。初步的治疗方案应该考虑到所有可能发生的状况，包括家长对口腔护理的配合程度，以及修复体的寿命。

患儿家长需要明白，在治疗当日，预订的方案可能会发生变化，尤其是在还没有最新的放射检查或要等待一段较长的时间才能进行治疗的状况下。所有可能的治疗都应该从细节上进行讨论，包括所使用材料的外观，这样在治疗结束的时候，患儿家长不至于大惊小怪。例如，如果预计为上颌乳切牙制作全冠，最好让整个家庭都知道——如果出现脓肿或者牙齿在去除龋坏组织之后牙体组织保留太少的话，牙齿需要被拔除。此外，财务方面的问题，例如可能需要预先授权的医疗和牙科保险公司，必须在此时加以解决。

术前电话沟通

在患者预约来治疗的前几天，工作人员需要和患儿家长通过电话来讨论治疗当天的计划。术前禁食的指导方针（表14-2）应该以口头和书面形式进行详细地告知（Apfelbaum et al. 2011）。禁食是至关重要的，它可以降低围手术期肺误吸胃内容物相关的并发症的严重程度，可以避免延误或取消治疗，可以减少长时间禁食带来的脱水或

表 14-2　健康患者择期手术的术前禁食指导（Apfelbaum et al. 2011，经 Lippincott Williams 与 Wilkins 许可后再版）

摄入食物	最短禁食时间
软饮*	2 小时
母乳	4 小时
婴儿配方奶粉	6 小时
动物奶	6 小时
清淡食物**	6 小时

* 水，无果肉果汁，碳酸饮料，清茶，黑咖啡。

** 通常指吐司面包和软饮。

低血糖的风险，以及减少围手术期的发病率如吸入性肺炎和呼吸障碍（Apfelbaum et al. 2011）。预约的时间、地点、治疗费用和预授权相关信息也需要再次确认。如果病史采集和健康检查（H&P）在口腔治疗前由内科医师先行完成的话，此时重要的是确认收到患儿的病历且病历记载清晰。还要提醒给患儿多带一套衣服，以备患儿呕吐后更换。如果家长是开车来的，要确定除驾驶员外还有一名成人能够在回家路上陪伴患儿保障安全。使用了镇静药品的患儿有可能发生术后的气道阻塞和头复位反射消失（Martinez and Wilson 2006），因此患儿应该侧卧在车中，而不是平躺，以防止呕吐时胃内容物的吸入。如果有另一名成人在途中照顾孩子，可以使驾驶员专心开车。

围手术期的考虑因素

在到达手术门诊后，为患儿戴上标识腕带。有的手术中心会让患儿穿上手术衣，而有的手术中心会让他们穿自己的衣服。一名工作人员——通常是一名护士——为患儿检查视力、身高、体重，询问禁食要求以及在病史采集和健康检查完成之后任何变化了的情况，如近期的感冒或哮喘等。如果患儿有发热、哮喘、咳嗽、流涕或曾暴露于感染性或传染性疾病，原定的操作将被取消。如果患儿没有遵守术前禁食的指示，原定的操作将取消或推迟到当日晚些时候，以便排空胃内容物。

一旦完成入院评估，麻醉医师将与家长见面，以便：

1. 进行患者的麻醉准备工作，确定患儿的健康状况，提供护理计划；

2. 评估扁桃体大小（Brodsky 1989）和插管预备方案（Mallampati et al. 1985）；

3. 确定禁食指示的实施；

4. 评估是否需要进行术前镇静药物的使用；

5. 讨论静脉通路、插管路径、麻醉药物以及术中和术后的疼痛控制方案；

6. 回顾与全身麻醉相关的可能的风险和应对措施；

7. 得到全身麻醉的术前同意（需要给予法定监护人时间阅读表格、提出问题和签署）；

8. 确定在麻醉诱导阶段是否有家长参与，家长以何种方式与患儿分开。当家长被允许参与麻醉引导的时候，必须告知家长事件发生的顺序，包括患儿可能发生的正常的生理上和情绪上的反应，及他们需要做些什么，以及什么时候应该离开。

在完成麻醉评估之后，医师将术前的镇静药物（如果需要的话）下医嘱给护士。口腔医师与患儿及其家人会面，并再次确认最初的治疗方案。所有的问题解释清楚后，签订知情同意书。有关术后饮食和术后疼痛管理的问题可以推迟到操作完成之后讨论。许多家长询问口腔医师是不是会在操作开始之前出来跟他们讨论临床上的一些发现。为了减少并发症，降低费用，医师需要尽量缩短患儿全身麻醉的时间，因此，只有在出现非常异常的有可能显著影响治疗计划的临床发现，或非常有必要征求家长同意的情况下，才会出来讨论。应该在患儿表格中记录术前讨论，并存档备案。

术中的考虑因素

患儿被带进手术室时，要再次确认身份。通常使用面罩进行麻醉诱导，在诱导完成以后，请家长离开手术室，在身体受压部位下放置减压垫，使用安全带将患儿固定在手术台上，使用静脉输液来维持体液量。儿科通常使用的补液量计算方法是"4-2-1 法则"（Oh 1980）。输入生理盐水或乳酸林格氏液非常重要，这可以替代禁食和手术过程中持续的损失，维持心血管稳定性（Murat and Dubois 2008；Bailey et al. 2010）。不建议再对健康儿童进行常规的葡萄糖注射（Bailey et al. 2010）。

经鼻腔插管在口腔科是首选，因为这样能为口内操作留下更多的空间。不过，麻醉医师可以在插管难以穿过鼻腔时（如营养不良性的鼻萎缩等）或出于医疗方面的考虑（如可能会导致血友病的孩子鼻出血或可能会破坏修复腭裂的组织瓣等）选择经口腔插管。对于可能出现寰枢椎不稳（如唐氏综合征）或易于骨折（如成骨不全症）的患儿，应该最小限度地挪动他们的颈部，以避免在插管过程和口腔治疗过程中过度伸张颈部出现骨折和/或脊髓压迫（Butler and 2000；Cohen 2006；Hankinson and Anderson 2010）。颅面综合征的患儿，由于气道狭窄，也对气管插管构成了一个挑战（Butler et al. 2000）。

插管以后，在患儿身体上铺巾，保护眼睛，放置肩垫，包裹患儿头部以保护头发不被可能的杂质污染，同时固定气管插管。在操作期间，医师要注意不要让气管插管移位。插管以后的间歇期间，再次确认患儿身份，向治疗团队成员重申各自的任务和角色，回顾麻醉计划、疼痛管理计划和治疗计划。牙医进行一个大致的口腔检查来决定使用什么类型的放射检查（如果没有近期的影像数据），然后在铅板防护下进行放射投照。放置一个喉垫，接着进行口腔的清洁和详细的口腔检查来确认治疗方案。在整个治疗过程中使用橡皮障和开口器保护软组织，为了保证口腔操作环境的清洁与干燥，在进行拔牙操作之前需要完成所有的修复治疗。用于制作矫治器的印模可以在任何阶段制取。由于软组织的敏感性和需要进行较多的口腔治疗，术中和术后口腔软组织水肿，包括舌体组织的水肿是较常见的。

在治疗程序结束前 15 分钟，麻醉医师需要开始准备患儿的复苏了。当所有的口腔操作完成后，清洁患儿的口腔和面部，清理干净嘴里的碎屑和液体，涂氟，取出喉垫，清点所有拔除的牙齿、

手术针、手术缝线、器械和纱布。结束后再次停下来回顾术后看护计划和术中出现的与原治疗计划不符的事件。患儿可以在手术室内或麻醉后护理病房（PACU）拔出气管插管，这取决于患者的状态和麻醉医师的选择。麻醉医师和牙医下医嘱给麻醉后护理病房的工作人员和家庭护理人员，医嘱包括疼痛管理、口腔卫生指导、饮食、后续复诊计划和如有问题或紧急情况时的联系电话。整个治疗过程的细节需要写在患者的口腔科病历或大医疗病历中，包括：进行治疗的原因、临床发现、放射检查的种类和片子数目、所有应用的材料、每一颗牙齿都进行了什么治疗、失血量的估计、局麻药注射的位置和用量、并发症等。患儿由麻醉护理团队送去 PACU，在运送过程中麻醉护理团队负责监控和提供支持。麻醉医师和牙医都需要下达口头医嘱给 PACU 的护士交代护理注意事项，回顾术中发生的事件、术后需要做的事情和随访计划。

术后的考虑因素

医师最好在家长进入 PACU 之前，找一个私人空间与家长进行术后谈话，因为一旦家长进入PACU，他们就会全神贯注于患儿，而不能专心进行术后谈话。医师首先应该再次向家长说明孩子配合很好，然后进行下列谈话：

1. 所做的口腔治疗；
2. 麻木的位置和持续麻木的时间，指导家长小心照看患儿，避免咬伤；
3. 术后可能的出血量和出血时间，指导家长如何避免更长时间的出血（如近几天不要使用吸管进行吮吸）；
4. 拆线的情况（如果需要的话）；
5. 在家时的疼痛管理；
6. 饮食——第 1 天饮食清淡，多喝水，接下来的几天软食，这取决于治疗方案；
7. 口腔卫生——讲明白什么时候可以开始刷牙以及刷牙的频率；
8. 预防咨询（饮食、口腔卫生、复诊频率、

补充氟化物）；

　9. 什么时候可以开始正常活动（如上学、运动等）；

　10. 常见的术后并发症；

　11. 当有问题和紧急情况时打电话找谁；

　12. 下次复诊的时间。

可以给患儿提供棒冰和液体饮料，帮助患者补充水分，将输入液体排泄出去。由麻醉医师决定患儿可否离开，如果麻醉医师不在场，PACU 的护士也可以做决定。通常判断可否离开的判断标准包括患儿可以咽下液体或清淡食物而不呕吐，可以排便，可以至少有些警觉的能力，可以走动，即便是在他人帮助下行走。最好能有一名手术工作人员在术后 12~24 小时给家长打电话进行回访。

术后疼痛管理

当进行大量口腔治疗时，疼痛会更加严重（Atan et al. 2004；Needleman et al. 2008）。不锈钢全冠（SSC）和根管治疗比拔牙和其他类型的修复性治疗更疼（Mayeda and Wilson 2009；Costa et al. 2011）。重要的是根据患儿的反应确定止痛药的剂量，尽快控制疼痛。早期有效的治疗比延迟的治疗更加安全有效，提升舒适度，而且很可能减少用药总量。总体来说，患儿的不适感是轻度的而且时间短暂（Mayeda and Wilson 2009；Costa et al. 2011；Jensen 2012），有时甚至报告

说没有疼痛（Vinckier et al. 2001）。不过，全身麻醉下进行口腔治疗的患儿中有 1/3 多可能经历中度到重度的疼痛（Atan et al. 2004；Hosey et al. 2006）。在这样的情况下，推荐固定间隔地持续给药。在开处止痛药前，重要的是参考麻醉医师的疼痛管理计划，使患儿得到最适宜的给药剂量。与单独使用对乙酰氨基酚（扑热息痛）相比，单独口服布洛芬或布洛芬联合对乙酰氨基酚用药能更大程度地减轻患儿疼痛，降低痛苦评分（Gazal and Mackie 2007）。与此相反，对乙酰氨基酚、布洛芬和局麻药物（LA）的联合用药并不能降低全身麻醉下拔牙患儿的痛苦评分（McWilliams and Rutherford 2007）。那些术后转天就开始使用止痛药的患儿在术后第 1 周表现出更少的疼痛（Costa et al. 2011）。不幸的是，那些全身麻醉下拔牙的患儿，他们的家长往往不能好好遵守医师给出的术后应用止痛药的建议（Jensen 2012）。表 14-3 中是儿科常用的止痛药。

另外一个尚存争论的问题是局部麻醉在全身麻醉下口腔治疗中的应用。在口腔外科手术治疗过程中，采用局部麻醉通常出于两个原因：（1）使组织麻木以减轻麻醉复苏时的不适感；（2）通过血管收缩剂的作用帮助控制出血。在一项研究中，局部麻醉减少了术后疼痛，但增加了眩晕（Atan et al. 2004）。相反，有项研究显示，局部麻醉减少了出血，但对于早期复苏阶段的疼痛并未减轻

表 14-3　儿童常用止痛药（Cramton and Gruchala 2012；Sohn et al. 2012；Wilson and Ganzberg 2013）

药物	给药路径	剂量	注意
对乙酰氨基酚	口服	10~15mg/kg 每 4~6 小时	所有给药途径的总剂量每天不能超过：儿童 100mg/kg、婴儿 75mg/kg 或所有患儿 24 小时内给药不超过 5 次
	直肠给药	20mg/kg 每 4~6 小时	
布洛芬	口服	4~10mg/kg 每 6~8 小时	最大剂量：40mg/（kg·d）
萘普生	口服	5~7mg/kg 每 8~10 小时	
可待因	口服	0.5~1mg/kg 每 4~6 小时	最大剂量：每次 60mg
对乙酰氨基酚联合可待因	口服	3~6 岁：5mL（12mg 可待因）每 4~6 小时	
		7~12 岁：10mL（24mg 可待因）每 4~6 小时	

（McWilliams and Rutherford 2007；Townsend et al. 2009），而且和那些没有接受局麻的患儿相比，应用局麻药物增加了咬颊和咬唇的概率（Townsend et al. 2009）。在拔牙窝内使用可吸收的止血海绵和/或缝合也是经常用于控制出血的方法。

全身麻醉下口腔治疗对患儿及其家庭的影响

全身麻醉下口腔治疗能够提高患儿的生活质量：减轻了疼痛、改善了进食和睡眠、更能接受了监督刷牙、改善了行为，还有在学校也提高了注意力（Anderson et al. 2004；Amin and Harrison 2007；Klaassen et al. 2009）。家长也报告说他们的生活质量同样得到了提升，因为他们的睡眠被打扰得更少了、孩子所需求的关注也少了、财务问题更少了，以及为了孩子的牙齿问题而请假也少了（Anderson et al. 2004；Thomson and Malden 2011）。

对于全身麻醉下牙科治疗，家长满意度很高，这还会导致一系列积极的行为改变，例如更加明白了保护健康乳牙列的重要性、改善口腔卫生行为、减少糖和零食的摄入（Anderson et al. 2004；Amin et al. 2006）。但是，很多家长并没有遵守治疗前后给出的预防性建议（Amin and Harrison 2007；Peerbhay 2009；Olley et al. 2011）。家长的所谓"宿命论"是发生积极变化的绊脚石。他们可能会觉得他们没有控制孩子的口腔健康的能力，这可能与他们自己的口腔护理、缺乏口腔健康知识、经济条件有限、时间不够以及不重视有关（Peerbhay 2009；Karki et al. 2011；Olley et al. 2011）。还有一些在家里不重视预防措施，也不按时复诊（Roberts et al. 1990）。因此，家长是否能够坚持预防行为，要看是否准备好从自身开始改变（Amin and Harrison 2007）。

患儿在术前的恐惧和焦虑在术后同样会延续。那些在术前就焦虑的患儿在术后出现消极的行为改变的风险是未曾焦虑患儿的 3.5 倍。在门诊进行全身麻醉治疗的患儿中，有 7.3% 在长达 1 年的时间中出现一些问题（Kain et al. 1996a）。最近的一些文献指出，在儿童大脑生长发育过程中使用全身麻醉可能会对神经认知有不良影响。关于这些研究，也有很多不同的声音，而且关于全身麻醉对于行为的影响尚不明确（国际麻醉研究协会 2012）。再进一步说，全身麻醉下口腔治疗并不能改善患儿之前就有的不配合行为（Savanheimo et al. 2005；Amin and Harrison 2007；Klaassen et al. 2009），虽然这一说法也有学者不同意（O' Sullivan and Curzon 1991；Al-Malik and Al-Sarheed 2006）。不管怎么说，积极的诊疗体验主要在于预防性的治疗可以促进患儿更加接受门诊口腔治疗。

全身麻醉口腔治疗后的龋病预防和复发

很多研究报道，随访率在全身麻醉口腔治疗后复诊和远期都较低，有很多人只是出现了问题才回来再次就诊（Peerbhay 2009；Olley et al. 2011；Kakaounaki et al. 2011）。也许患者的依从性不好，口腔医师难辞其咎：个人的宿命论（现在还不知道有效地预防儿童早期龋坏的方法）、错误的观念（家长都对孩子的口腔健康漠不关心）和/或一些不切实际的期望（建议低收入家庭食用很贵的健康食材）。

所有这些形成了一个恶性循环，最终导致口腔卫生支持不足、低龄儿童龋（ECC）。很多家长抱怨在全身麻醉术后医师并没有给出一个长期的口腔健康计划（Anderson et al. 2004；Olley et al. 2011），甚至那些经常带孩子看牙医的家长也认为关于预防的建议和处理很不够（Peerbhay 2009，Olley et al. 2011；Karki et al. 2011）。更复杂的问题是，好像口腔医师们更愿意等到那些不爱配合的孩子患有 ECC 然后进行治疗，而不是关注他们的预防（Savanheimo and Vehkalahti 2008）。无论是常规的还是加强的预防措施貌似并未对患有 ECC 的患儿表现出良好的预防效果，而这些预防措施都有赖于定期复诊来完成（Almeida et al. 2000；Jamjoom et al. 2001；Amin et al. 2010）。对于高风险患儿来说，与低投入、低成本的常规预防措施相比，即便采用加强的预防措施也并不能降低新患龋的风险（Hausen et al. 2000）。即便是对于那些进行了后续评估的患儿，在菌斑、牙龈和变形链球菌的评分上有了显著的统计学上的提高，也通常需要进行再治疗（Primosch et al. 2001）。

对 ECC 进行激进的治疗并不会带来更好的临床结果——比如防止新发龋坏。这可能是因为这些患儿口内致龋菌的能力更强。经常会在治疗后的几个月内，又发现了复发龋，然后很多患儿又回来进行全身麻醉下的进一步治疗（Foster et al. 2006；Jamieson and Vargas 2007；Olley et al. 2011）。有一些研究找出预测患儿再治疗的相关因素（Sheller et al. 2003；Kakaounaki et al. 2011），但其他的文献无法区分出相关因素对配合行为预测的影响（Primosch et al. 2001）。

创新的、以家庭为核心的、基于循证的、解决社会对于龋齿治疗需要的干预手段就是牙齿疾病的预防（Amin and Harrison 2007；Olley et al. 2011）。饮食方案，还有关于预防的建议应该延伸到整个家庭，因为想要单独改变一个孩子的饮食等习惯是不现实的。更进一步说，ECC 患者很大部分来源于低收入家庭，对于这些儿童来说，面临很多阻碍，比如食品不安全、住所不固定、口腔治疗不足等（da Fonseca 2012）。甚至，这些因素还会带来母亲的抑郁，与之相关的就是家长更少的正面积极行为，包括口腔健康的维护（Kavanaugh et al. 2006）。口腔健康计划是应该持续进行的——而不是像快照一样只存在于一个时间点。医师也应该根据每个儿童和家庭的变化以及接受能力给出个性化的口腔健康咨询（Amin and Harrison 2007）。

总结

虽然大多数患儿可以通过非药物性行为管理接受牙科治疗，但仍有部分患儿需要进行全身麻醉。在过去的 30 年间，全身麻醉在儿童牙科治疗中的应用大量增加，这与麻醉医疗服务的普及、对儿童行为的日益关注、家长的意愿是密不可分的。在全身麻醉下安全地提供口腔治疗，需要严格遵守规范，还需要严格评估每一个手术场所的优点和局限。虽然麻醉相对无创，但很大比例的患儿术前都会有恐惧和焦虑。考虑到儿童患者的特殊性，应用一些干预措施，如家长的陪伴、术前准备谈话、麻醉前用药等，可能会减少手术带给患儿的不良心理影响。虽然全身麻醉能够帮助牙医解决患儿的口腔健康问题，但不能改善导致患儿口腔健康问题的行为。全身麻醉下牙科治疗后牙齿问题复发是常见现象，因此需要医师和患儿家庭共同努力维护治疗后的效果。

参考文献

[1] Adair, S. et al. (2004). A survey of members of the American Academy of Pediatric Dentistry on their use of behavior management techniques. *Pediatric Dentistry*, 20, 159–166.

[2] Adewumi, A., Hector, M.P., King, J.M. (2001). Children and informed consent: a study of children's perceptions and involvement. *British Dental Journal*, 191, 256–259.

[3] Al-Eheideb, A.A. and Herman, N.G. (2003). Outcomes of dental procedures performed on children under general anesthesia. *Journal of Clinical Pediatric Dentistry*, 27, 181–183.

[4] Al-Malik, M.I. and Al-Sarheed, M.A. (2006). Comprehensive dental care of pediatric patients treated under general anesthesia in a hospital setting in Saudi Arabia. *Journal of Contemporary Dental Practice*, 7, 79–88.

[5] Almeida, A.G. et al. (2000). Future caries susceptibility in children with early childhood caries following treatment under general anesthesia. *Pediatric Dentistry*, 22, 302–306.

[6] American Academy of Pediatric Dentistry Reference Manual. (2012). Guideline on behavior guidance for the pediatric dental patient. *Pediatric Dentistry*, 34, 170–182.

[7] American Academy of Pediatrics Committee on Psychosocial Aspects of Child and Family Health and Task Force on Pain in Infants, Children and Adolescents. (2001). The assessment and management of acute pain in infants, children, and adolescents. *Pediatrics*, 108, 793–797.

[8] Amin, M.S., Harrison, R.L., Weinstein, P. (2006). A qualitative look at parents' experience of their child's dental general anaestehsia. *International Journal of Paediatric Dentistry*, 16, 309–319.

[9] Amin, M.S. and Harrison, R.L. (2007). A conceptual model of parental behavior change following a child's dental general anesthesia procedure. *Pediatric Dentistry*, 29, 278–286.

[10] Amin, M.S., Bedard, D., Gamble, J. (2010). Early childhood caries: recurrence after comprehensive dental treatment under general anesthesia. *European Archives of Paediatric Dentistry*, 11, 269–273.

[11] Anderson, H.K., Drummond, B.K., Thomson, W.M. (2004). Changes in aspects of children's oral-health-related quality of life following dental treatment under general anaesthesia. *International Journal of Paediatric Dentistry*, 14, 317–325.

[12] Apfelbaum, J.L. et al. (2011). Practice guidelines for preoperative fasting and the use of pharmacologic agents to reduce the risk of pulmonary aspiration: application to healthy patients undergoing elective procedures. An updated report by the American Society of Anesthesiologists (ASA) Committee on Standards and Practice Parameters. *Anesthesiology*, 114, 495–511.

［13］ Atan, S. et al. (2004). Morbidity following dental treatment of children under intubation general anesthesia. *International Journal of Paediatric Dentistry*, 14, 9–16.

［14］ Aydin, T. et al. (2008). Do not mask the mask: use it as a premedicant. *Pediatric Anesthesia*, 18, 107–112.

［15］ Bailey, A.G. et al. (2010). Perioperative crystalloid and colloid fluid management in children: where are we and how did we get here? *Anesthesia & Analgesia*, 110, 375–390.

［16］ Brewer, S. et al. (2006). Pediatric anxiety: child life intervention in day surgery. *Journal of Pediatric Nursing*, 21, 13–22.

［17］ Brodsky, L. (1989). Modern assessment of tonsils and adenoids. *Pediatric Clinics of North America*, 36, 1551–1569.

［18］ Butler, M.G. et al. (2000). Specific genetic diseases at risk for sedation/anesthesia complications. *Anesthesia & Analgesia*, 91, 837–855.

［19］ Caldwell-Andrews, A.A. et al. (2005). Motivation and maternal presence during induction of anesthesia. *Anesthesiology*, 103, 478–483.

［20］ Cameron, J.A., Bond, M.J., Pointer, S.C. (1996). Reducing the anxiety of children undergoing surgery: parental presence during anesthetic induction. *Journal of Paediatric Child Health*, 32, 51–56.

［21］ Casamassimo, P.S., Wilson, S., Gross, L. (2002). Effects of changing U.S. parenting styles on dental practice: perceptions of diplomates of the American Board of Pediatric Dentistry. *Pediatric Dentistry*, 24, 18–22.

［22］ Chan, C.S. and Molassiotis, A. (2002). The effects of an educational programme on the anxiety and satisfaction level of parents having parent present induction and visitation in a postanesthesia care unit. *Paediatric Anaesthesiology*, 12, 131–139.

［23］ Cohen, W.I. (2006). Current dilemmas in Down syndrome clinical care: celiac disease, thyroid disorders, and atlantoaxial instability. *American Journal of Medical Genetics Part C (Seminars in Medical Genetics)*, 142C, 141–148.

［24］ Costa, L.R. et al. (2011). Factors related to postoperative discomfort in young children following dental rehabilitation under general anesthesia. *Pediatric Dentistry*, 33, 321–326.

［25］ Cramton, R.E.M. and Gruchala, N.E. (2012). Managing procedural pain in pediatric patients. *Current Opinion in Pediatrics*, 24, 530–538.

［26］ da Fonseca, M.A. (2012). The effects of poverty on children's development and oral health. *Pediatric Dentistry*, 34, 32–38.

［27］ Drummond, B.K. et al. (2004). Outcomes two, three and four years after comprehensive care under general anaesthesia. *New Zealand Dental Journal*, 100, 32–37.

［28］ Eaton J.J. et al. (2005). Attitudes of contemporary parents toward behavior management techniques used in pediatric dentistry. *Pediatric Dentistry*, 27, 107–113.

［29］ Felder-Puig, R. et al. (2003). Using a children's book to prepare children and parents for elective ENT surgery. *International Journal of Pediatric Otorhinolaryngology*, 67, 35–41.

［30］ Fortier, M.A. et al. (2009). Children's desire for perioperative information. *Anesthesia & Analgesia*, 109, 1085–1090.

［31］ Foster, T. et al. (2006). Recurrence of early childhood caries after comprehensive treatment with general anesthesia and follow-up. *Journal of Dentistry for Children*, 73, 25–30.

［32］ Gazal, G. and Mackie, I.C. (2007). A comparison of paracetamol, ibuprofen or their combination for pain relief following extractions in children under general anaesthesia: a randomized controlled trial. *International Journal of Paediatric Dentistry*, 17, 169–177.

［33］ Grimes, C.E. et al. (2011). Systematic review of barriers to surgical care in low-income and middle-income countries. *World Journal of Surgery*, 35, 941–950.

［34］ Hankinson, T.C. and Anderson, R.C.E. (2010). Craniovertebral junction abnormalities in Down syndrome. *Neurosurgery*, 66(3 Suppl), 32–38.

［35］ Hausen, H., Karkkainen, S., Seppa, L. (2000). Application of high-risk strategy to control dental caries. *Community Dental and Oral Epidemiology*, 28, 26–34.

［36］ Hicks C.G. et al. (2012) Demand in pediatric dentistry for sedation and general anesthesia by dentist anesthesiologists. *Anesthesia Progress*, 59, 3–11.

［37］ Hosey, M.T. et al. (2006). Dental anxiety, distress at induction and postoperative morbidity in children. *British Dental Journal*, 200, 39–43.

［38］ International Anesthesia Research Society. (2012). Consensus Statement on the Use of Anesthetics and Sedatives in Children. www.SmartTots.org. Accessed on January 29, 2013.

［39］ Jamieson, W.J. and Vargas, K. (2007). Recall rates and caries experience of patients undergoing general anesthesia for dental treatment. *Pediatric Dentistry*, 29, 253–257.

［40］ Jamjoom, M.M. et al. (2001). Dental treatment under general anaesthesia at a hospital in Jeddah, Saudi Arabia. *International Journal of Paediatric Dentistry*, 11, 110–116.

［41］ Jenkins, K. and Baker, A.B. (2003). Consent and anaesthetic risk. *Anaesthesia*, 58, 962–984.

［42］ Jensen, B. (2012). Post-operative pain and pain management in children after dental extractions under general anesthesia. *European Archives of Paediatric Dentistry*, 13, 119–125.

［43］ Justus, R. et al. (2006). Preparing children and families for surgery: Mount Sinai's multidisciplinary perspective. *Pediatric Nursing*, 32, 35–43.

［44］ Kain, Z.N. et al. (1996a). Parental presence during induction of anesthesia. A randomized controlled trial. *Anesthesiology*, 84, 1060–1067.

［45］ Kain, Z.N., Mayes, L.C., Caramico, L.A. (1996b). Preoperative preparation in children: a cross-sectional study. *Journal of Clinical Anesthesiology*, 8, 508–514.

［46］ Kain, Z.N. et al. (1996c). Preoperative anxiety in children. Predictors and outcomes. *Archives of Pediatrics & Adolescent Medicine*, 150, 1238–1245.

［47］ Kain, Z.N. et al. (1998). Parental presence during induction of anesthesia versus sedative premedication. *Anesthesiology*, 89, 1147–1156.

［48］ Kain, Z.N. et al. (1999). Distress during the induction of anesthesia and postoperative behavioral outcomes. *Anesthesia & Analgesia*, 88, 1042–1047.

［49］ Kain, Z.N. et al. (2000a). Parental presence and a sedative premedicant for children undergoing surgery: a hierarchical study. *Anesthesiology*, 92, 939–946.

［50］ Kain, Z.N. et al. (2000b). Social adaptability, cognitive abilities, and other predictors for children's reactions to surgery. *Journal of Clinical Anesthesiology*, 12, 549–554.

［51］ Kain, Z.N. et al. (2003). Parental intervention choices for children undergoing repeated surgeries. *Anesthesia & Analgesia*, 96, 970–975.

［52］ Kain, Z.N. et al. (2004). Trends in the practice of parental presence during induction of anesthesia and the use of preoperative sedative premedication in the United States, 1995–2002: results of a follow-up national survey. *Anesthesia & Analgesia*, 98, 1252–1259.

［53］ Kain, Z.N. and Caldwell-Andrews, A.A. (2005). Preoperative psychological preparation of the child for surgery: an update. *Anesthesiology Clinics of North America*, 23, 597–614.

［54］ Kain, Z.N. et al. (2006). Predicting which child-parent pair will benefit from parental presence during induction of anesthesia: a decision making approach. *Anesthesia & Analgesia*, 102, 81–84.

［55］ Kakaounaki, E., Tahmassebi, J.I., Fayle, S.A. (2011). Repeat general anesthesia, a 6-year follow up. *International Journal of Paediatric Dentistry*, 21, 126–131.

［56］ Karki, A.J., Thomas, D.R., Chestnutt, I.G. (2011). Why has oral health promotion and prevention failed children requiring general anaesthesia for dental extractions? *Community Dental Health*, 28, 255–258.

[57] Kavanaugh, M. et al. (2006). Maternal depressive symptoms are adversely associated with prevention practices and parenting behaviors for preschool children. *Ambulatory Pediatrics*, 6, 32–37.

[58] Klaassen, M.A., Veerkamp, J.S.J, Hoogstraten, J. (2009). Young children's oral health-related quality of life and dental fear after treatment under general anaesthesia: a randomized controlled trial. *European Journal of Oral Sciences*, 117, 273–278.

[59] Klingberg, G. et al. (2010). Specialist paediatric dentistry in Sweden 2008—a 25-year perspective. *International Journal of Paediatric Dentistry*, 20, 313–321.

[60] Kotiniemi, L.H., Ryhanen, P.T., Moilanen, I.K. (1997). Behavioural changes in children following day-case surgery: a 4-week follow-up of 551 children. *Anaesthesia*, 52, 970–976.

[61] Lumley, M.A., Melamed, B.G., Abeles, L.A. (1993). Predicting children's presurgical anxiety and subsequent behavior changes. *Journal of Pediatric Psychology*, 18, 481–497.

[62] Mallampati, S.R. et al. (1985). A clinical sign to predict difficult tracheal intubation: a prospective study. *Canadian Anaesthetists' Society Journal*, 32, 429–434.

[63] Martinez, D. and Wilson, S. (2006). Children sedated for dental care: a pilot study of the 24-hour postsedation period. *Pediatric Dentistry*, 28, 260–264.

[64] Mayeda, C. and Wilson, S. (2009). Complications within the first 24 hours after dental rehabilitation under general anesthesia. *Pediatric Dentistry*, 31, 513–519.

[65] McWillimams, P.A. and Rutherford, J.S. (2007). Assessment of early postoperative pain and haemorrhage in young children undergoing dental extractions under general anaesthesia. *International Journal of Paediatric Dentistry*, 17, 352–357.

[66] Melamed, B.G. and Ridley-Johnson, R. (1988). Psychological preparation of families for hospitalization. *Journal of Developmental & Behavioral Pediatrics*, 9, 96–102.

[67] Mishel, M.H. (1983). Parents' perception of uncertainty concerning their hospitalized child. *Nursing Research*, 32, 324–330.

[68] Murat, I. and Dubois, M.C. (2008). Perioperative fluid therapy in pediatrics. *Pediatric Anesthesia*, 18, 363–370.

[69] Needleman, H.L. et al. (2008). Postoperative pain and other sequelae of dental rehabilitations performed on children under general anesthesia. *Pediatric Dentistry*, 30, 111–121.

[70] Nelson, T. (2013). The continuum of behavior guidance. *Dental Clinics of North America*, 57, 129–143.

[71] Oh, T.H. (1980). Formulas for calculating fluid maintenance requirements. *Anesthesiology*, 53, 351.

[72] Olley, R.C. et al. (2011). Why are children still having preventable extractions under general anaesthetic? A service evaluation of a high caries risk group of children. *British Dental Journal*, 210, E13.

[73] O'Sullivan, E.A. and Curzon, M.E. (1991). The efficacy of comprehensive dental care for children under general anaesthesia. *British Dental Journal*, 171, 56–58.

[74] Patel, A.M. (2004). Appropriate consent and referral for general anaesthesia—a survey in the Paediatric Day Care Unit, Barnsley DGH NHS Trust, South Yorkshire. *British Dental Journal*, 196, 275–277.

[75] Peerbhay, F.B. (2009). Compliance with preventive care following dental treatment of children under general anaesthesia. *South African Dental Journal*, 64, 442, 444–445.

[76] Perry, J.N., Hooper, V.D., Masiongale, J. (2012). Reduction of preoperative anxiety in pediatric surgery patients using age-appropriate teaching interventions. *Journal of Perianesthesia Nursing*, 27, 69–81.

[77] Primosch, R.E., Balsewich, C.M., Thomas, C.W. (2001). Outcomes assessment an intervention strategy to improve parental compliance to follow-up evaluations after treatment

of early childhood caries using general anesthesia in a Medicaid population. *Journal of Dentistry for Children*, 68, 102–108.

[78] Przybylo, H.J., Tarbell, S.E., Stevenson, G.W. (2005). Mask fear in children presenting for anesthesia: aversion, phobia, or both? *Pediatric Anesthesia*, 15, 366–370.

[79] Quinonez, R. et al. (1997). Temperament and trait anxiety as predictors of child behavior prior to general anesthesia for dental surgery. *Pediatric Dentistry*, 19, 427–431.

[80] Roberts, G.J. (1990). Caries and the preschool child: treatment of the preschool child in a hospital service. *Journal of Dentistry for Children*, 18, 321–324.

[81] Roelofse, J.A. and Joubert, J.J. (1990). Unpleasant sequelae of benzodiazepine sedation. *Anaesthesia*, 45, 890–891.

[82] Rony, R.Y. et al. (2010). Parental postoperative pain management: attitudes, assessment, and management. *Pediatrics*, 125, e1372-e1378.

[83] Savanheimo, N. et al. (2005). Reasons for and parental satisfaction with children's dental care under general anaesthesia. *International Journal of Paediatric Dentistry*, 15, 448–454.

[84] Savanheimo, N. and Vehkalahti, M.M. (2008). Preventive aspects in children's caries treatments preceding dental care under general anesthesia. *International Journal of Paediatric Dentistry*, 18, 117–123.

[85] Shahid, S.K. et al. (2008). Obtaining informed consent for children receiving dental care: a pilot study. *Primary Dental Care*, 15, 17–22.

[86] Sheller, B. et al. (2003). Reasons for repeat dental treatment under general anesthesia for the healthy child. *Pediatric Dentistry*, 25, 546–552.

[87] Sohn, V.Y., Zenger, D., Steele, S.R. (2012). Pain management in the pediatric surgical patient. *Surgical Clinics of North America*, 92, 471–485.

[88] Stewart, S.H. et al. (2006). Effects of midazolam on explicit vs implicit memory in a pediatric surgery setting. *Psychopharmacology*, 188, 489–497.

[89] Tate, A.R. et al. (2002). Failure rates of restorative procedures following dental rehabilitation under general anesthesia. *Pediatric Dentistry*, 24, 69–71.

[90] Thomson, W.M. and Malden, P.E. (2011). Assessing change in the family impact of caries in young children after treatment under general anesthesia. *Acta Odontologica Scandinavica*, 69, 257–262.

[91] Townsend, J.A., Ganzberg, S., Thikkurissy, S. (2009). The effect of local anesthetic on quality of recovery characteristics following dental rehabilitation under general anesthesia in children. *Anesthesia Progress*, 56, 115–122.

[92] Tzong, K.Y. et al. (2012). Epidemiology of pediatric surgical admissions in US children: data from the HCUP. *Journal of Neurosurgical Anesthesiology*, 24, 391–395.

[93] Viitanen, H. et al. (1999a). Premedication with midazolam delays recovery after ambulatory sevoflurane. *Anesthesia & Analgesia*, 89, 75–79.

[94] Viitanen, H. et al. (1999b). Midazolam premedication delays recovery from propofol-induced sevoflurane. *Canadian Journal of Anaesthesiology*, 46, 766–771.

[95] Vinckier, F. Gizani, S., Declerck, D. (2001). Comprehensive dental care for children with rampant caries under general anesthesia. *International Journal of Paediatric Dentistry*, 11, 25–32.

[96] Wilson, S. (2004). Pharmacological management of the pediatric dental patient. *Pediatric Dentistry*, 26, 131–136.

[97] Wilson, S. and Alcaino, E. (2011). Survey on sedation in paediatric dentistry: a global perspective. *International Journal of Paediatric Dentistry*, 21, 321–332.

[98] Wilson, S. and Ganzberg, S.I. (2013). Pain perception control. In: *Pediatric Dentistry Infancy Through Adolescence*, (Eds P.S. Casamassimo, H.W. Fields, D.J. McTigue, A.J. Nowak), 5th

ed. 98–104. Elsevier Saunders, St. Louis.

[99] Wollin, S.R. et al. (2003). Predictors of preoperative anxiety in children. *Anaesthesia & Intensive Care*, 31, 69–74.

[100] Wright, K.D., Stewart, S.H., Finley, G.A., et al. (2007). Prevention and intervention strategies to alleviate preoperative anxiety in children: a critical review. *Behavior Modification*, 31, 52–79.

第 15 章　儿童牙科镇静镇痛中急症的处理方法

Management of Emergencies Associated with Pediatric Dental Sedation

Kenneth L. Reed, Amanda Jo Okundaye

引言

医疗急症，有时是危及生命的，有可能也确实会发生在儿童牙科诊室内。虽然大多数情况下医疗急症发生在患儿身上，但是也可能发生在其他人身上，比如患儿家长或看护者，儿童牙医或牙科治疗团队成员。很多儿童牙医在处理有特殊需要的年龄较大的患者时会采用"成人式"的急救方式。不过，本章的重点是讨论儿童牙科镇静过程中直接相关的医疗急救。而对于其他急救情况，请读者自行查阅其他相关书籍（Bennet and Rosenberg 2002；Malamed 2007）。

在过去 15 年，中儿童牙科诊室内的镇静操作大量增加。据估计高达 20% 的儿童需要化学药物镇静，以完成安全且有效的牙科治疗。镇静过程中，儿童患者的安全性呈现出最高的风险和最低的错误容忍率。虽然非常罕见，儿童牙科镇静的最严重后果是脑损伤和死亡（Chika 2012）。我们更希望预防紧急情况的发生而不是等到它们出现之后再处理。大部分镇静急救是可以避免的。严格遵守镇静指南无法完全避免急症，但确实能预防其中的大多数。近期一项关于治疗操作不当事件的研究显示大多数案例没有遵从指南进行（Chika 2012）。由于不完善的术前检查、过量使用镇静或局麻药物、不当的监测，以及没有在急症情况出现时正确做出反应，这些都可能导致潜在问题的发生。

大多数医疗急症的基本处理原则是：（P）体位，（A）气道；（B）呼吸；（C）循环；（D）针对性处理措施：个性化诊断，给药，除颤。由于其与儿童牙科镇静相关，会将处理原则做详细阐述。

病史采集

熟悉患者病史对预防医疗急症的发生非常重要。基于患者病史，预判可能发生的情况非常重要。在任何牙科治疗前必须完成病史调查问卷。调查问卷可以由患儿父母或其法定监护人完成（Malamed 2010）。近年来，开始使用电子病历表格，简化了病史采集过程。

接下来，儿牙医师检查由父母完成的病史表格，询问任何一项记录在案的医疗问题。据此，牙医来评估各项异常对镇静治疗的影响程度。例如，如果患儿哮喘，病史回顾中会包括以下对话："患儿哮喘发作的频率是多少？""有没有特定的变应原？""最近一次发作是什么时候？""发作时需要看专科医师或住院吗？""患儿有没有曾经需要通过住院插管来治疗哮喘发作？""患儿使用什么药物？""患儿平常有没有携带沙丁胺醇的习惯？"对所有患者采集病史已经在第 6 章讨论过了，而对于即将接受镇静治疗的患者来说，采集病史更为重要。

体格检查

下一步是体格检查。儿童牙医需要对每一名患儿进行体格检查，无论他们是否认识到其重要性。这可能并不像内科医师检查的那么复杂和耗时，抑或没有那么精确，但必须要做。儿童牙医进行的体格检查一部分是正式的，而另一部分是非正式的。非正式部分包括对患儿简单的视诊。通过简单的观察，儿童牙医可以判断患儿是否罹患某些全身疾病，例如肥胖、黄疸、眼球突出症、呼吸困难（哮喘或其他支气管疾病），或者心功能缺陷；甚至可以发现患儿是否有注意力缺陷多动障碍。H&P 指的就是病史采集（history）和体格检查（physical examinations）。

体格检查的更多的正式部分包括血压、脉搏、呼吸、体重、身高、体重指数（BMI）、Mallampati 气道分级以及美国麻醉学会（ASA）评分。

体重指数（BMI）

体重指数是一项鉴定儿童可能存在的体重问题的筛选指标。疾病预防和控制中心（CDC）以及美国儿童医学会（AAP）推荐在 2 岁以后开始使用 BMI 来筛查儿童超重和肥胖。BMI 按照年龄百分位分为 4 组：第 5 百分位以下的儿童为体重不足；位于第 5 至 85 百分位之间的为体重正常；位于第 85 至第 95 百分位之间为超重；超过第 95 百分位为肥胖。一项近期的研究显示在齿科治疗的镇静中，儿童超重 / 肥胖是一个危险因素（Kang et al. 2012）。总的来说，在有一件以上不良事件的儿童中，他们的体重百分位也更高。相似的，有更高 BMI 百分位的患者也更容易发生不良事件。尽管只是初步结果，但这些发现提示儿童超重 / 肥胖可能与牙科治疗的镇静不良事件相关。需要镇静的肥胖儿童患者可能需要转诊到医疗中心或与口腔麻醉医师共同治疗。

Mallampati 气道分级

最初的 Mallampati 气道分级包括 3 级（Mallampati et al. 1985），但随后发展为众所周知的 4 级分类（Nuckton et al. 2006），如图 15-1 示。

Mallampati（Samsoon 和 Young）将上呼吸道划分为以下几类：

· Ⅰ 类：所有可见（扁桃体弓）
· Ⅱ 类：悬雍垂完全可见，咽喉部分可见
· Ⅲ 类：仅能见软腭和悬雍垂基底
· Ⅳ 类：看不到软腭

Mallampati 评分是阻塞性睡眠窒息的存在性和严重程度的独立预测指标。平均来说，Mallampati 评分每高 1 级，阻塞性睡眠窒息的发生率增加 2 倍（Nuckton et al. 2006）。对于进行中度镇静操作

的儿牙医师来说，患有阻塞性睡眠窒息的患者不是理想的治疗对象，因为围手术期的风险与睡眠窒息的严重程度成比例增加。儿童牙医应与口腔麻醉医师协同工作来处理此类患者（见第 13 章）。

不像婴儿或幼儿，大多数 8 岁左右的儿童，其气道已与成人类似。在此之前，儿童与成人有显著的解剖学差异。婴儿喉头在 C3-4——而非成人的 C4-5——更大更靠上，有利于推动舌头。会厌也更大、更硬，并且角度后倾。儿童患者的甲状软骨宽大而环状软骨窄小——儿童患者气道的最狭窄部分。在治疗中，当婴儿需要面罩通气时可能同时需要肩或颈圈。当评估婴儿时，需要特别注意下颌颏部：如果相对于上唇更靠后，可以预料这会是一个较难处理的气道。在婴儿和儿童患者中，鼻部和口部气道特别有用。

在完成病史采集和体格检查并回顾后，牙医按照患者的体格状态进行分级。大多数患者，尤其是儿童牙科患者，都是健康的。明确来说，他们都是"ASA Ⅰ"类的低并发症风险患者。

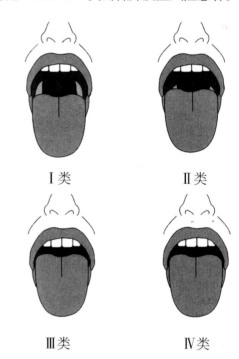

Ⅰ 类   Ⅱ 类

Ⅲ 类   Ⅳ 类

图 15-1　Mallampati 分级，由 Samsoon 和 Young 修改。Ⅰ 类：所有可见（扁桃体弓）。Ⅱ 类：悬雍垂完全可见，咽喉部分可见。Ⅲ 类：仅能见软腭和悬雍垂基底。Ⅳ 类：看不到软腭。Baker, S. 和 Yagiela, J.A.（2006）.《儿童牙科学》，28，487 - 493. 由 AAPD 许可后重新编制。

美国麻醉学会（ASA）评分

美国麻醉学会（ASA）在 1963 年提出的按照围手术期患者的全身状况（ASA PS）等级来评估麻醉风险。ASA 评分是针对患者总体健康状况的主观评估，分为 5 个等级（第 10 章表 10-3）。仅当患者的 ASA 评分为Ⅰ级（完全健康且配合的患者）或Ⅱ级（轻度全身疾病的患者）时，可以由私人牙医操作。Wolters 等（1996）调查了 ASA 体格状态分级与围手术期风险因子以及术后效果之间的关联强度，结果显示 ASA 体格状态分级是术后效果的一项预测因子。总结如下，患者 BMI、气道条件评估以及 ASA 评分都可以用来筛查潜在的复杂患者。

医疗急症

医疗急症的早期发现始于初始迹象或症状（Norris 1994）。在处理医疗急症期间，牙科医师需要时刻关注实时情况。注意力不集中会减慢反应时间，并且儿童患者与成年人的身体条件和解剖结构有很大差异，这使得儿科医疗急症较之于成年人发生得更迅速。当提示需要处理时，牙医必须立即开始。牙科诊所中的医疗急症的处理可能仅限于维持患者的主要生命功能，直到急救服务到达为止，尤其是在主要并发症发生时。同样包括确切、积极的操作来处理特殊情况，例如速发型超敏反应。处理操作应至少包括基本生命支持和主要体征监测（Fukayama and Yagiela 2006）。

牙医不可以开具不了解的药物。本章讨论的药物主要为那些儿童牙医可以开具处方的药物。由于在轻、中度镇静中没有静脉通路，故应尽量避免静脉给药。

急救装备

儿童牙科诊所的医疗急救装备应包括以下三大类：设备、耗材和药物。这里仅完全地讨论儿牙医师能够放心使用的设备和药物。尽管如此，也可能需要其他设备和药物。读者可以参考 AAPD 指南和相关的州或国家指导意见中的其他要求。

设备

带有调节器的氧气罐，包括压力计和流量调节计

- 儿童专用非回吸面罩
- 复苏包，成人 1000mL，包括压力计和面罩
- 听诊器
- 袖带血压计（小号和中号）以及无液血压计
- AHA 指南中规定的自动外用除颤器
- Magill 镊。在牙科操作中寻找掉落在下咽部的异物时使用该工具可以救命

耗材

- Yankauer 抽吸接头。吸引头设计为在不损伤周围组织的前提下进行有效吸引。它用来吸引口咽部分泌物以避免阻塞气道
- 吸唾管
- 鼻插管
- 鼻咽插管（软）：直径 4.0mm、4.5mm、5.0mm、6.0mm
- 口腔插管（Guedel）：长度 40mm、60mm、80mm
- 喉罩声门上气道尺寸：1.5（5~12kg）、2（10~25kg）、2.5（25~35kg）

药物

下表介绍的是限于本章节的相关讨论。对于医疗急症的基本药物装备至少包括以下 7 种药物：

- 氧气（E- 气罐）
- 儿科专用肾上腺素自动注射器（0.15mg/ 次），成人专用肾上腺素自动注射器（0.3mg/ 次）以及 1：1000（1mg/mL）安瓿——2 个
- 沙丁胺醇（舒喘宁）气雾剂（90mcg/ 次）
- 苯海拉明非肠道给药注射剂，50mg/mL
- 阿司匹林 325mg，非肠溶衣
- 硝酸甘油，0.4mg 片剂
- 葡萄糖

如果使用麻醉剂和 / 或口服苯二氮䓬类药物进行药物镇静，则需要其他药物，包括纳洛酮（0.4mg/

mL，1mL 瓶）以及氟马西尼（0.1mg/mL，10mL 瓶）。后述药物需要静脉给药。

医疗急症的处理方法

如 Haas（2010）以及 Peskin 和 Siegelman（1995）所述，医疗急症处理的计划是至关重要的。建议所有的医疗急症按照众所周知的基本原则进行（Malamed 2007）：（P）体位；（A）气道；（B）呼吸；（C）循环；（D）针对性处理措施：个体化的诊断结果，给药、除颤方式（图 15-2）。

心脏骤停的处理是个例外，现推荐的基本原则是（C）循环，（A）气道，然后才是（B）呼吸。处理所有医疗急症的原则应该始终如一——此项原则适用于所有案例，且所有案例在每次每时都在此项原则的指导下进行。这增加了发生医疗急症时反应的稳定性和可预测性。一个能早预防，早发现，并有效处理医疗急症的牙科治疗团队更能获得令人满意的结果。注意，药物治疗较之于基础生命支持来说是次要的。对于医疗急症处理的基本目的是相同的：保证患者大脑收到持续充足的饱含氧气和葡萄糖的血供，有足够的灌注压

基本急救药物的药理学和剂量

· 沙丁胺醇（舒喘宁）在支气管急症（急性哮喘发作）时作为吸入性 β_2 特效药来使用。它能够扩张支气管来增加支气管的通气容量，促进氧的摄入。

剂量：深吸气 2 次

[来源：药品说明书]

· 肾上腺素是常用的激动剂；它影响 α_1 受体、α_2 受体、β_1 受体和 β_2 受体。在急救装备中，是唯一必须迅速给药以挽救患者生命的药物。假设发生过敏反应，甚至是严重且致命的过敏反应，这是唯一可用的药物。α_1 拮抗反应能够诱发血管收缩以升高血压。肾上腺素的 β_1 反应能够提高心率、收缩强度、每搏输出量，以及心排血量。肾上腺素的 β_2 反应能够扩张支气管，利于呼吸。它同样可用于对于舒喘宁反应迟钝的严重哮喘发作。

剂量：儿童 0.01mg/kg 肌注，最大用量不超过 0.3mg/ 剂量；成人 0.3 mg/ 剂量

[来源：药品说明书]

· 苯海拉明用于轻微过敏反应。组胺拮抗剂通过和效应细胞的 H_1 受体位点结合，来阻断组胺反应，因此对于轻微或延迟性过敏反应有效。

剂量：1~2 mg/kg 肌注，最大用量不超过 50 mg

[来源：药品说明书]

· 纳洛酮仅在牙科诊所中使用阿片类药物进行镇静时，被用作急救药物。纳洛酮是任意阿片类药物的特效拮抗剂。可以通过静脉给药或肌肉注射，静脉给药可大约持续 45 分钟，肌肉注射可大约持续 4 小时。

[来源：药品说明书]

· 氟马西尼。大多数监管机构要求：如果在儿童牙科诊所里使用苯二氮䓬类药物进行镇静，在急救装备里必须备有能够立即使用的氟马西尼。当需要合法使用该药物时，氟马西尼的药品说明书中明确强调该药只能通过静脉注射给药。因此，如果牙科诊所中没有人受过静脉给药训练并且经常使用的话，氟马西尼不是一个理想的急救药。

[来源：药品说明书]

力来保持功能，而不发生损伤。

发现问题

在实施急救方案之前，儿童牙医首先要意识到医疗急症发生了。按照 AAPD 指南所述，要发现镇静中的患儿出现问题取决于持续监测。患者的脉搏、氧饱和度以及呼吸都应该在该年龄的正常范围内。儿童的心率通常较高，且随着年龄增加而减缓。例如，2 岁幼儿的正常值在 80~130BPM 之间，而 10 岁儿童正常值在 70~110BPM 之间（Haas 2010）。任何变化都应该第一时间发现并分析。以下情况应视为警报信号：

- **氧饱和度水平变化**：如果出现这种情况，重置血氧饱和度监测仪传感器（或如果束缚手足时，松开束缚器），改变头位，抬高下颌。如果回到正常水平，则继续治疗。
- **镇静中的患者无反应**：对于大多数病例，儿童牙医仅采用轻、中度镇静。患者在此种

程度下应该是有反应的。

镇静中的患者出现无反应的情况可能会发展为深度镇静，这是一种紧急情况。因而，牙医要停止治疗并评估患者状态。为了评估患者状态，尝试利用刺激引发反应，如倾斜头部和抬高下颌（图 15-3）。这些刺激后，确认患者无反应，撤去橡皮障。

如果使用的是笑气镇静，立即给予 100% 纯氧。启用诊所急救团队 / 计划 / 方案。当牙医感到必要时，呼叫医疗急救援助（EMS）。

按照以下步骤，立即调整到合适体位，让患者仰卧在缓慢升高的牙椅上（图 15-4）。

如果需要，可以在牙椅上进行有效的胸外按压。Lepere（2002）已证明现代牙椅能够提供足够的脊柱支撑，确保在心脏骤停时体循环有充足血容量。大多数牙椅是可预定程序的，使得临床医师能够调整到急救体位。儿科治疗椅背是平坦的，适合实施所有的急救治疗；可以在儿童的腿部下

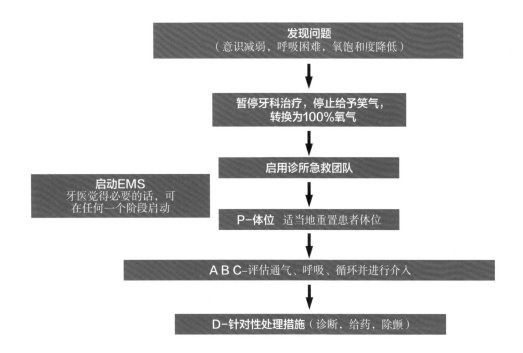

图15-2　牙医在基本原则指导下规范使用所有的医疗急救处理方法。引自 Malamed，S.F.（2007）。(《牙科诊所的医疗急症》第 6 版 . St.Louis：Mosby）

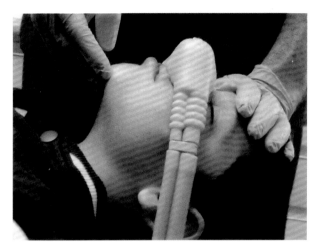

图 15-3 头部倾斜下颌抬起的手法。（Courtesy of Dr. Ari Kupietzky）

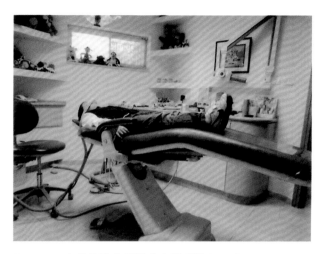

图 15-4 患者仰卧在缓慢升高的牙椅上。（Courtesy of Dr. Ari Kupietzky）

方放置枕头，抬高下肢。几乎所有的医疗急症都涉及意识丧失，都有共同的原因：脑部供血不足。意识丧失被定义为对感觉刺激没有反应（例如：语言或肢体接触刺激）。将患者放平能够增加脑部血压，大多数情况下患者能够重获意识。如果患者仍然没有反应，则要实施 ABC。

气道

通过倾斜患者头部和抬高下颌，操作者和治疗团队成员必须立即确保气道开放。通过此操作可以预防脑部损伤，因为其将舌从咽后部移走而排出了阻塞物（舌体），继而获得氧气。如果在这一操作后仍未获得通气，医师需要重置患者头部。如果还是没有开放气道，医师应当实施推下颌骨动作，将拇指放置在患者下颌角后方并且向前推。镇静过程中最常见的两种紧急情况是呼吸道阻塞和呼吸抑制（Haas 2010）。

呼吸道阻塞

至今为止，口服过量镇静药物的最常见医疗紧急情况是呼吸道阻塞。在这种情况下，儿童牙医有责任终止牙科治疗，"抢救"患者。虽然存在患者对药物过度敏感的可能性，但在牙科诊所中，大多数口服镇静药物过量的情况是因为牙医使用了超出推荐剂量的药物。苯二氮䓬类药物似乎最容易引起呼吸道阻塞。如今在儿童牙科诊所中，它们是使用最多的口服镇静类药物，且当使用推荐剂量时，它们非常安全。然而，有的儿牙医师会在临床操作中挑战口服镇静药物的极限。虽然增加镇静药物的剂量确实会提高效果，但若超过制造商推荐的剂量也同样会导致安全性降低。药品说明书的推荐剂量是既安全又有效的。超过此剂量，无安全性数据。

舌体松弛并阻塞气道是典型的引起呼吸道阻塞的原因。处理方法是将舌体拉出气道以外，传统处理方式为简单的头部倾斜和抬高下颌。近期，轻度倾斜头部和抬高下颌后推下颌骨被证明更加有效。

最终确定，向任意一边抬高患者头部大约 30° 以打开气道更为有效。假设给予的口服镇静药物量并没有大到引起呼吸道阻塞，患者应当在 1~3 分钟内恢复意识并能自主呼吸。

急救箱中的氟马西尼可以减少苯二氮䓬类药物的效果。但是，药品说明书中明确强调该药物只能通过静脉注射。氟马西尼不能通过肌肉注射、皮下给药或舌下含服。故对于大多数不经常操作静脉注射的儿牙医师来说，使用氟马西尼并不容易，所以不能依赖氟马西尼来处理苯二氮䓬类药物过量。

呼吸抑制

仅次于口服过量镇静药物的呼吸道事件为呼吸抑制。它极少发生在单独使用苯二氮䓬类药物之后。呼吸抑制事件的发生基本上总是和与苯二氮䓬类药物联合使用的阿片类物质有关（从不单独使用）。口服阿片类药物有助于镇静，但它们也确实会增加风险。阿片类药物没有苯二氮䓬类药物具有更宽广的安全范围，而且过量服用后不能靠简单地倾斜头部和抬高下颌来急救。再次强调，不超过制造商推荐的最大剂量意味着几乎不会过量。尽管如此，通过每次增加"一点点"来超越极限会最终引起过量。呼吸抑制总是发生在呼吸阻塞之后，或伴随发生，故还是需要做倾斜头部抬高下颌和／或推下颌骨的操作。除了进行良好通气的操作之外，呼吸抑制需要通过使用袋瓣式面罩装置来获得正压氧气以增加或替代患者的呼吸运作。用双手拇指封闭面罩，并通过推下颌骨来抬高下颌以打开气道。一人实施通气，而另一人用双手维持人工气道（图 15-5）。

与氟马西尼不同的是，阿片类特效拮抗剂纳洛酮可以肌肉注射给药。但是，较之于静脉注射给药，肌肉注射给药明显需要更长的时间起效和到达峰值效果。一般认为纳洛酮肌肉注射给药需要 2~3 分钟起效，10~15 分钟后达到峰值。

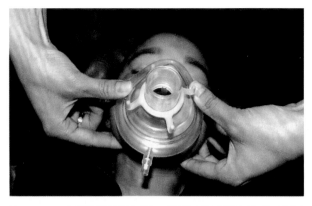

图 15-5　双手拇指封闭面罩，并通过推下颏来抬高下颌以打开气道。一人实施通气，而另一人用双手维持人工气道。

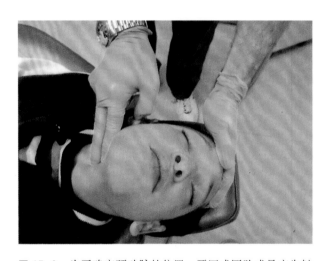

图 15-6　为了确定颈动脉的位置，牙医或团队成员应先触诊患者的甲状软骨，然后移动手指压入胸锁乳突肌前凹里。
（Courtesy of Dr. Ari Kupietzky）

呼吸和循环

大多数意识丧失的患者中，倾斜头部抬高下颌可以建立一个人工气道（A）。尽管如此，气道开放必须用"看""听"和"感"技术来评估（B）。如果患者没有呼吸，给予 2 次呼吸，每次呼吸持续 1 秒，使用的空气体积量要足以看到胸廓上升。如果条件许可，移除笑气鼻罩，医师需要使用隔离设备，例如袖珍面罩或面罩式装置。牙医需要注意，不要换气过快或者给予过多体积气体。年龄小于青春期的儿童——定义为青春期开始前，由第二性征出现来决定——医师应当给予人工呼吸，每分钟 12~20 次（青少年和成人的频率为每分钟 10~12 次）。然后，触诊颈动脉搏动。对于无意识的儿童、青少年或成人患者来说，颈动脉是评估脉搏的最佳动脉血管。为了确定颈动脉的位置，牙医或团队成员应先触诊患者的甲状软骨，然后移动手指压入胸锁乳突肌前凹里（图 15-6）。

尽管针对非专业人员的 BLS 训练推荐跳过脉搏触诊环节，但此规则并不适用医疗卫生人员，包括牙医。医疗卫生专业人士应当能够检查脉搏（Haas 2010）。如果 10 秒后仍不能触诊到脉搏，牙医或团队成员应假定患者心脏骤停并进行每分钟 100 次的胸外按压，与通用的 BLS 训练步骤一致。

牙医应将双手放于患儿双侧乳头连线间胸骨

的下半部，然后用一侧手掌根部放置于另一侧手上向下按压。对于 1 岁以上至青春期以下的儿童来说，胸部按压为胸腔深度的 1/3~1/2。对于更大的儿童和成人，每次按压深度应当下压胸腔 1.5~2 英寸（1 英寸 =2.54 厘米）。医务人员快速有力地按压并获得充分的胸腔反弹是非常重要的。一人操作 CPR 的儿童胸腔按压 – 通气比例与成人一样（30：2），但双人操作 CPR 对儿童的比例为 15：2。完成 4~5 组大约需要 2 分钟。与 BLS 同步开始的是给氧。下一步是打开 AED 并且按语音指导操作。

如上所述，以上所有描述步骤的目的（P→A→B→C）是为了确保患儿的脑部和心脏能够接收到富含氧气和糖的血液，即细胞需要的维持正常功能的"燃料"。

针对性处理措施

针对性处理措施代表紧急处理的最后一个步骤。针对性处理措施可能包括诊断、给药和除颤。可能的话，诊断并且进行相应处理（比如，诊断为哮喘、低血糖症以及过敏反应）。除了氧气之外（这可能是在任何一项急救中都会用到的），极少需要药物。需要注意的例外情况是急性支气管痉挛（哮喘）和过敏。

哮喘

在儿童牙科患者中最常见的呼吸困难可能就是哮喘，即急性支气管痉挛（Malamed 1997）。其他儿科患者可能出现的呼吸困难包括过敏反应、呼吸急促、换气过度、糖尿病酮症酸中毒或意识丧失。

在美国数以百万计的儿童罹患哮喘，这是一种被描述为呼吸困难的慢性呼吸道疾病。哮喘发作时十分痛苦并且有潜在致命可能（National Heart, Lung, and Blood Institute）。在美国，哮喘是儿童期主要慢性疾病中的一种（Adams and Hendershot 1996），并且是造成儿童残疾的主要原因（Newacheck and Halfon 2000）。

处理

患者因哮喘而发生呼吸困难时希望坐直。然后，牙医据此评估患者气道情况。气道是否通畅？按照定义，能够交谈的有意识的患者即有通畅的气道，呼吸正常，并且有充足的脑部供血以及血压（足够的灌注压）来维持意识。针对性处理措施包括开具支气管扩张剂。对于意识清醒的患者，支气管扩张剂通常为沙丁胺醇，使用定量雾化吸入器给药（MDI）。有哮喘病史的患者会有自己的吸入器。如果患者丧失意识或者由于缺氧、高碳酸血症或其他原因不能配合使用定量雾化吸入器给药，抑或是支气管痉挛而难以吸入沙丁胺醇，牙医需要联系紧急医疗服务（EMS）并且肌注肾上腺素。

意识障碍

伴随着呼吸窘迫，还可能存在意识障碍或意识丧失，这归咎于一系列诱因，包括使用过量的镇静药物。

牙科诊所中患者出现眩晕有很多原因，但通常最终原因是脑供血不足及低血压。最简单和最低侵入性增加血流的方法是将患者置于仰卧位。仅有眩晕这一项症状的患者通常是有意识并且能够交谈的（已评估气道、呼吸和循环）。针对性处理措施仅包括将患者放置在适当的仰卧位。特伦德伦伯格体位（Trendelenburg 体位，即屈式体位）并不是理想体位。在此体位，胃肠下部的内容物撞击在膈膜上，增加呼吸负担。一旦患者被放置在合适的体位，儿童牙医应当评估眩晕的原因。什么原因？是由于血管迷走性晕厥导致的吗？低血糖症？还是血容量减少？尽管有很多可能的解释存在，在牙科诊所中发生意识丧失的最常见原因（假设没有使用药物）是晕厥和低血糖症。

血管迷走神经性晕厥

昏厥，或血管迷走神经性晕厥，是牙科诊所中最常见的医疗急症（Findler et al. 2002）。晕厥的发生率在两个年龄段中高发：年轻人（15~24 岁）和超过 65 岁的老年人。然而，在大龄婴儿和刚学步的儿童中也出现一个小高峰（Wieling et al. 2004）。目前在低龄人群中导致晕厥的最常见的原因是反射性晕厥，尤其是血管迷走神经性昏厥。

治疗的基本原则同前述眩晕的治疗方式。牙医或治疗团队成员应将患者放置于仰卧体位。大多数晕厥患者气道通畅，呼吸正常并有足够的脉搏。典型的昏厥患者通常在 30~60 秒钟会对体位变化产生反应。如果患者在此时间内没有反应，他可能不是简单的昏厥，牙医必须考虑其他的诊断。让有反应的患者保持在仰卧体位，给予纯氧直到完全清醒。为了使身体恢复到正常水平，当天不能再让患者接受任何其他的牙科治疗（Ross et al. 2013）。

低血糖症

牙医应考虑的眩晕的其他诊断包括低血糖症。有时候，但并不总是，这些患者会有糖尿病病史。1 型糖尿病（有时还有 2 型糖尿病）的儿童牙科患者自己注射胰岛素来降低高葡萄糖水平（高糖血症）到正常值的上限以下（120mg/mL 或 6mol/L）。由于注射胰岛素，糖尿病患者必须立即摄入食物以防止低血糖症的发生。引起 1 型糖尿病患者低血糖症的最常见原因是注射胰岛素后未进食。

临床典型的低血糖症患者易于识别，因为常常伴有多汗和心动过速引起的眩晕。随后，他们昏迷并最终丧失意识。只要患者有意识，医务人员就要将其放置在舒适的体位。有意识的低血糖患者气道通畅，能自主呼吸，并且有正常的脉搏。低血糖症患者的治疗方式是注射糖类（指葡萄糖，而非蔗糖）。低血糖症的无意识的儿童齿科患者需要非经胃肠给药葡萄糖。绝对不能向丧失意识的患者口内放任何东西。对儿童患者缺乏静脉穿刺经验的牙医需要求助 EMS。

在上述意识丧失病例中的任何一种情况下，紧急情况的初始处理都是相同的。牙医应将患者放置在仰卧体位。如果患儿在 1 分钟之内没有反应，医师基本可以排除晕厥。牙医需要打开气道并且评估呼吸（"看，听，感"）（美国心脏学会 2005）。如果患儿有呼吸，那么接下来应该检查循环系统。患儿颈动脉有明显的搏动吗（婴儿中检查前臂动脉）？患者有自主且正常的呼吸可能是低血糖症或脑血管意外（CVA），但不是心脏骤停。心脏骤停的患者不能自主呼吸（尽管仍有终末濒死呼吸）。窒息患者需要 100% 纯氧正压通气。

有自主呼吸的、被放置在仰卧体位的患者，如果在 30~60 秒内没有反应，那么可能是低血糖症或脑血管意外（CVA）。如果患者血压正常（即接近基线值），那么可能的原因是低血糖。

癫痫

在牙科诊所中，发生剧烈抽搐的患儿通常具有癫痫病史，常被称为癫痫患者（Bryan and Sullivan 2006）。针对癫痫的首要治疗措施同其他医疗急症。当患者强直阵挛发作（此名称由 Grand Mal 首次提出）时是无意识的，需要被放置在仰卧体位。牙医应当将患者最大限度地"倾斜头部、抬高颏部、推开下颌"。癫痫发作的患者有正常的呼吸和心血管功能，牙医可以摸到强有力的颈动脉搏动。

儿牙医师或治疗团队成员必须撤除患者口中所有的牙科治疗器械以保护患者不受伤害。当患者癫痫发作时不能在其口中放置任何东西。儿牙医师或治疗团队成员应当将患儿家长带入手术间来帮助评估患儿病情。家长可以判断患儿表现是否是平日典型的癫痫发作，如果是，只需要进行简单的监测。另一方面，如果此次癫痫发作非常严重，儿牙医师可能需要联系 EMS。

局麻药物过量

直至癫痫发作前，很多儿童牙医都没有意识到局麻药物过量。当然，预防是最重要的。局部麻醉不要超过药品说明书规定使用的最大剂量就不会出现这个问题。在第 8 章已经深入讨论过局麻药物使用的问题。只有当患儿气道没有维持打开时，过量使用局麻药物才可能会致命。需要倾斜头部、抬高颏部和 / 或推开下颌。在任何医疗急救中都需要给氧。对于大多数儿童牙医来说，上述这些即是局麻药物过量使用的全部治疗原则。然而，如果是经过训练可以进行静脉注射的儿牙医师，可以使用脂肪乳剂进行静脉注射。起始剂量为 20% 脂肪乳剂乘以 1.5mL/kg（Brull 2008）。

过敏

过敏反应可轻可重。根据 Malamed（1993）提供的数据，"轻度过敏反应"是仅次于晕厥（眩晕）之后在牙科诊所中最常见的医疗急症。此外，过敏反应在最常见医疗急症中排名第 11 位。在牙科诊所环境中最常见的变应原是乳胶（Desai 2007）。引起药物性过敏反应最常见的是青霉素（Lieberman et al. 2005）。患者可能会对青霉素和青霉素类药物过敏（阿莫西林、复方阿莫西林等），以及其他在诊所内开具、给药及分发的药物和试剂。需要注意的是，在牙科诊所中，因注射局麻药物导致的真正的过敏反应的发生率接近零。以任何尺度来衡量都未曾出现（Malamed 2007）。

如果过敏反应仅表现为瘙痒、荨麻疹或皮疹，那么即为轻度过敏反应（不危及生命的）。但是，如果患者出现心血管和/或呼吸异常，通常可见由于低血压和/或脑供血不足（心血管问题）造成的眩晕或意识丧失，或呼吸困难（呼吸道问题），牙医必须将此类过敏视为危及生命的状态（Reed 2010）。

除了严重程度之外，过敏反应还需要用时间来描述。暴露在变应原数分钟至数小时之后才发生的过敏反应被称为"迟发性超敏反应"，而那些在接触变应原数秒钟至数分钟即发生的过敏反应被称为"速发性超敏反应"。一般情况下，过敏体征和/或症状出现得越快，越有可能发生严重的过敏反应。本章目的不在于回顾过敏反应的复杂病理生理基础，如 IgE、IgG 以及其他抗原-抗体和细胞反应，也不包括处理那些并不危及生命的轻度过敏反应。

严重过敏（超敏反应）

超敏反应是一种有着复杂机制和临床表征

的急性的、危及生命的、系统性的反应。停止使用导致过敏的药物并且尽早注射肾上腺素是治疗的基础。肾上腺素是治疗超敏反应的首选药，因为其是 α_1 激动剂，能够帮助升血压，而 β_2 激动剂能够舒缓支气管平滑肌（Hepner and Castells 2003）。用自助注射器在大腿上肌注肾上腺素会更快吸收并且等离子体水平会更高（Simons et al. 1998）。同时在大腿（股外侧肌）肌注肾上腺素还优于在手臂（三角肌）肌注或皮下注射（Simons et al. 2001）。在超敏反应中没有确定的静脉注射肾上腺素的推荐剂量。因为有潜在致死性心律失常的风险，在心脏骤停患者中，或那些对静脉注射血浆替代品不反应的极低血压个体，肾上腺素只能通过静脉注射给药（Malamed 2007）。

如果超敏反应严重，患者会（或即将会）丧失意识。牙医需要将患者放置在仰卧体位，打开气道，评估呼吸。通常，呼吸是自主且充足的。如果患者停止呼吸，牙医必须立即使用袋瓣式面罩装置给予正压纯氧。如果患者丧失意识，脑部血压会非常低。另一名牙科治疗团队成员必须立即联系 EMS，因为患者很可能需要住院治疗。对门诊患者发生过敏反应的恰当药理学处理已列在图 15-7 中。

预防： 在处理可能有超敏反应史的牙科诊所患者时，第一步是与过敏学专家讨论变应原的检测。如果可以的话，应当延期治疗，直到检测出变应原。如果变应原确定是局部麻醉药，那么另外的选择是使用全身麻醉，或者使用组胺拮抗剂，例如苯海拉明来作为局麻药。大多数注射式苯海拉明拮抗剂具有局部麻醉性能。就这一点而言，苯海拉明是最常使用的组胺拮抗剂（Reed 2010）。

异物吸入

在牙科操作中，一个常见的危险是牙科器械和材料的误吸（Cameron et al. 1996）。在修复步骤中，尤其在镇静下，对象是低龄儿童并且气道管理非常困难，异物吸入是一个挑战（Adewumi and Kays 2008）。此类事件更加强调了预防的重要性。牙医应当常规使用充足的隔离装置以及强吸。应当

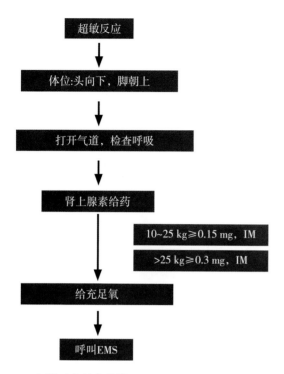

图 15-7　超敏反应的药物管理。

常规使用橡皮障并且绝不能在镇静患儿口中使用棉卷。在撤去橡皮障后，当使用不锈钢预成冠时应该格外小心。使用网垫作为咽喉隔离物，助理应该准备强吸引器来即刻找回掉落的预成冠。

通过强吸，大多数异物卡在外周气道。大的、尖的或不规则的物体可能卡在喉部入口处，尤其在低于 1 岁的婴儿中（Leith et al. 2008）。异物也可能卡在气管中，但在大多数情况下吸入的异物会进入主支气管。在成人中，右侧支气管是异物卡入的最常见部位，这是由于其直径更宽并且走向更直（Zerella et al. 1998）。然而，在儿童中，异物卡入的部位是由个体的气道解剖结构决定的，并且有研究表明，在此年龄组中异物吸入在左、右主支气管的分布差异很小（Zerella et al. 1998；Black et al. 1994；Ciftci et al. 2003）。这通常被解释为在儿童气道中相对对称的支气管角，直到 15 岁。

美国心脏学会（2005）已出版针对异物阻塞气道急症的处理指南。如果阻塞物较温和并且患儿能够咳嗽和发声，那么建议不要进行干预，让患儿通过咳嗽和呕吐来清通呼吸道，同时观察是否有更严重的信号。这些气道反射是具有自我保护性

的，说明阻塞不完全。完全呼吸道阻塞被认为是突然的呼吸困难。如果阻塞完全并且患儿不能发声，推荐使用膈下的腹部猛推（海姆立克操作法），1 岁或以上可使用。操作时，扶起患儿，站立于其背后，向上挤压腹部，或者改成留患儿在牙椅上，操作者立于正面，以掌根挤压其腹部（Ganzberg 2013）。如果患儿没有反应，开始进行心肺复苏。尝试将异物从咽部移除是非常重要的，盲目用手指摸索会将阻塞异物推向更深的口咽部。

总结

牙科诊所中可能会出现医疗急症，对于牙科治疗团队来说，准备好如何应对非常重要。不管是哪种医疗急症，它们的最佳处理办法基本上是一致的：摆正患者体位，评估气道、呼吸和循环情况，提供针对性治疗。

声明：本文中所述信息并不包括所有医疗急症的治疗方式。药品信息经常变化，并且受药品说明的限制。尽管已经确认上述信息的准确性，但笔者仍不对后续信息的传播、错误、遗漏或导致的结果负责。药物治疗的决定取决于临床医师的独立诊断、更新的药品信息以及变革中的医疗保健项目。

参考文献

[1] Adams, P.F. and Hendershot, G.E. (1996). Current estimates from the National Health Interview Survey, 1996. *Vital and Health Statistics*, 10, 200.

[2] Adewumi, A. and Kays D.W. (2008). Stainless steel crown aspiration during sedation in pediatric dentistry. *Pediatric Dentistry*, 30, 59–62.

[3] Akinbami, L.J. (2006). The State of Childhood Asthma, United States, *1980–2005*. Advance data from *Vital and Health Statistics*, 381. Hyattsville, MD: National Center for Health Statistics.

[4] American Heart Association (2005a). Guidelines for cardiopulmonary resuscitation and emergency cardiovascular care. Part 4: adult basic life support. *Circulation*, 112, IV-19–IV-34.

[5] American Heart Association (2005b). Guidelines for cardiopulmonary resuscitation and emergency cardiovascular care. Part 11: pediatric basic life support. Circulation, 112, IV-156-IV-166, 13.

[6] Baker, S. and Yagiela, J.A. (2006). Obesity: a complicating factor for sedation in children. *Pediatric Dentistry*, 28, 487–493.

［7］ Bennet, J. and Rosenberg, M.B. (2002). *Medical Emergencies in Dentistry*. W. B. Saunders. Philadelphia, PA, USA

［8］ Black, R.E., Johnson D.G., Matlak M.E. (1994). Bronchoscopic removal of aspirated foreign bodies in children. *Journal of Pediatric Surgery*, 29, 682–684.

［9］ Boyce, J.A. et al. (2010). Guidelines for the Diagnosis and Management of Food Allergy in the US: Summary of the NIAID-Sponsored Expert Panel. *Journal of Allergy and Clinical Immunology*, 126, 1105–1118.

［10］ Brull, S.J. (2008). Lipid emulsion for the treatment of local anesthetic toxicity: patient safety implications. *Anesthesia and Analgesia*, 106, 1337–1339.

［11］ Bryan, R.B. and Sullivan, S.M. (2006). Management of dental patients with seizure disorders. *Dental Clinics of North America* 50, 607–623.

［12］ Cameron, S.M., Whitlock, W.L., Tabor, M.S. (1996). Foreign body aspiration in dentistry: a review. *Journal of the American Dental Association*, 127, 1224–1229.

［13］ Chicka, M.C. et al. (2012). Adverse Events during Pediatric Dental Anesthesia and Sedation: A Review of Closed Malpractice Insurance Claims. *Pediatric Dentistry*, 34, 231–238.

［14］ Ciftci, A.O. et al. (2003). Bronchoscopy for evaluation of foreign body aspiration in children. *Journal of Pediatric Surgery*, 38, 1170–1176.

［15］ Desai, S.V. (2007). Natural rubber latex allergy and dental practice. *New Zealand Dental Journal*, 103, 101–107.

［16］ Findler, M. et al. (2002). Syncope in the dental environment [in Hebrew]. *Refuat Hapeh Vehashinayim*, 19(1), 27–33, 99.

［17］ Fukayama, H. and Yagiela, J.A. (2006). Monitoring of vital signs during dental care. *International Dental Journal*, 56, 102–108.

［18］ Ganzberg, S.I. (2013). Medical emergencies. In: Pediatric dentistry infancy through adolescence (eds. P.S. Casamassimo, H.W. Fields, D.J. Mctigue, A.J. Nowak) 5th edn. 126–138. Elsevier Saunders, St Louis, Missouri.

［19］ Haas, D.A. (2010). Preparing dental office staff members for emergencies: developing a basic action plan. *Journal of the American Dental Association*, 141, 8s–13s.

［20］ Hepner, D.L. and Castells, M.C. (2003). Anaphylaxis During the Perioperative Period. *Anesthesia and Analgesia*, 97, 1381–1395.

［21］ Kang, J. et al. (2012). The safety of sedation for overweight/obese children in the dental setting. *Pediatric Dentistry*, 34, 392–396.

［22］ Leith, R. et al. (2008). Aspiration of an avulsed primary incisor: a case report. *Dental Traumatology*, 24, e24-6. doi: 10.1111/j.1600-9657.2008.00593.x. Epub 2008 Jun 28.

［23］ Lepere, A.J., Finn, J., Jacobs, I. (2003). Efficacy of cardiopulmonary resuscitation performed in a dental chair. *Australian Dental Journal*, 48, 244–247.

［24］ Lieberman, P. et al. (2005). The diagnosis and management of anaphylaxis: An updated practice parameter. *Journal of Allergy and Clinical Immunology*, 115, S483–523.

［25］ Malamed, S.F. (1993). Managing medical emergencies. *Journal of the American Dental Association*, 124, 40–53.

［26］ Malamed, S.F. (1997). Emergency medicine: beyond the basics (published correction appears in *Journal of the American Dental Association*, 128, 1070). *Journal of the American Dental Association*, 128, 843–854.

［27］ Malamed, S.F. (2007). *Medical Emergencies in the Dental Office*. 6th ed. St. Louis: Mosby.

［28］ Malamed, S.F. (2010a). *Sedation: A Guide to Patient Management*. 5th ed. St. Louis: Mosby.

［29］ Malamed, S.F. (2010b). Knowing your patients. *Journal of the American Dental Association*, 141, 3S-7S.

［30］ Mallampati, S.R. et al. (1985). A clinical sign to predict difficult intubation: a prospective study. *Canadian Anaesthesia Society Journal*, 32, 429–34.

［31］ McFadden, E.R., Jr. and Warren, E.L. (1997). Observations on asthma mortality. *Annals of Internal Medicine*, 127, 142–7.

［32］ National Heart, Lung, and Blood Institute. (2007). National Asthma Education and Prevention Program Expert Panel report 2: Guidelines for the diagnosis and management of asthma.

［33］ Newacheck, P.W. and Halfon, N. (2000). Prevalence, impact, and trends in childhood disability due to asthma. *Archives of Pediatrics and Adolescence Medicine*, 154, 287–293.

［34］ Norris, L.H. (1994). Early recognition limits in in-office emergencies. *Journal of the Massachusetts Dental Society*, 43, 19–23.

［35］ Nuckton, T.J. et al. (2006). Physical examination: Mallampati score as an independent predictor of obstructive sleep apnea. *Sleep*, 29, 903–8.

［36］ Peskin, R.M. and Siegelman, L.I. (1995). Emergency cardiac care: moral, legal, and ethical considerations. *Dental Clinics of North America*, 39, 677–688.

［37］ Reed, K.L. (2010). Basic Management of Medical Emergencies: Recognizing a Patient's Distress. *Journal of the American

［38］ Samsoon, G.L. and Young, J.R. (1987). Difficult tracheal intubation: a retrospective study. *Anaesthesia*, 42, 487–490.

［39］ Simons, F.E.R. et al. (1998). Epinephrine absorption in children with a history of anaphylaxis. *Journal of Allergy and Clinical Immunology*, 101, 33–7.

［40］ Simons, F.E.R., Gu, X., Simons, K.J. (2001). Epinephrine absorption in adults: intramuscular versus subcutaneous injection. *Journal of Allergy and Clinical Immunology*, 108, 871–873.

［41］ Wieling, W., Ganzeboom, K.Z., Saul, J.P. (2004). Reflex syncope in children and adolescents. *Heart*, 90, 1094–1100.

［42］ Wolters, U. et al. (1996). ASA classification and perioperative variables as predictors of postoperative outcome. *British Journal of Anaesthesiology*, 77, 217–22.

［43］ Zerella, J.T. et al. (1998). Foreign body aspiration in children: value of radiography and complications of bronchoscopy. *Journal of Pediatric Surgery*, 33, 1651–1654.

第 16 章 实践中的因素考量与牙科团队建设
Practical Considerations and the Dental Team

Jonathon E. Lee, Brian D. Lee

在牙科治疗过程中，对婴儿、幼儿、青少年的引导能力是儿童牙科诊疗实践的基础。现如今的儿童牙科诊疗是一项团队协作的工作，由医师主导，并把相应任务分派给各团队成员：经过培训的牙科助理与行政人员。儿童牙科团队需要通力协作，引导患者建立对牙科治疗的积极态度。

儿童牙科团队是牙医角色的延伸，整个团队应用交互式的行为引导技巧，指引儿童患者逐步熟悉牙科治疗过程。在这个引导过程中，所有成员都起着不可或缺的作用。接诊儿童患者时，助理和前台接待人员非常重要（Wright 1983）。因此，要鼓励牙科团队的每位成员拓展自身在行为管理技巧方面的技能与知识。当大家组成一个团队时，技巧技能固然重要，但笔者认为把积极的态度和热情放在第一位更加重要。快乐的人乐于选择参与自己和他人都能参与的活动中去（Fredrickson 2004）。

行为管理中的团队准则

为了在团队和就诊孩子间建立融洽的关系，需要遵循如下 6 项行为管理的基本准则（Wright and Stiger 2011）。

1. 采用积极主动的方式。积极的态度才能带来积极的效果。
2. 建立一致的团队态度和文化。个人品性、共同价值观、敬业是各种关系和行为的基础。
3. 有系统的治疗计划和流程。具备涵盖每位团队成员职责的书面规章制度和应急预案，是一个机构运营良好的特征。这些文件可以提高工作的效率和效能，减少拖延

和推诿。
4. 真实可信。这些特质有利于建立团队间以及医患间的信任。
5. 有包容能力和共情能力。应对不同的行为和场景时，保持沉着和自控力。
6. 灵活应变。孩子的行为很难预测，所以团队成员必须要适应各种情况，灵活应对。

即便大家都认同以上准则，但能否遵守又是另外一回事。实际工作中，这些准则常常会被忽视。为了更好地阐述这些观点，Wright（1983）将其应用到了一些具体案例中。这些案例直到现在也很实用。

> **案例 16.1 积极主动的方式**
> 4 岁大的 Johnny 坐在候诊区，等待第 3 次牙科检查。一进来前台就主动招呼他："你好，Johnny，现在到你啦。" Johnny 稍微后退了一点儿，紧紧地抓着父母的手，助理发现了这一点，于是说："Johnny，别怕，不会有什么伤害你的东西啦"。

案例 16.1，讨论：前台和助理都主动问候 Johnny，而且助理还试图让他放松，以顺利完成从候诊区到诊室的角色过渡。然而，助理并没有意识到，她的最后一句话实际上违背了儿童患者行为管理的基本前提：整个牙科团队的行为都必须是正面的、积极的。

如果前台当时只是简单说一些具体的、真实的事情，可能会有更好的积极效应。比如："Johnny 你好，我喜欢你的外套，颜色真漂亮！你今天来我好高兴。"然后助理可以接着说："来

吧，Johnny，上次你帮忙数牙齿，数得非常棒。J 医师想看看这次你还能不能再数到 20。咱们快去吧。"

和孩子打交道想要取得成功，重要的是先要有取得成功的期望（Wright 1975）。积极肯定的对话远比大多数直接抛给家长的轻率的提问或评估来得有效。当与有沟通难度的儿童患者打交道时，团队需要对情绪反应进行必要的包装，表现出积极主动的态度。每位成员的态度或者期望都会影响诊疗的结果，因为孩子会更容易表现出被期望的行为模式。本质上来讲，孩子实现的是医师的预期。Rosenthal 和 Jacobson 在他们讨论儿童与教育流程的书《教室里的皮格玛利翁》（*Pygmalion in the classroom*）里对这个理论做了更进一步的阐述。

除了采取积极的方式，牙科团队还需直接切入主题，表达明确，而且展示一种自信的态度。有隐含选择的疑问句应尽量避免，除非这个问题有确定的答案。比如，助理在前台鼓励小朋友的时候，说"Johnny，请跟我来，轮到你来见 J 医师了"，毫无疑问要比说"Johnny，你要跟我来吗？"会获得更好的效果。同样，团队成员应该说"现在我要刷干净你的牙齿，请张大嘴巴"。而不是"现在来刷牙好吗？"主动而直接的交流方式是很容易学习的，用不了多久就会变得自然而然。团队里的每位成员都应当认识到这种方式的重要性，而且要帮助其他人采用这种与孩子的沟通方式。另一种交流方式是确实给予小朋友选项，但是问题和选项都需要设计，无论孩子做出哪种选择都是可以接受的，且不同选项最终导向的结果都是一样的。比如，不要问"你想让我清洁你的牙齿吗？"而是问"你想让我先清洁你上面的牙齿，还是下面的牙齿呢？"虽然给小孩提供了选项，但不管哪个选项都可以开始进行牙齿的清洁。这种方式其实还有个优势：小孩的潜意识里认为是自己做出了开始清洁的选择。

案例 16.2　团队一致的态度与文化

W 太太带着 6 岁的孩子来诊所复诊。来到前台时，接待人员欢迎道："您好，William，您好，William 太太。请您填写一份医疗信息更新表，再把保险卡给我，我帮您复印，稍坐一下。医师几分钟就到。"

案例 16.2，讨论：与儿童交往时恰当的团队态度包括一些人格因素，比如热情或者对患者的关切等不需要语言就可以被传达的情感。作为身体语言，一个开心的微笑就是一种融汇了多种情绪的沟通方式，可以向小孩表达出成人对他/她的关爱。在这个案例中，对小孩和妈妈的问候比较商业化，实际上就显得过于正式了，可能对成人来说比较合适，但对小孩而言，更好的欢迎方式或许是，"你好啊，Billy，很高兴见到你，最近在学校怎么样啊"。孩子们之间并不追求"形式"，所以他们对自然友好态度的反馈最好。这个案例中，先和孩子打招呼，会让他成为注意的焦点，这就将孩子置于了儿牙治疗三角关系模型的顶端位置，这时候再顺势把表格交给妈妈，帮她拷贝，并且询问是否需要帮忙填表。

对小孩子的友好态度会立即传递给对方。一句轻松的问候，比如"小家伙今天怎么样啊？"通常会让对方回以微笑，但"您好，William"就不会容易让小孩子放松。要避免机械生硬的语调，尽量调整语气。像夏威夷人经常说的"晃轻松"。

可以采取多种方式，让小孩感觉像回家一样放松。如果孩子有自己喜欢的昵称，应当在信息表中标注出来，在之后的就诊中可以继续这样称呼，让气氛更自然、友好。比如，如果 William 喜欢被叫"Billy"这个名字，那就应该标注一下，以后一直这样称呼下去。

当今我们生活的世界是一个文化多元、兼容并包的世界。看看我们这本书的作者和各位贡献者们就知道了。"这终究是个小世界"（Thomas Friedman）。现今，用独特有个性的名字来称呼前来诊所就诊的孩子们已变得非常普遍。对于不太熟悉或者发音困难的名字，在患者表格中可以做一下语音标注。

此外，可以对患者在学校的成绩或者课外活动做出相应记录。大多数孩子都乐于分享他们的兴趣爱好，把这些兴趣爱好牢记在心中并记录下来，可以帮助团队创造话题，并且能展示诊所对儿童患者的关爱态度。但同时也要注意防止关爱的"失控"。举个例子，一个小孩子在给大家讲了故事以后可能会变得很兴奋，很难平静下来接受治疗。虽然友好的态度是行为管理的基础，但都应尽量避免过度纵容或者过度热情的举动。必要时团队必须表现出坚定的信心，小孩子必须尊重医护团队，知道谁是领导者。有时候，简单地说一句"Billy，有玩耍的时间也有工作的时间。现在工作时间到啦"就可以重新开始行为引导过程。整个团队必须有这种意识和文化。

> **案例 16.3　系统的治疗计划和流程**
>
> 　5 岁的 Tammy 上个月有过两次牙体修复的治疗。尽管不太容易，但她最终还是配合完成了治疗操作。现在 Tammy 需要修复前牙。一开始，医师邀请 Tammy 的家长到诊室解释治疗过程。当医师解释治疗方案时 Tammy 一直坐在牙椅上。期间家长提了一些问题，谈话拖延进行了 15 分钟。最后 Tammy 变得烦躁并且开始抱怨、哭闹、抽泣。

案例 16.3，讨论：本案例阐述了行为管理的另一个基本要素。在儿牙治疗中，必须要有系统化的治疗计划和流程。需要在治疗之前提前和家长讨论合理的有步骤的治疗计划，最好是放在检查和制订治疗方案那次预约时完成这些程序。本例中，治疗前对治疗细节的详尽解释延误了整个治疗的开始，这对孩子和家长都不合理。在孩子面前讨论技术细节会让其更焦虑，而匆匆对话又无法让家长有足够时间提问或做出知情同意。

系统的治疗计划和流程涉及很多环节。比如，先从前台区域开始。谁来负责和新患者打招呼？——牙医，助理，卫生士，或者前台？如果一个小孩在前台区域捣乱，谁来负责处理？有些地方的规定是由牙医马上来处理，但诊所与诊所有所不同，每家单位必须制订自己的应急预案，整个团队成员都必须提前了解自己的职责。这些预案内容应该被放在诊所和员工手册的内容中，这是很多儿童牙科诊所的重要特色。完善的计划既可以提高工作效率，有助于打造成功的工作环境，也有助于建立良好的医患关系。

> **案例 16.4　真实可信**
>
> 　一位机灵的助理安排一个 3 岁的患者就座于牙椅。等待牙医期间，小孩抬头问，"今天要打针吗？"助理犹豫了一下，答道"我不确定，待会儿问问牙医吧"。

案例 16.4，讨论：很多助理都会遇到类似的情况。孩子问这个问题时明显充满了担心。如果助理回答得很肯定，年幼的孩子可能会非常焦虑，有可能导致问题行为的发生。如果助理说不打针但是实际又需要打，这样又会失去诚信。所以，助理这时候采取了适当的"中间道路"策略。她把告知的任务和处理可能出现的负面行为的任务延迟交给了牙医。

与成人不同，大多数小孩看待事物往往非黑即白，举的例子必须具体，没有所谓的灰色区域，对他们而言，黑与白中间的颜色非常抽象，难以理解。牙科团队对孩子来说或许是值得信赖的，也或许完全不是，所以建立信任非常重要，这也是与小孩打交道的基本原则。

如上述案例所描述，团队应当非常小心，不能因环境所迫而陷入不被信任的窘境。如果事先只告诉小孩是检查，不征得其同意就进行修复治疗是错误的。因为小孩子对计划改变的原因一般不会理解，牙医应该花时间对此进行解释。有时是家长力劝医师在检查的时候就"顺便"完成治疗。

如果出现这种情况，合理的做法是问一下孩子："你愿意今天补个牙吗？这样你明天就不用来了。如果我今天帮你补牙，爸爸也就不用再请假了。"如果小孩同意，那就可以继续。如果不同意，应当尊重小孩的选择，因为一开始确定的约诊内容就是"检查"。先给小孩建立一个预期然后又突然改变是错误的，家长也能理解。请牢记家长或者看护者是儿童牙科治疗三角关系的一部分，大多数家长很有兴趣让孩子与牙医建立良好的关系，他们并不想看到信心与信任的瓦解。

> ### 案例 16.5　包容与共情
> 　　8 岁的 Paul 正在进行预期 1 小时的牙体修复治疗。尽管不疼，但他在治疗中依然表现得哭闹、坐立不安。团队尽了最大努力，但小孩的行为还是令他们有些恼怒。牙医命令 Paul 停止哭闹和晃动，结果以失败告终。场面持续混乱，并且小孩开始尖叫。最终牙医感觉自己可能失控，决定中断治疗，并且离开了牙椅。

　　案例 16.5，讨论：这是可能发生的情况。尽管团队尽力将阻断性行为的可能性降到最低，小孩有时仍会哭闹、烦躁，并且程度逐步升级。本案例的关键之处还在于，医师意识到了自我失控的潜在风险。这个案例说明所有人在处理消极行为方面都有局限性。当与小孩交往时，了解每个人有不同包容能力以及对于患者和情境的共情能力是非常重要的。

　　在牙科，包容与共情能力是较少被议及的概念，人与人之间的差异也比较大。作为例证，可参照上例中 Paul 行为的引发效应。Paul 的这种行为介于交界区，可被不同的牙医描述为配合的或是不配合的。对 Paul 的哭闹，A 医师的态度是：小孩可以在此过程中获得信心，最终会变得配合，于是其对哭闹采取忽视策略，继续进行治疗。而 B 医师觉得哭闹非常让人恼怒，因为这会对整个团队以及孩子的父母构成干扰，令人心生烦躁，因此 B 医师对孩子使用坚决、确定的正向语音控制技巧。牙医对小孩行为的包容度与应对的差别很大。虽然问题的解决方法是不一样的，但两种方法都可以成功地提供治疗。包容能力的个体差异决定了对于类似情况的处理是不同的。

　　包容能力不仅存在个体间的差异，即便同一个体，在不同时间内也存在波动。比方说，家里不开心的经历就会影响医师在诊所的心情。有些人在早上心情更佳，而另一些人的应对能力和共情能力则随着当天时间的进展而逐渐好转。对医师而言，了解自己的包容水平是很重要的。早上状态好的人应当告诉前台将有行为问题的患者安排在上午。避免出现失控的方式之一是学会识别哪些特别因素会给个人的包容能力添加包袱。

> ### 案例 16.6　灵活应变
> 　　4 岁的 Daniel 1 周前检查时表现得有些忧虑，但基本配合。现在他来做牙齿的充填治疗。当牙医走进诊室准备开始治疗时，Daniel 说："我要上卫生间。"牙医怀疑男孩此请求的必要性，不情愿地同意了："好的，不过要快点！"然后又补充道："要快点，我们已经比计划晚了半小时了。"

　　案例 16.6，讨论：Daniel 可能是有紧急需求，也可能是拖延治疗。牙医试图确认其真实性，失败后才允许 Daniel 去卫生间。为避免这种情况发生，进入诊室之前应当让患者先去卫生间，并告知其治疗期间很难中断去使用卫生间。然而本案例中，Daniel 在治疗之前并没有被告知，所以这种情况下，我们应假定他的需求是真实的，但有时候小孩的确会以此作为拖延治疗的手段。这个例子中，卫生间问题倒还在其次，需要指出的是与小孩子打交道的另外一个重要原则：我们的牙科团队应当有灵活应变能力。治疗延误的错并不在 Daniel，所以没有理由对他不耐烦。

　　孩子就是孩子。他们没有成人的成熟度，团队必须时刻准备调整方案。一个孩子在牙椅上躺半小时后可能就开始哭闹扭动了，此时原来的治疗计划就需要缩短。相反，牙医可能原计划是暂时先做牙髓处理,下次再做修复治疗,但因为小孩配合程度差,计划有可能变成一次性完成治疗。有时小孩在就诊时身体不适,低烧且鼻塞,而之前家长没有发现,这时候应该终止这次治疗。

孩子体型的差异也可能需要操作程序做出相应调整。四手操作时很多牙医习惯在 11 点或者 12 点工作位。对年龄比较小的患者,这个位置可能往往不适用,所以团队要根据情况调整,灵活性是儿童行为管理中的必要成分。

儿童牙科诊所中有效沟通的要点

沟通广泛应用于儿童牙科中。与儿童患者建立沟通有助于减少恐惧和焦虑,建立患者、家长与团队的互信关系,并且有助于提升孩子对口腔健康的积极态度。团队必须考虑到患者认知发育的情况和沟通过程中其他可能的缺陷,比如听力障碍(AAPD 2012)。以下是帮助建立和引导与小孩有效沟通的要点。

- 首要原则是建立沟通。与小孩对话。这能使医师和团队了解患者,并使小孩放松。
- 确保团队每个人都知道要突出沟通的主角。当团队成员与小孩交流的时候,必须明确自己的角色以及在什么时间点把沟通的主要任务交接给他人。举个例子,牙医到来之前是由助理先跟小孩交谈,牙医到了之后由牙医主导谈话,助理转变为积极的倾听者,交流时保证话语来源的单一性很重要。如果家长在诊室里,需要提前解释这些原则。在牙医与小孩谈话时,家长必须做一个安静的观察者和积极的倾听者。如果太多人参与到与小孩的谈话或者同时给予指导建议,反而会对小孩造成困扰。
- 信息简洁,且与年龄水平相一致,这一点是非常重要的。与小孩谈话时,要使用真实生活中的描述性例子来解释治疗过程。
- 使用合适的语音语调。有意识地调节音量、音调或者节奏可以影响和引导患者的行为,这

称之为语音控制。语音控制的目的在于吸引患者的注意力和增加患者的依从性,防止负面行为或者躲避行为,建立恰当的成人 / 儿童角色。
- 使用多感官的交流方式。除了用语言传递信息,非语言信息的传递也可以用于医患之间。轻触一下肩膀之类的肢体接触,或者一个微笑,可以传达温暖和放松的友好感觉。眼神交流也很重要。逃避眼神交流的小孩也许还没有准备好配合治疗。当与小孩交谈时,对话应该尽力保持在小孩目光所视的水平,而不是居高临下。同一目光水平面的交流会显得更加友好,而少了些专断或胁迫的意味。

上述是与小孩沟通时的一些要点。另有其他的一些内容。在第 6 章阐述沟通的章节有更详细的描述。

牙科团队的培训

儿童牙科实践是团队工作:以牙医为主导,各成员(包括经培训的辅助人员与行政人员)各司其职。每一位助理和行政人员都必须经过培训,并应该积极主动地参与到诊所的儿童行为管理工作中来(Wright 1975)。助理和行政人员必须支持和配合牙医的工作,欢迎患者和家长进入到一个对小朋友友好的环境,以便于行为引导和积极就诊(AAPD 2012)。每个人的职责或者说角色,因理念和能力的差异而有所不同。

在儿童牙科团队协作的方式中,每个人都有所贡献。儿童牙医虽是领导者,但同时需要指出,授予团队成员自主和权力也很重要。如 Bill Gates 所言,"当我们展望下个世纪,领导者是那些愿意授权于他人的人"(Aeker and Smith 2010)。有些情况下,对小孩子行为管理的"关键人物"是助理或卫生士,某些时候,相比牙医,他们跟儿童患者的关系更融洽。因此,给予助理们充分的自由空间来与小孩建立融洽的关系非常重要。研究表明,在自我管理程度高的团队工作,成员们的自我满足感更高,从而更利于创建一个积极

向上的工作氛围（Bharat 2007）。牙科之外其他领域的研究发现，快乐的人更乐于选择自己和周围人都能参加的活动。积极向上的情绪可以促进人们想出更多方法，进行更有创意、更灵活的思考，这又反过来能促进想象力，增强社会联系（Aeker and Smith 2010）。需要鼓励助理们营造这种积极体验的氛围。

牙科常被称为艺术与科学的结合，把一个团队捏合在一起的时候，两者都很重要。所以，一些用于训练助理们使其能参与到儿童行为管理中的基本培训项目至关重要，这应该被列为助理的基础技能。根据助手教育背景的差异，每家牙科诊所针对助理的训练方式各有不同。考虑一下如下两种类型教育背景的助理。第一类人员具有积极的态度和喜欢孩子的特质，已经投入到工作中了，这些员工需要的是从基础开始教授牙科助疗技能。第二类人员是已经完成正式牙科助理项目的有资质的助理，这种情况下，要从头开始跟他们分享灵活应对变化的重要性。很少有牙科助理培训项目会花时间教授行为管理。此外，让助理们互相分享之前行之有效的成功经验。通过实施行为管理的这些准则，培育一种思维开放和灵活的团队文化。团队之间有效交流的关键原则不仅适用于儿童患者，也贯穿于整个儿童牙科团队成员的训练。医师与助理之间的个人沟通交流是助理培训中最重要和最普遍使用的方法之一。参考告知－演示－操作技巧的应用。

再次强调一下，要具体、要有计划和流程。牙医必须明确每一位助理的角色定位，强调儿童牙科的目的是积极地引导婴儿、儿童和青少年参与牙科体验。把期望清晰地传递给助理们绝对是必要的。很多员工没有达到目标或者没有积极融入团队中，是因为缺乏与其职责相关的清晰而具体的指导（Koestner 2002）。

虽然员工的角色应当尽量明确，但也需要周期性微调。通常对每位成员的进展进行评估时，根据其所掌握的知识做出微调（Aeker and Smith 2010）。定期组织员工会议，讨论本诊所应用的

儿童管理的策略非常重要。讨论中，每位助理人员都有机会就具体措施和方法提问，从而会更清楚地了解行为管理的应用，讨论同时也给大家提供了绝对必要的共享个人理解的机会。有团队精神和积极投入的牙科助理们对诊所很重要。

与非急诊患者家长的第一次接触

通常是由前台人员在电话预约时完成与小患者家长的第一次接触。由于家长们通常不知道怎么为孩子准备第一次牙科就诊，前台需要帮助其"起步"。前台应提供必要的信息帮助家长理解就诊前需要了解的事，缓解其焦虑情绪。要达成这一目的有若干途径，比如就诊前的书面信件或者浏览诊所网页。本书第 6 章对这些步骤有详细介绍。所有的这些互动过程都可作为教育的工具，通过回答问题释疑解惑、减少恐惧，帮助家长与孩子更好地准备首次就诊（AAPD 2012）。

通过与家长的初步接触，前台人员可以获得一些重要信息，使团队的其他成员对新患者有所准备。比如，这是否是孩子的第一次牙科经历？如果不是，以前的治疗经历顺利吗？是谁转诊的患者？前台的责任就是获取并记录这些信息，提供给团队成员。图 16-1 展示了一份用于记录信息的电话便签（图 16-2 是一份用于记录急诊患者信息的电话便签）。态度谦和的前台人员能获得众多重要信息，这非常关键。因为她是团队中能实现"预览"的角色，是新患者到来之前唯一的接触渠道。

就诊预约

家长或者监护人对诊所的第一直观印象是在首诊预约时形成的。这或许是孩子的首次牙科经历。每位团队成员应当做好准备，尽可能让这个首诊令人愉悦。如果首次的接触能够让患者愉快地接触到牙科，这将是建立良好医患关系的第一步。

如果以前患儿没看过牙齿，预估首次就诊需要的时长通常会有难度。有特殊需求的儿童可能

初诊患者电话信息便签
初诊患者表格

电话人姓名		城市	
患者姓名		年龄	
列出父亲或母亲当中任意一人			
您是从哪得知我们诊所的?			
您孩子之前看过牙医吗?		是	否
之前看过的牙医的姓名		最后一次就诊的日期	
您的小孩以前拍过 X 线片吗?		是	否
牙医在上次就诊时发现龋齿了吗?		是	否
开始并完成了治疗吗?		是	否
如何完成的?			
如果没有,为什么?			
您希望完成治疗吗?		是	否
治疗完成后计划回之前的牙医那儿吗?		是	否
您的孩子目前有任何问题吗?		是	否
孩子有疼痛吗? 多久了?		是	否
就诊的原因			
对问题的描述			

如果预约成功,务必提醒家长联系之前的牙医,将病历资料转至我们的诊所

图 16-1　一份用于记录信息的电话便签。

初诊患者电话信息便签
急诊患者信息

电话人姓名			
日期		时间	
联系电话			
患者姓名		年龄	
之前牙医的名字和就诊原因			
您的小孩目前有什么问题吗?		是	否
孩子现在有疼痛吗? 多长时间了?		是	否
孩子有受外伤吗?		是	否
对问题的描述			

图 16-2　一份用于记录急诊患者信息的电话便签。

需要也可能不需要受到特别的关注。如有必要给这些患者预约时安排一个可以灵活延长时间的时段会非常有利。对于大多数儿童，第一次就诊仅限于口腔检查及有必要的放射检查就是一次成功的就诊流程（笔者也按此进行）。第二次就诊可以做牙面抛光和涂氟。分成两次的约诊安排可以更好地评估儿童行为，也是个更好的机会以让家长融入口腔预防的话题的探讨，得到儿童口腔健康的预期指导。分为两次就诊后，聚焦每次的重点，患者与家长的积极体验得以增强。将目的与任务集中化可以增加患者的参与感（Latham and Seigjts 1999），也能提高完成任务的乐趣（Bandura and Schunk 1981；Manderlink and Harackiewicz 1984）。

尽管很多实际因素影响诊所运营流程，但预约本身就能影响小孩的配合行为。预约顺序、就诊时长、就诊的时间点都是儿童治疗计划中需要考虑的重要实际因素。此外，没人喜欢被动等待，包括小孩，等待会让儿童患者躁动，所以在前台区域不能有太长的等待时间，否则会对小孩与家长有负面影响。

儿牙医师需要确定最适合自己和团队的工作方式。很多牙医喜欢把年龄小的患者约在上午。另外一方面，很多牙医认为按年龄段安排，把同一个年龄段的放在一起（学龄前安排在上午，稍大一点的安排在下午）比较好，这样同龄人之间互相可以有积极的影响，团队少了些心理层面节奏的变化也会使工作变得比较顺畅。部分儿牙医师喜欢把有行为问题的患者约在上午最早的时间。但是约诊时还需要考虑到医师个体"容忍能力"因素。上午9点到下午5点之间，容忍能力会改变吗？因为容忍能力会影响医师与儿童患者之间的互动，所以选择约诊时间时，医师和患者的态度都需要考虑。笔者喜欢在上午先看有行为问题的患者，但有个同事喜欢在上午喝了咖啡后才接诊该类患者！不同的人有不同的喜好。

儿童牙科团队的每个人都希望患者能平静放松地来到诊室，顺利地完成治疗，开开心心地离开。要达到这个目的，从始至终每个环节都必须进展得非常出色。下面的案例会着重介绍约诊环节及其对于患者行为的影响。

> **案例 16.7　患者的就诊顺序**
>
> 　　4 岁的 Johnny 和他妈妈正在接待室安静地等候，这是 Johnny 第一次牙科检查。过了一会儿，3 岁的 Tina 治疗后气冲冲地跑进了接待室，Tina 明显非常不开心，她在哭闹，就诊记录显示她最近两次的检查都是这样。现在，Johnny 看了看妈妈，也开始哭了。

案例 16.7，讨论：不幸的是，在诊所，这种情况确实会发生，术语称之为行为传染。Johnny 起初坐在妈妈身边，安静镇定地等待着。而曾经有过牙科就诊经历的 Tina 明显看上去非常紧张，作为反面例子影响了 Johnny。如果等候的孩子是一名新患者，这样的情况可能会大大增加这名新患者的不安。

为了避免出现这种情况，需要建立一个良好的预约准则：将初诊的儿童患者的预约安排在一个积极配合的复诊儿童之后，会对新来的孩子产生积极的影响。最佳方案是建立一套约诊流程，由前台或预约员工对每个新患者前面一位患者的行为状态进行评估，以便对后一名患者产生有利影响，尤其是这两名患者是同性别和差不多年纪时。

> **案例 16.8　候诊时间**
>
> 　　Jones 夫人带着两个年幼的孩子来到了诊所。在拥挤的前台区域等候了半小时后，孩子们坐不住了，在房间内追逐打闹，并开始争吵，这让 Jones 夫人觉得很不好意思，同时也影响到了其他患者。

案例 16.8，讨论：孩子们通常精力无限，如果不是专门为儿童量身定造的环境，孩子们不会像大人一样有耐心，孩子会自己安排"游戏"。当孩子们被局限在一个小区域中时，吵架打闹太正常不过了。成人会选择休息和阅读，但是孩子们不会。如果没有事情给孩子们做，他们可能会变得焦躁不安和疲惫。以这种状态开始，会对就诊检查产生负面的影响。对于新患者和之前预约中表现得忧虑不安的患者尤其如此。

对此应遵循的一个良好的总原则是：不应该让孩子在候诊区被动等待。为此我们需要做很多努力以确保约诊准时。多年前，Brauer（1964）曾指出应该避免患者在候诊区的长久等候，因为这将给孩子及家长带来副作用。现在的情况仍是这样，需要强调保证守时的重要性，使孩子的等候时间越短越好。候诊区的设计要充满童趣，并采用规划好的活动来避免问题发生。趣味性是改变行为最简单有效的办法（Ramos 2009）。许多儿牙医师提供了孩子单独停留的区域，为孩子量身设计的活动包括看电视、玩电子游戏或在游戏区活动（参见第 17 章）。其他建议的方案包括放置儿童书籍、玩具、钓鱼缸、黑板、搭积木和小椅子、小桌子。

> **案例 16.9　预约顺序**
>
> 3 岁的 Charlene 预约了她人生中第一次牙科检查。在进入诊室后，这个孩子开始尖叫、在牙椅上扭来扭去。在征得家长的同意后，牙医使用坚定积极的语气控制来引导她的行为。她最终配合完成了检查，但同时还有一些其他治疗需求待完成。在前台处，Charlene 预约了一个月后的复诊。

案例 16.9，讨论：这个案例中 Charlene 的初始表现并不好，对治疗过程有抵触，但在经过良好的行为引导后开始变得配合。在建立了和谐关系后，所有事情都发展得很顺利，但是预约下次复诊这个环节可能会增加问题行为再次出现的概率，这名患者的下一次复诊间隔时间不应该太久，应该尽快安排再次复诊以强化刚获得的积极正面态度。

通过减少复诊间隔的时间，牙科团队使用的是一种被称为"快速序列"预约技巧的行为管理策略。该策略是一种应用于没有紧急治疗需求但初诊患者又存在焦虑的经典方法。初诊时，牙医希望能进行临床口腔检查，需要的话再拍摄 X 线片，然而这名焦虑的孩子一直畏缩，不配合操作，最终通过恰当的行为管理技巧，孩子开始表现得

配合，牙医顺利地完成了检查。尽管如此，牙医意识到这名孩子仍然十分焦虑，此时适宜终止此次诊疗，在之后的两周之内再次安排患者就诊，进行原定计划中的 X 线片拍摄。延迟 X 线片检查同时有利于牙医和孩子，为牙医提供了帮助孩子建立自信和再次评估治疗前行为表现的机会，患者结束初诊离开时也相信自己已经圆满完成了任务，有利于促进孩子的自尊和自主。

之前我们也提到过，学者们尝试将第一次的"检查与洁牙"步骤拆分成两次更短的预约。在这种情况下，经历快速序列预约技巧的孩子通常在第二次复诊拍摄 X 线片时就会表现良好，他们在第二次复诊时只表现出很少的焦虑或已经不焦虑了，已经被慢慢引导到开始接受牙科治疗。家长通常会非常理解为帮助他们的孩子建立积极的态度所额外花费的时间，尤其是在详细向他们讲解了具体情境之后。

快速序列预约技巧是行为矫正的一种方式，可以帮助焦虑的孩子脱敏。从临床的角度来看，这种策略也许太过花费时间了，显得有点儿不实用。如果做到极致，的确如此。但是，许多第一次就诊时焦虑的儿童会在这种策略后很快适应就诊过程，值得我们花时间慢慢地引导他们。从长远来看，花费时间让患者脱敏会给临床医师带来巨大的红利。

此外，当进行了一系列长期的修复治疗后，最后一次的预约时长必须是简短的，只安排简单的操作。这样，孩子会带着良好的感觉离开牙科诊所并期待复诊。

> **案例 16.10　预约时间**
>
> 3 岁的 Alice 是个非常好动的、看牙焦虑的患者。她需要相当多的牙科治疗，牙医打算给她预先口服保留意识的镇静药物，药物可以在冗长的治疗期间令孩子放松。尽管牙医知道 Alice 经常在上午稍晚的时间段睡一小觉，他仍然建议给 Alice 安排了一大早的预约。

案例 16.10，讨论：仔细思考这个案例。镇静

的目的是想让孩子放松和安定下来，从而完成持续时间长的治疗。然而，该案例里的预约时间段可能有点问题：习惯于上午晚些时候打个盹儿的孩子通常在一大早会非常活跃。因此，在日常诊所预约中，需要对孩子的行为和牙医的行为管理策略做整体考量。

如果孩子习惯在上午晚些时候睡一觉，那么把她的预约时间安排在打盹儿时间左右的话，她可能需要的镇静剂量就会少一些，至少对镇静的反应会更好一些。再一次指出，预约时间可以影响行为管理。尽管许多牙医鼓励给孩子预约早晨就诊时间段，但有时也需要根据情况做一些必要的调整。

> **案例 16.11　预约时长**
>
> 　　6 岁的 Jeffrey 一直是一名非常配合的患者。在一次回访预约中，牙医发现他新萌出的两颗上颌第一恒磨牙需要充填，两颗下颌第一恒磨牙需要做窝沟封闭。牙医建议给 Jeffrey 安排 3 次时长半小时的预约——分两次进行两颗牙齿的充填，第三次进行两颗牙齿的窝沟封闭。

案例 16.11，讨论：为什么这么配合的患者也需要安排 3 次预约？是不是一次持续时间长的预约（1 小时）或两次预约（每次 45 分钟）会更好一些？这样安排，时间会过长吗？安排预约的时长是可以调节的，通常取决于患者当前的行为特点和自身性格。

效率专家们对技术、时间应用和动作研究的改进已改变了现代的牙科治疗。现在，发展的趋势是既要快速有效地治疗患者，同时还要兼顾患者的舒适度、健康和花费的时间。这种趋势的改变符合本书开篇章节所提到的行为管理的定义：同时包括"有效果"和"有效率"。根据这名患者的就诊史，毫无疑问可以在 1~2 次完成治疗任务。尽管目前只有很少一部分研究关注到了预约时长这个因素，但这些少量的研究已证实预约持续半小时到 1 小时的治疗对孩子的表现并不会有

负面影响。

牙科团队的其他考虑

家长在场／回避

关于家长的参与程度，尤其是在孩子健康防护领域内，近年来发生了明显的变化。理解家长情绪需求的变化至关重要，这种变化源于家长一种潜在地、自然地想要保护他们孩子的感受的增加。牙科从业者们应该习惯于家长参与程度增加的趋势，并积极面对他们针对孩子任何情况的疑问和顾虑。从业者需要考虑家长们的需求和愿望，并对这种转变持开放态度（AAPD 2012）。近来许多诊所的设计都注意到要可以满足治疗时家长们在场陪伴的需求（见第 17 章）。

儿童牙科治疗过程中，家长到底要在场还是离场？这个问题的选择上，执业者们的观点从来都不曾一致。19 世纪 70 年代的调查中，几乎所有的报道都提出家长们不应该陪伴孩子进入牙科诊室，当然，需要除外一些特殊情况，比如婴幼儿和有特殊需求的患者等。然而，自 19 世纪 80 年代初期开始，调查发现，越来越多的牙科执业者允许家长陪伴他们的孩子进入治疗室（见第 4 章）。现在，家长－孩子结伴一起看牙正变得越来越普遍。

礼物和实物强化

给孩子礼物或奖励，已经成为北美乃至全球商业生活的一部分。在牙科诊所，送孩子礼物的益处也已达成共识。如果所送的礼物对牙齿有明显的重要意义（比如一个牙刷套装），同时也会加强口腔健康行为。

重要的是，玩具箱中的各种小玩具要作为赞许奖励，而不是作为贿赂用具。贿赂是一种提前的承诺，用于诱导积极行为。而赞许奖励是在完成治疗后对良好表现进行的认可，事先并没有暗示承诺。贿赂一词于 1973 年由 Finn 提出，2009 年 Pink 在《驱动力——那些激励我们的惊人真相》一书中将其称为"权变"奖励。权变奖励的意思是："如果你做这个，你就会得到那个。"权变奖励（或

贿赂）会产生消极效果——它要求人们以一定的自主权（Pink 2009）来折抵。研究显示，当使用"权变"奖励来控制一个人的行为时，反而会造成长远的损害。

Deci 等（1999）重新分析了近 30 年来关于奖励的研究。仔细分析了 128 项主题是奖励效应的研究后，他们总结出，当实物奖励用于短期内控制行为时，会对内在动机产生巨大的消极影响。相反，不基于"权变"或"贿赂"的给予礼物的行为常常会有出人意料的结果。许多在治疗过程中看上去很紧张的孩子在结束时会突然变得活跃，渴望得到礼物。这些礼物为本次就诊提供了一个愉快的回忆。当一名工作人员陪着孩子去礼物箱，并在她选择礼物时对她进行表扬，这总是相当特别的时刻（图 16-3）。

着装

考虑到牙科团队的着装问题时，长期以来存在一种担心：牙医的专业白大褂可能会增加孩子的焦虑情绪，因为恐惧有可能会从一个场景平移到另一个实际上并不相关的场景。举例来说，如果一个孩子之前有一段和穿白大褂的人相处的糟糕经历（那人可能是一名内科医师或者是理发师），这种恐惧很有可能会被平移到牙科环境中，因为在孩子眼中这些衣服都很相似。类似的，孩子如果之前有过外科手术经历，就有可能会被口罩给吓到。Siegel 等（1992）在研究这类潜在影响时提出，在牙科治疗过程中佩戴口罩对低龄孩子来说只是一种微小的刺激源，尽管如此，该研究还是建议给这些孩子介绍牙科环境和体验时，尽量不要佩戴防护性口罩。

着装能同时微妙地影响患者和专业人员。Mistry（2009）所做的一项关于牙科机构的研究指出，家长更倾向于传统制服，认为这样能体现专业氛围，然而，孩子们则更喜爱穿着休闲的牙科专业的学生们。学界对此问题尚有争议。Kuscu 等（2009）调查了 827 名伊斯坦布尔 8 ~ 14 岁学龄儿童的服装偏好，给这些孩子们展示穿着不同服装的牙医照片后，几乎一半的孩子们都认为牙医应该穿正式工作服，这项研究并不支持白大褂会增加孩子们看牙焦虑的流行观点。

Austin 等（1991）以问卷调查形式研究了女性牙医的着装偏好。基于 2000 名女性中 928 人的回复，只有 51% 的人认为需要在便装外面罩白大褂。

(a)

(b)

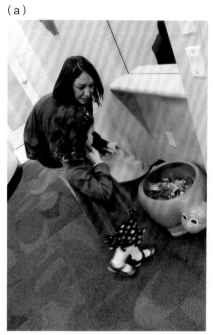
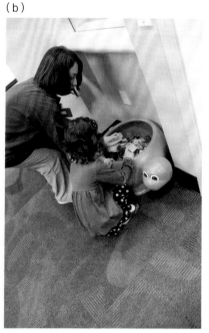

图 16-3　工作人员陪着孩子去礼物箱，并且在她选择礼物时对她进行表扬，这总是相当特别的时刻。

有趣的一个细节是,女性牙医中收入高的那部分人群更倾向于穿便装而不外罩白大褂。因此,这项研究指出,穿着对于成功和感染控制的关系是一项专业的议题。

在诊所中,不仅仅是牙科医师担心穿什么。Troung 等(2006)报道,穿着标准防护服的儿科急诊医师需要意识到,这种穿着可能会对他们与 4 ~ 8 岁的儿科患者的关系产生消极影响。关于内科医师着装对患者信任度的影响,无论是公立医院还是私立诊所,任何年龄段的患者都认为一名穿着专业白大褂的医师是最可信的(Maruani et al. 2012)。

给孩子拍摄 X 线片

1987 年,FDA 发布了拍摄牙科 X 线片的安全指南。这份指南在 2004 年及 2012 年分别进行了更新。口腔中许多状况的发生进展是与患者年龄、牙齿发展阶段及对已知风险因素的易感性相关的,因此,2012 年 FDA 指南根据常见的临床和患者因素列出了矩阵表,以此指导需要拍摄什么类型的 X 线片。该指南旨在作为牙科执业者的参考信息,并不作为护理、要求或法规的硬性标准。虽然牙医负责确定所需的 X 线片的数量和类型,但是诊所负责拍摄 X 线片的牙科助理也应该知道这份指南。他们应该知道要拍多少和拍什么类型的 X 线片。请参考下面这个案例。

案例 16.12 胶片的选择

Cora,一个可爱的 4 岁孩子,由于行为管理问题被转诊到儿童牙医处。虽然之前的牙医已经拍过 X 线片,但这些片子的质量很差。孩子拒绝让他们重新拍片。机敏的牙科助理立即认识到问题所在——之前的牙医使用的是 2 号大小的殆翼片。

案例 16.12,讨论:拍摄 X 线片的人员需要知道该使用什么类型的胶片,牙医的责任包括确保工作人员知晓拍片的全流程。在这个案例中,孩子可能吃过 2 号胶片的苦头,大号的 X 线片可能会引起她的呕吐。有一个约定俗成的原则是,最起码直到第一颗恒磨牙萌出前,都应该使用 0 号 X 线片。

这名小患者必须重新适应。必须尝试激发其新的期望。重要的是要指出,"在这里,情况是不同的!"根据学习理论,要获得不同的回应必须从改变刺激源做起。比如该案例中,可以让患者从前牙咬合片开始(图 16-4)。这种类型的 X 线片通常不会引起呕吐,易于操作,也易于让临床医师评估儿童行为的配合程度。一个重要的技巧在于,要从简单的任务开始(咬合片),一旦成功再增加任务的难度(如,殆翼片)。此外,可以向孩子展示一下之前牙科诊所的胶片尺寸,并将其与你打算使用的 0 号胶片进行比较。让孩子拿着胶片。一定要持续重复强调,"看,这里的东西是不一样的"。

如果拍摄殆翼片有困难,可尝试使用 Rinn 夹持器。虽然它可能提供不了良好的根分叉区域影像,但足以诊断邻面龋。在这种情况下,为了获得 Cora 的信任,需要再次向她确信"这里的东西是不一样的"。关于再训练程序,可以在第 6 章中找到更详细的描述。

当使用数字影像设备时,需要进行其他方面的考虑。有两种获得数字图像的基本技术:直接法和间接法,直接法使用的是被称为传感器的电子接收器,间接法使用的是被称为光激发磷光板(PSP)的半间接传感器和扫描器(图 16-5)。直接法的传感器可以是无绳的,但在很多情况下是附接有光纤的。传感器有点笨拙,尽管其尺寸可能与常规胶片相似,但其厚度并不均一。除了增加的厚度,塑料保护罩和缆线对于婴幼儿而言也非常不舒服。PSP 板非常薄,可提供与常规底片相匹配的尺寸。PSP 系统可能更适合儿童牙科:薄,几乎等同于 X 线胶片的柔性板。保护套不会给底板增加任何体积。此外,在拍摄殆翼片时,用于传统殆翼片的横板部分也可以被附加安装到 PSP 板上(图 16-6)。PSP 板的唯一缺点在于,当拍摄咬合片时,要求孩子咬在板上,这可能会导致

（a）　　　　　　　　　　　　　　　（b）

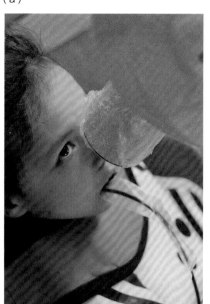
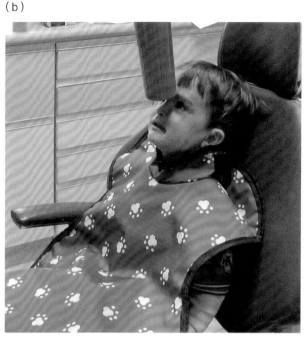

图 16-4　前牙区咬合片是最简单的，应该被用于拍摄殆翼片之前。注意传感器系统的复杂性，包括塑料套和导线（a）与感光板（PSP）系统（b），其在技术上等同于标准 X 线设备。（Courtesy of Dr. Ari Kupietzky）

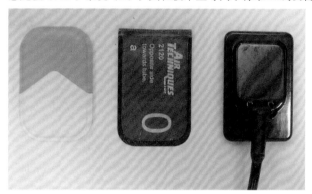

图 16-5　PSP 板（中间）的尺寸与常规底片（左）几乎相同，与传感器（右）不同，传感器体积更大，并具有塑料套和导线。（Courtesy of Dr. Ari Kupietzky）

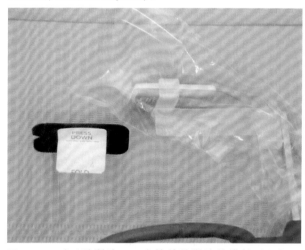

图 16-6　对于殆翼片，一个简单殆翼片的横板可以与一块 PSP 板（左）合用，也可以与传感器（右）合用，与传感器合用时要与一个殆翼片固定架或牙垫一起使用。（Courtesy of Dr. Ari Kupietzky）

板的损坏。针对这个问题的实用的临床技巧是，拍咬合片时，用在传统 X 线片套装中很容易找到的塑料套来保护一下 PSP 板的咬合面。

　　本书笔者使用的就是直接传感器方法，效果也不错。与数字放射技术进行切换时，将由临床医师最终决定最适用于该牙医的个体风格及需求的那种技术。

　　成功引导小患者完成 X 线片拍摄，同时需要行为管理的科学性和艺术性。向患者解释和演示，回答问题以及对微调拍摄流程，都是行为管理艺术的一部分。

　　向小患者介绍 X 线片拍摄流程类似于介绍牙科治疗的其他流程，必须在孩子表现出明显的配合迹象后才能开始尝试拍摄。与孩子沟通时的用语必须与其理解水平同步。所举的例子、指导用语和解释用语都应该使用患者熟悉的词句和对象，并尽可能地重复，以让儿童能适应整个流程。冗长、复杂的流程应被拆分为各个步骤，以便患者理解。当孩子按照指示行事时，一定要进行表扬，以积极地加强所期望的孩子的行为。不过，赞美应该尽量具体一些，比如说，"你表现得很好哦，坐得这么安静，一动不动"。

　　尽管行为塑造过程类似于告知－演示－操作方法，但是借鉴了更多学习理论的概念。例如，已经对孩子告知了影像设备，孩子也看到了设备，然后孩子却看向了别处，这一动作可能是告诉操作者他还没准备好配合。在这种情况下，要通过返回到流程的"告知"部分（即从头来过）来塑造行为："Michael，你还记得我告诉你的吗？我会用一个大相机给你的牙齿拍照片。看这里，这样我就可以展示给你看了。看到了吗？好的！"

　　行为塑造需要对目标行为进行大体化的序列拆分。直到孩子能根据指示去听，去看或去触摸设备后，牙科助理才能开始拍摄 X 线片。只有在前一个期望的拆分行为发生之后，才能进行下一个拆分行为。因此，互动是任何行为塑造过程的重要特征，牙科团队成员必须密切观察儿童患者的反应。

　　对 X 线拍摄进行介绍，起始步骤是将保护铅裙放在儿童身上，然后将 X 线片放在孩子的手中，这样，患者就成了整个流程的一部分。牙医或牙科助理会说："这些就像纸一样"（底片）或"这些就像记忆棒一样"（如果使用的是直接固体传感器）。"他们会制造出你的牙齿的照片。你能替我数一数，看看够不够用吗？你能把最大的那张挑出来吗？好的，聪明的小伙子，Mike！"

　　应该做出各种尝试让孩子放松（患者在不放松时容易作呕）。由于大多数儿童喜欢通过触摸感觉物品，助理可以允许他们拿着 X 线片。允许孩子数底片和挑出较大的底片也有助于临床医师对孩子的发育水平做出评估。4 岁的孩子如果能数清楚 4 个底片，能挑出较大的那个，意味着其发育水平正常。

　　用同样的步骤，助理通过解释帮助孩子认识拍摄 X 线片的设备，例如可以这样说："我用的是一个大相机。你在家里拍过照片吗？拍过啊？那好，我的相机有点不同哦。看，它有一个长长的脖子和一个大头。"孩子们具有丰富生动的想

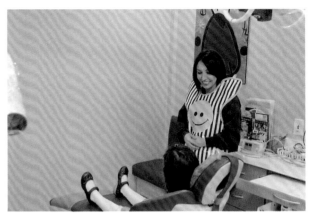

图 16-7　告知－演示－操作：牙科助理向小患者展示铅围裙。

象力，并乐于想象。"这是它的鼻子"（指锥形管）。大多数儿童都会仔细观察锥形管。"我看到你在看它的鼻子。朝上看，你能看到什么吗？没有吧？那就对了，我可不想有任何东西来阻碍给你拍漂亮照片"。

　　由于放射片拍摄与家庭拍照不同，需要对此给孩子提供合适的解释。"当我给你的牙齿拍照片时，和在家里拍照是不太一样的，家里的相机会在你的脸周围移动（同时展示给孩子看），但这里的相机不会，不过拍照时，它会发出一种有趣的声音（"嗡嗡"声和"哔哔"声）。另外，照片是在你的嘴里，而不是在相机里哦"（指向孩子的嘴）。

　　在行为塑造过程中，技巧中的"告知"和"演示"部分通常是并行的。模型化是演示过程的重要组成部分："我先告诉你一般我希望小朋友怎么做（图 16-7）。"牙科助理可以在自己身上展示胶片和 X 线机的放置，或者可以使用一个牙齿模型来做示范。由于 X 线机体积很大，小患者可能一开始会被吓到，因此应当放慢语速向他们介绍。应避免快速移动或发出意外的噪声。如果有拍 X 线片的特定房间，放一张海报大小的图片，对儿童拍摄 X 线片是大有裨益的。整个过程的目的是塑造孩子的行为，孩子的目标行为由一系列的片段动作构成。

　　学龄前儿童问的一个常见问题是，"你为什么要用毯子（放铅围裙）？"他们能理解的回复之一是，"因为我只想拍你的牙齿的照片，我不

想拍到你的肚子。"另一个常见的问题是，"在拍摄照片时你为什么要离开房间（或走远）？"两种有逻辑的回复可以是"这样做就拍不到我了"。或"因为我必须走到那里去按下相机的按钮"。这些解释都与孩子们的理解水平相匹配，通常能满足他们的好奇心。对于年纪大一些的孩子，这些答案是不够的，他们需要有关辐射防护的简要解释，这也会显示牙科团队对他们的关注。

当拍摄时，要让孩子处于一个愉快的学习情境中："能麻烦你挑选出最大的底片给我吗？谢谢。Mike，我想先给你的前牙拍照片。你知道吗，这张照片可以告诉我你的新牙齿在哪儿，等拍完照片之后，我就告诉你，没准儿我们可以还知道它们什么时候会长出来呢"。

拍摄 X 线片时，牙科助理把底片或传感器放在孩子的嘴里说，"像咬饼干那样把上下牙齿合起来，谢谢。"指令需要简短、直接，与孩子的理解水平匹配。"好，现在我会把相机鼻子靠近你的鼻子，开始拍照啦。"助理转身离开，说道："保持静止哦，我要拍照了。不要动，微笑！""许多孩子听到指令会自然地微笑，这有助于底片的定位，并保留了家庭摄影和 X 线摄影之间的相似度。第一次 X 线片拍完后，通过互动方式奖励孩子，孩子配合的行为就在适当的语言（如"棒极了！"）和工作人员的微笑中得到了加强。

整个过程可以快速推进。"你能找到另一个大照片吗？"当孩子翻阅底片时，操作员继续解释说，"我们已经拍了你楼上门牙的照片。现在我会拍一个你楼下的门牙。你知道楼上和楼下的牙齿吗？"许多小孩子听到对牙齿这样描述会忍不住笑出声来，但是他们能够理解，这在他们能理解的水平内。

对于后牙区的殆翼片或根尖片，可能需要使用一个 X 线片夹子或夹持器，这些也必须同时介绍给孩子："看，Mike，当我给你的后牙拍照片时，我会用一个夹子夹着照片。看到我的夹子了吗？我会把它放在你的嘴里，现在，你可以咬住它。太好了，紧紧咬住它！现在我需要把它拿回来"

（从口内移除）。"我把照片放在夹子上了，这样你就能很容易地咬住它。"如果你使用传感器，你可以用无蔗糖棒棒糖打比方。"现在我把照片放在你嘴里，给你其他牙齿拍照片。"

全景片和口外殆翼片

对孩子们来说，这是完全不同的体验。虽然全景片或口外殆翼片拍摄过程并不困难，但一些孩子在第一次看到设备时还是会被吓到。为此，应该先由助理进行解释后再把全景片设备展示给孩子看。可以告诉孩子们，将在"太空机"里给牙齿拍照片，也要告诉孩子，尽管如此，他们并不会成为飞行员。在固定孩子体位时（图 16-8），告诉孩子们保持静止是非常重要的，巨大的"太空头"将围绕他移动，但保证不会碰到他。对于年龄较小的孩子，有必要让他们站在凳子上（图 16-9）。可以关闭射线先空运转一次机器。由于要求患者长时间地保持静止，所以要不断用声音安慰孩子。当给外向、好奇的孩子拍摄全景片、口外殆翼片或口内 X 线片时，助理应该预料到孩子会提许多问题并要提供适当的解释。

总结

牙科助理是牙科团队的重要组成部分。没有他们，现代化的牙科诊所就不能正常运转。本章重点介绍了涉及牙科助理的儿童行为管理的一些

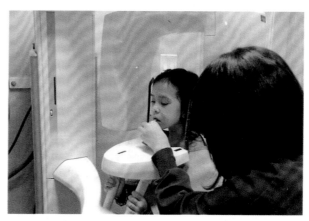

图 16-8　使用告知－演示－操作方法让助理帮助患者进行定位。

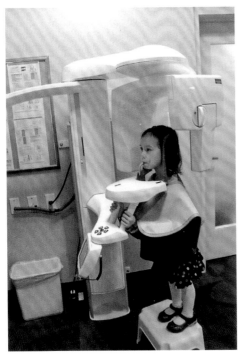

图16-9　患者的定位。有时候有必要让小孩子站在凳子上。

重要方面，希望本书提供的信息能对他们的工作有所帮助。本章也介绍了一部分临床诊疗管理的内容，这是因为有时行为管理和临床管理本就是不可分割的。原本应该添加更多一些这方面的内容的，事实上，关于牙科助理的工作细节，完全可以另外写一整本书来详细描述。在此说明，本书的其他部分虽然是为牙医编写的，但也适用于任何对儿童牙科感兴趣的人。

注：本章中的案例来自 Wright Starkey 和 Gardner（1983）的《牙科诊所中的儿童行为管理》，已获得 Gerald Z. Wright 博士的许可。

参考文献

［1］ Aeker, J. et al. (2010). *The Dragonfly Effect: Quick, Effective, and Powerful Ways To Use Social Media to Drive Social Change*. Jossey-Bass, San Francisco, California.

［2］ American Dental Association and US Department of Health and Human Services. (2012). Dental Radiographic Examinations: Recommendations for Patient Selection and Limiting Radiation Exposure. Revised 2012.

［3］ American Dental Association. (2006). Dental X-Ray Examinations Answers to Common Questions, W566.

［4］ Austin, G.B., Tenzer, A., Lo Monaco, C. (1991). Women dentists office apparel: dressing for success in an age of infection control. *Journal of Law and Ethics in Dentistry*, 4, 95–100.

［5］ Bandura, A. and Schunk, D. (1981). Cultivating competence, self-efficacy and intrinsic interest through proximal self-motivation. *Journal of Personality and Social Psychology*, 41, 586–598.

［6］ Bharat, M. as told to Julie Bick. (2007). "The Google Way: Give Engineers Room." New York Times, October 21.

［7］ Brauer, J.C. et al. (1964). *Dentistry for Children*, 5th ed., Mcgraw-Hill Book Co, New York, USA.

［8］ Deci, E.L., Koestner, R., Ryan, R.M. (1999). A meta-analytic review of experiments examining the effects of extrinsic rewards on intrinsic motivation. *Psychological Bulletin* 125, 627–68; discussion 692–700.

［9］ Finn, S.B. (1973). *Clinical Pedodontics*, 4th ed., WB Saunders, Philadelphia, PA, USA.

［10］ Fredrickson, B. (2004). The broaden-and-build theory of positive emotions. *Philosophical Transactions: Biological Science*, 359(1449), 1367–1378. doi: 10.1098/rstb.2004.1512.

［11］ Los Angeles Times. "You're being exposed to radiation—but it's the amount that counts." March 15, 2011. http://articles.latimes.com/2011/mar/15/world/la-fg-radiation-comparison-20110315

［12］ Koestner, R. et al. (2002). Attaining personal goals: self-concordance plus implementation intentions equals success. *Journal of Personality and social Psychology*, 83, 231–244.

［13］ Kuscu, O.O. et al. (2009). Preference of dentists' attire in a group of Istanbul school children with related anxiety. *European Journal of Paediatric Dentistry*, 10, 38–41.

［14］ Latham, G.O. and Seijt, G.H. (1999). The effects of proximal and distal goals on performance on moderately complex tasks. *Journal of Organizational Behavior*, 20, 421–429.

［15］ Manderlink, G. and Harackiewicz, J.M. (1984). Proximal versus distal goal setting and intrinsic motivation. *Journal of Personality and Social Psychology*, 46, 918–928.

［16］ Maruani, A. et al. (2012). Effect of physician dress style on patient confidence. *Journal of the European Academy of Dermatology and Venereology*, Aug 9. doi: 10.1111/j.1468-3083.2012.04665.x.

［17］ Mistry, D. and Tahmassebi, J.F. (2009). Children's and parents' attitudes towards dentists' attire. *European Archives of Paediatric Dentistry*, 10, 237–240.

［18］ Pink, D.A. (2009). *Drive: The Surprising Truth About What Motivates Us*. Canongate Books, Edinburgh.

［19］ Pink, D.A. (2006). *A Whole New Mind: Why Right Brainers will Rule the Future*. Riverhead Trade, a division of Penguin Books, USA.

［20］ Ramos, K. (2009). "Volkswagen Brings the Fun: Giant Piano stairs and Other 'Fun Therory' Marketing." Los Angeles Times. October 15. http://latimesblogs.latimes.com/money_co/2009/10/volkswagen-brings-the-fun-giant-piano-stairs-and-other-fun-theory-marketing.html

［21］ Siegel, L.J. et al. (1992). The effects of using infection-control barrier techniques on young children's behavior during dental treatment. *Journal of Dentistry for Children*, 59, 17–22.

［22］ Truong, J. et al. (2006). Young children's perceptions of physicians wearing standard precautions versus customary attire. *Pediatric Emergency Care*, 22, 13–7.

［23］ US Department of Health and Human Services. (2000). Oral health in America: A report of the Surgeon General. Rockville, MD: US Deptartment of Health and Human Services, National Institute of Dental and Craniofacial Research, National Institutes of Health.

［24］ Wright, G.Z. (1975). *Behavior Management in Dentistry for Children*. W.B. Saunders Co., Philedalphia, PA, USA.

［25］ Wright, G.Z., Starkey, P.E., Gardner, D.E. (1983). *Managing Children's Behavior in the Dental Office*. The C.V. Mosby Company, St. Louis, MO, USA.

［26］ Wright, G.Z. and Stigers, J.I. (2011). Chapter 3. In J. Dean, D. Avery and R. McDonald (Eds.), *McDonald and Avery's Dentistry for the Child and Adolescent*, 9th ed., pp. 22–45. Mosby Elsevier, Maryland Heights, MO, USA.

第 17 章　牙科诊所

The Dental Office

Jonathon E. Lee, Brian D. Lee, Gerald Z. Wright, Ari Kupietzky

在最开始对儿童牙科治疗三角模型的描述中，三角形的顶点之一代表着"牙医，牙科工作人员和诊室环境"。尽管意识到了诊室环境的重要性，儿童牙科文献中却很少涉及这一点，与此同时，年轻的儿童牙医、研究生和住院医师却必须花费无数的时间来考虑他们未来的牙科诊室，斟酌哪些应该出现、哪些又不应该出现在他们的诊室里。

Walter Doyle 博士是首先认识到诊室环境重要性的先驱之一，他与建筑师 Sarah Tait 合作出版了第一本描述儿童牙科诊室设计的书。他们写道：设计一个诊室类似于规划一个城市。他们强调了两个变革，第一，办公区的门应该变得更少，变成开放的、流动的区域。第二，多椅位的开放诊疗区的概念。Tait 和 Doyle（1975）提出了以下问题鼓励牙医去思考他们的诊室布置。

牙科环境是什么？……………容牙齿健康生长和变化之所在。

牙科环境是什么？……………容孩子健康成长和变化之所在。

牙科环境是什么？……………容工作人员个性与共性同时健康成长和变化之所在。

牙科环境是什么？……………维持生命，尊重生命的可自我成长和变化之所在。

由于儿童牙科诊室内营造的"特殊效果"对塑造某些患者的态度至关重要，诊室环境本身就是行为管理的重要组成部分。但这仅仅只是个出发点，行为管理涵盖了许多技巧和策略，它需要沟通技巧、同理心、指导和倾听，有一个诊室来承载实施这些管理技术和战略是行为管理"艺术"性的一部分。儿童牙科诊室的种类很多，一些可

被视作基本配置，而另一些则可被视作"炫目"版。一些诊室是为不止一个牙医设计的；另一些可能要为众多的牙医、卫生士以及职责扩展后的牙科助手服务。本章的重点是介绍一下儿童牙科诊室独有的一些特征。

儿童牙科诊室是独特的，这就是为什么要花很多时间考虑诊室设计。要谨慎选择诊室设计师或顾问，传统的牙科设备公司可能会推荐基于标准模板的设计，只有很少的诊室设计师能体会或了解儿童牙医的需求。在设计诊室时，需要问如下几个重要问题。

- 诊室的形象能促进患者的配合行为，能增加患者－家长的认可度吗？
- 诊室能为达到最佳的诊疗功能提供足够的空间吗？
- 诊室是否允许恰当地运用行为管理技术？
- 诊室允许你以最适合自己的风格进行诊疗吗？

诊室设计师可能不会特别关注这些问题。为了吸引年轻的牙医，设计师的重点往往是经济成本，推销噱头往往是清一色的"我们的诊室是高标准设计"或"让我们通过一个良好的设计帮助您提高产值"。当然，没有人否认谋生的重要性，然而，正确恰当地对待患者，以关爱和理解之心恰当地运用行为管理技术，最终才会达到更好的收益。

不一样的患者。不一样的牙医。不一样的诊室。

接待区，候诊区和游戏区

接待区、候诊区和游戏区是相互联系的，每一个都需要进行详尽的规划。它们对诊室的运作

至关重要——就像商店的橱窗一样。他们为诊室设置基调，为孩子和他们的父母营造期望。

患者一进入诊室应该立刻就能看到接待台，这样他们就不会感到无所适从。反过来说，无论接待员坐在什么位置，他们应该随时都能够看到所有的患者，这样就不会有人被冷落。考虑到使用轮椅的儿童，所有过道的宽度应该足够，前台的桌面台面的高度也要尽量放低。在确定候诊室应该有多大的时候，应该考虑到儿童患者一般是以家庭形式前来就诊的，通常一个患者会有父母、兄弟姐妹，有时甚至是朋友同时陪伴。举例来说，计算一个全科牙医诊室里候诊室面积大小将会遵循如下步骤：

1. 确定在最繁忙的时间段里就诊患者的预测数目，考虑到陪伴同来的亲戚和朋友，将此数值乘以 2.5。
2. 减去诊室的数量，即需要的椅子数量。
3. 接下来，按椅子的数量乘以 20 平方英尺（1.86 m²）。

因此，一个拥有 3 个诊室、高峰时平均每小时接诊 6 名患者的独立诊室，应规划出一个 240 平方英尺（22m²）的候诊室与 12 张椅子。儿童牙科诊室需要更多的空间。

考虑游戏区时，不要只想到数字大小。游戏可以集中在 1 平方英尺（1 平方英尺 =0.0929m²）的区域，也可以发生在 1000 平方英尺的区域。也许第一个需要问的问题应该是，"考虑到孩子在牙科诊室的经历，此时的游戏意味着什么？"游戏是想要从牙科治疗中分散注意力，还是要模拟一个牙科治疗的流程？这是一次有关牙科治疗的预介绍吗？应该对游戏体验做出一些什么限制？噪声是不是不可接受的？该游戏区应该与其他区域隔离吗？游戏对于关注预防和干预的儿童牙科诊室来说，可以起到潜移默化的帮助作用吗？家长需要待在游戏区吗？候诊室的气氛应该是平静的还是令人激动的？如果允许候诊预约的孩子玩视频游戏，会放大他们的多动倾向吗？又或者，他们在候诊室时应该是放松的还是镇定的？诸如

此类。游戏区是一个潜在的可利用的资源，不仅仅用于游戏，还可用于学习和行为管理，要尽量使它发挥最大价值。

牙科会议时常会展示一些供牙科候诊和 / 或游戏区使用的物品，他们将如何与牙科诊室保持一致？应该迎合年龄较大的儿童和青少年，还是要考虑到年幼的孩子或学龄前儿童？当考虑游戏区时，参考如下几个方面：

· 空间要与时俱进地合理化。
· 安全因素是首要考虑。
· 所有的玩具或产品都应该是卫生的。
· 设备应该是坚固和耐用的。

带着这些想法，考虑一下图 17-1 的设计。这个候诊室就考虑到了上述诸多元素，包括一个阅读角、一个婴幼儿游戏区和一个供十几岁青少年使用的视频游戏角。图 17-2 是等候区设计的另一个例子，可同时容纳就诊儿童和他们的父母。这个游戏区是专为幼儿和学龄前儿童设计的，并与常规座椅区分隔开来。候诊室游戏区的另一种比较新颖的设计方法是采用"洞穴"造型。玩具、游戏、魔术镜都可以放在洞穴内（图 17-3）。"洞穴"可以是一个常规房间大小，或者更小一些。它的功能是对游戏区域和常规候诊区进行一下大致的划分，同时它也可以带给孩子们隐秘感和乐趣。洞穴的概念也可以用在空间有限的较小的诊

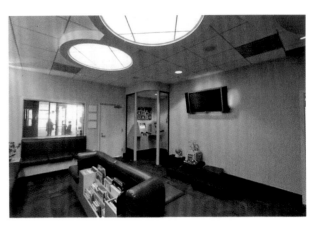

图 17-1 这个等候室设计涵盖了许多本文中提到的元素，其中包括一个阅读区，一个婴幼儿游戏区和一个由玻璃隔开的供青少年使用的电子游戏角。

室，预制的游戏屋可以在市面上购买获得，异曲同工。

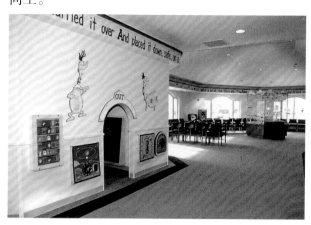

图 17-2 一个可容纳孩子和父母的等候区。游戏区专为幼儿和学龄前儿童设计，与常规座椅区分开。（Courtesy of Drs. Walker, Ritchie, Kutsch, Gill. Richland, WA）

由多学科牙医共享的诊室可以使用移动的游戏站，在儿童牙医的办公时间内单独放置，在其他时间内移除，这样候诊区就不仅仅围于儿童专用的风格了。图 17-4 所示的物品就是专为幼儿设计的，可以放在任何位置，方便家长监管。应该指出，它应该是卫生、安全、坚固和耐用的。

一般来说，不建议使用嘈杂的游戏，或仅建议用在单独的房间。孩子玩耍的声音不仅会对候诊室的其他患者造成干扰，还会影响接待员和前台。建议诊室职员能够看到游戏区，因为许多家长可能会放任孩子们在无监管的状态下玩游戏。

游戏可分为非电子或电子类的，面向年幼或年长的孩子的，允许肢体互动的或被动的。电子游戏可以是触摸屏的，也可以采用手持的控制杆或方向盘，后者可装在保护套内以延长他们的使用年限。触摸屏的优势在于界面更加友好，且不太容易被破坏。

为了鼓励亲子互动，可以构造阅读角（图 17-5）。建议使用类似书店陈列的书架，使书显得更加有吸引力（图 17-6）。书籍的种类可以是牙科主题的，或是家长和孩子都很熟悉的儿童经典读物（插图版）。书籍可从零售商处获得，购买方便。

另一种亲子活动可以以书桌形式展开，用于方便孩子完成家庭作业。兄弟姐妹也可以在等候其他家庭成员就诊的时候完成他们的家庭作业。

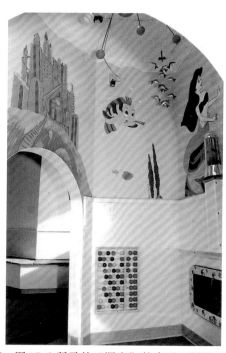

图 17-3 图 17-2 所示的"洞穴"的内观。玩具、游戏和魔术镜都可以放在洞穴内。这个洞穴区提供给孩子们一种隐秘感和乐趣。（Courtesy of Drs. Walker, Ritchie, Kutsch, Gill. Richland, WA）

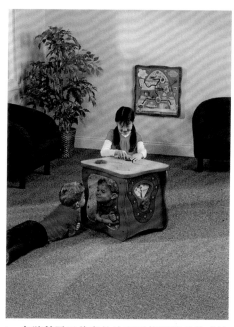

图 17-4 多学科牙医共享的诊室可使用移动游戏站，在儿童牙医工作的时间摆放，并在其他时间段移除，使候诊室风格不围于儿童患者。（Courtesy of Playscapes. Waunakee, WI）

当上午有孩子在进行镇静治疗时，这张桌子还可以被他们的父母用作办公桌。家长可以在等待时使用笔记本电脑和手机。最后，可以轻松设置一个简单的绘画角，配有老式蜡笔和标记笔，鼓励孩子们把他们的画作交给牙医，并自豪地将其展示在指定的公告板上。

候诊区也可用于诊室管理。比如可以持续播放宣传视频，影片展示的内容包括诊室具体规定及服务内容。电脑亭可用来填写病史和其他电子形式的资料，然后可直接提交到网络。不用说，为方便家长和患者，这里应该有 WiFi 网络。

诊室主题

许多现代化的诊室采用主题设计，像游乐园一样设置候诊室、游戏室和治疗室。有许多主题可供应用，如丛林、太空、中世纪城堡等，以吸引不同年龄段的儿童。使用主题设计后，往往装饰装修过程会更容易一些，因为设计时已经有了明确的方向。然而，一个主题也可能很快会过时，因此，有些人会选择跨年代的、永恒的主题，这类主题的环境设计适合所有年龄群，包括父母。

走廊设计

Belcher（1898）是第一个提出"儿童在首次就诊时应该与他们的父母分开"的学者，告知家长们，他们陪孩子进治疗室是违反"诊室规定"的，1980 年之前，这一直是很多诊室不可撼动的规则。虽然现在，通常情况下"无家长陪同"的规定已经改变（如在第 4 章讨论的），但在一些个别诊室中"无

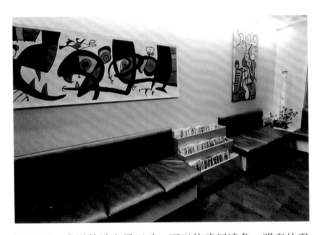

图 17-5　为了鼓励亲子互动，可以构建阅读角。明亮的现代艺术的应用会使大人和孩子同时感到愉悦，也可以使房间更充满活力。

（a）

（b）

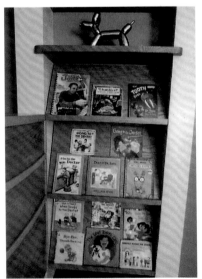

图 17-6　使用类似书店陈列区的书架，使书显得更有吸引力（a）。书籍包括那些牙科主题类的、父母及孩子都熟悉的儿童经典类（b）。

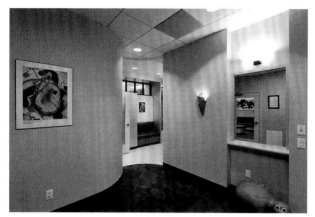

图 17-7　开放式诊室典型的设计是以"Z"形走廊连接前台 / 等待区和治疗区。

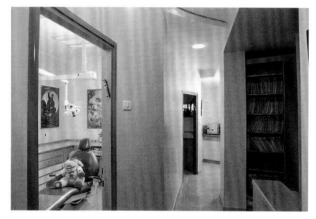

图 17-8　"Z"形的走廊：治疗室可以用其主导色作为其代码，患者、牙医和牙科助手的椅子颜色均与墙壁和 / 或门相匹配。当要求患者去绿色房间或紫色房间时，孩子们可以很容易地找到房间，同时会感觉更自在。

家长陪同"现象依然存在。诊疗调查显示，目前的主流趋势是由家长陪同孩子进入治疗室，尤其是在首次就诊时。与以往时候相比，现在的家长已经构成了儿童牙科治疗三角的更为重要的一部分。

　　牙科诊所的设计必须适应目前的趋势。典型的开放式办公区设计是用"Z"形的走廊连接治疗区与候诊 / 接待区（图 17-7，图 17-8）。有趣的是，采用这种类型走廊设计的牙医注意到，儿童往往独自就会徘徊到治疗区，根本无须哄骗。父母也似乎更轻松，往往在一两次就诊后更愿意待在接待区，令他们感到放心的是，他们的孩子并没有被关在门内，他们能经常听到孩子与牙科团队的互动。"Z"形走廊的墙壁上可放置一些黑板吸引孩子们，在治疗之前，他们或玩，或写，或画（牙

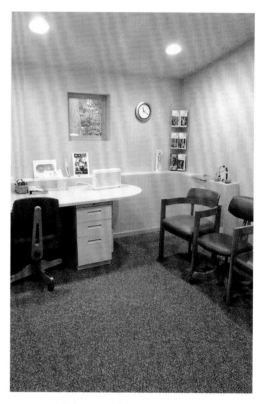

图 17-9　准备室：注意那些让人平静的装饰、健康教育辅助用具、儿童玩具、适合父母和孩子的座椅。还应该有一个洗手池（本图未展示）。(Courtesy of Drs. Becker, Hays and Hayes. Bremerton, WA)

齿！），他们离开诊室时，有时还会留下对牙科团队表示感谢的留言。在一些诊室里，沿着走廊安装了滑动门，如果在治疗区不配合的儿童太过吵闹，可以选择关闭滑动门。

准备室

　　不久之前，很多牙医接诊新患者时的常见做法还是直接在治疗室内进行。但是，孩子进入诊室后马上就被放在牙椅上，这有可能成为一个可怕的体验。现在，儿童牙医更喜欢把首次接诊放在非治疗室内，用一个非治疗的房间作为接待、等候区和治疗区之间的过渡（图 17-9）。准备室的功能远远不止于传统的咨询室，它还可以作为一个多功能的演示区：

· 意向性深度访谈调查
· 对婴幼儿以膝对膝姿势进行检查

· 实施预约前行为管理策略

· 示范行为管理技术

· 示范口腔卫生步骤

为了满足这些功能，一个准备室必须略大于传统的咨询室，而且必须配备妥当。如果要进行膝对膝检查，则需为家长和儿童配备适当的座椅、检查仪器、洗手池和合适的照明条件；如果有计划实施预约前行为管理策略，那么必须有视听设备或玩具模型；如果要在这个房间里进行口腔卫生指导，那么就需要提供相应的工具；如果选择该处作为口腔清洁的演示区，那么附近就应该设置有口腔清洁区（图 17-10，图 17-11）。总之，准备室在牙科诊室有许多重要的功能，一些诊室有不止一个准备室。

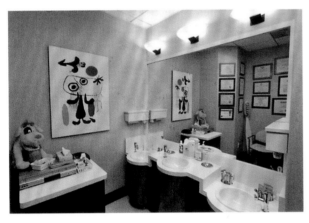

图 17-10　口腔清洁区：注意适合各年龄的台面高度。

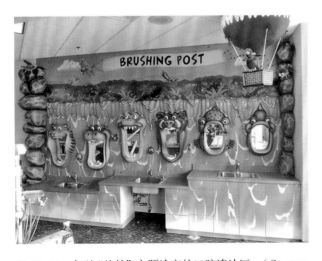

图 17-11　大型"丛林"主题诊室的口腔清洁区。（Courtesy of Imagination Dental Solutions, Calgary, Alberta, Canada）

准备室的另一种替代选择是"过渡椅"的概念（图 17-12），特别适用于空间有限的诊室。在这个概念框架下，放两把彩色的椅子在治疗室内正对门口的位置，当患者进入房间后，要求其选一把椅子，这时孩子会惊喜地发现她并没有被要求坐在牙椅上。父母坐在孩子旁边的椅子上。患者高兴地坐在普通的椅子上，旁观着巨大的牙椅。不过也有一些孩子可能会说，他们想坐在大椅子上（只是因为他们被告知"不要坐它"）。最初的接触和沟通是通过和坐在常规椅子上的患者面对面开始的，尽管最终孩子还是会被转移到牙椅上。热身期间，牙椅始终保持在孩子的视线范围内，这也是与准备室比较过渡椅的优势所在，准备室可能一开始让孩子感到安心，然后紧接着就被要求进入另一个不那么安心的房间。这种方法也适合婴儿就诊，婴儿坐在父母的大腿上，在普通的椅子上完成膝对膝检查（第 5 章图 5-4）。

治疗区

调查显示，父母陪伴孩子就诊的趋势正越来越明显。美国的旧有传统是牙医单独为儿童治疗，家长在接待区等候。不过，一项由 Carr 和 Wilson（1999）对美国东南部的儿童牙医的调查指出，多数儿童牙科医师允许父母陪在治疗室。引起此变化的主要原因是父母对孩子的影响，以及牙科从业者对法律和伦理问题的考虑。一项 AAPD 对其成员的调查（Adair et al. 2004）发现，对一些特定操作来说，让家长陪伴在诊室中似乎是牙医的普遍做法，但并非所有操作过程均如此。似乎在美国之外的地区，父母陪伴在治疗室的情况更为广泛（Crossley and Joshi 2001）。大多数英国儿童牙医（80%）支持治疗过程中有父母的陪伴。由于治疗时需要父母的陪伴，儿童牙科诊疗室需要的空间比全科诊疗室更大：除了患者，一个或两个助手和牙医，还需要容纳父母的额外空间，有时还包括伴随的兄弟姐妹，以及童车。

治疗区的设计时必须同时考虑到配合的儿童、

(a)

(b)

(c)

(d)

(e)

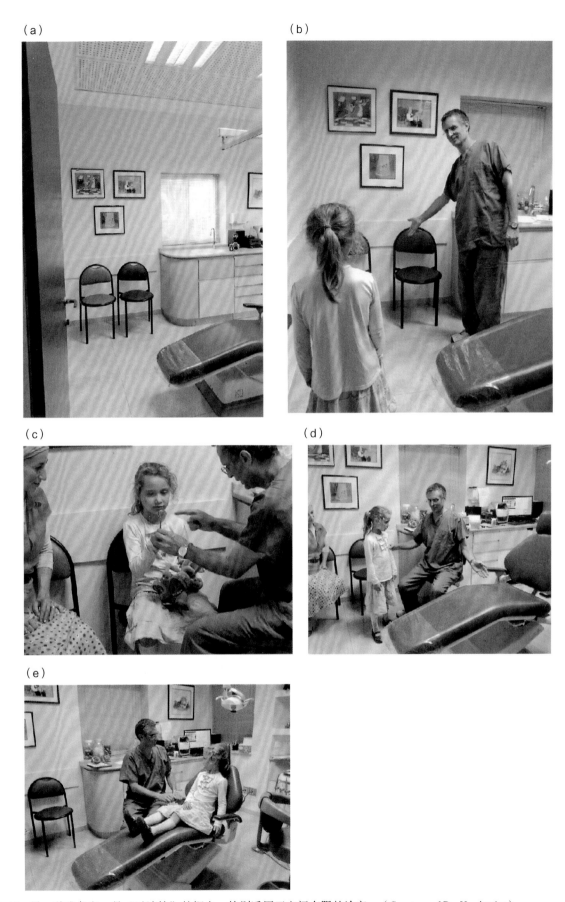

图 17-12　另一种准备室，是"过渡椅"的概念，特别适用于空间有限的诊室。（Courtesy of Dr. Kupietzky）

有潜在配合能力和那些缺乏配合能力的儿童。在过去的 25 年里，设计发生了巨大的变化，它们以充满童趣的形式显示着儿童牙科诊室与大多数全科牙医诊室的显著差异。

与封闭的诊室不同，开放的诊疗区是许多儿童牙科诊室的特点。一个开放的诊疗区需要有一次可同时治疗几个孩子的空间，牙医和牙科保健员可同时进行治疗，同时进行的治疗给孩子们提供了相互学习的机会，这一点非常有效。根据牙科从业者的理念和风格不同，牙椅的间隔大小有所不同。牙椅间的分隔墙要足够高、足够长，以便在孩子们坐直时和躺下时都能被有效地分隔开（图 17-13），这种安排便于牙医坐在患者的头侧时可以同时监管到其余的治疗椅，这对儿童诊室或正畸诊室来说是理想的状态（Unthank 2006）。其他设计类型包括分区设置或者完全不分隔（图 17-14）。

有一些人质疑开放诊疗区的益处，指出这样可能会使孩子们不安。事实上，Ishikawa 等（1990）研究发现，儿童确实会因听到哭闹声而受影响，年幼的孩子（4 岁以下儿童）比年长的儿童更容易受到困扰。儿童牙医必须认识到，并不是所有的孩子都会获益于开放的诊室。如果开放诊室内的一个孩子在哭，可能会使附近的年幼患者受扰，牙医应对正在观察张望的孩子做出解释：发生了

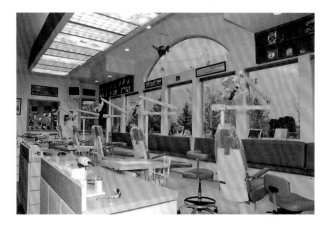

图 17-14　这个开放式诊区在患者之间就完全没有分隔。（Courtesy of Drs. Walker, Ritchie, Kutsch, Gill. Richland, WA）

什么以及为什么，使这个事件成为一个学习的体验。另一方面，相反的观点是，很多孩子又确实受益于开放的诊室，它类似于一群孩子在学校排队接受"拍照"，大部分孩子都表现得很好，他们不想在同伴面前表现出惴惴不安。

许多诊室将开放区仅限于复诊检查和牙科预防、矫治和窝沟封闭。一些牙医对在开放区域拍 X 线片也有不同观点。然而，只要患者和工作人员都离开 X 线源至少 6 英尺或根据要求的地方性法规进行了隔离，传统开放区的悬臂式 X 线头或手持式 X 线系统可以用在开放式诊室（图 17-15）。

个人的喜好往往决定诊室设计。有的牙医喜欢独立封闭的诊室那种隐秘的风格。除牙医外，一些家长也不喜欢开放诊室的概念，感觉在这里接受治疗似乎像是进入了流水线模式。他们认为在开放诊疗区牙医的注意力似乎会更多地投入到其他患者，而不是集中到自己的孩子身上。

关于治疗室，还有一点需要考虑的是牙科综合治疗台的选择（图 17-16），牙科治疗台可以用推车系统或者通过患者上方的机械臂来进行治疗工具的传动。每个系统各有优缺点，肯定有一种更适合儿童诊室。现如今，患者上方的机械臂传动系统是全科牙科诊室最常用的一种做法（Georgetown University 2011）。它可以有效地利

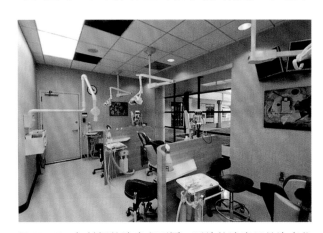

图 17-13　与封闭的诊室不同，开放的诊疗区是许多儿童牙科诊室的特点。一个开放的诊疗区需包括可同时治疗几个孩子的空间。牙椅之间的分割墙要足够高、足够长，以分别隔开坐直时和躺着时的患者。

（a）

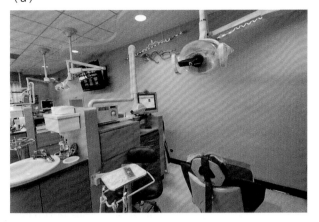

（b）

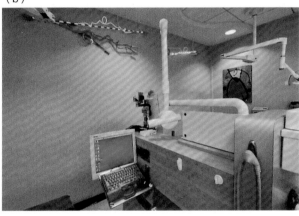

图 17-15　开放式 X 线区：只要患者和工作人员都离开 X 线源至少 6 英尺或遵循当地法规要求，传统开放区设置的悬臂式 X 线头或手持式 X 线系统可以用在开放式诊室（具体请查阅地方法规）。

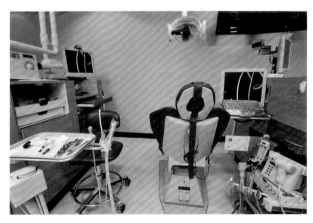

图 17-16　推车系统最适合儿童。此车是侧方定位。

用空间，牙医和牙科助理都可以迅速地接触到开关和 / 或设备。然而，在儿童诊室，这个系统的缺点也很明显。看到面前严阵以待的仪器可能会令儿童们不安，使他们感到局促，而且如果一个孩子较为好动与好斗，他们可能反而会被椅子上的设备和横杆伤害到自己。

看起来，最适合儿童牙科的是推车系统：牙椅周围没有令人感到害怕的设备，它们结构简单且没有威胁性。手推车可以后方定位或侧方定位，所有的组件可以被逐步启用。该系统可用于牙椅，但它最适合用于定制长椅，下面将会仔细描述。在当代牙科诊疗系统中，推车系统与四手牙科操作结合使用，牙科助理负责为牙医传递工具。大多数推车系统没有配置痰盂，痰盂不太适合儿童患者，它们可以被孩子作为缓兵之计而不断要求坐起来漱口，而且，一个孩子可能会因在吐痰过程中见到血而变得情绪沮丧。推车系统的优点包括：有利于患者看不到该仪器，容易在左利手或右利手间转换，物美价廉并且保留了患者上方开放的空间，如果在治疗过程中需要主动约束，上方开放的空间是很有必要的。推车系统的缺点包括：各种线可能会缠绕在一起，如果推车放置不妥当，操作者或助手可能会被锋利的钻头伤到。推车系统在北美洲较为普遍，但在欧洲并不常见。

另一个许多儿童牙科治疗区的独特之处是定制长椅，有时被称为"熨板"，许多儿童牙科诊室已经用它们取代了传统的牙椅。定制长椅的优点是：

- 与传统的牙椅相比，相对便宜一些。
- 牙医可以靠着它，为后背提供支撑，缓解背部的压力。
- 无牙椅后倾设置，后者可能增加孩子的焦虑程度。
- 使操作者与患儿足够接近。

不同于传统的牙椅，定制长椅可被设计为包含有储藏区（图 17-17），储藏区可用于收纳视频的音响线和笑气管线。定制长椅可设计为可调节模式，允许患者坐得更直立一些。知识盒 17.1 描述了定制长椅的制造过程，也可通过专业生产（图 17-18）。定制长椅的一个优点是其设计的锥度更符合人体工程学，另一个优点是其成本，制造定制长椅通常只花费其同类型商品的一小部分成本。

（a）

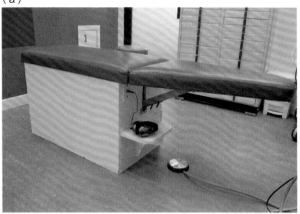

（b）

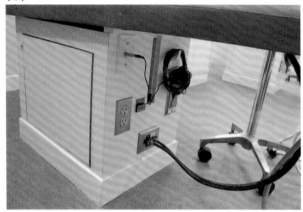

图 17-17   定制长椅可以调整，使患者躺平（a）。它还可以被设计成包含储藏区，用以收纳视频音频布线和笑气／氧气管线。施工尺寸见知识盒 17.1。（Courtesy of Dr. Weinberger, London, ON, Canada）

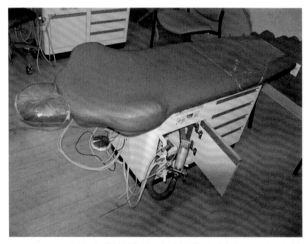

图 17-18   儿童定制长椅也可采用专业制造。电机和笑气机均装在工作台的底座上。（Courtesy of Dr. Sabbadini. Pinole, CA）

分散孩子注意力——在儿童管理中，将孩子的注意力从不愉快的过程中转移走是非常重要的。

牙医可以通过讲故事或选择使用外部设备来分散孩子的注意力。此类外部设备不受牙医或工作人员操控。传统上，医师可以采用两种类型的设备：配有耳机的音频设备或录像带（及电视），录像带的优势是孩子可以选择自己喜欢的节目。随着技术不断发展，用于分散注意力的设备在尺寸和内容方面已经发生了巨大变化，提供了几乎无限的娱乐选择。新的技术创新包括：便携式影音播放器（MP3、MP4）、手持电子游戏、视频眼镜和多媒体显示屏。

注意力分散技术的有效性受到了行为科学研究者的关注。Hinotsume 等（1993）研究了视频设备对分散注意力的效果，发现在年龄 2~5 岁的儿童中，有 90% 高度表现出对视频的兴趣。与没有使用视频分散注意力的儿童相比，观看视频的儿童总体表现出更好的行为倾向。Aitken 等（2000）针对 3 组年龄处于 4~6 岁之间的儿童研究了音频设备对于分散注意力的效果，孩子们各有两次就诊，听到放松或欢乐的音乐，或压根儿没有听到音乐，虽然 90% 的孩子都享受音乐，但他们的就诊行为却没有显著差异。Prabhaar 等（2007）比较了使用音频和视听设备应用注意力分散技术对儿童牙科行为管理的效果，他们研究了 60 名 4~8 岁的儿童得出结论：对于焦虑的儿童牙科患者的行为管理，视听材料分散注意力法比音频分散注意力法更有效。

分散注意力对疼痛阈值的影响也受到关注。相关研究已经得出结论，视频分散注意力法对减少洞型制备（Bentsen et al. 2001）和牙齿刮治（Bentsen et al. 2003）时的疼痛是无效的，其实际效用可能在于减少本身不太痛苦的医疗或用于降低牙科治疗的总体焦虑程度。为接受门诊手术的孩子在进行吸入诱导时播放视频片段被认为是降低焦虑的有效方法（Mifflin et al. 2012）。

对这些研究结果进行解释和比较的困难之一在于，没有任何两项研究使用的是相同的软件。用于这一组孩子的视频或电影可能对另一组完全没有吸引力。尽管如此，该研究指出了使用分散注意力工具的有利效果，它们应该被纳入当代牙科行为管理设备的一部分。

把视频屏幕放置在适当的位置也是很重要的。当孩子躺下来时正好面对着天花板，显示器应该位于孩子看到的直线路径上，因为视线通常是与天花板成90°（图17-19），不过在实际操作中，把显示器稍微往后一点可能会更有效，因为这样孩子将不得不稍微把头向后倾，这样的设置可以鼓励孩子张开嘴。此外，如果孩子使用笑气鼻罩，这样做的优势之一是可以观看其他时候被阻挡的显示器。不提倡把监视器放在凳子或椅子脚上，按这个角度患者必须把头和下颌向下倾斜才能观看到视频。把显示器放在天花板上存在的一个问题是，它不允许患者坐着观看。屏幕适合放置的第三个位置是顺着牙椅长轴，大约距离牙医侧2英尺，距离地面约7英尺（Unthank 2006）。这个位置大概与患者的小腿肚的位置平齐，非常适合患者在躺位或坐位时观看。

并不是每个人都喜欢在治疗室放置显示屏。一些牙医把显示屏仅限于复诊检查椅。他们认为显示屏会干扰在治疗过程中医师与患者的眼神接触，而后者是使就诊成为一个持续学习体验的前提条件。不过，从另一方面需要考虑的因素是，许多孩子都有自己的手持设备，他们更喜欢自娱

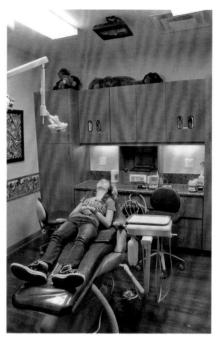

图 17-19 适当的屏幕位置是很重要的。孩子躺下时面对的是天花板，显示器应位于儿童直视的位置 – 视线通常和天花板成 90°。（Courtesy of Dr. Witkoff. Denver, CO）

自乐。孩子拿着一个类似 iPod 或智能手机的设备可能手部动作就会较少，从而减少对牙科治疗的干扰（图 17-20）。

需要对诊室做出仔细规划，方便儿童牙医能够应对孩子在治疗区的一系列行为。因此，大多数使用开放式诊室的牙医都有一个特定的"安静的房间"或者隔音封闭的诊室。安静的诊室最常作为不配合患者的治疗室，也就是指那些有潜在配合能力或缺乏配合能力，或者可能造成诊室干扰的患者。镇静治疗是这些儿童的首选治疗方式，最好是在隔离室单独对他们进行治疗。然而，告诉父母他们的孩子将在"安静的房间"而不是在开放诊区可能会使家长感到羞耻。为了避免这种羞耻感，诊室人员可以这样称呼这个多功能室：（1）私人诊室；（2）家庭套房；（3）镇静套房；（4）正畸记录室。

父母如果不知道在治疗室里正在发生什么，也会感到担心。出于这个原因，应该为父母提供观看的途径，可以通过窗户或玻璃门实现这一诉求（图 17-21）。这些方式既提供了一个让家长观察他们孩子治疗的机会，也可以增加家长对这些

（a）　　　　　（b）

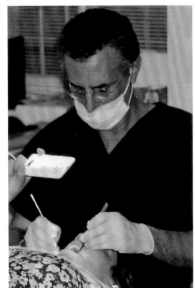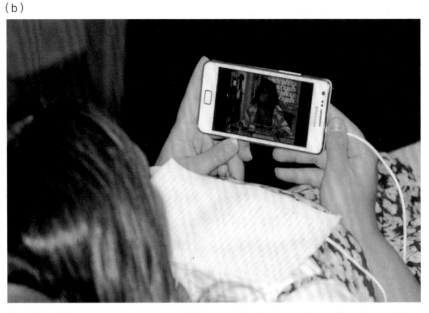

图 17-20　许多孩子都有自己的手持设备，喜欢自娱自乐。孩子拿着一个类似 iPod 或智能手机的设备可能手部运动就会减少，从而减少牙科治疗的干扰。

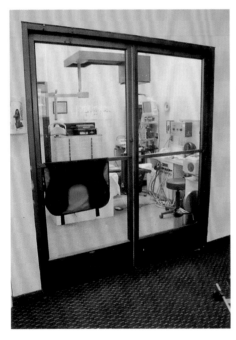

图 17-21　这个房间里正在进行镇静治疗。玻璃门提供了一个隔音屏障，允许家长从远处看。双扇门可方便轮椅或担架通过。（Courtesy of Dr. Weinberger, London, ON, Canada）

技术的接受程度（Peretz and Zadik 1999）。玻璃门同时起着隔音屏障的作用。

诊室装修

　　许多牙医会聘请专业人员协助诊室的装修工作。虽然他们可能会对新诊室增加品质感，但他们毕竟不是牙科专业人员。装修时考虑牙科团队成员的意见，对诊室的成败至关重要。

　　墙壁不需要涂成艳丽的亮蓝色或洋红色，诊室应是暖色调，如黄色或浅蓝色。地毯的使用是个需要考虑的问题，出于卫生方面的考虑，许多诊室避免使用地毯。然而，如果考虑使用地毯，地毯可以点缀有不同的颜色斑块或采用各种颜色的方块或圆点组合，不要显得过分鲜艳或拥挤。治疗室可以用其使用的主要颜色作为其标志，患者、牙医和牙科助理的椅子均可以与墙壁和 / 或门相匹配（图 17-8），当叮嘱患者去绿色或紫色的房间时，孩子们可以很容易地认出房间，同时感觉更自在。

　　在粉刷完墙壁、铺好地板之后，可以考虑对墙壁进行一下必要的装饰。在装修中要考虑到患者的年龄，许多儿童牙医错误地只为年幼的孩子做装饰，但也要想想年长一些的孩子们。色彩丰富的装饰，如复古海报或明亮的现代艺术品，可以同时愉悦成人和儿童，并可以使诊室显得更有活力（图 17-5）。动画元素对所有年龄的人都有吸引力。把毛绒动物玩具放在一个"隐秘"的地点，如在诊室的角落里，儿童发现时会觉得有趣，在治疗成人时也易于被移除。可以把墙壁的空间预留给年龄更大的孩子们。鼓励他们带一张学校的海报，他们会喜欢参加的！

海报是诊室装饰的重要组成部分。海报可以从牙科协会或组织购买，当然，由诊室职员为诊室设计和制作的海报更有个性，也更容易受到孩子和家长的喜欢。海报应尽可能是通俗易懂的，并传递一些必要的信息，如我们为什么要拍 X 线片，或牙齿外伤后需要哪些紧急护理。

不一样的患者。不一样的牙医。不一样的诊室。

参考文献

［1］ Adair, SM. et al. (2004). A survey of members of the American Academy of Pediatric Dentistry on their use of behavior management techniques. *Pediatric Dentistry*, 26, 159–66.

［2］ Aitken, J.C. et al. (2000). The effect of music distraction on pain, anxiety and behavior in pediatric dental patients. *Pediatric Dentistry*, 24, 114–118.

［3］ Belcher, D.R. (1898). Exclusion of parents from the operating room. *British Journal of Dental Science*, 41, 1117.

［4］ Bentsen, B., Svensson, P., Wenzel, A. (2001). Evaluation of effect of 3D video glasses on perceived pain and unpleasantness induced by restorative dental treatment. *European Journal of Pain*, 5, 373–8.

［5］ Bentsen, B., Wenzel, A., Svensson, P. (2003). Comparison of the effect of video glasses and nitrous oxide analgesia on the perceived intensity of pain and unpleasantness evoked by dental scaling. *European Journal of Pain*, 7, 49–53.

［6］ Carr, G.K. et al. (1999). Behavior management techniques among pediatric dentists practicing in the southeastern United States. *Pediatric Dentistry*, 21, 347–353.

［7］ Crossley, ML. and Joshi, G. (2002). An investigation of paediatric dentists' attitudes towards parental accompaniment and behavioural management techniques in the UK. *British Dental Journal*, 192, 517–21.

［8］ Georgetown University. (2011). Chapter 2. Facilities and staffing: Equipment and supplies. *Safety Net Dental Clinic Manual*, National Maternal and Child Oral Health Resource Center, Retreived from: http://www.dentalclinicmanual.com/chapt2/2_1.html

［9］ Hinotsume, S. et al.(1993). The influence of video films on child patient behaviour during dental treatment. *The Japanese Journal of Pediatric Dentistry* (in Japanese, English abstract), 31, 850–858.

［10］ Ishikawa, T., Nakashima, M., Shitozawa, K. (1990). The emotional reaction on other child patients caused by the crying of the uncooperative child patient. *Shoni Shikagaku Zasshi*, 28, 1066–74.

［11］ Mifflin, KA., Hackmann, T., Chorney, J.M., (2012). Streamed Video Clips to Reduce Anxiety in Children During Inhaled Induction of Anesthesia. *Anesthesia & Analgesia*, 115, 1162–1167.

［12］ Peretz, B. and Zadik, D. (1999). Parents'' attitudes toward behavior management techniques during dental treatment. *Pediatric Dentistry*, 21, 201–204.

［13］ Prabahaar, A.R., Marwah, N., Raju, O.S. (2007). A comparison between audio and audiovisual distraction techniques in managing pediatric dental patients. *Journal of the Indian Society of Pedodontics and Preventive Dentistry*, 25, 177–182.

［14］ Tate, S. and Doyle, W.(1975). The Office Environment. In: Wright, G.Z., *Behavior Management in Dentistry for Children*. 246–260. W.B. Saunders Co., Philedalphia, PA, USA.